Navigate 呼吸器疾患

石橋賢一

医学書院

石橋　賢一

● 著者略歴

1981 年	東京医科歯科大学医学部卒業
1981 年	同大学第二内科臨床研修
1983 年	同大学第二内科（腎臓内科）
1987 年	カリフォルニア大学（UCSF）（腎臓内科・内分泌科）
1990 年	東京医科歯科大学内科助手
1993 年	青梅市立総合病院腎センター副部長，東京医科歯科大学非常勤講師（解剖学）
1998 年	自治医科大学薬理学講師
2003 年	自治医科大学腎臓内科学講師
2004 年	国立病院機構千葉東病院臨床研究センター分子生物研究部部長，東京医科歯科大学医学部非常勤講師（腎臓内科学），北里大学医学部非常勤講師（生理学）
2007 年	明治薬科大学病態生理学教授

〈Navigate〉呼吸器疾患

発　行　2015 年 7 月 15 日　第 1 版第 1 刷 ©
著　者　石橋賢一
　　　　いしばしけんいち
発行者　株式会社　医学書院
　　　　代表取締役　金原　優
　　　　〒113-8719　東京都文京区本郷 1-28-23
　　　　電話 03-3817-5600（社内案内）
印刷・製本　アイワード

本書の複製権・翻訳権・上映権・譲渡権・公衆送信権（送信可能化権を含む）は（株）医学書院が保有します．

ISBN978-4-260-02134-0

本書を無断で複製する行為（複写，スキャン，デジタルデータ化など）は，「私的使用のための複製」など著作権法上の限られた例外を除き禁じられています．大学，病院，診療所，企業などにおいて，業務上使用する目的（診療，研究活動を含む）で上記の行為を行うことは，その使用範囲が内部的であっても，私的使用には該当せず，違法です．また私的使用に該当する場合であっても，代行業者等の第三者に依頼して上記の行為を行うことは違法となります．

JCOPY〈出版者著作権管理機構　委託出版物〉
本書の無断複製は著作権法上での例外を除き禁じられています．複製される場合は，そのつど事前に，出版者著作権管理機構（電話 03-3513-6969，FAX 03-3513-6979，info@jcopy.or.jp）の許諾を得てください．

＊「Navigate」は株式会社医学書院の登録商標です．

Foreword

　「Navigate シリーズ」は臓器ごとにポイントとなる事項を，通読して自習でも理解しながら身に付けられるように，内科学を分冊の形でまとめています．シリーズ全体をとおして，内科を初めて学ぶ医学生の視点に立ち，本文は必要以上に詳しくせず，臨床で見落としてはいけないポイントや確実に理解しておかなければいけない事実に緑下線を，臨床的に注意を要する事項には黄下線，禁忌事項には赤下線を引くこととし，押さえておくべき重要事項を確実に把握してもらえるように工夫をしています．

　一方で，卒業してからも役立ちそうな知識や，先端的な内容や歴史的な視点も含めて，興味深いエピソードや語彙の補足説明などを欄外に「One More Navi」として挿入しました．理解を助ける図や表を適度に入れることで通読での理解が深まるようにも配慮しています．また，医師国家試験で出題された症例・検査データや図も挿入することで資格試験の環境にも馴染むことができます．

　本文は医学生向きに記述しましたが，薬学生や看護学生にとっても内科の基礎をなすような有益な情報が記述されており，また「One More Navi」のコーナーは研修医や他科の医師にも有益な情報が記載されています．

　筆者は薬学部の病態生理学教室・主任として病態生理学のみならず，薬物治療学，医療の歴史，臨床生理学など年間 100 コマ以上の講義をしています．これまで自己学習が比較的難しい「腎疾患」と「神経疾患」を出版し，さらに身体所見の取り方も含めて内科学の基本ともいうべき「循環器疾患」を出版しました．今回は，循環器と同様に救急診療でも重要な「呼吸器疾患」を学習します．事実，欧米では多くの呼吸器科が救急科 (critical care medicine) を兼ねています．

　「呼吸器疾患」は身体所見の取り方や画像診断が進んでおり，治療より診断にウエイトがあります．これは，呼吸器疾患のバリエーションが実に多彩であり，多様な病態が存在していることを反映しているためで，病態のバリエーションがそれほど多くなく，どちらかといえば診断よりも治療に重点が置かれている循環器疾患とはちょうど逆の構造をしている科目といえます．

　呼吸器は外界に開かれた臓器であり，病原体が容易に侵入するので，感染症や免疫疾患，さらには癌など「循環器疾患」ではあまりみられない疾患が多く存在します．また，呼吸機能検査など「循環器疾患」と同様の機能的理解も深く要求されます（生物学だけでなく，化学や物理・数学的な知識も必要です）．そこで，本書ではまず呼吸不全も含めた総論部分を詳しく記述することにしました．一方で，各論の疾患編は欄外や各コーナーを活用して，できるだけ簡潔な解説をするように努めました．先にも述べたとおり，呼吸器疾患はバリエーションが豊富であるため，最初から細部を 1 つひとつ理解しようと努めるよりも，まずは大筋を理解していく方法が学習の近道となります．

　今回は，初めての試みとして筆者と編集スタッフが目次に沿って項目ごとにほぼ同時進行でレイアウトページの作成を行いました．そのため，これまでになく細部にまで配慮のいきとどいた記述ができました．すみやかに作図も含めて編集されたので，脱稿時の記憶が新しいうちに，編集スタッフの質問に答えたり，書面を見て誤解を生じない記述に直したり，アドバンストな内容を欄外に追加したりすることができました．そのため，定量的記述や理屈の説明が十分にできたので，わかりやすいだけでなく非常に詳しい内容の教科書ができたと思います．

　ぜひ通読して理解を深めてください．

2015 年 6 月

石橋賢一

Navigateシリーズの使い方

読める　広がる　すぐ引ける

冒頭のまとめ
- この章に含まれる見出しを並べ，テーマ全体を見渡すことができます．
- 効率よく学ぶために関連するテーマをくくって，ポイントを示しました．

Preview

H-01	慢性閉塞性肺疾患（COPD）	p.138
H-02	慢性気管支炎と肺気腫	p.139
H-03	病態	p.139
H-04	疫学	p.140
H-05	症状・身体所見	p.141
H-06	検査所見	p.142
H-07	安定期の治療・管理	p.143
H-08	急性増悪時の治療	p.145
H-09	びまん性汎細気管支炎（DPB）	p.146
H-10	閉塞性細気管支炎	p.149
H-11	リンパ脈管筋腫症（LAM）	p.150

Navi 1　「気道病変」と「肺胞破壊」による進行性の気流制限

慢性閉塞性肺疾患（COPD）は有毒な粒子・ガスの吸引による炎症で進行性の気流制限（気流閉塞）をきたす疾患です．
- H-02 ではCOPDの概念に含まれる慢性気管支炎と肺気腫を取り上げ，両者とCOPDの関係を整理します．
- H-03〜08 からCOPDの具体的な解説を進めていきます．COPDには特徴的な所見も多いので，しっかり覚えていきましょう．

Navi 2　その他，気流閉塞をきたす疾患

いずれの疾患も気道閉塞による1秒率の低下をきたす閉塞性疾患ですが，病態や病変部位の違いに注目して整理していきましょう．

Oneテーマ・Oneブロック
- テーマごとにブロックで区切りました．そのテーマはブロック内で完結しますので，読みたいところだけ，調べたいところだけを集中して読むこともできます．
- ブロックはナンバリングされています．関連するブロックは文中にブロックナンバーが示されていますので，すぐにリンク可能．知識を連結させやすく，調べやすさも特徴です．

H-01　慢性閉塞性肺疾患（COPD）

▶レファレンス
- ハリソン④：p.1864-1871
- 新臨内科⑨：p.64-70

慢性閉塞性肺疾患（chronic obstructive pulmonary disease；COPD）は，喫煙や大気汚染などの有毒な粒子・ガスを長期にわたって吸入することで肺に炎症がおこり，進行性の気流制限（気流閉塞）をきたす疾患です．

炎症は比較的太い気道（内径＞2 mm）から末梢気道（内径≦2 mm），肺胞領域，肺血管に及び，炎症に伴うさまざまな病理学的変化によって気道病変や肺胞破壊が引きおこされます．通常は肺の線維化などは伴わないため可逆的な部分も残されていますが，気管支拡張薬を用いても完全に正常化されることはありません（完全に可逆的であるとはいえない）．また，急性増悪を伴いながら緩徐に状態が悪化していき，慢性呼吸不全に至ることもあります．

なお，COPDは肺だけの疾患ではなく，炎症に伴うサイトカイン産生などによって，全身性炎症，肺性心，筋萎縮，骨粗鬆症，低栄養，抑うつなどの種々の合併症を引きおこす全身疾患として捉えることが重要です．

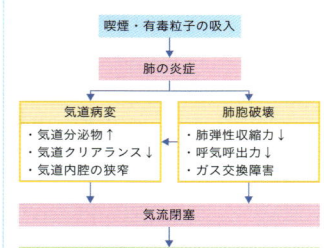

Fig. COPDの疾患概念

One More Navi
COPDは古くは労働階級の低所得者層の病気とされていたため研究が遅れていた．しかし，現在では予防・治療が可能な疾患として認知されている．

One More Navi
低栄養の一因として，COPDでは呼吸運動に大量のエネルギーを要することもあげられる．

さらなる知識を求めて
- **レファレンス**：成書でさらに詳しく調べるときに便利です．同じテーマがどの本のどこに記載されているかを示しています．
- **One More Navi**：本文の情報よりさらに一歩進んだ内容です．最新の情報や，臨床ではどうなっているかなどが記載されています．

気道病変（太字ゴシック青文字）：本文中の重要な語句です．
▶D-03
ルビのナンバリング：関連する記述，疾患などのブロックナンバーです．右頁のツメを参照して探すと素早く該当頁にジャンプできます．
- Ⓟ　：本文中で重要なポイントです．
- 注　：診断，治療において危険性がある，誤解が多いポイントです．
- 禁　：禁忌事項です．国試です．要チェック！

関連項目

▶ びまん性肺疾患
　胸部X線画像で, 病変が両側の肺に広く散布した異常陰影を呈する疾患をびまん性肺疾患 (diffuse lung disease) と総称します. 多くの疾患が含まれ, 病態別には①感染性疾患, ②薬剤や膠原病などの免疫学的疾患, ③腫瘍性疾患, ④心血管性疾患, ⑤有害物質 (粉塵, カビ, ガス) の吸入による疾患, ⑥放射線照射による疾患, ⑦原因不明の疾患などに大別することができます.

> **関連項目**
> ▶ その場で知っておきたい関連する知識のコーナーです. 病態 ⇔ 疾患などのリンケージに最適です.

国試出題症例
〔国試103-A48〕

● 14歳の女子. 呼吸困難のため搬入された. 母親と口論した後に胸内苦悶を訴え, 次第に呼吸が荒くなった. 不安様顔貌を示している. 両手足のしびれを訴え, 両手の手指は硬直している.
⇒過換気症候群. 血液ガス分析ではアルカローシスを示す.

> **国試出題症例**
> ▶ 各テーマごとに過去の国試で出題された「症例問題」を配し, 疾患のイメージを得るヒントになります.

Fig. LAMの画像所見

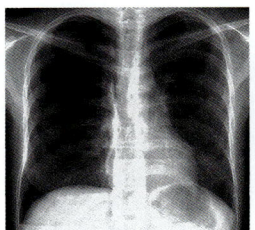
胸部X線像
肺野透過性の亢進がみられる.

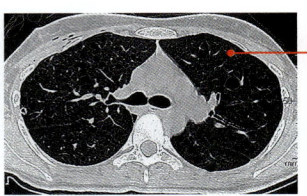
胸部CT像
両肺に多発性・びまん性に広がる囊胞が認められる.
〔国試104-D52〕

> **図版は国試頻出のものを使用**
> ▶ 過去に国試に出題されたものはできるだけ使用しています. 今後も出題される可能性は高く, 必ず目を通す必要があります.

Assist Navi　HR-CTでの小葉内陰影分布のパターンと主な間質性肺疾患

	小葉中心性	汎小葉性	小葉辺縁性	非小葉性
陰影の分布	**病変が気道に沿って進展** 小結節影病像が胸膜や肺静脈から3mm離れて肺動脈像に連続	**肺胞病変** 境界が明瞭な小葉大 (1cm) の濃度上昇領域	**経リンパ管病変** 胸膜や肺静脈に凹凸の結節性病像	**血行性病変** 多数の結節
主な間質性肺疾患	びまん性汎細気管支炎 過敏性肺炎 好酸球性肺肉芽腫症 珪肺 肺結核 マイコプラズマ肺炎	特発性器質化肺炎 過敏性肺炎 肺胞蛋白症 細菌性肺炎 間質性肺炎	サルコイドーシス 癌性リンパ管症 悪性リンパ腫 心不全	粟粒結核 肺への癌転移 ニューモシスチス肺炎

> **知識の整理／試験対策**
> ▶ **Assist Navi**：紛らわしい疾患や所見の鑑別を表や図としてまとめたコーナーです. 知識の整理に役立ちます.

CONTENTS

A 呼吸器の解剖

Preview ── 2

A-01	呼吸器疾患の特徴	3
A-02	呼吸器の機能と構造	3
A-03	呼吸器の構造	3
A-04	鼻	3
A-05	咽頭	4
A-06	喉頭	4
A-07	気管	5
A-08	気管支	6
A-09	細気管支	7
A-10	肺胞	7
A-11	肺	10
A-12	胸郭と胸膜の構造	11
A-13	胸郭	11
A-14	胸膜	13
A-15	縦隔の構造	13
A-16	肺血管系の構造	14
A-17	肺動脈系	14
A-18	気管支動脈系	15
A-19	肺のリンパ系	16
A-20	肺の支配神経	17

B 呼吸の生理

Preview ── 20

B-01	呼吸の生理	21
B-02	呼吸生理学で用いられる記号	21
B-03	呼吸の調節	22
B-04	神経性呼吸調節	22
B-05	呼吸の化学的調節	23
B-06	換気運動(呼吸運動)	25
B-07	呼吸運動の仕組み	25
B-08	肺コンプライアンス	26
B-09	気道抵抗	26
B-10	肺サーファクタント	27
B-11	肺気量	28
B-12	肺気量分画	28
B-13	努力呼出曲線と1秒率	30
B-14	換気機能障害の分類	30
B-15	フローボリューム曲線	31
B-16	クロージングボリューム	33
B-17	ガス交換	34
B-18	酸素カスケード	34
B-19	肺胞換気と死腔	35
B-20	肺胞気-動脈血酸素分圧較差($A-aDO_2$)	36
B-21	シャント	37
B-22	O_2とCO_2の拡散	37
B-23	換気/血流比	39
B-24	血液ガスの運搬	40
B-25	酸素(O_2)の運搬能	40
B-26	酸素解離曲線	42
B-27	二酸化炭素(CO_2)の運搬	43
B-28	呼吸と血液pHの緩衝作用	45
B-29	炭酸・重炭酸緩衝系の働き	45
B-30	呼吸性の酸塩基平衡障害	46
B-31	肺循環	47
B-32	肺循環の特徴	47
B-33	肺循環の調節	48
B-34	肺代謝	49

C 呼吸器疾患の徴候

Preview ── 52

C-01	発熱	53
C-02	発熱のメカニズム	53
C-03	発熱の種類(熱型)と特徴	53
C-04	発熱をきたす呼吸器疾患	54
C-05	発熱への対処法	54
C-06	喀痰	55
C-07	痰の色調・性状	55
C-08	痰量の増加	56
C-09	痰の除去法	56

C-10	喀血	56
C-11	喀血の原因となる呼吸器疾患	56
C-12	喀血の診断と対応	57
C-13	咳嗽（せき）	57
C-14	咳嗽の種類	58
C-15	咳嗽への対応	59
C-16	胸痛	59
C-17	呼吸器系の胸痛	60
C-18	その他の胸痛	60
C-19	異常呼吸	61
C-20	呼吸の異常	61
C-21	特殊な異常呼吸	63
C-22	喘鳴	64
C-23	喘鳴の種類	64
C-24	喘鳴の原因	65
C-25	嗄声	65
C-26	声帯を傷害する疾患	65
C-27	反回神経を傷害する疾患	66
C-28	呼吸困難	66
C-29	呼吸困難の発生機序	66
C-30	呼吸困難の分類	67
C-31	随伴症状による鑑別	68
C-32	チアノーゼ	68
C-33	チアノーゼの種類	68
C-34	意識障害	69

D 呼吸器疾患の身体所見

Preview——72

D-01	視診	72
D-02	胸郭・脊柱の変形	72
D-03	胸郭の運動異常	73
D-04	呼吸器疾患に伴う全身所見	74
D-05	触診	75
D-06	腫脹・腫瘤の有無	75
D-07	胸郭の伸展性検査	75
D-08	声音振盪検査	75
D-09	握雪音の触知	75
D-10	打診	76
D-11	打診の方法	76
D-12	打診音の種類と異常	76
D-13	打診音による診断	77
D-14	聴診	77
D-15	正常呼吸音	78
D-16	呼吸音の異常	79
D-17	副雑音	79

E 呼吸器疾患の検査

Preview——84

E-01	喀痰検査	86
E-02	微生物学的検査	86
E-03	細胞学的検査（細胞診）	87
E-04	血液検査	88
E-05	白血球	88
E-06	赤血球	89
E-07	血清成分	89
E-08	免疫学的検査	90
E-09	アレルギー検査	90
E-10	感染症の免疫血清検査	91
E-11	胸部の画像検査	91
E-12	胸部単純X線写真	91
E-13	撮影時の患者の体位	91
E-14	正常胸部X線像	92
E-15	胸部単純X線写真の異常所見	93
E-16	シルエットサイン	94
E-17	肺野透過性の低下	95
E-18	肺胞性陰影	95
E-19	間質性陰影	96
E-20	結節影	98
E-21	無気肺	98
E-22	肺野透過性の亢進	100
E-23	空洞	100
E-24	嚢胞	100
E-25	胸膜の異常	101
E-26	気胸	101
E-27	胸水貯留	101
E-28	胸膜外徴候	102
E-29	肺門・縦隔の異常	102
E-30	肺門部の異常	102

E-31	縦隔の異常	103
E-32	コンピューター断層撮影法（CT）	103
E-33	CT値	103
E-34	CT検査の種類	105
E-35	磁気共鳴画像法（MRI）	106
E-36	MRI画像の特性	106
E-37	MRI検査の種類	107
E-38	その他の画像検査	107
E-39	陽電子放出断層撮影（PET）	107
E-40	シンチグラフィ	108
E-41	血管造影	108

E-42	内視鏡検査	109
E-43	気管支鏡検査	109
E-44	気管支肺胞洗浄（BAL）	110
E-45	気管支鏡による治療	111
E-46	胸腔鏡検査	111
E-47	縦隔鏡検査	112

E-48	胸腔穿刺	112
E-49	胸腔穿刺の方法	112
E-50	胸水の検査	113

E-51	肺機能検査	114

F｜呼吸器疾患の治療

Preview——116

F-01	呼吸器疾患の治療	116

F-02	薬物治療	116
F-03	鎮咳・去痰薬	116
F-04	気管支拡張薬	117
F-05	副腎皮質ステロイド薬	118

F-06	酸素療法	119
F-07	酸素療法の適応	119
F-08	酸素の投与法	119
F-09	在宅酸素療法（HOT）	121

F-10	呼吸理学療法	122

F-11	人工呼吸療法	123

F-12	人工呼吸療法の適応	124
F-13	換気モード	124
F-14	呼吸終末陽圧換気（PEEP）	126

G｜呼吸不全

Preview——130

G-01	呼吸不全	130
G-02	症状	130
G-03	慢性呼吸不全と急性呼吸不全	131
G-04	低酸素性呼吸不全と低換気性呼吸不全	132

G-05	CO_2ナルコーシス	134

G-06	呼吸不全に関連する病態	135
G-07	高山病	135
G-08	潜水病	135

H｜閉塞性肺疾患

Preview——138

H-01	慢性閉塞性肺疾患（COPD）	138
H-02	慢性気管支炎と肺気腫	139
H-03	病態	139
H-04	疫学	140
H-05	症状・身体所見	141
H-06	検査所見	142
H-07	安定期の治療・管理	143
H-08	急性増悪時の治療	145

H-09	びまん性汎細気管支炎（DPB）	146

H-10	閉塞性細気管支炎	149

H-11	リンパ脈管筋腫症（LAM）	150

I｜間質性肺疾患

Preview——154

I-01	間質性肺疾患	154
I-02	間質性肺炎	156

I-03	特発性間質性肺炎（IIPs）	157
I-04	特発性肺線維症（IPF）	157
I-05	非特異性間質性肺炎（NSIP）	159
I-06	特発性器質化肺炎（COP）	160
I-07	急性間質性肺炎（AIP）	160
I-08	その他の特発性間質性肺炎	161
I-09	医原性肺炎	162
I-10	薬剤性肺炎	162
I-11	放射線肺炎	163
I-12	膠原病による間質性肺炎	164
I-13	急性呼吸促迫症候群（ARDS）	165
I-14	じん肺	167
I-15	石綿肺（アスベスト肺）	168
I-16	珪肺	169

J 感染性呼吸器疾患

Preview ——— 174

J-01	急性上気道炎（かぜ症候群）	176
J-02	原因	177
J-03	症状	177
J-04	診断・治療	178
J-05	インフルエンザ	178
J-06	病因・感染経路	178
J-07	症状	179
J-08	診断・治療	180
J-09	下気道の感染症	181
J-10	急性気管支炎	181
J-11	急性細気管支炎	182
J-12	肺炎	183
J-13	分類	183
J-14	診断	185
J-15	治療	187
J-16	細菌性肺炎の原因菌	189
J-17	肺炎球菌	189
J-18	インフルエンザ菌	190
J-19	*Moraxella catarrhalis*	191
J-20	黄色ブドウ球菌	191
J-21	緑膿菌	192
J-22	嫌気性菌	193
J-23	その他の原因菌	193
J-24	誤嚥性肺炎	193
J-25	肺化膿症（肺膿瘍）・膿胸	195
J-26	非定型肺炎	197
J-27	マイコプラズマ肺炎	197
J-28	クラミジア肺炎	199
J-29	レジオネラ肺炎	201
J-30	ウイルス性肺炎	203
J-31	肺結核	205
J-32	病態	205
J-33	感染後の初期変化と細胞性免疫の成立	206
J-34	肺結核の発病と進展	207
J-35	一次結核症	208
J-36	二次結核症	209
J-37	症状・身体所見	209
J-38	診断	210
J-39	治療	212
J-40	感染対策	215
J-41	非結核性抗酸菌症（非定型抗酸菌症）	215
J-42	肺真菌症	217
J-43	肺アスペルギルス症	217
J-44	肺カンジダ症	219
J-45	肺クリプトコッカス症	220
J-46	肺ムコール症（肺接合菌症）	221
J-47	ニューモシスチス肺炎	221
J-48	寄生虫性肺疾患	223
J-49	肺吸虫症	223

K 免疫・アレルギー性疾患

Preview ——— 226

K-01	気管支喘息	226

K-02	病態・病因	227
K-03	発生機序	228
K-04	病理所見	230
K-05	分類	230
K-06	症状・身体所見	231
K-07	検査所見	232
K-08	治療	233
K-09	好酸球性肺炎	236
K-10	単純性好酸球性肺炎（Löffler 症候群）	236
K-11	急性好酸球性肺炎	236
K-12	慢性好酸球性肺炎	237
K-13	アレルギー性気管支肺アスペルギルス症	238
K-14	過敏性肺炎	240
K-15	サルコイドーシス	243
K-16	ANCA 関連血管炎	245
K-17	多発血管炎性肉芽腫症（Wegener 肉芽腫症）	245
K-18	好酸球性肉芽腫性多発血管炎（Churg-Strauss 症候群）	246
K-19	Goodpasture 症候群	247
K-20	免疫が関係するその他の呼吸器疾患	248
K-21	Langerhans 細胞組織球症	248
K-22	肺胞蛋白症	248
K-23	原発性肺アミロイドーシス	250

L｜異常呼吸

Preview ——— 252

L-01	過換気症候群	252
L-02	肺胞低換気をきたす疾患	254
L-03	肺胞低換気症候群	254
L-04	神経疾患に伴う肺胞低換気	256
L-05	睡眠時無呼吸症候群（SAS）	257

M｜肺循環障害

Preview ——— 262

M-01	肺うっ血，肺水腫	262
M-02	肺血栓塞栓症（PTE）	263
M-03	病態	263
M-04	発症機序	263
M-05	症状・身体所見	264
M-06	検査	265
M-07	治療	266
M-08	肺動脈性肺高血圧症（PAH）	268
M-09	肺性心	270
M-10	肺動静脈瘻（PAVF）	272

N｜肺腫瘍

Preview ——— 276

N-01	肺腫瘍	276
N-02	原発性悪性肺腫瘍（原発性肺癌）	277
N-03	腺癌	278
N-04	扁平上皮癌	279
N-05	大細胞癌	280
N-06	小細胞癌	280
N-07	症状	283
N-08	診断	284
N-09	治療	286
N-10	転移性肺腫瘍	290
N-11	良性肺腫瘍	291

O｜気管支，肺，胸郭の形態・機能異常

Preview ——— 294

O-01	気管支拡張症	294
O-02	肺嚢胞症	297

O-03	気腫性嚢胞	297
O-04	気管支性肺嚢胞	299

O-05	無気肺	299

O-06	気道異物	301

O-07	発育形態異常	303
O-08	肺分画症	303
O-09	肺低形成	304
O-10	胸郭変形	304

O-11	呼吸器の外傷	305
O-12	気管・気管支損傷	306
O-13	肺挫傷	306
O-14	胸壁損傷	307

Q 縦隔・横隔膜疾患

Preview ——— 326

Q-01	縦隔疾患	326
Q-02	縦隔気腫	327
Q-03	縦隔炎	329
Q-04	縦隔腫瘍	330

Q-05	横隔膜疾患	333
Q-06	横隔膜ヘルニア	333
Q-07	横隔膜麻痺	335
Q-08	横隔膜痙攣	336

文献一覧 ——— 337

Index ——— 339

P 胸膜疾患

Preview ——— 310

P-01	胸膜炎	310
P-02	肺炎随伴性胸膜炎	311
P-03	結核性胸膜炎	312
P-04	癌性胸膜炎	313
P-05	膠原病性胸膜炎	314

P-06	気胸	315
P-07	自然気胸	315
P-08	緊張性気胸	316
P-09	血胸	317
P-10	血気胸	318

P-11	乳糜胸	319

P-12	胸膜中皮腫	320

Assist Navi

気管支の部位による組織や機能の違い	9
吸気筋と呼気筋	12
呼気フローボリューム曲線と換気機能障害	32
肺胞性陰影と間質性陰影	97
胸部CTの正常像	104
呼吸不全の病態比較と診断	133
閉塞性肺疾患の比較	149
HR-CTでの小葉内陰影分布のパターンと主な間質性肺疾患	155
特発性間質性肺炎の病理組織パターンと鑑別点	161
抗菌薬選択の流れ	188
非定型肺炎の鑑別	204
肺真菌症の鑑別	222
好酸球の増加を伴う肺疾患と鑑別の流れ	240
原発性悪性肺腫瘍（原発性肺癌）の組織型	282
胸膜炎の鑑別	314

A
呼吸器の解剖

Preview

A-01	呼吸器疾患の特徴	p.3
A-02	呼吸器の機能と構造	p.3
A-03	呼吸器の構造	p.3
A-04	鼻	p.3
A-05	咽頭	p.4
A-06	喉頭	p.4
A-07	気管	p.5
A-08	気管支	p.6
A-09	細気管支	p.7
A-10	肺胞	p.7
A-11	肺	p.10
A-12	胸郭と胸膜の構造	p.11
A-13	胸郭	p.11
A-14	胸膜	p.13
A-15	縦隔の構造	p.13
A-16	肺血管系の構造	p.14
A-17	肺動脈系	p.14
A-18	気管支動脈系	p.15
A-19	肺のリンパ系	p.16
A-20	肺の支配神経	p.17

Navi 1 呼吸生理・病態生理の理解が第一歩

呼吸器の構造や呼吸生理を理解し，病態生理の把握に努めることは，胸部X線読影や聴診などの診断技術や治療法，緊急時の対応を考えるうえでとても重要です．呼吸器疾患を学ぶ基礎となる知識を整理していきましょう！

Navi 2 呼吸器系の解剖をおさえよう！

呼吸器の基本的な解剖をおさらいしましょう．

▶ A-02〜11 で，ガスの通り道である気道からガス交換の場である肺に至るまでの構造を1つずつ解説していきます．

Navi 3 換気運動を支える筋・骨格構造

肺を取り囲む胸郭の構造と，呼吸筋の働きについて解説します．また，肺の外表を覆う胸膜の構造と働きについても解説します．

▶ B-06 で述べる換気運動を可能にする解剖学的構造を解説します．

Navi 4 肺には2つの系統の動脈が存在する

肺には機能血管と栄養血管の2つの動脈が存在しています．

▶ A-17 でガス交換のために肺に血液を送る肺動脈系について述べ，▶ A-18 で肺そのものに血液を供給する気管支動脈系について解説します．

Navi 5 肺を支配する神経

気道平滑筋や血管の収縮・拡張，腺分泌などを調節する肺の支配神経について解説します．

A 呼吸器の解剖

A-01 呼吸器疾患の特徴

▶レファレンス
・ハリソン④：p.1806-1808

呼吸器はガス交換を行う重要な器官です．一方で，酸素とともに外界から流入する細菌などの異物を排除し，声帯より内部を無菌状態に保つ必要があるので，免疫をはじめとする生体防御系が発達しています．さらに，体循環とは別に独立した低圧血液循環系をもっており，ガス交換のために必要な薄い上皮が破裂して肺出血をおこさないようにしています．

診断は，感染症，癌，免疫疾患以外にも多くの呼吸器疾患が胸部X線像の所見をもとになされており，胸部X線像の読影や聴診器を用いた聴診所見から学ぶべきことが多い分野といえます．

また，患者が低酸素血症を呈しているからといって単純に酸素を投与すれば，酸素毒性によってかえって病状の悪化を招きかねず，治療に際しては，病態生理の理解と把握が不可欠です．さらに，人工呼吸器を有効に活用できるためには呼吸生理の理解も重要となります．肺炎，肺癌，喘息，慢性閉塞性肺疾患（COPD）のような高頻度の疾患のみならず，急性呼吸窮迫症候群（ARDS），肺血栓塞栓症，肺水腫など急性呼吸不全を呈する救急疾患にも対処できるようにすることが必要です．

One More Navi
安静時には全身酸素消費量の5%以下を肺が消費する．

A-02 呼吸器の機能と構造

▶レファレンス
・プロメ胸②：p.22-23
・プロメ胸②：p.134-141
・標準生理⑧：p.675-678

A-03 呼吸器の構造

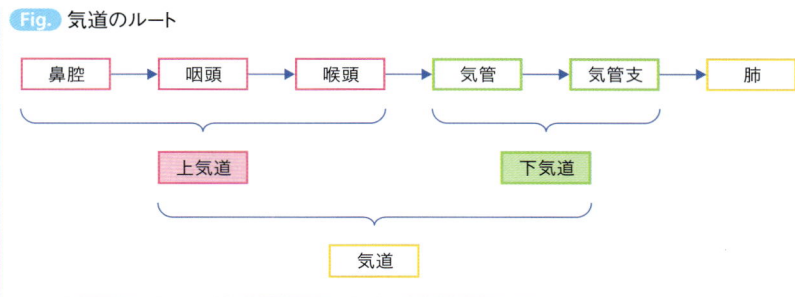

Fig. 気道のルート

呼吸器はガスを運ぶ気道とガス交換の場である肺からなります．鼻腔から喉頭までの気道を上気道と呼び，喉頭よりも下部を下気道と呼びます．下気道は無菌です．

A-04 鼻

鼻（nose）は外鼻と鼻腔からなり，外鼻は鼻根，鼻背，鼻翼，鼻尖の各部からなります．

▶鼻腔

鼻腔では直径10μm以上の異物はトラップされ，空気は加温・加湿されて咽頭へ送られます．鼻腔は鼻中隔で左右に分けられ，副鼻腔や鼻涙管とつながっています．鼻腔の粘膜は血管が豊富で，外鼻孔付近の鼻粘膜（Kiesselbach部位）は毛細血管が多いため鼻出血の好発部位です（動脈性出血）．鼻腔の上部には嗅細胞がありますが，鼻粘膜に炎症がおこると嗅覚は鈍くなります．

One More Navi
嗅覚だけは視床で中継されずに直接大脳皮質底面の辺縁葉嗅覚野に投影される．

One More Navi
アレルギー性鼻炎では血管透過性の亢進だけで水のような鼻水がつくられる（分泌顆粒からではない）．

One More Navi
鼻腔から嗅球を介して脳へ異物（ウイルス，ナノ粒子など）が移行することがある．

▶副鼻腔

頭蓋をつくる鼻腔周辺の骨内には前頭洞，篩骨洞，上顎洞，蝶形洞という4つ空洞があり，それぞれ鼻腔と交通しているため副鼻腔（paranasal sinus）と呼ばれます．副鼻腔の内面は鼻粘膜の続きで覆われ，炎症がおきると黄色〜黄緑色の粘稠性の鼻汁がたくさん出ます（特に中鼻道に開口する ⓟ上顎洞は慢性副鼻腔炎をおこしやすい）．

上顎洞炎症では頬部の痛み，篩骨洞炎では眼の内側の痛み，前頭洞炎では額の痛み，蝶形骨洞炎症では頭痛や頭重感が出現します．

Fig. 副鼻腔の開口位置

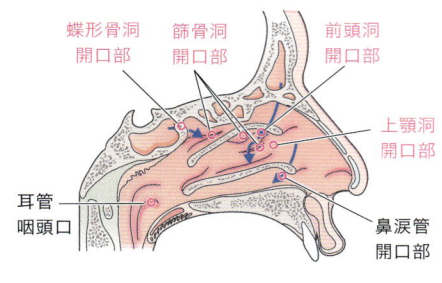

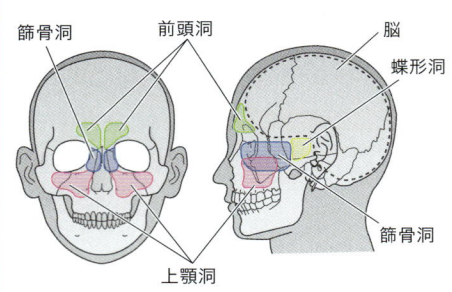

鼻腔と頭蓋をつくる一部の骨の内部にある空洞が交通している部分を副鼻腔と呼ぶ．

A-05 咽頭

咽頭（pharynx）の長さは約12 cmで，頸椎前を下行し，食道に移行します．咽頭は鼻部，口部，喉頭部の3つの部位に分けられます．

▶咽頭鼻部（上咽頭）

鼻部には咽頭扁桃が分布し，食物や空気の入り口を囲んで配置します（Waldeyer咽頭輪　ワルダイエル）．ⓟ肥大扁桃は耳管の開口部を圧迫して中耳炎をおこしたり，鼻腔との交通を妨げたりして鼻呼吸を困難にします．

▶咽頭口部（中咽頭）

口を開けるとみえる口腔の後方の部分です．軟口蓋，舌根，扁桃があり，咽頭炎や口蓋扁桃炎をおこします．

▶咽頭喉頭部（下咽頭）

のどぼとけの裏側の食道の入り口部分で，ここから気道と消化管が分かれます．嚥下障害や魚骨などの異物がひっかかりやすい場所です．

Fig. 咽頭の解剖

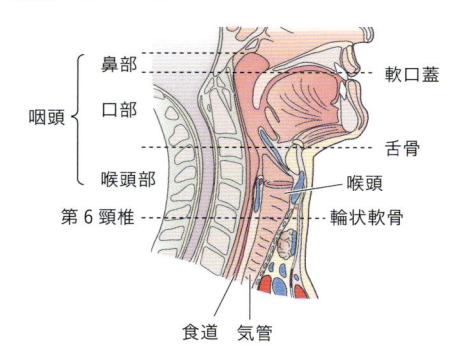

One More Navi
男性の喉頭隆起（甲状軟骨の突起：のどぼとけ）が高いのは声帯を前後に広くするため．これにより声が低音となる．英語では Adam's apple（アダムのリンゴ）と呼ばれる．

A-06 喉頭

喉頭（larynx）は咽頭から気管に向かう空気の取り入れ口で，喉頭軟骨で補強され，喉頭蓋（epiglottis）によって食物が気管に入りにくい構造になっています．ⓟ仮声帯

の下にある声帯ヒダには，披裂軟骨と甲状軟骨に挟まれたV字型（手前が鋭角）の声門があります．輪状軟骨は第6頸椎のレベルで気管に移行します．

Fig. 喉頭と声帯の解剖

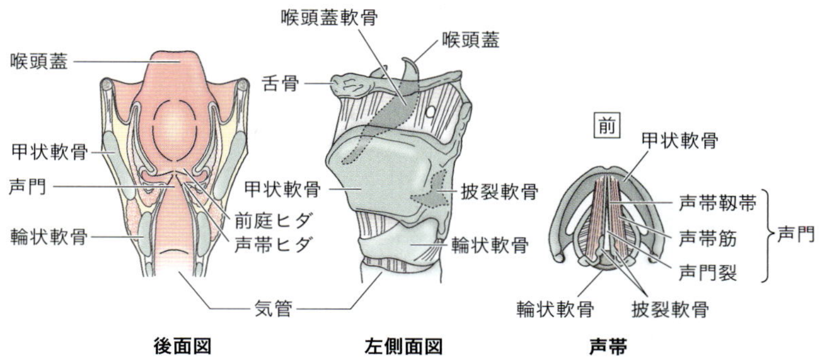

後面図　　左側面図　　声帯

One More Navi
睡眠中に少量の誤飲がおき，食道反射で咳や喘息発作がおきたりする．

喉頭におこる疾患は，喉頭炎，甲状腺機能低下症，喉頭結核，声帯ポリープなどがあげられ，声帯の動きの障害から声がかすれる嗄声を引きおこします．また，小児でおこる急性喉頭蓋炎は急激に進行して窒息に至ることがあり，注意が必要です．声門下喉頭の狭窄のために呼吸器症状をきたす症候群はクループと呼ばれます．

関連項目

▶嗄声を呈する疾患
　嗄声は声帯を支配する反回神経の傷害によってもおこり，特に左反回神経は大動脈弓まで下行するので大動脈瘤，左心房肥大，肺癌の肺門部浸潤，縦隔腫瘍などでも傷害されます．反回神経は片側が傷害されると嗄声がおこり，両側が傷害されると無声や呼吸困難を引きおこすことがあります．

A-07 気管

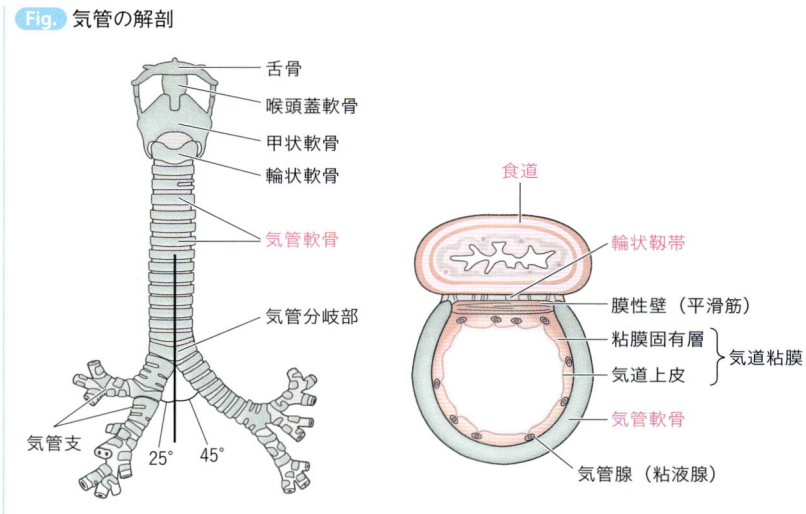

Fig. 気管の解剖

気管（trachea）は馬蹄形の気管軟骨が16〜20個連なった，長さ約10 cm，直径2

One More Navi
気管分岐部の内面の正中部（気管竜骨 carina tracheae）は異物に敏感で激しい咳をおこす．

One More Navi
気道上皮や腺は食道前面から分岐した内胚葉由来だが、肺のなかの結合組織、弾性線維、軟骨は中胚葉からできる．

〜2.5 cm の管状の気道で，食道の前にあります．軟骨がない後側 1/3 は平滑筋からなる膜性壁で，平滑筋（内横層と外縦層）によって太さを変えて，空気の流通量を調節できます．

気管は第 4〜5 胸椎のレベルの気管分岐部で左右の気管支に分かれます．左主気管支は長さ 5 cm，傾斜角 45°と長く，細く，傾斜角が大きいのに対して，右気管支は長さ 3 cm，傾斜角 25°と短く，太く，傾斜角が小さいのが特徴で，この解剖学的特徴から右気管支には異物が侵入しやすく，誤嚥性肺炎はよく右肺で発生します．また，深く挿入した気管チューブの先端が右気管支に入りやすいのもこのためです．

A-08 気管支

▶気管支の分岐

One More Navi
気管支鏡が挿入できるのは、葉気管支まで．

One More Navi
実際には左の上葉がなくなったために中間気管支がない．

One More Navi
気管支の分岐と肺胞の数の増加は出生後も続き，8歳頃までには分岐は出生時の 17 回から 23 回に，肺胞の数は 3〜5 億個と出生時の 10 倍にまでなる．

気管支（bronchi）は，肺に入ると右 3 本，左 2 本に枝分かれして葉気管支となります．葉気管支は右肺ではまず上葉支が分岐し，中間気管支幹から中葉支と下葉支が分岐します．一方，左肺には中葉がないため，中間気管支はなく，上葉支と下葉支にのみ分岐します．葉気管支はその後，さらに 2〜4 本の区域気管支（segmental bronchi）に分かれ，最終的に〜23 回の枝分かれによって気流速度を低下させ，分岐部で異物をトラップして肺胞に至ります．

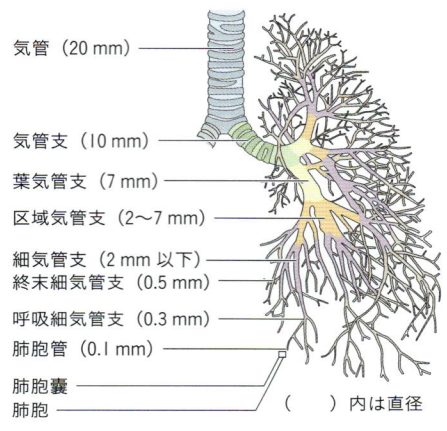

Fig. 気管支の分岐（左肺）

気管（20 mm）
気管支（10 mm）
葉気管支（7 mm）
区域気管支（2〜7 mm）
細気管支（2 mm 以下）
終末細気管支（0.5 mm）
呼吸細気管支（0.3 mm）
肺胞管（0.1 mm）
肺胞嚢
肺胞
（　）内は直径

▶気管支の構造

気管支も気管と同様に馬蹄型の軟骨が連なった構造をしており，これによって気道が潰れないようになっています．また，軟骨がない気道後壁には平滑筋が横走しており，収縮して気道の内腔を狭め，痰の排出を促進する働きをしています．次に述べる細気管支より末梢では，この構造は消失します．

One More Navi
気管支平滑筋は収縮して異物の侵入を防ぐが、過敏になると副交感神経やロイコトリエンで収縮して可逆的な喘息発作をおこす．

One More Navi
線毛上皮は Na、Cl などの電解質の輸送によって、粘液の水量も調節している．このため、Cl チャネルの先天的異常である嚢胞性線維症（cystic fibrosis）では粘液が粘稠になり気道感染をおこしやすい．

One More Navi
羊水過少症（胎盤機能不全）では、胎児の気道で粘液分泌が減って肺低形成になる．

▶気管支内腔の細胞

気管上皮の半分は線毛細胞，杯細胞，基底細胞からなる多列線毛上皮になっており，気管支内腔は杯細胞や気管支腺から分泌された粘液で覆われています．表面はゲル層で，下層は粘稠度の低いゾル層となっており，上層に吸着

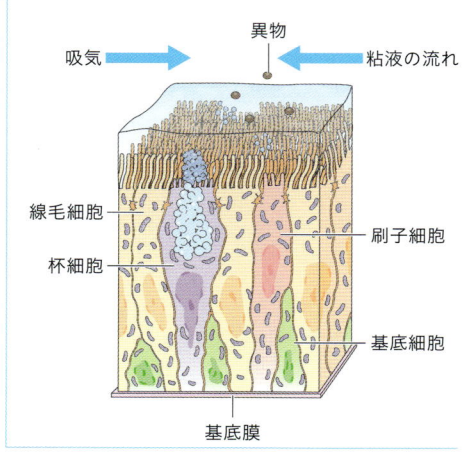

Fig. 気管支内腔の細胞

異物
吸気　←粘液の流れ
線毛細胞
杯細胞
刷子細胞
基底細胞
基底膜

One More Navi
肺ではIgAではなく，IgGが防御にあたる．

した異物を線毛運動で運び出し，喉頭に達すると痰として無意識に排出します．また，分泌される粘液にはリゾチームやIgA（ダイマー）などの殺菌作用がある物質も含まれています．しかし，㋐加齢などで線毛運動が低下すると気道感染がおこりやすくなります．また，気管支炎や喫煙の刺激は杯細胞を増殖・肥大化させ，粘液の分泌量を増加させて気道を狭くしてしまいます．

基底膜付近にある基底細胞は上皮の他の細胞の前駆細胞（幹細胞）であり，刷子細胞は神経終末と接していて気道異物のセンサーとして働きます．

A-09 細気管支

Fig. 気管支から肺胞までの気道の壁構造

気管支　細気管支　終末細気管支　肺胞
線毛細胞　平滑筋　杯細胞
気管支腺　Clara細胞　Ⅰ型肺胞細胞　Ⅱ型肺胞細胞
軟骨

One More Navi
マイコプラズマは線毛細胞にのみ感染し，肺胞上皮細胞には感染しないのでしつこい咳をおこす．ただ，呼吸困難感は軽く，外来で治療できる肺炎（walking pneumonia）とされる．

One More Navi
Clara細胞は，オーストリアの解剖学者であるMax Clara（1899-1966）が1937年に発見した．しかし彼はナチスと親しい関係があったことから，2013年からClara細胞という名称はclub cell（棍棒状細胞）に改名されている．

One More Navi
平滑筋は細気管支までは輪状で，終末細気管支以下は螺旋状に分布する．

気管支の分岐に伴い腺，筋，軟骨を有する気道の基本構造は次第に減少し，直径〜1 mmの細気管支（bronchioles）から末梢は軟骨がなくなり，壁の上皮も多列から単層円柱上皮となっていきます．さらに末梢に進むと腺組織もなくなり，線毛をもたない円柱状の細気管支分泌細胞であるClara細胞（棍棒状細胞）が出現して，粘液・表面活性剤の分泌を担うようになります．終末細気管支（terminal bronchioles）になると杯細胞は消失し（喫煙者では杯細胞が終末細気管支にも出現することがある），粘液が肺胞のほうに行かないように線毛が働いています．さらに末梢では線毛もなくなり，気道クリーニングの方法は粘液と線毛による異物の吸着・輸送から㋐マクロファージによる貪食へと変わります．

軟骨のない細気管支は炎症で閉塞しやすく，㊟喘息発作などで平滑筋が収縮すると完全に閉塞する危険があります．また，㊟線毛上皮も減少するので感染を受けやすくなります（急性細気管支炎はRSウイルス，パラインフルエンザウイルス感染で，生後6か月の小児に多い）．さらに，細気管支では免疫反応もおこりやすく，自己免疫疾患や肺移植の拒絶反応の場にもなります．

A-10 肺胞

肺胞（alveoli）は非常に薄い壁で覆われた半球状の袋で，その表面は毛細血管と接しており，㋐ここでガス交換が行われます．

▶肺胞の出現と呼吸域の構造

肺胞は終末細気管支から付着しはじめ，肺胞が出現する部位から先を呼吸細気管支（respiratory bronchioles）と呼びます．呼吸細気管支は肺胞管（alveolar ducts）と

Fig. 呼吸細気管支と肺胞の解剖

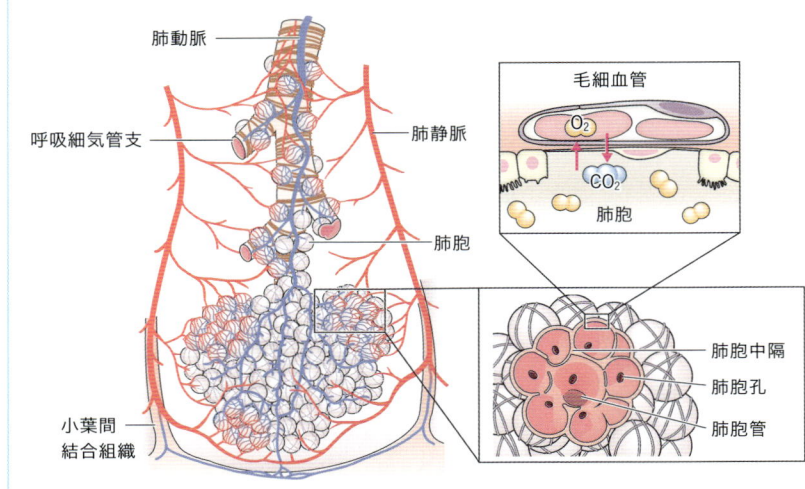

One More Navi
肺動脈を流れる血液の酸素分圧は低いため，右の図では血管を青色で表現している．

One More Navi
二次肺小葉は肺表面に直径5 mmの多角形の底面をもち，肺門側を頂点とする円錐形をしている．1つの二次肺小葉の容積は0.02 mL程度で胸部X線で確認できる．

One More Navi
肺胞中隔部の先端には平滑筋があって血流・換気を調節する．

呼ばれる～10個の肺胞に囲まれた空気の通り道につながり，肺胞管は肺の末端部で2～4個の肺胞が集合する肺胞嚢（alveolar sacs）へと移行します．呼吸細気管支から先はガス交換の場となることから呼吸域（respiratory zone）と呼ばれます．

1つの終末細気管支から生じる3～5個の細葉群を一次肺小葉（肺細葉）と呼び，これがガス交換の最小の構造単位です．また，一次肺小葉に細気管支を加えた二次肺小葉（肺小葉）は，約100本の肺胞管とおよそ2,000個の肺胞からなり，両肺に約15万個存在しています．二次肺小葉の中央には気管支と肺動脈が走り，小葉間の隔壁（小葉間結合組織）のなかには肺静脈が走行しています．

個々の肺胞は肺胞中隔によって隔てられていますが，肺胞中隔には肺胞孔（Kohn小孔）と呼ばれる孔が複数あり，隣り合う肺胞を連絡して無気肺の発生を防いでいます．しかし，この構造が細菌による大葉性肺炎をおこす原因にもなります．

なお，肺胞，毛細血管を含む血管，結合組織など，肺でのガス交換を可能とする支持構造のことを間質（肺間質）と呼びます．

▶肺胞上皮細胞

肺胞は肺胞上皮細胞からなる極めて薄い壁を有していますが，肺胞上皮細胞にはⅠ型とⅡ型の2種類があります．

Ⅰ型肺胞上皮細胞は，肺胞表面を覆う厚さ0.1 μmの小型の扁平な細胞で，肺胞中の空気と毛細血管中の血液との間の関門を形成しています．一方，Ⅱ型肺胞上皮細胞は立方状の大型細胞で，層板小体（ラメラ封入体）にある表面活性物質（サーファクタント）を分泌して表面張力を低下させて，肺胞が表面張力で潰れてしまうこと（肺胞の虚脱）を防いでいます．

One More Navi
Ⅱ型肺胞上皮細胞は電解質輸送を行うほか，フィブリノゲンや補体（C3b）もつくる．

Ⅱ型肺胞上皮細胞の一部は分裂して自己複製やⅠ型肺胞上皮細胞に分化します．

▶肺胞マクロファージ

One More Navi
肺胞マクロファージの一部は骨髄からくる．

One More Navi
肺胞に沈着するのは1～4 μmの異物で，1 μmより小さいと呼気中に排出される．

肺胞まで達した異物（0.5 μm以下）は肺胞マクロファージ（塵埃細胞；dust cells）によって貪食され，抗原としてリンパ球に提示されたり，肺結合組織に塵粒子（炭素粒）として沈着したりします．このため，成人の肺は肉眼的に暗赤色にみえます．

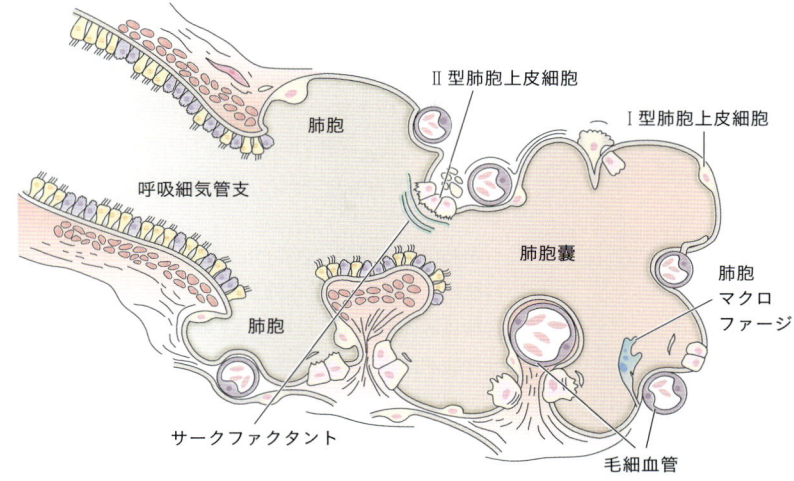

Fig. 肺胞上皮細胞と肺胞マクロファージ

細胞の種類	形状	役割
Ⅰ型肺胞上皮細胞	扁平	薄く伸びて，ガス交換：血液空気関門の一部
Ⅱ型肺胞上皮細胞	立方状，微絨毛	サーファクタント分泌．複製・一部はⅠ型に分化
肺胞マクロファージ		異物および過剰サーファクタントの貪食

関連項目

▶ サーファクタント

　サーファクタントは主にジパルミトイルホスファチジルコリン（別名レシチン）などのリン脂質と蛋白（SP-A〜D）からなり，機能的には疎水性蛋白のSP-Bが特に重要です．肺間質障害がおこると血液に移行して血中濃度が上昇することから，血液検査でバイオマーカーとして使われます．

　分泌されたサーファクタントで余分なものはⅡ型肺胞上皮細胞や肺胞マクロファージで貪食されますが，これが障害されると肺胞蛋白症になります．

　また，Ⅱ型肺胞上皮細胞は胎生34週よりサーファクタントの分泌を開始しますが，乳児呼吸窮迫症候群ではこの機能が未成熟であるため，肺の虚脱がおきて呼吸不全となります．胎児肺の成熟度の指標としては，レシチン/スフィンゴミエリン比（L/S比）があり，L/S比が1.5以下の場合は未熟，2.0以上であれば肺は成熟していると考えます．糖質コルチコイドや甲状腺ホルモンは肺の成熟を促進します．

Assist Navi　気管支の部位による組織や機能の違い

部位	粘膜上皮	平滑筋層	気管支腺	軟骨	働き
葉気管支〜区域気管支	多列円柱線毛上皮，杯細胞多い	発達している	あり	あり	通気
細気管支〜終末細気管支	多列円柱〜単層円柱上皮（線毛あり），杯細胞は稀〜消失	発達している	Clara細胞が出現し徐々に減少	なし	通気
呼吸細気管支	単層円柱上皮（線毛稀），杯細胞なし	少ない	なし	なし	呼吸域（肺胞あり）

A-11 肺

▶肺の概観と容積

肺 (lung) の上端の細くなった部分を肺尖部と呼び、鎖骨より上に 2〜3 cm ほど突き出しています。一方、肺の下端は凹面で横隔膜に接しており、これを肺底部と呼びます。両肺の内側中央で気管支、肺動脈、肺静脈が出入りするところを肺門 (hilum of lung) と呼び、肺内からのリンパ管を受ける気管支肺リンパ節もあります。

右肺の容積は約 1,200 mL、重さは 600 g であるのに対し、左肺は心臓があるため容積約 1,000 mL、重さ約 500 g と右肺よりも小さく、深呼吸を行った場合、両肺の容積は吸気時に 6,000 mL、呼気時に 2,500 mL と変化します。なお、肺の重量の半分は血液が占めています。

▶肺葉と肺区域

●肺葉

肺は気管支の大きな分岐に一致した不完全な切れ込みによって肺葉に分割されています。すなわち、右肺は斜裂 (major fissure) と水平裂 (minor fissure) という切れ込みによって上葉 (upper lobe)・中葉 (middle lobe)・下葉 (lower lobe) の 3 葉に、左肺は斜裂によって上葉と下葉の 2 葉に分かれます。

●肺区域

Fig. 肺区域

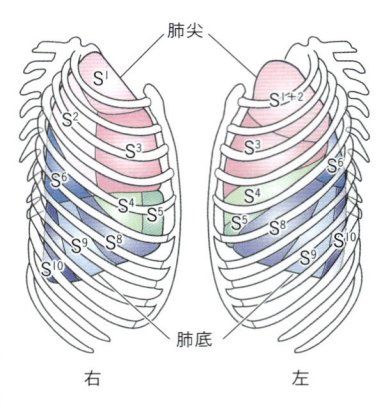
外側面

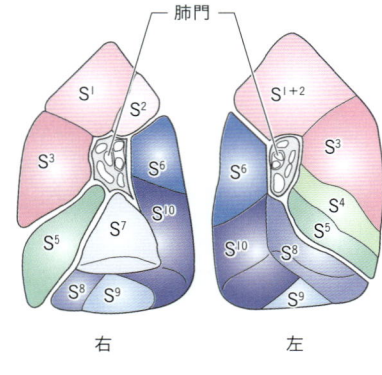
内側面

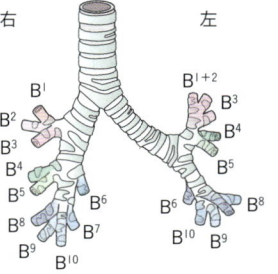
気管支

肺	肺葉	肺区域
右肺	上葉	S^1, S^2, S^3
	中葉	S^4, S^5
	下葉	S^6, S^7, S^8, S^9, S^{10}
左肺	上葉	S^{1+2}, S^3, S^4, S^5
	下葉	S^6, S^8, S^9, S^{10}

One More Navi

舌区

左肺には中葉がないが、右肺の中葉に相当する部位を舌区と呼ぶことがある。左肺上葉の一部 (S^4, S^5) がこれにあたる（本当は左肺には上葉がない：もともとの中葉が上葉になった）。

肺葉はさらに区域気管支（肺動脈も並走）ごとに肺区域（segments）に分割することができ，右肺は10，左肺は8〜9の区域に区分けされています．肺区域は区域ごとにS^1〜S^{10}の番号が付けられていますが，左肺ではS^1とS^2が重複し，さらにS^7が欠番となることが多いため，区域数は8となります．

各肺区域の中央には対応する区域気管支があり，区域気管支にも番号（B^1〜B^{10}）が付けられています．また，各肺区域間には結合組織性中隔があり，肺静脈はこの区域間を走行しています．肺癌などで肺を切除する場合は区域単位で行います．

> **One More Navi**
> 肺区域はさらにa，b，cなどの亜区域に分けられる．

> **One More Navi**
> ヘビでは左肺が退化してなくなっている．

関連項目

▶ **肺の発生**

胎児は胎生4週で前腸腹膜（内胚葉）から気管ができ，胎生28週で肺胞が形成され，母体から出ても呼吸ができるようになります．なお，高濃度酸素やステロイドは肺胞形成を抑制し，レチノイドは促進します．

A-12 胸郭と胸膜の構造

▶ レファレンス
- プロメ胸②：p.128-133
- プロメ胸②：p.150-151
- 標準生理⑧：p.678-680

A-13 胸郭

胸骨，肋骨，肋軟骨，胸椎で構成される肺を取り囲む硬い骨格を胸郭（thorax）と呼びます．

呼吸を行う際に働く筋群は呼吸筋と呼ばれ，吸息時に働く吸気筋と呼息時に働く呼気筋とがあります．なお，呼吸筋による換気は，主に胸郭を動かして胸腔容積を増減させて行う胸式呼吸と，横隔膜の運動によって行う腹式呼吸とがあります．

▶ **吸息**

肋骨の間にある外肋間筋，最内肋間筋と傍胸骨肋間筋は，吸気時に収縮して肋骨全体を持ち上げ，胸腔容積を増加させます．また，弛緩した状態では胸郭側に膨んでいる横隔膜（diaphragm）も，吸気時には収縮して平らに近い状態となり，胸郭下部を広げて胸腔容積を増加させます．

> **One More Navi**
> 外肋間筋と内肋間筋のどちらが吸気筋か紛らわしいが，「吸気は横隔膜がメインで，あとから外に補助筋の外肋間筋ができた」と覚えると覚えやすい．

▶ **呼息**

安静時の換気では，膨らんだ胸郭と肺が肺弾性収縮力によって元に戻り，空気が吐き出されます．

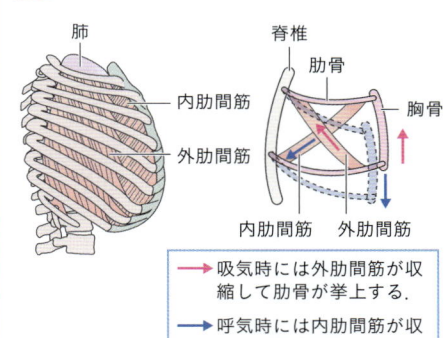

Fig. 胸郭での換気

→ 吸気時には外肋間筋が収縮して肋骨が挙上する．
→ 呼気時には内肋間筋が収縮して肋骨が下がる．

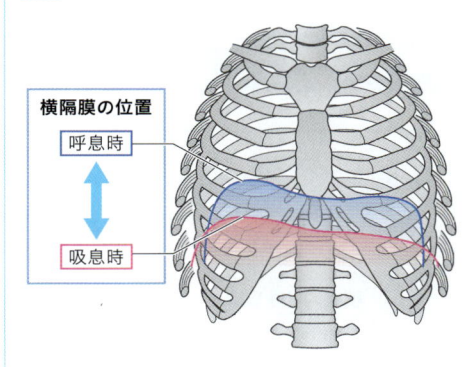

Fig. 横隔膜による換気

横隔膜の位置：呼息時／吸息時

一方，運動時など積極的な呼息が行われる場合には，呼気筋である内肋間筋が収縮して肋骨の位置を下げ，胸腔容積を減少させて呼息を促す（胸式呼吸）ほか，腹直筋などの収縮によって腹圧を高め，気道内圧を陽圧にすることでも呼息が促進されます（腹式呼吸）．呼吸リハビリテーションでは，腹式呼吸が活用されています．

▶F-10

▶横隔膜の解剖

Fig. 横隔膜の解剖

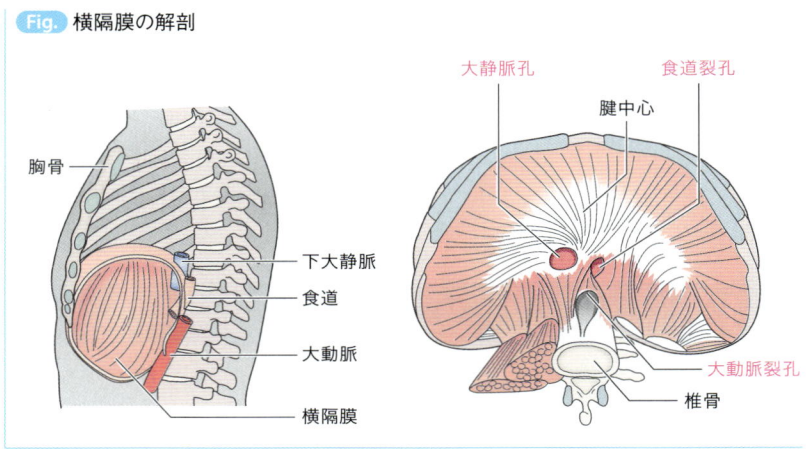

　横隔膜は胸腔と腹腔の境界となる器官で，以下の3つの孔が開き，そこを血管などが通過しています．

- 大静脈孔：第8胸椎の高さで開き，下大静脈が通過．
- 食道裂孔：第10胸椎の高さで開き，食道や迷走神経が通過．
- 大動脈裂孔：第12胸椎の高さで開き，下行大動脈，胸管，奇静脈が通過．

Assist Navi　吸気筋と呼気筋

吸息	主な吸気筋	横隔膜（腹式呼吸）
		外肋間筋（胸式呼吸）
	補助吸気筋	胸鎖乳突筋，斜角筋群，大・小胸筋，僧帽筋，肩甲挙筋
呼息	安静時	肺弾性収縮力による呼出
	積極的な呼息時	内肋間筋（胸式呼吸）
		腹壁筋；外腹斜筋，内腹斜筋，腹横筋，腹直筋など（腹式呼吸）

A-14 胸膜

胸膜（pleura）は，単層扁平上皮〔中皮細胞（mesothelium）〕と結合組織からなる漿膜で，肺の外表面を覆う臓側胸膜（visceral pleura）と胸壁内面を覆う壁側胸膜（parietal pleura）があります．臓側胸膜と壁側胸膜は肺門部で反転してつながっており，2枚の胸膜に囲まれた空間を胸膜腔（pleural cavity）と呼びます．

胸膜腔内圧は吸息時には－7～－6 cmH₂O，呼息時には－4～－2 cmH₂O（呼息時に気道内圧が陽圧になったとしても，胸腔内は陰圧）と常に陰圧に保たれており，肺が正常に膨らんでいる状態では，陰圧によって臓側胸膜と壁側胸膜がくっつき，胸壁と肺の外表面が離れないようになっています．

胸膜腔には5 mLくらいの漿液が存在し，これを胸水（pleural effusion）と呼びます．胸水は正常肺で臓側胸膜と壁側胸膜との間の摩擦を減少する働きをしています．

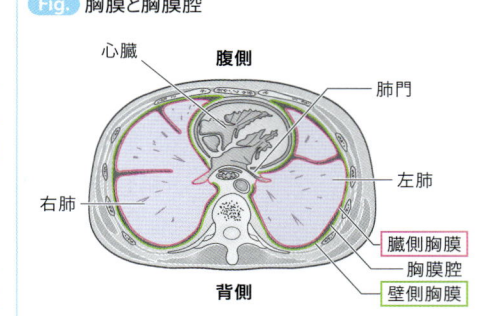

Fig. 胸膜と胸膜腔

One More Navi
アスベストによる悪性中皮腫（mesothelioma）は胸膜の中皮細胞に発生する．

One More Navi
臓側胸膜は感覚神経がないので痛みを感じることはないが，壁側胸膜は肋間神経からの感覚神経が分布しているため痛覚に敏感．

One More Navi
胸水が400 mL以上になると胸部X線検査で診断できる．

A-15 縦隔の構造

▶レファレンス
・プロメ胸②：p.70-71

縦隔（mediastinum）は左右の肺に挟まれた部位で，前方は胸骨，後方は脊柱，下方は横隔膜で区切られますが，上方は境界なく前頸部に開放しています．

縦隔は胸骨角と第4胸椎体（T₄）下縁を結ぶ高さで上縦隔と下縦隔に区分され，下縦隔はさらに心臓を中心として前縦隔，中縦隔，後縦隔に区分されます．

縦隔内に位置する臓器を以下の表にまとめます．

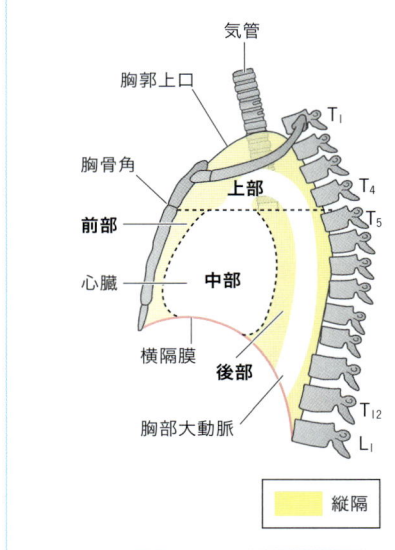

Fig. 縦隔の区分

One More Navi
縦隔腫瘍は縦隔のなかに発生した腫瘍のことを指すが，食道，気管支，心臓，大血管に発生した腫瘍は除外する．

Tab. 縦隔内の臓器とその位置

上縦隔		胸腺, 気管, 食道, 大動脈弓, 上大静脈, 腕頭静脈, 奇静脈, 胸管, 横隔神経, 迷走神経, 交感神経幹
下縦隔	前縦隔	胸腺の下部, 内胸動脈
	中縦隔	心臓, 上行大動脈, 肺動脈, 肺静脈, 上大静脈, 横隔神経
	後縦隔	気管支, 食道, 胸部大動脈, 奇静脈, 半奇静脈, 胸管, 迷走神経, 交感神経幹

A-16 肺血管系の構造

▶レファレンス
・プロメ胸②：p.142-145
・標準生理⑧：p.684-688

肺血管には，①ガス交換のために肺に血液を送る機能血管（肺動脈系）と②肺そのものに血液を供給する栄養血管（気管支動脈系）の2系統が存在します．

A-17 肺動脈系

▶肺動脈系の走行

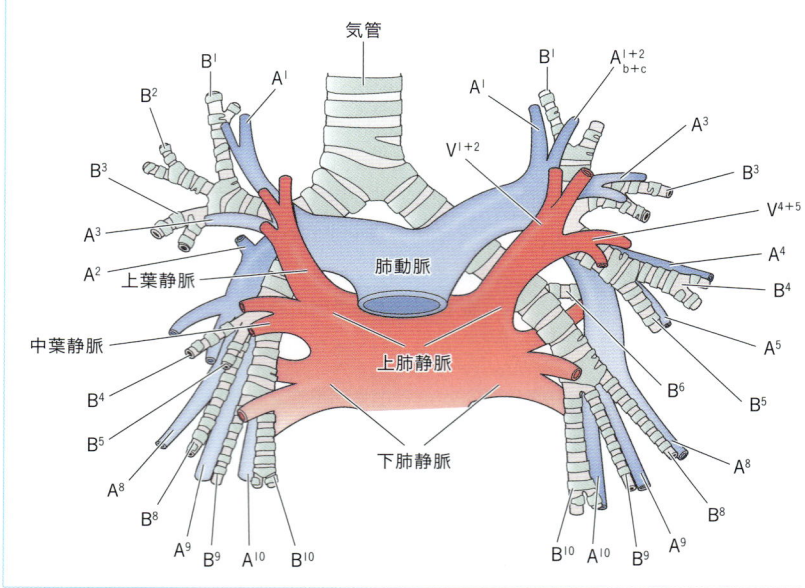

Fig. 肺動脈と肺静脈の走行

右心室から出た肺動脈（pulmonary artery）は，左右に分かれて走行します．右肺動脈は大動脈弓をくぐって右主気管支の前を右肺門に向かい，一方の左肺動脈は左主気管支を乗り越えて左肺門へと向かいます．

肺動脈は気管支に伴走しながら気管支とともに枝分かれをしていき，やがて呼吸細気管支のレベルで肺胞壁を取り囲む肺胞毛細血管に達します．肺毛細血管は直径5μmと赤血球がやっと通過できるほど細く，肺胞周囲での毛細血管の密な網目構造も相俟って，ここで効率的なガス交換が行われます．酸素化された血液は肺静脈（pulmonary vein）に集められ，左心房に戻ります．

なお，肺静脈は気管支に伴走せず，肺小葉間，区域間を肺門に向けて走行します．

▶低圧系としての肺循環

正常人の肺動脈圧は収縮期血圧25 mmHg，拡張期血圧10 mmHg程度であり，体血圧の1/6しかありません．また，肺循環系の血管抵抗は体循環系に比べて約1/9と低く，安静時には1/4しか開いていない血管床が状況に応じて開通することによって，この血管抵抗の低さが維持されています．

このように肺循環は低圧系であることから，肺循環の血流分布は重力の影響を受けやすく，安静時の立位では肺底部の血流量が多くなり，逆に肺尖部の血流は拡張期になると途絶します（運動時に肺循環系血流が増加すると肺尖部の血管の再

One More Navi
肺動脈は大動脈に比べて血管壁が薄く，伸展しやすいため，末梢でも拍動性に流れる．

One More Navi
肺静脈と胎児の臍静脈は"静脈"だが動脈血が流れる．

One More Navi
血液が肺血管系を通過するのに要する時間（肺循環時間）は4〜6秒で，肺毛細血管を通過する時間は安静時で0.75秒，運動時で0.25秒に加速する．なお，血流量は運動時に安静時の5倍まで増加する．

開通がおこる).

なお, 収縮期の肺動脈圧が 30 mmHg (平均圧で 25 mmHg) 以上となる場合を肺高血圧といい, 拍動性の血流が消失します.

▶肺循環調節

肺循環の調節は低酸素性肺血管収縮反応 (hypoxic pulmonary vaso-constriction) によって行われています. これは, 肺胞の酸素分圧 (P_{AO_2}) が 60 Torr を下回った場合に血管が収縮して換気の少ない部分の血流を減らす現象で, これにより隣接する肺胞に血流を再分配することが可能となります. しかし, 広範囲におこると肺血管抵抗が上昇して肺高血圧症をおこしやすくなります.

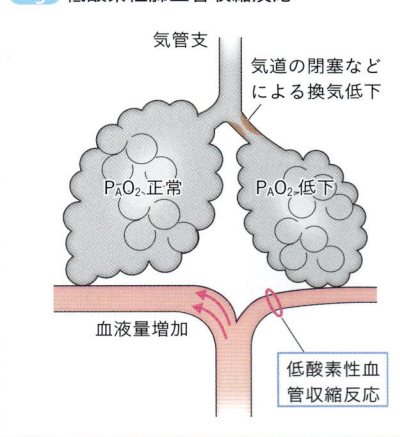

Fig. 低酸素性肺血管収縮反応

肺以外の臓器の動脈 (すなわち体循環) では, 低酸素がおこるとむしろ血管を拡張させて臓器血流を増加させようとしますが, 肺循環では酸素分圧が低下した肺胞の血流を増やしても肺内シャント (酸素化されずに心臓に戻る血液) を増加させるだけであり, 体循環とは逆の反応がおこると考えられます.

▶血管作動物質の代謝

肺循環はガス交換以外にも, 肺血管内皮細胞が血管作動物質を活性化 (あるいは不活化) させる働きがあります. たとえば, アンジオテンシンⅠは, 肺を通過する際にアンジオテンシン変換酵素 (ACE) の働きによって活性化されたアンジオテンシンⅡに変換されます. 一方, 血管の平滑筋を弛緩させ, 毛細血管の透過性を亢進させるブラジキニンの分解は, ACE の働きによって抑制されます.

さらに, 肺はプロスタグランジンの不活性化やノルアドレナリンを細胞内に取り込んで除去する働きも担っています.

A-18 気管支動脈系

気管支動脈は左は胸部大動脈, 右は第 3 肋間動脈から 1 本ずつ分岐し, 肺門から肺に入り, 気管支に沿って走行して肺胞まで至ります (肺実質には分布しない).

気管支動脈は体循環系であるため動脈血が流れており, 気管支 (主気管支から終末気管支まで) をはじめとする肺の組織を栄養した後, 気管支静脈へと流れ, 左側は副半奇静脈, 右側は奇静脈に注

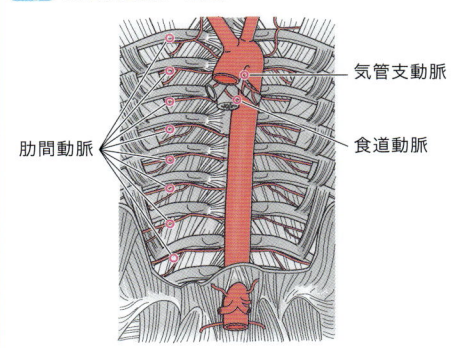

Fig. 気管支動脈の解剖

One More Navi
低酸素性肺血管収縮反応はアシドーシス, 高炭酸ガス血症で増強する要因でもある.

One More Navi
気管支動脈は栄養血管であるため, 低酸素状態で拡張する.

One More Navi
プロスタグランジン E_2 (PGE_2) は気管支平滑筋を拡張させるが, トロンボキサン A_2 (TXA_2) は収縮させる.

One More Navi
肺循環中に分解されるものにはセロトニン, ロイコトリエンもある.

One More Navi
気管支動脈から気管支静脈へのシャントはないが, 肺動脈から肺静脈へのシャントはある.

One More Navi

肺分画症では，肺の一部が肺内の気管支と交通せず（ガス交換なし），大動脈から分枝した異常血管によって栄養され，感染源になることがある．

いで右心房に戻ります．しかし，気管支動脈を流れる血液の一部は肺静脈へと流入し左心房に戻ることもあり，この場合は肺胞でのガス交換が行われない解剖学的シャント▶B-21となります．

静脈中に入った血栓や脂肪，腫瘍細胞などが肺動脈を閉塞した状態を肺塞栓といいますが，その末梢領域は気管支動脈から酸素が提供されているため，すぐには壊死になりません．しかし，時間が経つと気管支動脈からの出血で出血性壊死になり，肺梗塞がおこります．

肺癌は気管支動脈で栄養され，気管支静脈を介して肺内転移します．また，Fallot四徴症や肺塞栓症などでは気管支循環系が側副血行路として機能します．

気管支動脈は炎症で血流が増加し，気管支拡張症や結核では動脈性の大量出血（喀血）をおこすことがあります．また，酸素が多いので組織再生にも必要です．

A-19 肺のリンパ系

▶レファレンス
・プロメ胸②：p.148-149

肺のリンパ系には深在性のものと浅在性のものとがあります．

▶深在性リンパ系

肺胞にはリンパ管はないので，肺毛細血管からの組織液は間質の結合組織に入ることなく，呼吸細気管支からはじまるリンパ管まで流れていって，深在性リンパ管として肺静脈に伴走して肺門の気管支リンパ節に達します．したがって，癌性リンパ管炎では，下流のリンパ節に癌が転移し，リンパ全体の流れが悪くなるためにリンパ浮腫がおこり，また，うっ血性心不全でもリンパの流れが障害されてリンパ浮腫がおこります．リンパ浮腫をおこすと気管支壁が肥厚します．

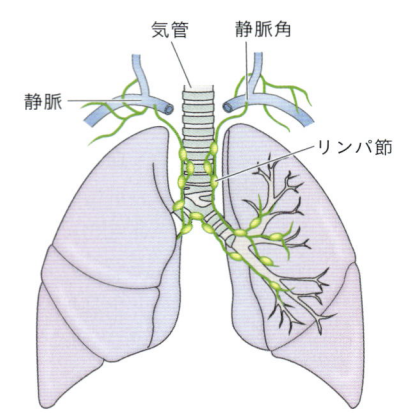

Fig. 肺のリンパ

右葉と左下葉のリンパは右静脈角に注ぎ，左上葉のリンパは左静脈角に注ぐ

▶浅在性リンパ系

胸膜に分布する胸膜下リンパ管は胸膜下の結合組織でリンパ管網を形成して肺門へ向かいます．特に臓側胸膜のリンパ管は胸水の除去に重要です．縦隔にも所属リンパ管・リンパ節があり，これらは胸管に集められて左の静脈角から静脈に注ぎます．なお，リンパ管網は下葉表面（特に右）に多く存在しており，心不全でよく右肺に胸水が溜まるのはこのためです．

A-20 肺の支配神経

▶レファレンス
・プロメ胸②：p.148-149

気管，気管支，肺には交感神経と副交感神経（迷走神経）が枝分かれして分布しており，気道平滑筋や血管の収縮・拡張，腺分泌などを調節しています．

▶遠心性線維

●迷走神経（副交感神経）

迷走神経から出た肺神経叢（副交感神経）は，コリン作動性と非コリン作動性とが存在します．

コリン作動性副交感神経が気管支筋の収縮，腺分泌亢進と血管拡張をおこします．一方，非コリン作動性副交感神経は血管作動性腸管ポリペプチド（VIP）や一酸化窒素（NO）を神経伝達物質として気管支を拡張させる働きがあります．

●交感神経

胸内臓神経から出た肺神経叢（交感神経）は，気管支筋の拡張（β_2 受容体），腺分泌抑制と血管収縮（α 作用）をおこします．

なお，肺には上記の2つ以外にも神経系があり，ATP，NO，サブスタンスP，VIPなどを神経伝達物質にして，副交感神経を抑制することによって気管支を拡張させる働きをしています．

▶求心性線維

求心性線維は迷走神経が担っており，肺の迷走神経によって以下のような反射（肺迷走神経反射）が引きおこされます．

●伸展受容器による反射

気管や気管支に分布する伸展受容器の信号を受けて，肺膨張時に気管支拡張と心拍増加を引きおこす反射がおこります．

●侵害受容器による反射

気管支の侵害受容体の信号から咳，気管支収縮，粘液分泌の反射がおこります．

●J受容体による反射

肺実質や気管支壁の機械的・化学的刺激が細い無髄のC線維（J受容体）で求心性に伝えられ，浅い頻呼吸，粘液分泌，咳，徐脈などの反射がおきます．

One More Navi

肺迷走神経反射は，気管支や肺など内臓への刺激によって，急激な血圧下降や心拍数の低下など循環不全を引きおこす原因ともなる．

B 呼吸の生理

Preview

B-01	呼吸の生理	p.21
B-02	呼吸生理学で用いられる記号	p.21

B-03	呼吸の調節	p.22
B-04	神経性呼吸調節	p.22
B-05	呼吸の化学的調節	p.23
B-06	換気運動（呼吸運動）	p.25
B-07	呼吸運動の仕組み	p.25
B-08	肺コンプライアンス	p.26
B-09	気道抵抗	p.26
B-10	肺サーファクタント	p.27
B-11	肺気量	p.28
B-12	肺気量分画	p.28
B-13	努力呼出曲線と1秒率	p.30
B-14	換気機能障害の分類	p.30
B-15	フローボリューム曲線	p.31
B-16	クロージングボリューム	p.33
B-17	ガス交換	p.34
B-18	酸素カスケード	p.34
B-19	肺胞換気と死腔	p.35
B-20	肺胞気-動脈血酸素分圧較差（A-aDO$_2$）	p.36
B-21	シャント	p.37
B-22	O_2とCO_2の拡散	p.37
B-23	換気／血流比	p.39

B-24	血液ガスの運搬	p.40
B-25	酸素（O_2）の運搬能	p.40
B-26	酸素解離曲線	p.42
B-27	二酸化炭素（CO_2）の運搬	p.43

B-28	呼吸と血液pHの緩衝作用	p.45
B-29	炭酸・重炭酸緩衝系の働き	p.45
B-30	呼吸性の酸塩基平衡障害	p.46

B-31	肺循環	p.47
B-32	肺循環の特徴	p.47
B-33	肺循環の調節	p.48
B-34	肺代謝	p.49

Navi 1 呼吸のメカニズム

呼吸器疾患を学ぶうえで重要となる呼吸の生理について概観しておきます．また，呼吸生理学で用いられる記号の意味についても，ここで整理しておきましょう．

Navi 2 呼吸器系の3つの働き

呼吸器系は，① 呼吸調節，② 換気運動，③ ガス交換 の3つの働きによって維持されています．これらを軸に呼吸の生理を学んでいきます．

▶ B-03～05 で呼吸がどのように調節されているかについて，神経性調節と化学的調節に分けて解説していきます．
▶ B-06～16 では換気運動について，換気を有効なものにするメカニズムや換気機能測定で必要となる用語の説明をしていきます．
▶ B-17～23 では肺胞でのガス交換の基本的な仕組みについて解説します．続いてA-aDO$_2$を開大させる要因として，シャント，拡散障害，換気／血流比のミスマッチなどについて考えていきます．

Navi 3 血中のO_2・CO_2はどう運ばれる？

血中のO_2とCO_2の運搬のされ方は異なっており，それが解離曲線の違いとして表現されます．それぞれの性質の違いと特徴をおさえましょう．

▶ B-25～26 でO_2の運搬について，
▶ B-27 でCO_2の運搬について解説します．

Navi 4 酸塩基平衡と呼吸

呼吸には腎臓とともに血中の酸塩基平衡を保つ役割もあります．呼吸と血液pHの関係を解説します．

Navi 5 体循環と異なる肺循環の仕組み

肺血管は体血管とは異なる性質や仕組みを有しており，低圧系としての肺循環の性質と働きを解説していきます．

B-01 呼吸の生理

▶レファレンス
- ハリソン④：p.1808-1813
- 標準生理⑧：p.673-674

　肺による呼吸（外呼吸）は，①呼吸調節，②換気運動，③ガス交換の3つの働きによって維持されています．

▶呼吸調節

　呼吸調節系は，呼吸中枢〔延髄（medulla），橋（pons）〕，化学受容器，末梢神経系（横隔神経，肋間神経）のネットワークによって，自律的に呼吸運動を調節し，血液ガスと酸塩基の恒常性を保っています．

　さらに，随意的調節系として呼吸中枢には大脳皮質からの入力があり，呼吸運動を修飾しています．これにより，ヒトは深呼吸や会話，笑ったりするときの呼吸変化を随意的に行うことができます．

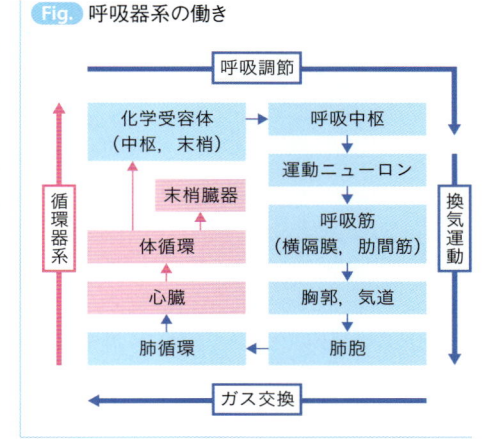

Fig. 呼吸器系の働き

▶換気運動

　化学受容器と機械受容器（肺，気道，胸壁で呼吸運動を感知）からの情報を受け取った呼吸中枢は，運動ニューロンから呼吸筋（横隔膜，肋間筋）に出力して換気運動をおこします．換気機能の低下は，ガス交換に必要となる十分な量の空気を肺に出し入れできなくなったことを意味しており，たとえば，分時換気量の減少や死腔換気量の増加によって，肺胞換気量が減少すると，高二酸化炭素血症が引きおこされます．

▶ガス交換

　体内に酸素を取り入れ，体内から二酸化炭素を排出することをガス交換といいます．肺では，肺胞内の空気と血液のガス濃度差（圧力差）を駆動力とし，圧が高いほうから低いほうへとガスが移動します．この現象を拡散と呼びます．

　ガス交換の効率は換気と血流のバランス（換気／血流比）によって決まり，拡散能の低い酸素が影響を受けます．

> **One More Navi**
> 一定量の換気を得るために，予想以上の呼吸筋の活動を要する場合，呼吸困難感が出現する．

> **One More Navi**
> ヒトの肺は出口が1つしかないため吸気・呼気の繰り返しで肺内の空気を交換する．一方，鳥では気嚢と呼ばれる器官に貯めることによって肺内に一方向気流がおきる．

B-02 呼吸生理学で用いられる記号

　呼吸の生理を学ぶにあたっては，呼吸生理学でよく用いられる記号のルールを理解しておく必要があります．

　呼吸生理学の記号は，物理的な状態を表す基本記号（一次記号）と，その性状や存在部位を表す二次記号を組み合わせ，最後にガスの種類を表す化学記号をつけて表現されます．ま

Fig. 呼吸生理学での記号の意味

PaO_2

基本記号（一次記号）＝物理的な状態　　二次記号＝性状，存在部位　　ガスの記号

た，単位時間あたりの変化量を表すときには基本記号の上に「・」（ドットマーク）をつけ，混合または平均を表す場合には二次記号の上に「―」をつけて表現します．

基本記号および二次記号の意味について，表に示します．

Tab. 基本記号と二次記号

基本記号（一次記号）			二次記号			
P	圧力	pressure	気相	A	肺胞気	alveolar gas
V	容積・体積	volume		I	吸気	inspired gas
Q	血液量	quantity		E	呼気	expired gas
C	ガス含量	content		T	1回換気	tidal gas
F	ガス濃度	fraction		D	死腔／較差	dead space/difference
S	飽和度	saturation	液相	a	動脈血	arterial
D	拡散能	diffusion		v	静脈血	venous
V̇	気流量	volume flow		v̄	混合静脈血	mixed venous
R	呼吸商	respiratory exchange ratio		c	肺毛細血管血	capillary

記号の例

P_AO_2：肺胞気酸素分圧　　　　　　SaO_2：動脈血酸素飽和度
$PaCO_2$：動脈血二酸化炭素分圧　　　CaO_2：動脈血中の酸素含量
F_IO_2：吸入気酸素濃度　　　　　　P_IO_2：吸入気酸素分圧
$P\bar{v}O_2$：混合静脈血酸素分圧　　　　$PcCO_2$：肺毛細血管二酸化炭素分圧
$\dot{V}O_2$：単位時間あたりの酸素摂取量　A-aDO_2：肺胞気-動脈血酸素分圧較差

B-03 呼吸の調節

▶レファレンス
・標準生理⑧：p.705-712

呼吸の調節は神経性調節と化学的調節によって行われています．そして，呼吸の調節は化学的調節が主体となっており，動脈血中の低酸素と高二酸化炭素に応答する形で行われています．

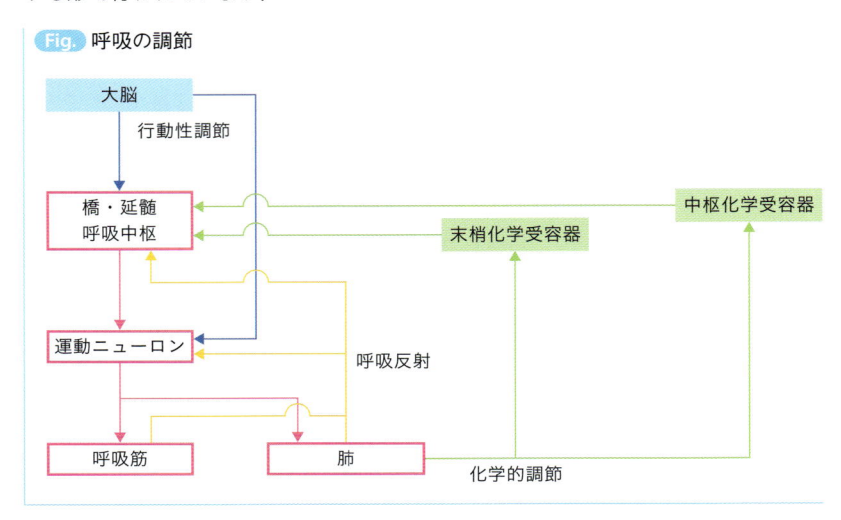

Fig. 呼吸の調節

B-04 神経性呼吸調節

▶自律性調節

ヒトの脳幹部には呼吸調節領域（呼吸中枢）があり，延髄腹側に存在する呼吸

ニューロン，すなわちペースメーカーニューロンが周期的に発火することで正常な呼吸周期が維持され，安静時には15回/分程度の呼吸運動が行われます．この呼吸運動は不随意におこり，動物では橋と延髄の間を切断しても自発呼吸が維持されます．こうした不随意の呼吸調節は自律性調節と呼ばれます．

Fig. 呼吸中枢にある核

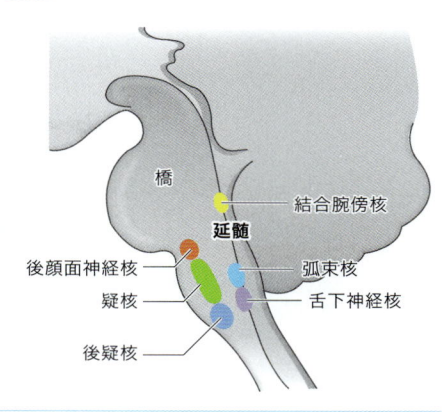

橋
結合腕傍核
延髄
後顔面神経核
弧束核
疑核
舌下神経核
後疑核

▶行動性調節

一方で，呼吸は会話や歌唱，深呼吸，息こらえなどのように随意的にコントロールすることも可能で，これを行動性調節と呼びます．行動性調節は脳幹部よりも上位の大脳皮質によって行われます．

▶呼吸反射

呼吸リズムと換気量はさまざまな呼吸反射によっても調節されています．

たとえば，気道の平滑筋中の伸展受容器は，肺の拡張で刺激されて吸気を抑制して，呼気への切り替えを促進します（Hering-Breuer 反射）．これは肺の過拡張を抑える一種の防御反射です．

一方，J受容器（毛細血管近傍の無髄のC線維）は左房圧の上昇や肺毛細血管の透過性亢進などの刺激を感知して呼吸を促進する働きがあり，肺水腫や間質性肺炎，肺高血圧症での呼吸促迫に関与しています．

B-05　呼吸の化学的調節

上記の神経性調節に加え，呼吸運動は動脈血中の①酸素分圧（PaO_2：基準値 80～100 Torr），②二酸化炭素分圧（$PaCO_2$：基準値 35～45 Torr），③pH（基準値 7.35～7.45）を感知する化学受容体からのフィードバックによる調節も受けています．

▶化学受容体

体内の呼吸状態をモニターする化学受容体は中枢と末梢に存在します．

●中枢化学受容体

中枢化学受容体は延髄腹側に散在しており，脳脊髄液の pH 変化から $PaCO_2$ の上昇を感知し，呼吸中枢を刺激して換気量を増加させ，上昇した $PaCO_2$ を正常化する働きをしています．PaO_2 の低下には反応しません．たとえば，息を止めた時の息苦しさは $PaCO_2$ の上昇が呼吸中枢を刺激することによるもので，実際には PaO_2 はほとんど変化していません．

●末梢化学受容体

頸動脈分岐部にある頸動脈小体（carotid body）は PaO_2 の低下，pH の低下，$PaCO_2$ の上昇に反応する受容体で，特に PaO_2 の低下に対して敏感に反応します（$PaO_2 < 60$ Torr で活発化）．PaO_2 の低下を感知した頸動脈小体は，舌咽神経を介して延髄の呼吸中枢に信号を送り，呼吸運動調節によって変化した PaO_2，$PaCO_2$，

One More Navi
頸髄のC1〜C4を損傷すると窒息死となる．C5以下の損傷では自発呼吸が可能だが肋間筋麻痺のために肺活量は1/3になる．

One More Navi
高齢者は睡眠時の無呼吸がおきやすいが，嚥下反射や咳反射は保たれる．

One More Navi
ケトアシドーシスのような代謝性アシドーシスでは，化学受容体がHイオンで刺激されて，深くて速いKussmaul呼吸がみられる．

One More Navi
頸動脈小体の反応は個人差が大きく10%の人は無反応のために喘息死や高山病をおこしやすい．

Fig. 化学受容器

中枢化学受容体
・髄液 pH の変化を感知

酸 = H⁺ + HCO₃⁻
↑
H₂CO₃
↑
CO₂ + H₂O
↑
CO₂ → H⁺

血液脳関門

脳脊髄液
脳細胞外液

舌咽神経
頸動脈小体
迷走神経
大動脈小体

末梢化学受容体
・PaO_2 の低下
・pH の低下
・$PaCO_2$ の上昇
（$PaCO_2 < 60$ mmHg で活発化）

One More Navi
H⁺ や HCO₃⁻ は血液脳関門を通過しにくいが，CO_2 は容易に通過し，酸として中枢化学受容体を興奮させる．

pH の値を正常に戻します．
　また，大動脈弓にある大動脈小体（aortic body）も迷走神経を介して頸動脈小体とほぼ同様の働きをすると考えられていますが，ヒトにおいては呼吸調節への関与は小さく，補助的な程度です．

▶**換気量による調節**
　一般的に ₚ換気量が減少した場合，肺胞気酸素分圧（P_{AO_2}）は低下します．これに伴い $PaCO_2$ が上昇し，PaO_2 は低下，血中 pH も低下して酸性に振れます．ただし，注肺胞気-動脈血酸素分圧較差（A-aDO_2）は正常に保たれます．
　上記のとおり，$PaCO_2$ の上昇は中枢化学受容体によって感知され，呼吸中枢が刺激されます．すると，ₚ$PaCO_2$ の上昇の程度に応じて 1 回換気量，呼吸数，分時換気量がほぼ直線的に増大します．このような換気量の調節によって，$PaCO_2$ は正常範囲に維持されています．なお，$PaCO_2$ に変化がなくても，血中 pH が低下した場合には末梢化学受容体が働いて呼吸中枢から換気量の調節が行われます（直接的には細胞内 pH が重要）．
　運動時には，化学受容体だけではなく，末梢筋肉内の化学受容器，伸展受容器反射，大脳皮質運動野からの刺激が呼吸中枢に伝わり，呼吸が亢進します．

●**低換気をおこす原因**
　換気量の低下をきたす原因としては，呼吸中枢を抑制するオピオイド系，ベンゾジアゼピン系，麻酔薬（バルビツール，プロポフォール）など薬物によるものが考えられます．また，非常に稀な先天性中枢性低換気症候群や，ₚ粘液水腫，高度肥満（Pickwick 症候群）でも低換気がみられます．

One More Navi
$PaCO_2$ が上昇する場合には，速やかな換気応答が行われるが，$PaCO_2$ が低下した場合は換気応答も低下する．逆に低酸素血症では $PaCO_2$ による換気増加反応が亢進する．また，過換気症候群では炭酸ガス換気応答が亢進する．

One More Navi
過換気によるアルカローシスでは，脳脊髄液もアルカリ化して脳血管が収縮するため血流が減少する．この場合，脳圧は下がるが，脳虚血の増悪の危険も生じる．

関連項目

▶**Cheyne-Stokes 呼吸**
　重症心不全などで循環時間が延長していると，$PaCO_2$ の上昇を延髄で感知するのに時間がかかるため，呼吸刺激が遅れます．このような患者が低酸素などによって意識レベル低下から低換気（無呼吸）に陥ると，$PaCO_2$ 上昇の刺激は数十秒遅れて呼吸中枢に達し，やっと呼吸促進（漸増漸減呼吸）がおきて $PaCO_2$ を低下させます．しかし，$PaCO_2$ が低下したという刺激も遅れて呼吸中枢に達するため，

過呼吸になってしまい，過度のPaCO₂低下による呼吸抑制から再び無呼吸が引きおこされます．これを周期的に繰り返す呼吸パターンをCheyne-Stokes呼吸と呼びます．

Cheyne-Stokes呼吸は，中枢化学受容体でPaCO₂の感受性が低下する尿毒症，Pickwick症候群，中枢障害（両側大脳半球や間脳）でもみられます．

B-06 換気運動（呼吸運動）

▶レファレンス
・標準生理⑧：p.675-683
・ハリソン④：p.1809-1811

B-07 呼吸運動の仕組み

▶吸気

横隔膜収縮が始まる直前の呼吸筋が完全にリラックスしている状態を安静呼気位と呼び，吸気は安静呼気位から横隔膜と肋間筋を収縮させて，胸郭を広げることによって行われます．

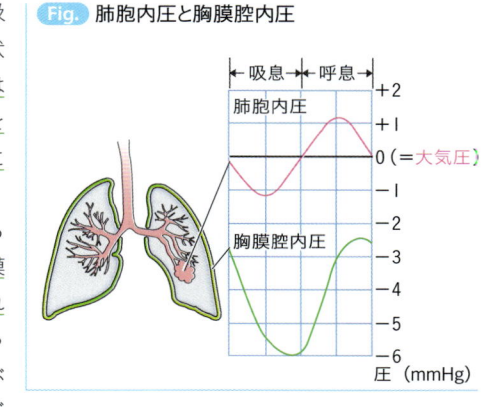

臓側胸膜と壁側胸膜の間にある胸膜腔は閉鎖空間であり，胸膜腔内圧は肺と胸壁から引っ張られて常に陰圧（−5 cmH₂O）となっています．肺が大気圧に押しつぶされないのは，この胸膜腔内圧が常に陰圧であるため，気胸などで胸壁に穴が開くと肺はしぼんでしまいます．

Fig. 肺胞内圧と胸膜腔内圧

吸気を行うために吸気筋（横隔膜や外肋間筋）を収縮させると胸郭内の容積が増加し，胸膜腔内にさらに大きな陰圧がかかります．すると，肺胞内圧よりも胸膜腔内圧が低くなるため肺は膨張します．その結果，肺胞内圧は大気圧より低くなり，肺に空気が流入します．

▶呼気

肺はきわめて拡張しやすい臓器ですが，一方で肺胞壁，血管と気管支周囲にある豊富な弾性線維と膠原線維が生む弾性力によって，呼吸筋を弛緩させると内向きの収縮圧がかかり，すぐに元の安静呼気位に戻る性質があります．これを肺弾性収縮力と呼び，呼気では伸展した肺と胸壁の弾性収縮力によって肺内の空気が呼出されます．息を強く吐いたり，咳をしたりする場合には腹筋や内肋間筋などの呼気筋の作用が加わり，特に腹筋は最も強力な呼気圧を発生させることができます．

One More Navi
高齢者では膠原線維（コラーゲン）の総量は変化しないが，弾性線維（エラスチン）の断裂・萎縮のために肺の弾性収縮力が低下する．

B-08 肺コンプライアンス

コンプライアンス（compliance） とは，弾性をもつ肺と胸郭の膨らみやすさのことで，呼吸運動に影響を与える因子の1つです．

コンプライアンス（C）は，呼吸運動で肺腔内にかかる圧力がどれだけ肺腔内容積を増加させたか，すなわち，一定圧力変化（⊿P＝肺胞内圧－胸腔内圧）あたりの肺や胸郭の容積の増加分（⊿V）として求めることができます．

Fig. 肺のコンプライアンス

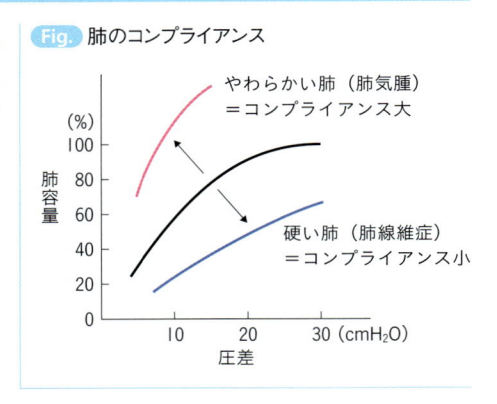

やわらかい肺（肺気腫）
＝コンプライアンス大

硬い肺（肺線維症）
＝コンプライアンス小

$$C = \frac{\Delta V (mL)}{\Delta P (mmHg)}$$

コンプライアンスの大きさは，肺の伸展しやすさを意味しており，たとえば肺気腫や老化ではコンプライアンスは増加し，肺線維症，胸膜肥厚，肺炎，無気肺，肺水腫ではコンプライアンスが減少します．コンプライアンスは 80 mL/cmH$_2$O 以上が正常で，19 mL/cmH$_2$O 以下となった場合には高度の肺障害が考えられます．

なお，**肺の弾性（elasticity；E）はコンプライアンスの逆数**となります．

$$E = 1/C$$

有効な換気には，呼吸筋の収縮力が肺の弾性と気道の抵抗よりも高い必要があります．

B-09 気道抵抗

Fig. 気道抵抗と肺容量（肺気量）

肺張力
気道
肺胞

肺胞容量が増加すると肺張力が増して気道は拡張する．

気道抵抗は肺容量と反比例の関係にある．

コンプライアンスとともに呼吸運動に影響するもう1つの因子が **気道抵抗**（airway resistance；R）です．気道抵抗は換気における空気の通りにくさのことで，気流を生じる気圧の差（口腔内圧と胸腔内圧の圧差；P$_1$－P$_2$）をガスの流速（V̇）で

割って求めることができます．

$$R = \frac{P_1 - P_2 (\text{cmH}_2\text{O})}{\dot{V}(\text{L/秒})}$$

気道抵抗は気道径が小さくなればなるほど大きくなり，気道を通る空気の流速は低下します．したがって，喘息や慢性閉塞性肺疾患（COPD）のように気道が狭くなる疾患では，呼出に時間がかかるようになり，分時換気量が低下してしまいます．一方，肺胞容量が増加すると肺張力が増して気道が拡張します．したがって，気道抵抗は肺容量（肺気量）と反比例の関係があります．このため，肺切除術後や気胸など肺容量が減少する状況では気道抵抗が大きくなります．

One More Navi
気道抵抗は体プレチスモグラフィで測定できる．

B-10 肺サーファクタント

Fig. サーファクタントの働き

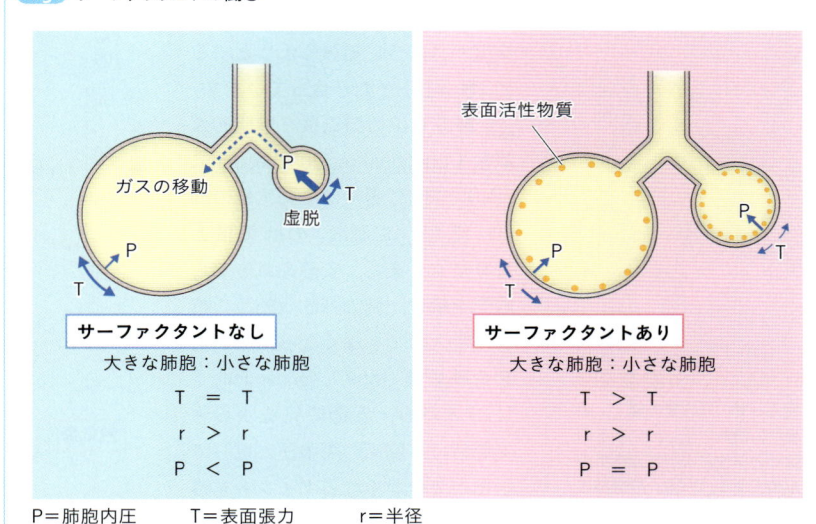

サーファクタントなし
大きな肺胞：小さな肺胞
T ＝ T
r ＞ r
P ＜ P

サーファクタントあり
大きな肺胞：小さな肺胞
T ＞ T
r ＞ r
P ＝ P

P＝肺胞内圧　　T＝表面張力　　r＝半径

肺胞内圧と表面張力の関係は Laplace の法則により，以下の式で表せる．
P＝2T/r

One More Navi
表面張力の比較
水：70 dyne/cm
石鹸水：30 dyne/cm
肺表面活性物質：20 dyne/cm

One More Navi
ステロイドはⅡ型上皮細胞からのサーファクタント合成を促進し，β刺激薬やキサンチン製剤は分泌を亢進させる．

One More Navi
表面活性物質は，上流の気道へと送り出され，サーファクタント蛋白（SP）には痰喀出の促進や抗炎症効果もある．

サーファクタント（surfactant）はClara 細胞や肺胞のⅡ型肺胞上皮細胞から分泌されるリポ蛋白（レシチンなど）からなる表面活性物質で，吸気によって一時的に膨張した肺胞（肺胞表面張力増大）が，呼気時に虚脱しないように表面張力を低く抑える働きをしています．

サーファクタントが存在しない場合，肺胞内のガスは肺胞内圧が高い小さな肺胞から肺胞内圧が低い大きな肺胞へと流出してしまい，やがて小さな肺胞は潰れてしまいます（肺胞の虚脱）．しかし，実際には小さな肺胞の表面活性物質の濃度が大きな肺胞よりも高まり，表面張力が低下するため，大きな肺胞と小さな肺胞の間の内圧差がなくなり，ガスの流出はおこりません．

肺はサーファクタントの働きによって，小さな肺胞の虚脱を防ぎ，ガスと接する肺胞の表面積を増大させています．

関連項目

▶**肺胞蛋白症**

　肺胞蛋白症は肺胞にエオジン好性，PAS陽性の蛋白様物質がみられ，肺胞マクロファージの機能異常により，肺サーファクタント蛋白（SP）が肺胞から除去されずに貯留してしまう病気です．血清中の抗GM-CSF抗体がⅡ型肺胞上皮細胞の分泌するGM-CSFを阻害し，肺胞マクロファージの成熟が障害されるためにおこる自己免疫疾患と考えられています．

B-11　肺気量

　肺の中に含まれる空気の量を肺気量（lung volume）と呼びます．

▶**胸郭と肺の圧容量曲線**

　安静呼気位では肺が内向きに縮もうとする力（肺弾性収縮圧）と胸壁が外向きに拡張しようとする力（膨張圧）が釣り合っています．安静呼気位の肺気量を機能的残気量（functional residual capacity；FRC）と呼び，通常は全肺気量の約40%（2,400 mL程度）の肺気量となります．また，安静呼気位から吸気を続け，肺の弾性収縮圧に抗して吸入ができなくなるポイントを全肺気量（total lung capacity；TLC）と呼び，安静呼気位から呼気を続けて胸郭の膨張圧に抗して呼出ができなくなるポイントを残気量（residual volume；RV）と呼びます．

Fig. 胸郭と肺の圧容量曲線

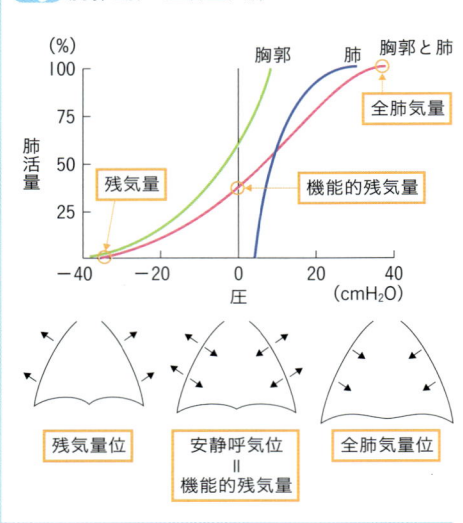

One More Navi
胸郭と肺の圧容量曲線で，吸息期に曲線が下に凸になるのは肺の粘性および気道抵抗のためである．一方，呼息期に上に凸の曲線になるのは縮もうとする肺および胸郭の弾性に助けられるからである．

▶**呼吸器系の異常と機能的残気量の変化**

　肺の弾性が低下（すなわち肺弾性収縮力が低下）する肺気腫では，肺が相当程度に拡張しなければ肺の収縮圧と胸壁の膨張圧とが釣り合わないため，機能的残気量が増大します．逆に，肺線維症では肺の収縮圧が強くなるので，少ない肺気量で胸壁の膨張圧との釣り合いが取れ，機能的残気量は減少します．

　一方，胸壁が広がりにくい肥満や側彎症では，胸壁の膨張圧が低下するため機能的残気量は減少します．

B-12　肺気量分画

　肺に出入りする空気の量（肺気量）は，スパイロメーターという装置を使うと容易に測定できます．スパイロメーターを用いた検査法をスパイロメトリーと呼び，主に肺活量と1秒率が測定されます．

One More Navi
スパイロメーターで測定できない呼吸量は，残気量を含むもので残気量，全肺気量，機能的残気量，換気率．

▶肺気量分画の4つの"volume"

肺気量は，① 安静呼気位，② 安静吸気位，③ 最大吸気位，④ 最大吸気位の4つの呼吸レベルによって分けられ，これを基準に以下のような4つの最小分画単位に区分されます（英語ではこの分画単位を"volume"と表現する）．

Fig. 肺気量分画

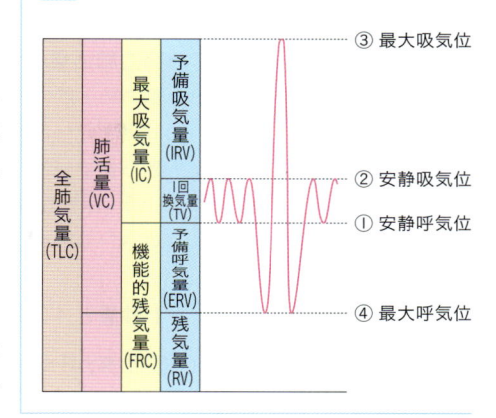

- ③ 最大吸気位
- ② 安静吸気位
- ① 安静呼気位
- ④ 最大呼気位

全肺気量(TLC) / 肺活量(VC) / 予備吸気量(IRV) / 1回換気量(TV) / 予備呼気量(ERV) / 機能的残気量(FRC) / 残気量(RV)

● **1回換気量**（tidal volume；TV）
1回の呼吸で肺に入るガスの体積のことを指し，生涯一定で5〜7 mL/kg(500 mL)です．このうち，ガス交換が行われるのは 350 mL で，死腔（ガス交換が行われない部分）は 150 mL です．

● **予備吸気量**（inspiratory reserve volume；IRV）
普通に空気を吸った時点（安静吸気位）からさらにできるだけ空気を吸ったときのガス量を指し，成人では約 2,000〜3,000 mL が正常です．

● **予備呼気量**（expiratory reserve volume；ERV）
普通に空気を吐いた時点（安静呼気位）からさらにできるだけ空気を吐いたときのガス量を指し，成人では約 800〜1,000 mL が正常です．

● **残気量**（residual volume；RV）
最大呼出をして，肺と胸郭を最大限に縮小させても，なお肺内に残った空気量のことを指します．成人では残気量が約 1,200 mL あります．なお，4つの"volume"のうち，残気量だけはスパイロメーターで直接測定することができません．

▶2つ以上の"volume"が組み合わさった"capacity"

最小の分画単位である"volume"が，2つ以上の組み合わさったものは"capacity"と表現され，以下のものがあります．

● **肺活量**（vital capacity；VC）
最大吸気後に呼出できる呼気量で，1回換気量と予備吸気量と予備呼気量の和です．また，%肺活量（% VC）とは年齢，身長，性別から決められている予測肺活量を100とした割合のことを指し，正常は80%以上です（100%を超えることもある）．

● **最大吸気量（深吸気量）**（inspiratory capacity；IC）
予備呼気量と1回換気量の和で，安静時呼気状態から吸入できる最大のガス量を指します（約 2,000〜3,000 mL）．

● **機能的残気量**（functional residual capacity；FRC）
横隔膜収縮が始まる直前の呼吸筋が完全にリラックスしているとき（安静呼気位）の肺気量です．健常人では機能的残気量は約 2,400 mL（全肺気量の約 40%）です．

● **全肺気量**（total lung capacity；TLC）
肺活量と残気量の和です．

One More Navi
残気量の測定
残気量の測定には閉鎖気道（CO_2 はソーダーライムで吸着）のヘリウムの濃度から計算するガス希釈法（気道とつながった空間の残気量）と，体プレチスモグラフィ（plethysmography）という閉鎖空間に患者が入って測定する方法（気道とつながらないガスも測定可能）がある．

One More Navi
予測肺活量（基準値）(mL)
男性：{27.63−(0.112×年齢)}×身長(cm)
女性：{21.78−(0.101×年齢)}×身長(cm)

One More Navi
肺の大きさは身長に比例する．

B-13 努力呼出曲線と1秒率

▶努力肺活量

努力肺活量（forced vital capacity；FVC）は最大呼気位からできるだけ速く一気に呼出させたときの呼出量のことを指し，健常者では努力肺活量と肺活量（VC）は一致します（FVC = VC）．しかし，肺気腫のように呼出時に気道が虚脱・閉塞してしまう（閉塞性障害）と呼出に時間がかかり，FVCがVCを下回ることになります（FVC < VC）．

▶1秒量と1秒率

Fig. 努力呼出曲線と1秒率の求め方

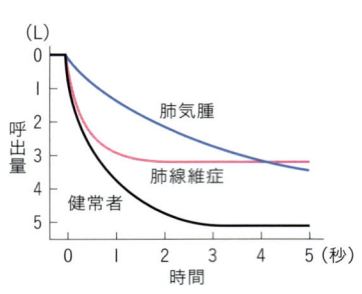

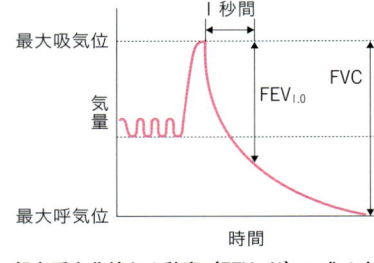

努力呼出曲線
努力下での呼出時間と呼出量をプロット．
肺気腫：1秒量が著しく低下している．
肺線維症：呼出量（肺活量）の低下が大きい．

努力呼出曲線と1秒率（FEV$_{1.0}$%）の求め方

$$FEV_{1.0}\% = \frac{FEV_{1.0}}{FVC} \times 100$$

努力下の呼出時間（秒）と呼出量（L）の関係を表すグラフを努力呼出曲線（forced expiratory curve）と呼びます．努力呼出曲線からは1秒量と1秒率を求めることができます．

- **1秒量**（forced expiratory volume 1.0 sec；FEV$_{1.0}$）
  努力呼出で最大吸気位から1秒後までの呼出量のことを指します．
- **1秒率**（forced expiratory volume 1.0 sec %；FEV$_{1.0}$%）
  1秒率（FEV$_{1.0}$%）は，1秒間に吐き出すことができる呼気量（1秒量）が全肺活量（FVC）に占める割合を意味します（100%を超えることはない）．

$$FEV_{1.0}\% = \frac{FEV_{1.0}}{FVC} \times 100$$

1秒率は気道抵抗が増加したり，肺弾性収縮力が低下したりすると低下し，70%以下は異常とされます．特に気道抵抗の評価指標として重要です．

> **One More Navi**
> 1秒量は30歳をすぎると毎年30 mLずつ低下し，喫煙で加速される．

> **One More Navi**
> 気道抵抗の規定因子は気道内径（喉頭や気管の内径）．

B-14 換気機能障害の分類

上述した%肺活量（%VC）と1秒率（FEV$_{1.0}$%）からは以下のような換気機能障害を類推することができます．

▶拘束性障害

拘束性障害は，肺や胸郭が拡がらなくなり，%VCが80%以下となった状態を指します．この状態では1回の呼吸が浅くなるため，呼吸回数を増やす代償がおこ

Fig. 換気機能障害の分類と疾患

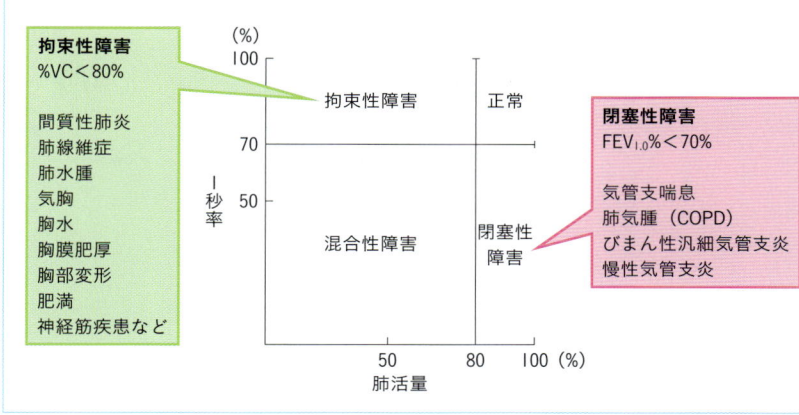

拘束性障害
%VC＜80%

間質性肺炎
肺線維症
肺水腫
気胸
胸水
胸膜肥厚
胸部変形
肥満
神経筋疾患など

閉塞性障害
FEV₁.₀%＜70%

気管支喘息
肺気腫（COPD）
びまん性汎細気管支炎
慢性気管支炎

（グラフ：縦軸 1秒率（%）0〜100、横軸 肺活量（%）0〜100。拘束性障害／正常／混合性障害／閉塞性障害に区分）

ります（呼吸数の増加により PaCO₂ は低下）．

　肺が広がらない原因としては，① 肺コンプライアンスの低下（肺が硬くなる），② 呼吸筋力の低下，③ 肺内を陰圧にできない（気胸など）などが考えられます．

　拘束性障害を引きおこす病変としては，肺実質病変では肺線維症などがあり，肺実質外病変としては気胸，胸水，胸膜肥厚，胸部変形，肥満，神経筋疾患などがあげられます．

▶閉塞性障害

　閉塞性障害は，気道が閉塞して肺内のガスをスムーズに吐き出せなくなり，これによって FEV₁.₀% が 70% 以下となる状態を指します．

　閉塞性障害を引きおこす病変には，気管支喘息，肺気腫（COPD），びまん性汎細気管支炎，慢性気管支炎があげられます．

▶混合性障害

　混合性障害は %VC が 80% 以下で，かつ FEV₁.₀% が 70% 以下である場合は，拘束性障害と閉塞性障害が併存する状態で，気管支喘息，気管支拡張症，無気肺，サルコイドーシスなどでみられます．

B-15　フローボリューム曲線

▶フローボリューム曲線

　縦軸に気流速（flow）を，横軸に最大吸気位から努力呼出（V̇max）を行ったときの肺気量（volume）をとり，グラフに描き出される曲線がフローボリューム曲線です．吸気波形を下側に，呼気波形を上側に描き，肺機能が正常な場合，呼気曲線は一気にピークまで上昇した後，なだらかに低下していきます．

　最大呼気流速（ピークフロー）から肺活量が 50% となる点（V̇₅₀）までは，努力依存性の呼出が行われますが，それ以降は，呼気終末に向かって肺の弾性収縮力による受動的な呼出が行われ，努力しても呼気流速は増加しません（努力非依存領域）．

▶気流速の異常と気道閉塞

　フローボリューム曲線は，気道が閉塞して気流速が低下する病態（喘息など）を可視化することができ，気流速は気道抵抗によって変化することからカーブの

One More Navi
フローボリューム曲線は努力呼出なので努力非依存領域といっても努力している状態には変わりない．

One More Navi
気道抵抗は口腔内圧と肺胞内圧の差と流速から求める．

パターンによって気道閉塞の部位（胸郭内か胸郭外か，上気道か末梢気道か）とその程度を知ることができます．

● 呼気フローボリューム曲線

努力性の呼出が妨げられている場合，すなわち ⓟピークフローから $\dot{V}_{50}$ までの曲線が正常よりも低下している（平坦になっている）場合には，胸郭内の上気道に狭窄・閉塞があることが示唆されます．これは努力呼気時に胸郭内が陽圧となり，気道を圧迫する力（気道外圧）が広げる力（気道内圧）よりも高くなって気道抵抗を増すためにおこります．

一方，$\dot{V}_{50}$ から呼気終末までの曲線が正常よりも低下している場合は，ⓟ努力非依存領域での呼気流速低下を意味し，末梢気道の狭窄・閉塞が考えられます．

● 吸気フローボリューム曲線

吸気時は胸郭内が陰圧となって肺が膨張し，胸郭内の気道が広げられて胸郭内の気道抵抗が低下します．しかし，胸郭外の気管内圧は大気圧よりも低くなるため，呼気時よりも狭窄・閉塞がおきやすい状態となります．このため，ⓟ吸気フローボリューム曲線は胸郭外上気道の閉塞をみる検査法として用いられ（COPD などの肺疾患ではあまり変化しない），胸郭外気道（口腔，鼻腔，咽頭）に狭窄や閉塞がある場合，吸気流速が低下し，下側（吸気側）のグラフが平坦になります．

Fig. フローボリューム曲線

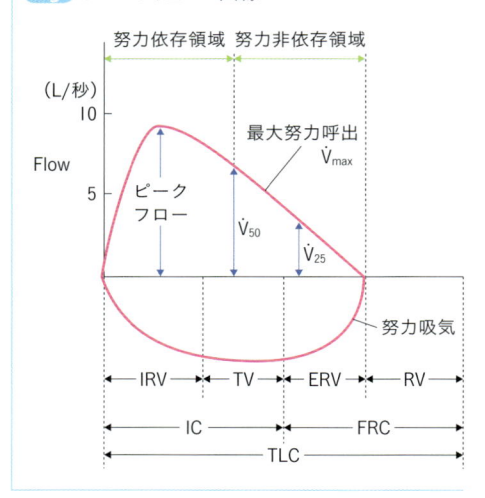

努力依存領域　努力非依存領域
(L/秒) 10 最大努力呼出
Flow 5 $\dot{V}_{max}$
ピークフロー $\dot{V}_{50}$ $\dot{V}_{25}$
努力吸気
IRV　TV　ERV　RV
IC　　　　FRC
TLC

Fig. 気道閉塞の部位とフローボリューム曲線

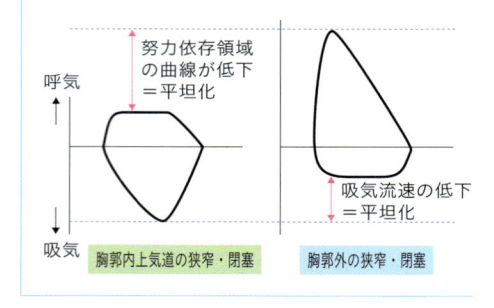

呼気／吸気
努力依存領域の曲線が低下＝平坦化
吸気流速の低下＝平坦化
胸郭内上気道の狭窄・閉塞　　胸郭外の狭窄・閉塞

One More Navi
睡眠時無呼吸症候群では呼気に上気道閉塞による小刻みな流速の変化（矢印：鋸歯 (saw-teeth) パターン）がみられることがある（吸気にも軽度にみられる）．

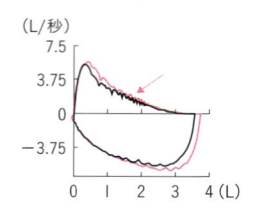

(L/秒)
7.5
3.75
0
-3.75
0 1 2 3 4 (L)

One More Navi
吸気フローボリュームは検査しないことも多い．

Assist Navi　呼気フローボリューム曲線と換気機能障害

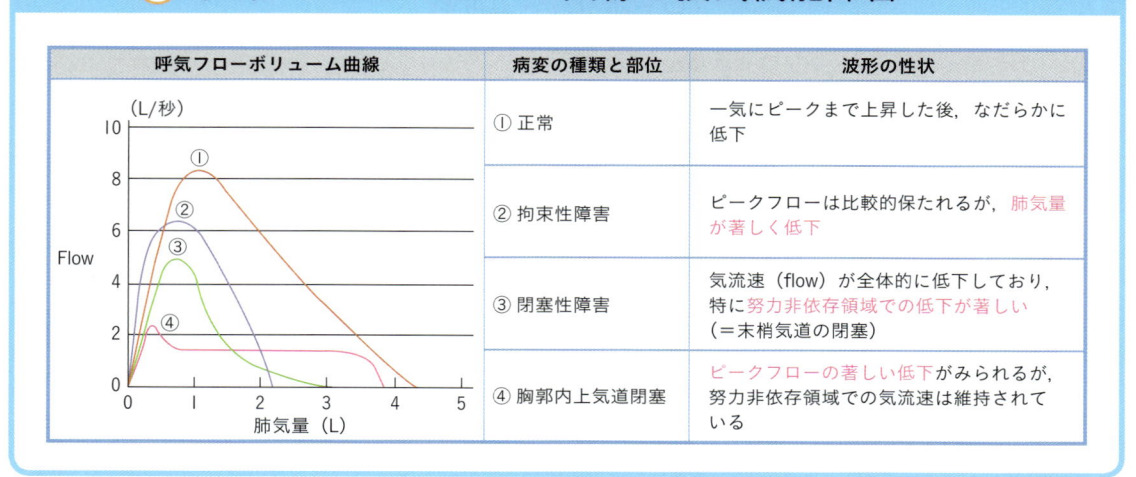

呼気フローボリューム曲線	病変の種類と部位	波形の性状
(L/秒) 10, 8, 6, 4, 2, 0　Flow　① ② ③ ④　肺気量 (L) 0〜5	① 正常	一気にピークまで上昇した後，なだらかに低下
	② 拘束性障害	ピークフローは比較的保たれるが，肺気量が著しく低下
	③ 閉塞性障害	気流速 (flow) が全体的に低下しており，特に努力非依存領域での低下が著しい（＝末梢気道の閉塞）
	④ 胸郭内上気道閉塞	ピークフローの著しい低下がみられるが，努力非依存領域での気流速は維持されている

B-16 クロージングボリューム

吸気によって取り込んだガスは，肺胞に均等に分布するわけではなく，重力の影響で不均等となっている胸腔内圧に従って，陰圧が大きい肺尖部に先に入り，吸気が進むにつれて陰圧が小さい肺底部にも入ります．

逆に，呼気時には肺の下部からガスの呼出が始まり，呼気終末に近づくと肺底部の胸腔内圧が陽性になって末梢気道が押し潰されて閉塞し，肺上部からのガスの呼出が行われるようになります．この肺底部の気道閉塞が始まる時点から残気量までの肺気量をクロージングボリューム（closing volume；CV）と呼びます．

Fig. 呼吸と肺内のガスの分布

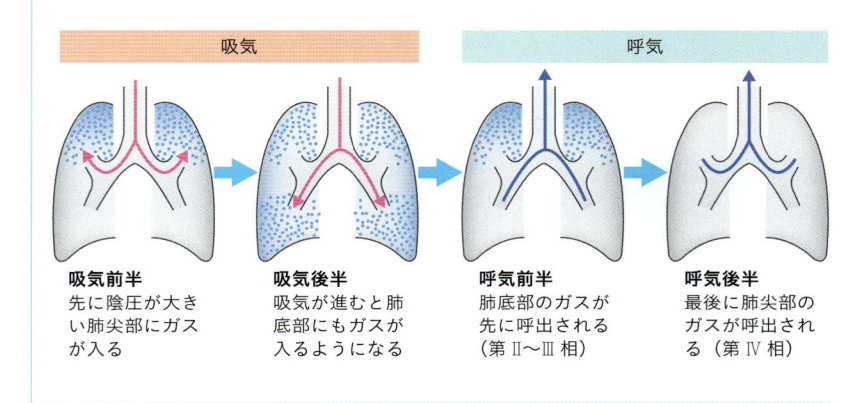

吸気	呼気

吸気前半　先に陰圧が大きい肺尖部にガスが入る

吸気後半　吸気が進むと肺底部にもガスが入るようになる

呼気前半　肺底部のガスが先に呼出される（第Ⅱ～Ⅲ相）

呼気後半　最後に肺尖部のガスが呼出される（第Ⅳ相）

末梢気道の病変があると気道が早期に閉塞するので，クロージングボリュームは慢性閉塞性障害の早期に増大し，1秒率よりも鋭敏に反応します．クロージングボリュームの主な増加要因には，喫煙や加齢があります．

▶クロージングボリュームの測り方

クロージングボリュームは最大呼気後にゆっくり100%酸素を最大吸入し，ゆっくり吐き出てくる窒素（N_2）濃度を経時的に測定して求めます．

●第Ⅰ相

呼気の最初にはガス交換が行われていない死腔のガス（O_2）が呼出されるため，N_2濃度はゼロです．

●第Ⅱ相

死腔のガスと肺胞のガスの混合気が呼出されるため，N_2濃度が徐々に上昇します．第Ⅱ相の中間点までに呼出された容積が死腔の容積です．

●第Ⅲ相

肺底部の肺胞ガスが呼出されます（肺胞プラトー）．

Fig. クロージングボリュームの測定

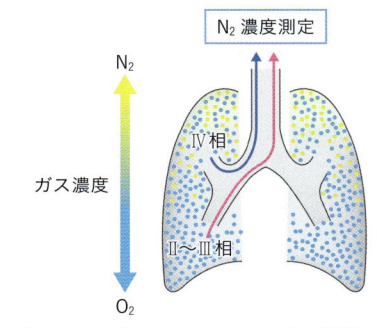

N_2濃度測定

肺底部はO_2換気がよいため，100%酸素の吸入で，大部分がO_2と置き換わる．
一方，肺尖部の換気は肺底部ほどではないため，第Ⅳ相では，N_2濃度の高いガスが呼出される．

One More Navi

内径2mm以下の細気管支の部分の気道抵抗は全気道抵抗の2割にすぎないので，気道抵抗の増加としてスパイロメトリーでは検出されず，病変があっても症状が顕著にならない．

One More Navi

ゆっくりと少量ずつガスを吸入した場合は肺尖部に入りやすくなる．

One More Navi

クロージングボリュームは加齢に伴って増大し，30歳では肺活量全体の10%程度だが，65歳では40%に及ぶ．

One More Navi

第Ⅲ相で，基線が揺れるのは心拍動による．呼出量750 mLと1,250 mLでのN_2濃度差は肺内ガス不均等の指標となる．

●第Ⅳ相

肺尖部〜肺中部の肺胞ガスが呼出されます．(P)肺尖部の肺胞は肺底部に比べてO_2換気が少ないためN_2濃度は肺底部よりも高く，第Ⅳ相でN_2濃度はさらに上昇します．この時点が肺底部の末梢気道が閉塞し始める肺気量であり，(P)クロージングボリュームは第Ⅳ相での肺気量を指します．

なお，クロージングボリュームと残気量の和はクロージングキャパシティー（closing capacity；CC）と呼びます．

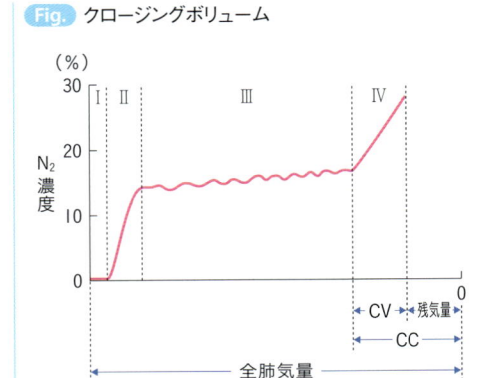

Fig. クロージングボリューム

> **One More Navi**
> クロージングボリュームが20〜25%以上になる場合には，末梢気道障害を疑う．

> **One More Navi**
> 高度な不均等分布（肺気腫など）ではN_2濃度差が大きくなり，また第Ⅳ相が不明瞭になるためクロージングボリュームの測定は困難．

B-17 ガス交換

▶レファレンス
・標準生理⑧：p.688-693
・ハリソン④：p.1811-1813

肺におけるガス交換（gas exchange）は，大気中から取り入れた酸素を血液中に取りこみ，二酸化炭素を血液から放出することで，(P)正常なガス交換のためには，①換気，②拡散，③血流，④換気と血流の適合という4つの要素が重要になります．以下では肺胞で行われるガス交換の仕組みについて解説していきます．

B-18 酸素カスケード

ガスを水溶液のように扱えるのが分圧という概念です．(P)分圧は全体の気圧とガス濃度の積で求められます．この式から，呼吸器系の各部位の酸素分圧は以下のように得られます．

Fig. 呼吸器系と循環器系各部位のガス分圧

> **One More Navi**
> 1気圧
> ＝ 760 mmHg（torr）
> ＝ 10 mH$_2$O

●大気の酸素分圧

大気圧は760 mmHgで酸素濃度が0.21（21%）なので，(P)大気の酸素分圧は160 mmHgです．

760 mmHg × 0.21 ＝ 160 mmHg

●気管内の酸素分圧

気管内では水蒸気圧が47 mmHgあるので，乾燥ガス圧は760 − 47 ＝ 713 mmHgで，乾燥ガスの酸素濃度はやはり0.21なので，(P)気管内の酸素分圧は150 mmHgです．

> **One More Navi**
> 呼気の二酸化炭素濃度は5%になり，酸素濃度は21−5＝16%に低下する．

713 mmHg × 0.21 ＝ 150 mmHg

●肺胞気酸素分圧

肺胞気酸素分圧（P$_A$O$_2$）は気体質量保存の法則から導かれた肺胞気式で得られま

す．これは，吸入気酸素分圧（P_IO_2）から炭酸ガスなどの影響分を差し引いて求めるものですが，より簡易的な方法としては，以下の近似式での計算が行われます．

$$P_AO_2 = P_IO_2 - \frac{PaCO_2}{R}$$

炭酸ガス（CO_2）は拡散能力が高く，肺胞内と動脈血内の CO_2 分圧はほぼ等しいものとみなすことができるため，測定が容易な動脈血二酸化炭素分圧（$PaCO_2$）を呼吸商（ガス交換率；R）で割って肺胞気酸素分圧を概算します．

仮に，$PaCO_2$ が正常値（40 mmHg）である場合，呼吸商は通常 0.8 で計算するので，P_AO_2 は 100 mmHg となります．

150 mmHg － 40 mmHg/0.8 ＝ 100 mmHg

●動脈血酸素分圧

拡散障害などがなければ，肺胞毛細血管の酸素分圧は 97 mmHg と P_AO_2 よりわずかに低くなり，動脈血酸素分圧（PaO_2）は解剖学的シャントの影響でさらに低下し，95 mmHg となります．

●混合静脈血酸素分圧

体循環を経た混合静脈血の酸素分圧は 40 mmHg となります．

このように呼吸器系各部の酸素分圧は大気中で 160 mmHg，気管内で 150 mmHg，肺胞ガスで 100 mmHg，動脈血で 95 mmHg，混合静脈血で 40 mmHg と低下していき，これを酸素カスケードと呼びます．

関連項目

▶肺胞気式

吸入気二酸化炭素濃度（P_ICO_2）が 0 であり，肺胞内の気体分布が均一であると仮定した場合に気体質量保存の法則から以下の式が導かれ，これを肺胞気式と呼びます．

$$P_AO_2 = P_IO_2 - \frac{P_ACO_2}{R} + F_IO_2 \left(\frac{P_ACO_2}{R} - P_ACO_2 \right)$$

F_IO_2：吸入気酸素濃度（空気呼吸下では 0.21）
R：呼吸商（ガス交換比で通常は 0.8，ただし，100% 酸素吸入時には 1.0）

B-19 肺胞換気と死腔

▶死腔

死腔（dead space）とは換気に役立たない部分で，1 回換気量（500 mL）の 30%（約 150 mL）は肺胞には到達せず，これを解剖学的死腔と呼びます．解剖学的死腔は呼吸器系の全容量から肺胞容積を除いた部分に相当します．

一方，ガス交換が不能な肺胞（無換気や，換気があっても血流がない）は機能的な死腔を生じます．これは肺胞死腔と呼ばれ，肺胞死腔と解剖学的死腔をあわせたものを生理学的死腔と呼びます．

▶肺胞換気量

肺胞でのガス交換に直接関係する肺胞換気量は，1 回換気量から死腔量を引いて

One More Navi
解剖学的死腔の正常値は約 2.2 mL/kg．

One More Navi
1 回換気量が少ないと死腔は一定なので肺胞換気は悪くなる．

求めることができ，これに呼吸数を掛けたものが**分時肺胞換気量**（$\dot{V}_A$）です．

$\dot{V}_A$ は CO_2 との関係から以下のように求めることができます．

① 呼気ガス中の CO_2 はすべて肺胞から排出されたものであり，呼気ガスで排出される CO_2 の換気量と肺胞の CO_2 の換気量は一致します．

$$\dot{V} \times F_E CO_2 = \dot{V}_A \times F_A CO_2$$

② $\dot{V} \times F_E CO_2$ とは，要するに CO_2 の排出量（$\dot{V}CO_2$）のことなので，$\dot{V}_A$ は以下の式のように表すことができます．

$$\dot{V}_A = \frac{\dot{V}CO_2}{F_A CO_2}$$

③ ①②の式はいわゆる標準状態（STPD；温度0℃，気圧1気圧，ガスが乾燥状態）での式であるため，$\dot{V}_A$ を気体が肺のなかにある状態を示す BTPS（体温37℃，測定時の大気圧，37℃の水蒸気飽和状態）に置き換え，$F_A CO_2 = P_A CO_2 /$（大気圧 − 47）の関係式から，$F_A CO_2$ を $P_A CO_2$ に置き換えます．さらに，$PaCO_2$ と $P_A CO_2$ はほぼ同等であることから，$\dot{V}_A$ は以下の式で表すことができます．

$$\dot{V}_A = \frac{\dot{V}CO_2 \times 0.863}{PaCO_2}$$

③の式から，**分時肺胞換気量（$\dot{V}_A$）は $PaCO_2$ と反比例し，CO_2 の産生量（$\dot{V}CO_2$）に比例することがわかります．**すなわち，CO_2 の産生量が一定であるならば，$\dot{V}_A$ が半分に低下すると，$PaCO_2$ が2倍になるという関係があります．

B-20 肺胞気-動脈血酸素分圧較差（A-aDO₂）

肺胞気酸素分圧（$P_A O_2$）と動脈血酸素分圧（PaO_2）の差を**肺胞気-動脈血酸素分圧較差**（A-aDO₂ または $P_{A-a}O_2$）と呼びます．**A-aDO₂ は肺胞レベルのガス交換の指標として最も重要で肺自体の状態をよく表わします．**正常値は 10 mmHg 以下です．

$$A-aDO_2 = P_A O_2 - PaO_2$$

100% 酸素を吸引した場合には，A-aDO₂ は 60〜70 mmHg に増大します．一方，**低酸素血症で A-aDO₂ が増大する場合は，肺のガス交換異常**，すなわち以下の原因が考えられます．

① シャント（短絡）の存在
② 拡散能の低下
③ 換気／血流のミスマッチ
　　ただし，**肺低換気では A-aDO₂ は正常**です．

Fig. 生理学的死腔

生理学的死腔
肺胞死腔
正常

One More Navi
肺胞換気が半分になると $PaCO_2$ が上昇して血液の pH は下がる（アシドーシス）．この状態で酸素投与を行っても，$PaCO_2$ は改善しないので pH は下がったままである．

One More Navi
A-aDO₂=8.4 + 0.12 × 年齢
A-aDO₂=年齢 × 0.3 mmHg．

One More Navi
肺胞気の酸素の低下分と二酸化炭素の上昇分の比がガス交換比（R）で，代謝性アシドーシスでは増大し，代謝性アルカローシスでは低下する．

One More Navi
肺胞内酸素分圧（$P_A O_2$）は吸入気ガス濃度（$F_I O_2$），換気／血流比，ガス拡散能力などに依存する．

B-21 シャント

Fig. 解剖学的シャント

分時肺胞換気量（$\dot{V}_A$）の低下や血管の短絡によって，ガス交換されない血流のことをシャントといいます．

シャントのうち，肺でガス交換せずに（肺循環を経由せずに）直接左心系に還流する血液を解剖学的シャントと呼び，気管支動脈（一部肺内で肺静脈に流入）や冠静脈血液のごく少量が心内腔に直接開口するThebesius静脈を経て左心系に還流する血流がこれにあたります．解剖学的シャントは心拍出量の2〜5%にあたり，正常人でも存在し，動脈血酸素分圧（PaO_2）が肺胞毛細血管の酸素分圧よりも1〜2 mmHg低いのはこのためです．一方，病的な解剖学的シャントには，肺動静脈瘻や心臓内の左→右短絡などがあります．

また，痰などで気道が閉塞される（無気肺）と，それより末梢側で機能的にガス交換ができない領域が生じ，こうした領域を通過する血流は毛細血管シャントと呼ばれます．

なお，病的な状態でシャント量が増加すると，A-aDO_2を開大させる要因となります．

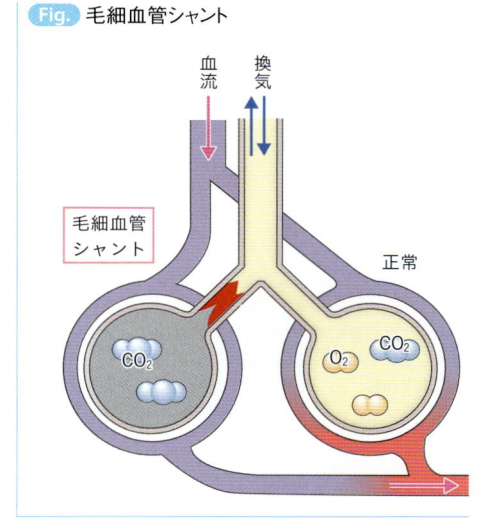

Fig. 毛細血管シャント

One More Navi
シャントとは血液が本来流れるべき血管とは別ルートを流れる状態のこと．

One More Navi
静脈から動脈への解剖学的シャントがある場合，血流がガス交換を行う肺胞を迂回しているため，100%酸素を投与してもPaO_2を健常者のレベルまで上昇させることはできない．

One More Navi
気管支動脈の本流は気管支静脈を通って右心房に至る．

One More Navi
無気肺ではしだいに酸素分圧の低下のために毛細血管が収縮して数時間後にシャント率が50%から20%に低下する．

One More Navi
無気肺ではなくても，たとえば不十分な換気（死腔にあたる）や，不十分な血流（シャントにあたる）で毛細血管シャントはおこりえる．

B-22 O_2とCO_2の拡散

拡散（diffusion）とは分圧勾配によって分子が移動することを指し，肺での酸素（O_2）と二酸化炭素（CO_2）のガス交換は，肺胞と肺毛細血管の間にあるガス分圧の差に依存して受動的に行われます．

One More Navi
肺拡散能検査
被験者に低濃度の CO を吸引させ，息こらえをした後に呼気中に含まれる CO 濃度を測定する．呼気中 CO 濃度が低いほど拡散能が高いことを意味する．
なお，喫煙者では COHb が 10％ と多く，血液から肺胞に CO が移動して呼気中 CO が増加し，CO 拡散能は見かけ上低下する．また，貧血でも CO 拡散能は低下する．しかし，肺胞出血の場合は血管外の Hb が CO と結合するので拡散能は低下しない．

One More Navi
CO がヘモグロビンと結合する親和性は O_2 の 200 倍以上だが，拡散能は O_2 より小さい．CO 中毒では PaO_2 が正常でも SaO_2 が低下する．

One More Navi
肺胞気と肺毛細血管の間の血液ガスバリアは極めて薄い．

One More Navi
運動時には血管拡張して拡散面積も拡大するが，拡散能より血流が重要．

▶ O_2 の拡散能
● O_2 拡散能の求め方
拡散能（pulmonary diffusing capacity；D_L）とは，1 分間に肺胞から血液に移行するガス量のことを指し，ガスの拡散のしやすさを表します．あるガス（G）の拡散能は，1 分間に肺毛細血管膜をとおって移動するガス量（VG）を肺胞気ガス分圧（P_AG）と肺毛細血管ガス分圧（P_CG）の差（駆動力）で割ることで求めることができます．

$$D_LG = \frac{VG(mL/分)}{P_AG - P_CG(mmHg)}$$

Fig. O_2 と CO_2 の拡散
① 肺胞内のガス分圧
② ガスの通りやすさ（拡散能）
③ 血管内のガス分圧
換気／肺胞／血流／毛細血管

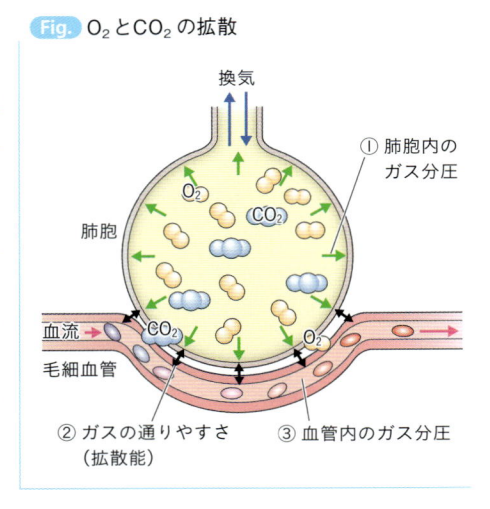

しかし，O_2 の拡散能測定は煩雑であることから，臨床的にはヘモグロビンへの反応が O_2 に似ており，かつ肺毛細血管ガス分圧が 0 とみなせる一酸化炭素（CO）を用いて一酸化炭素拡散能（D_LCO）を調べ，これを酸素の拡散能（D_LO_2）の指標とします（CO の拡散能は O_2 よりも小さいので D_LO_2 は D_LCO に補正値 1.23 を掛けて算出；$D_LO_2 = D_LCO \times 1.23$）．CO の拡散能の基準値は 25〜35 mL/分/mmHg です．

● O_2 の拡散障害
運動などで肺動脈の酸素飽和度が低下すると，肺胞内との O_2 分圧の差が大きくなるため O_2 が多く拡散します．一方，O_2 の拡散を減少させる要因としては，換気できる肺胞の数の減少や肺血流分布の不均等などがあげられます．また，肺胞の滲出液や間質線維化によって，拡散距離（赤血球と肺胞の酸素との距離）が長くなった場合や，肺高血圧などで拡散面積（肺胞と毛細血管が接する面積）が狭くなった場合にも O_2 の拡散は障害されます．

なお，O_2 の拡散能は体格（肺の大きさ）や年齢（高齢で低下）や性別（女性で低い），体位（立位で低い），換気血流の不均一や肺毛細血管血流量，さらに赤血球 Hb 濃度などに影響されます（高温でも上昇）．

● 肺毛細血管通過時間
肺と血液の間で酸素が平衡になるのには 0.25 秒かかります．一方，肺毛細血管を流れる血流が肺毛細血管を通過する時間（接触時間）は，安静時で 0.75 秒なのでガス交換には十分な余裕があり，ある程度の拡散障害があったとしても酸素化には影響がありません．しかし，激しい運動時には接触時間が 0.25 秒に短縮するため，酸素化が間に合わないことがあり，これは拡散障害がある患者で顕著になります．

なお，肺胞隔壁の肥厚がある間質性肺疾患では，拡散に時間がかかるので安静時でも十分な酸素化が得られません．

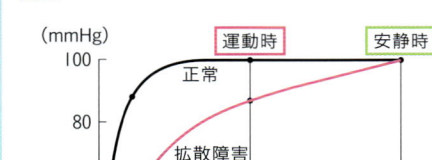

Fig. 肺毛細血管通過時間と血液の酸素化
運動時／安静時／正常／拡散障害／間質性肺疾患
縦軸：PaO_2 (mmHg)　横軸：接触時間（秒）

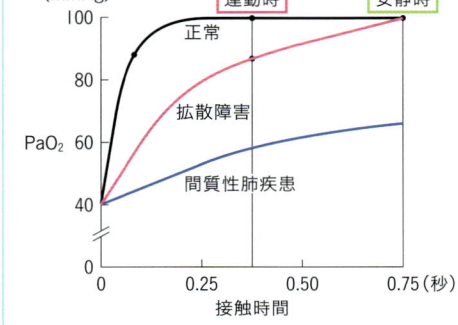

▶ CO_2 の拡散能

CO_2 は肺毛細血管から肺胞へと O_2 とは逆方向に拡散します．ただし，CO_2 の拡散能（D_LCO_2）は D_LO_2 の 20 倍以上もあり，血液が毛細血管を通過する間に肺毛細血管二酸化炭素分圧（$PcCO_2$）は肺胞気二酸化炭素分圧（P_ACO_2）と等しくなります．このため，換気不全でも ⓟ CO_2 の排出不全はなかなかおこりません．

関連項目

One More Navi
肺胞壁を通過する気体の拡散量は肺循環血量（心拍出量）で決まる．
つまり，酸素消費量から心拍出量が求められる（Fick の式）．

▶ Fick の法則

拡散量（$\dot{V}$）は拡散係数（D），拡散面積（A），分圧差（P_1-P_2）に比例し，呼吸膜の厚さ（T）に逆比例するという法則を Fick の法則 と呼びます．

なお，拡散係数（diffusion coefficient）とは，分圧差 1 mmHg あたりの毎分の拡散量のことを指します．

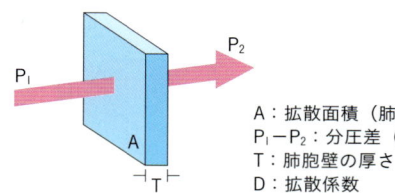

A：拡散面積（肺胞面積）
P_1-P_2：分圧差（圧較差）
T：肺胞壁の厚さ
D：拡散係数

$$\dot{V} \propto \frac{D \times A \times (P_1-P_2)}{T}$$

肺胞腔-毛細血管間のガス拡散はこの法則に従います．

▶ 安静時と運動時の呼吸量と心拍出量

安静時には呼吸は 4 L/分で行われ，血流（心拍出量）は 5 L/分です．しかし，運動時には呼吸量が 100 L/分に増加できても心拍出量は 25 L/分までしか増加しません．

また，70 L/分以上の換気になると呼吸運動による酸素消費量が増大するため，酸素利用の効率が低下してしまうことにも注意が必要です．

B-23 換気／血流比

▶ 換気／血流比（$\dot{V}_A/\dot{Q}$ 比）

肺でのガス交換は，肺胞の換気量（$\dot{V}_A$）と肺血流量（$\dot{Q}$）とがうまくかみ合うことで進行します．換気と血流のバランスは，換気／血流比（ventilation perfusion ratio；$\dot{V}_A/\dot{Q}$ 比）で表され，正常人では換気量（$\dot{V}_A$）が 4 L/分，心拍出量が約 5 L/分であることから，ⓟ 肺全体の $\dot{V}_A/\dot{Q}$ 比は 0.8 となります．

しかし，肺胞換気量や肺への血流量は部位よって均等ではありません．たとえば，立位時の ⓟ 肺血流量は重力の影響を受けるため肺底部で多くなり，肺尖部に向かうにつれて直線的に減少していきます．また，ⓟ 換気量も胸膜腔内圧が高い肺底部のほうが肺尖部より大きくなりますが，肺血流量の変化のほうが大きいため，$\dot{V}_A/\dot{Q}$ 比は肺尖部が 3.3（換気量に比して肺血流量が少ない），肺底部が 0.63（換気量に比して肺

One More Navi
肺尖部の肺胞は強い陰圧のため，すでに拡張しており，それ以上は広がらない．
肺底部の肺胞は小さく，呼気終末に近づくと胸膜腔内圧が上昇して末梢気道が閉塞する．一方，吸気時には閉塞していた末梢気道および肺胞が広がる．
このため，肺底部のほうが肺尖部よりも肺胞換気量が大きくなる．

One More Navi
クロージングボリューム測定時のようにゆっくり少量を吸入するときには肺尖部にガスが入りやすい．

Fig. 立位時の換気／血流の関係

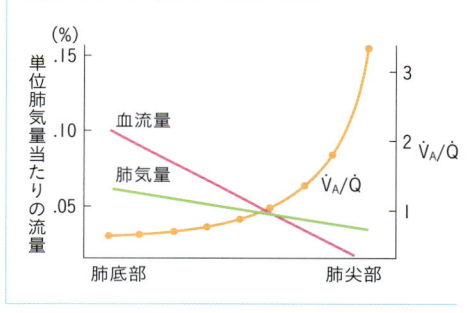

血流量が多い）となっています．

▶ $\dot{V}_A/\dot{Q}$ 比不均等の拡大

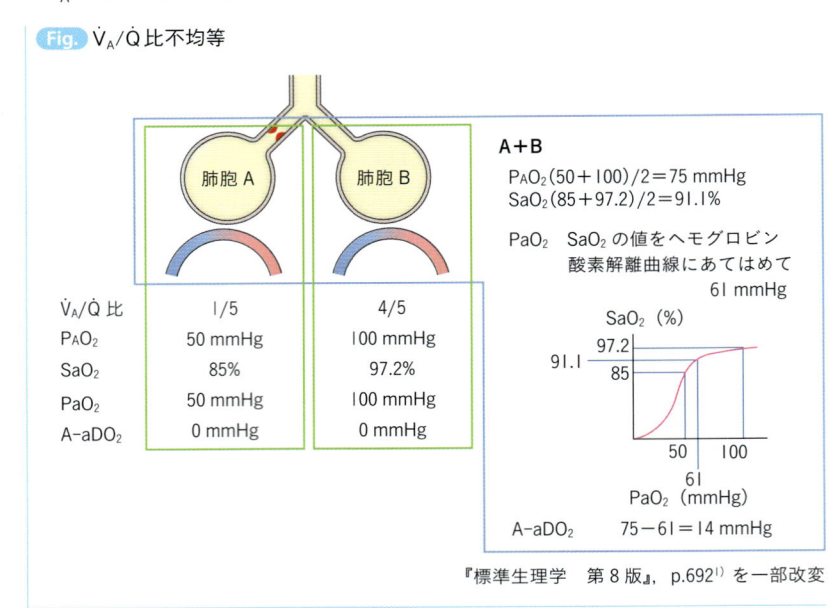

Fig. $\dot{V}_A/\dot{Q}$ 比不均等

	肺胞A	肺胞B
$\dot{V}_A/\dot{Q}$ 比	1/5	4/5
P_AO_2	50 mmHg	100 mmHg
SaO_2	85%	97.2%
PaO_2	50 mmHg	100 mmHg
A-aDO₂	0 mmHg	0 mmHg

A＋B
$P_AO_2(50＋100)/2＝75$ mmHg
$SaO_2(85＋97.2)/2＝91.1\%$

PaO_2　SaO_2 の値をヘモグロビン
　　　　酸素解離曲線にあてはめて
　　　　　　　　　　　　61 mmHg

A-aDO₂　75−61＝14 mmHg

『標準生理学　第8版』, p.692[1]）を一部改変

病的な状況下では，局所の気道抵抗の増大や弾性差によってさらに $\dot{V}_A/\dot{Q}$ 比の不均等（ミスマッチ）が拡大し，低酸素血症の原因となります．

その最も極端な例は肺毛細血管シャントで，換気されていない肺胞に血液が流れるので，$\dot{V}_A/\dot{Q}$ 比＝0となります．

また，図で示したように換気が十分ではない肺胞A（$\dot{V}_A/\dot{Q}$ 比が低い）は，正常な肺胞Bに比べて P_AO_2 が低く，肺胞通過後の肺毛細血管酸素分圧（＝PaO_2）も低下します（死腔効果）．ただ，肺胞Aと肺胞Bという個々のユニットだけを見ればA-aDO₂ の開大はみられません．しかし，肺は $\dot{V}_A/\dot{Q}$ 比が異なる肺胞の集合体であることから，肺胞Aと肺胞Bでそれぞれ酸素化された血液が混和した状態を考える必要があります．この場合，P_AO_2 と SaO_2 は両者の平均値で求めることができますが，▶B-26 PaO_2 は酸素解離曲線にもとづいて平均値よりも低値となり，A-aDO₂ は開大します．

One More Navi
A-aDO₂ の正常値は，10 mmHg 以下．

B-24　血液ガスの運搬

▶レファレンス
・標準生理⑧：p.694-704

B-25　酸素（O_2）の運搬能

肺胞での拡散によって毛細血管に取り込まれた O_2 は，血液100 mL（＝1 dL）あたり0.3 mL 程度と少量が血液に溶解します（物理的溶解）．しかし，大部分は赤血球中のヘモグロビン（Hb）と結合して末梢の組織へと運搬されます．

血液中のヘモグロビン1gが結合できる O_2 は1.34 mLで，血液中の標準的なヘモグロビン濃度は15 g/dLであることから，ヘモグロビンと結合する O_2 は血液100 mL あたり20.1 mL ということになります．

$$15 \text{ g/dL} \times 1.34 \text{ mL} = 20.1 \text{ mL/dL}$$

なお，組織に運搬される O_2 の量は，心拍出量とヘモグロビン量，そして次に述べる酸素飽和度によって規定されます．

▶酸素飽和度

赤血球中のヘモグロビンが結合できる酸素量（酸素容量）と，実際に結合している酸素量の比を％で表したものを酸素飽和度と呼び，動脈血酸素飽和度（SaO_2）は 97% 以上が正常です．一方，SaO_2 が 90% 以下となる場合には肺機能低下が疑われます．

静脈血の酸素飽和度は安静時には 75% で，このことから動脈血 O_2 の 25% が消費されることがわかります．

▶酸素含量

酸素含量（O_2 content）とは，100 mL の血液で運ばれる O_2 の総量のことを指し，ヘモグロビンに結合した酸素量（Hb 結合酸素量）と血中に物理的に溶解した酸素量（血中溶解酸素量）の和で求めることができます．したがって，動脈血酸素含量（CaO_2；単位は vol%）は以下の式により求められます．

$$CaO_2 [\text{vol\%}] = 1.34 \times Hb [\text{g/dL}] \times \frac{SaO_2 [\%]}{100} + 0.003 \times PaO_2 [\text{mmHg}]$$

※ CaO_2 ＝ 　　Hb 結合酸素量　　＋　血中溶解酸素量

上記の式より，仮に Hb ＝ 15 g/dL，SaO_2 ＝ 97%，PaO_2 ＝ 95 mmHg であるとすると，CaO_2 は約 20 vol% となります．

$$\begin{aligned} CaO_2 &= 1.34 \times 15 \times 0.97 + 0.003 \times 95 \\ &= 19.5 + 0.3 \\ &= 19.8 \text{ vol\%} \end{aligned}$$

One More Navi

肺でガス交換が行われた直後の肺静脈における酸素飽和度は 100% だが，指先などでは 95～97% 程度に低下する．

One More Navi

二次性多血症

低酸素血症ではヘモグロビンを増やして酸素を多く運ぼうとする．これを二次性多血症と呼ぶ．

関連項目

▶酸素運搬量（DO_2）と酸素消費量（VO_2）の求め方

酸素運搬量（DO_2）＝心拍出量（CO）×動脈血酸素含量（CaO_2）
　　　　　　　　　＝〔心拍数（HR）×1 回拍出量（SV）〕× CaO_2
酸素消費量（VO_2）＝ CO ×〔動脈血酸素含量（CaO_2）－静脈血酸素含量（CvO_2）〕

▶パルスオキシメーター

パルスオキシメーターは，脈拍に同期することで動脈血の酸素飽和度を非観血的かつ連続的に測定する装置で，酸化ヘモグロビン（HbO_2）とヘモグロビン（Hb）を吸光度から識別しています．パルスオキシメーターによって測定された酸素飽和度を経皮的動脈血酸素飽和度（pulse の頭文字から SpO_2 と表記する）と呼び，血液ガス分析によって測定される SaO_2 とは表記を区別します．

B-26 酸素解離曲線

▶酸素解離曲線

酸素飽和度は酸素分圧の関数として扱うことができ，標準的な状態（温度：37℃，$PaCO_2$：40 mmHg，pH：7.40）で，横軸に酸素分圧を，縦軸に酸素飽和度（あるいは酸素含量）をとって表すと，S字状の曲線を描くことができます．この曲線は酸素解離曲線（oxygen dissociation curve；ODC）と呼ばれます．

Fig. 酸素解離曲線

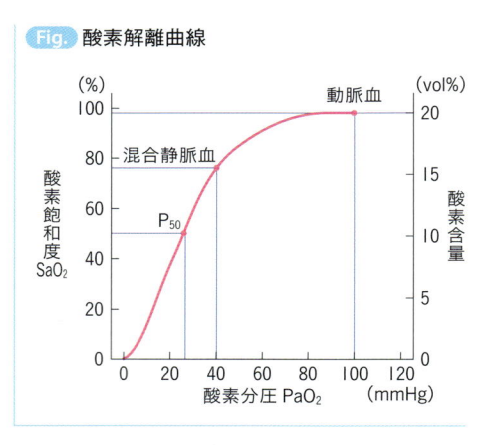

酸素解離曲線は右側の平坦部では，肺で十分な O_2 が摂取されているため，酸素分圧の変動があっても高い酸素飽和度（90％以上）が維持されます．しかし，酸素分圧が 60 mmHg をきるあたりから曲線が急峻になり，50 mmHg 以下では酸素分圧の低下に伴って酸素飽和度が大きく低下するようになります．このことは，酸素分圧が低くなる末梢組織で効率よく O_2 が放出されることを意味しており，酸素分圧が 40 mmHg となる静脈血の酸素飽和度は 75％ にまで低下します．

一方，酸素解離曲線は，十分な酸素分圧が得られない病態では，酸素飽和度が低下しやすくなることも示唆しています．動脈血酸素分圧（PaO_2）が 55〜60 mmHg に低下している患者に，在宅酸素療法が適応となるのはこのためです．

▶酸素解離曲線の偏位

Fig. 酸素解離曲線の偏位

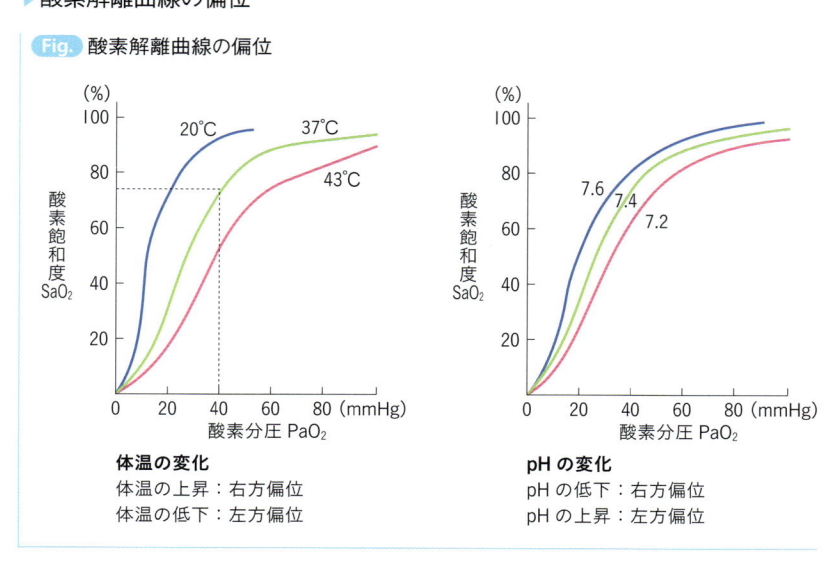

体温の変化
体温の上昇：右方偏位
体温の低下：左方偏位

pHの変化
pHの低下：右方偏位
pHの上昇：左方偏位

標準状態で描かれる酸素解離曲線は，以下に述べる因子の影響を受けて，右方（下方）ないし左方（上方）に偏位します．

● **右方偏位**

酸素解離曲線の右方偏位は O_2 がヘモグロビンと結合しにくく，解離しやすくなったこと（O_2 親和性低下）を意味しています．したがってこの場合，組織への O_2

One More Navi

PaO_2 が 60 mmHg 以下の場合は呼吸不全とされる（SaO_2 < 90％）．なお，一酸化炭素中毒などによる異常ヘモグロビンでは PaO_2 が正常でも SaO_2 が低下する．
また，PaO_2 の正常値は加齢によって低下するが，$PaCO_2$ は一定である．

One More Navi

臍帯静脈酸素分圧は 55 mmHg と低く，胎児ヘモグロビンFの酸素解離曲線は左方偏位している．

放出が促進されることになります．右方偏位を引きおこす因子としては，以下のものがあげられます．

- **体温の上昇**：体温の上昇によって O_2 はヘモグロビンから解離しやすくなります．
- **$PaCO_2$ 上昇と pH 低下**：末梢で産生される CO_2 が増加し，$PaCO_2$ が上昇すると pH が下がります．このとき，炭酸（H_2CO_3）から解離した水素イオン（H^+）がグロビン蛋白と結合して，ヘモグロビンの O_2 親和性を低下させるため，酸素解離曲線は右方に偏位します．なお，pH 低下に伴う酸素解離曲線の右方偏位は **Bohr 効果**と呼ばれます．
- **2,3-DPG 上昇**：2,3-DPG は赤血球内の解糖系の中間産物で，O_2 よりも高い親和性でヘモグロビンと結合して構造変化を引きおこします．これにより，O_2 がヘモグロビンから解離しやすくなり酸素解離曲線を右方偏位させます．

● 左方偏位

酸素解離曲線の左方偏位は O_2 がヘモグロビンと結合しやすく，解離しにくくなったこと（O_2 親和性増加）を意味します．左方偏位を引きおこす因子としては，体温の低下，pH の上昇などがあげられます．

One More Navi
一酸化炭素（CO）はヘモグロビンに対して O_2 の 200 倍以上の親和性があり，O_2 の結合を低下させるが，同時にヘモグロビンと結合した O_2 を解離させにくくする働きもあり，末梢組織の低酸素血症を促進させる．

関連項目

▶ **2,3-DPG（2,3-ジホスホグリセリン酸）**

赤血球にはミトコンドリアがなく（つまり，赤血球は運搬している O_2 を消費しない），解糖系でしか ATP 産生ができません．2,3-DPG は，この赤血球内の解糖系代謝産物です．

2,3-DPG は甲状腺ホルモン，成長ホルモン，男性ホルモン，高地環境などで上昇し，末梢組織への O_2 供給量を増加させます．一方，アシドーシスでは赤血球内の解糖系が抑制されるため減少し，O_2 の放出も抑制されます．しかし，酸素解離曲線は pH の低下から右方偏位します（O_2 が放出されやすくなる）．

B-27 二酸化炭素（CO_2）の運搬

▶ **CO_2 の運搬形態**

Fig. CO_2 の運搬

One More Navi
安静時には血液 1 dL あたり約 4 mL の CO_2 が抜き取られるので，心拍出量を 5 L/分とすると，CO_2 排泄量は 200 mL/分となる．

代謝によって産生された CO_2 は，分圧勾配によって組織から毛細血管の血液内へと移り，血漿と赤血球でそれぞれ次のような形態で取り込まれ，運搬されます．

①血液への溶解
②水和による炭酸（H_2CO_3）から解離した重炭酸イオン（HCO_3^-）
③血漿蛋白や還元ヘモグロビンとの結合（カルバミノ化合物）

● CO_2 の溶解

動脈血の二酸化炭素分圧（$PaCO_2$）は 40 mmHg で，このとき血液（血漿＋赤血球）に溶解している CO_2 含量は 2.6 mL/dL です．組織内の CO_2 分圧は動脈血よりも高いため，CO_2 は分圧勾配に従って毛細血管内に移動し，混合静脈血の CO_2 分圧（$PvCO_2$）は 46 mmHg となります．血液に溶解する CO_2 含量は分圧に比例して大きくなるため，静脈血の CO_2 含量は 3.0 mL/dL となります．

● HCO_3^- への解離

血液にそのまま溶解する CO_2 の 9 倍量にあたる CO_2 が，水と反応（水和反応）して炭酸（H_2CO_3）となり，さらに H_2CO_3 は水素イオン（H^+）と重炭酸イオン（HCO_3^-）に解離します．

$$CO_2 + H_2O \Leftrightarrow H_2CO_3 \Leftrightarrow H^+ + HCO_3^-$$

血漿中での水和反応は数秒かかり，血漿中で H_2CO_3 となる CO_2 はわずかですが，赤血球には反応を加速する炭酸脱水酵素があるため，水和反応が数ミリ秒でおこり，血漿中の1万倍の H_2CO_3 が生成されます．一方，H_2CO_3 から HCO_3^- への解離は炭酸脱水酵素がなくても速やかに行われます．このため，赤血球中では大量の HCO_3^- が生成され，このうちの 70% は塩素イオン（Cl^-）との交換輸送で血漿中へと放出されます（クロライドシフト）．

このように，大量の CO_2 を血液中に溶解できるのは，赤血球中の炭酸脱水酵素で CO_2 を HCO_3^- に変化させられるためであり，赤血球は CO_2 排泄に重要な役割を果たしています．

● カルバミノ化合物

CO_2 の一部は，酸素を離した還元ヘモグロビンや血漿蛋白と結合し，カルバミノ化合物として運搬されます．

赤血球中：$CO_2 + Hb-NH_2 \Leftrightarrow Hb-NHCOOH$（カルバミノヘモグロビン）
血漿中：$CO_2 + R-NH_2 \Leftrightarrow R-NHCOOH$（カルバミン酸）

なお，還元ヘモグロビンは塩基性が強く，赤血球内で多くの H^+ を取り込むことで HCO_3^- 生成の方向に反応を促進させるため，血漿 pH の恒常性にも寄与しています（ヘモグロビンも独立した pH 緩衡系）．

▶ 二酸化炭素解離曲線

横軸に CO_2 分圧（PCO_2），縦軸に CO_2 含量をとると，その関係はほぼ直線となります．また，酸素飽和度が低下した静脈血（$HbO_2 = 75\%$）では，動脈血（$HbO_2 = 95\%$）よりもグラフが上方に偏位し，静脈血のほうが CO_2 含量が多いことがわかります．

なお，カルバミノ化合物の形態で血液中に存在する CO_2 は全体に占める割合ではあまり多くありませんが，他の形態と比べて動脈血と静脈血の差が大きく，肺胞への排出形態としては全体の 1/3 を占めます．

One More Navi
H_2CO_3 から解離した HCO_3^- は血液 pH の緩衝として重要．

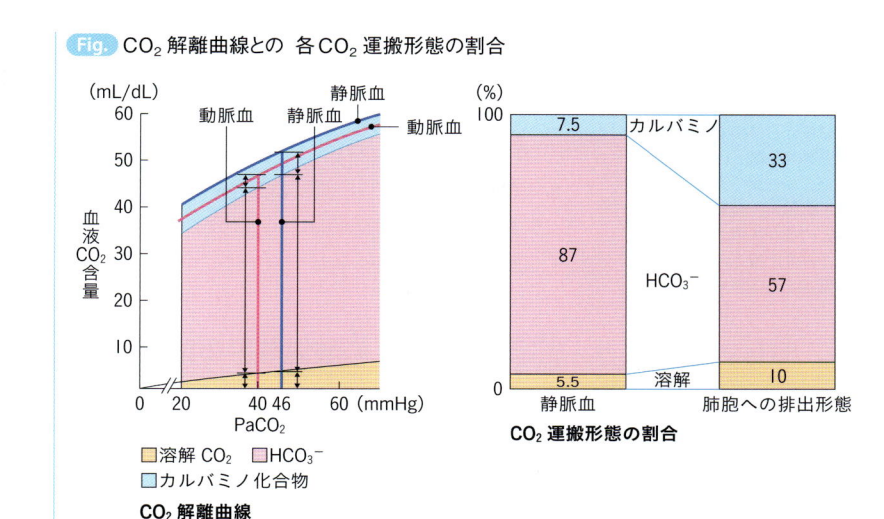

Fig. CO₂ 解離曲線との 各 CO₂ 運搬形態の割合

CO₂ 解離曲線

CO₂ 運搬形態の割合

B-28 呼吸と血液 pH の緩衝作用

▶レファレンス
・標準生理⑧：p.487-491

One More Navi
急激な pH 変化を防ぐために生体には炭酸・重炭酸緩衝系のほかに蛋白緩衝系，リン酸緩衝系，ヘモグロビン系などが備わっている．

B-29 炭酸・重炭酸緩衝系の働き

水素イオン（H^+）と化学的に結合し，体液の H^+ 濃度を上昇させないよう（pH を低下させないよう）に働く物質を緩衝塩基と呼び，体内ではこれによって酸-塩基平衡が保たれています．

血液では①重炭酸イオン（HCO_3^-），②ヘモグロビン，③血漿蛋白が主要な緩衝塩基で，特に血液 pH の緩衝作用として最も重要なのは，炭酸・重炭酸緩衝系です．

炭酸・重炭酸緩衝系を要約すると以下のようになります．

$CO_2 + H_2O \Leftrightarrow H_2CO_3 \Leftrightarrow HCO_3^- + H^+$

血中の pH は，肺の呼吸で調節される PCO_2（呼吸性調節）と腎臓で調節される血中の HCO_3^- 濃度（代謝性調節）の比によって決まり，この関係は Henderson-Hasselbalch の式で表されます．

Fig. 酸の負荷と酸塩基平衡の調節

$$pH = pK + \log\frac{[HCO_3^-]}{[H_2CO_3]} = pK + \log\frac{[HCO_3^-]}{[0.03 \times PCO_2]}$$

※ pK は解離定数で 37℃ のときは 6.1 となる．

One More Navi
揮発性酸と不揮発性酸
CO_2 のように気体として速やかに肺から排出される酸性物質を揮発性酸と呼ぶ.
一方, 蛋白質の異化ではリン酸や硫酸が, 糖質からは乳酸などの酸が生成され, これらは不揮発性酸と呼ばれ, 多くは腎臓から排泄される.

血液中に H^+ が負荷された場合, 緩衝塩基である HCO_3^- が H^+ に結合して H_2CO_3 となり, 肺で H_2CO_3 が CO_2 と H_2O に分解されて, CO_2 が排出されます.

このとき, 肺は換気によって PCO_2 を低下させて H_2CO_3 の産生 (すなわち血中 H^+ 濃度の上昇) を抑制し, 一方, 腎臓は尿中に H^+ を排泄し, かつ HCO_3^- の再吸収を増加させることで H^+ 濃度の上昇を抑制します.

なお, 呼吸性の調節は 15〜30 分で行われるのに対し, 代謝性の調節は安定までに数日を要します.

B-30 呼吸性の酸塩基平衡障害

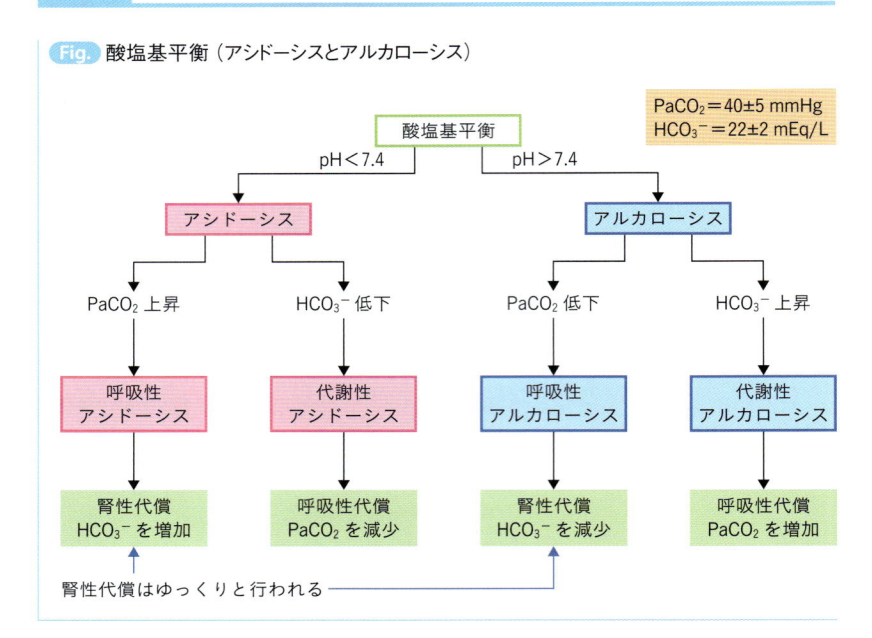

Fig. 酸塩基平衡 (アシドーシスとアルカローシス)

$PaCO_2 = 40 \pm 5$ mmHg
$HCO_3^- = 22 \pm 2$ mEq/L

酸塩基平衡
- pH < 7.4 → アシドーシス
  - $PaCO_2$ 上昇 → 呼吸性アシドーシス → 腎性代償 HCO_3^- を増加
  - HCO_3^- 低下 → 代謝性アシドーシス → 呼吸性代償 $PaCO_2$ を減少
- pH > 7.4 → アルカローシス
  - $PaCO_2$ 低下 → 呼吸性アルカローシス → 腎性代償 HCO_3^- を減少
  - HCO_3^- 上昇 → 代謝性アルカローシス → 呼吸性代償 $PaCO_2$ を増加

腎性代償はゆっくりと行われる

血液中の H^+ 濃度が高まる (pH が下がる) 病態をアシドーシスと呼び, 逆に H^+ 濃度が低下する (pH が上がる) 病態をアルカローシスと呼びます.

また, pH を傾けている要因によって, アシドーシスとアルカローシスはそれぞれ呼吸性 ($PaCO_2$ の変化による) と代謝性 (HCO_3^- の変化による) とに区別されます.

▶呼吸性アシドーシス

呼吸性アシドーシスは換気の低下, ガス交換障害, 呼吸中枢の抑制などが原因で CO_2 の排出が障害された場合に引きおこされます.

$PaCO_2$ が上昇することで, H_2CO_3 濃度が上昇し, H^+ と HCO_3^- の解離が進んで H^+ が上昇します. これに対して, 腎臓は尿細管での H^+ 分泌を増加させ, HCO_3^- の再吸収を促進して, 低下した pH を代償的に上昇させます.

なお, 呼吸性アシドーシスでは, 脳脊髄液の [H^+] も上昇して, 延髄の化学受容器を刺激し, 脳血管が拡張して脳浮腫がおこります.

▶呼吸性アルカローシス

呼吸性アルカローシスは換気の亢進から $PaCO_2$ が低下し, これに伴って H_2CO_3 濃度が低下して血漿中の HCO_3^- も減少, pH が上昇します. 腎性代償では尿細管での H^+ 分泌と HCO_3^- の再吸収が抑制され, 上昇した pH を代償的に低下させます.

One More Navi
睡眠中は呼吸抑制されて換気が低下する. このため CO_2 が蓄積し, 尿の pH は酸性に傾く.

One More Navi
正常値からの変化率の大きいほうが一次的 (原因) であり, 小さいほうは代償性変化と考える.

One More Navi
慢性呼吸性アシドーシスでは代償機構として HCO_3^- が上昇している. 急性増悪で酸素不足に陥り, 呼吸が刺激されると過換気で CO_2 が急激に低下するので代謝性アルカローシスになる. この場合, 速やかに換気を是正すると危険.

なお，呼吸性アルカローシスでは細胞内にKが移動して低K血症による筋力低下がおこるほか，低イオン化Ca血症に伴う筋痙攣（テタニー）などがみられます．

関連項目

▶ **アシデミア（酸血症）とアルカレミア（アルカリ血症）**

アシドーシスとは一次的に酸が塩基に対して相対的に増加する病態であり，アルカローシスは塩基が酸に対して相対的に増加した病態です．一方，単なるpHの低値をアシデミア（pH < 7.35），高値をアルカレミア（pH > 7.45）と呼びます

したがって，血中のCO_2濃度が上昇し，アシドーシスになったとしても，代償機構が働くとアシデミアになる（すなわち血液のpHが7.35を下回る）とは限りません．

B-31 肺循環

▶ **レファレンス**
・標準生理⑧：p.684-687

B-32 肺循環の特徴

肺血管は平滑筋が薄く伸展性に富み，体動脈と比較して内腔が広いという特徴があります．このことから，肺循環には以下のような性質があります．

▶ **低圧系**

肺循環は低圧系であり，肺動脈圧は血圧が25/8 mmHg，平均圧が15 mmHgと体循環の動脈圧（平均圧：90 mmHg）よりも低くなっています．このため，呼吸（肺気量，胸腔内圧）や重力（静水圧）の影響を受けやすく，たとえば，肺血管内圧は安静呼気位レベルで最低となり，立位では肺尖部と肺底部で30 cmH_2O（23 mmHg）の差が生じます（肺血流分布の不均等）．

Fig. 肺循環と体循環の血管内圧

- 肺循環
  - 肺毛細血管内圧 7 mmHg
  - 肺動脈圧 25/8 mmHg（平均 15 mmHg）
  - 左心房 5 mmHg
  - 右心房 2 mmHg
- 体循環
  - 動脈圧 120/75 mmHg（平均 90 mmHg）
  - 毛細血管内圧 17 mmHg

呼吸との関係でみてみると，肺が縮んでいるときには肺胞外の血管抵抗が上昇して肺動脈-肺静脈の圧較差が広がります．逆に，肺が広がっているときは，肺胞の毛細血管が引き伸ばされて血管抵抗が上昇するため，肺毛細血管の前後で圧較差が大きくなります．

● **肺毛細血管壁のジレンマ**

肺毛細血管の血管壁はガス交換のためには薄いほうが望ましく，肺血圧や肺の拡張による負荷に対しては厚いほうが望ましいというジレンマを抱えています．

激しい運動などを行うと肺動脈楔入圧（せつにゅう）は35 mmHgにまで上昇し，肺毛細血管にもほぼ同等の圧がかかります．この負荷に耐えられるのは，毛細血管の基底膜に膠原線維（Ⅳ型コラーゲン）が存在するためで，Goodpasture（グッドパスチャー）症候群ではこれが破綻して肺出血を引きおこします．また，大きな圧負荷がかかって，肺血管が傷害されると肺水腫や肺出血がおこります．人工呼吸器による肺障害は，肺の膨張に伴

One More Navi

肺では，血管内の膠質浸透圧（28 mmHg）によって肺胞内に水が貯留しないようにしている．また，水が出た場合には密なリンパ管で速やかに排出される（右肺全部と左下葉のリンパ液は右静脈角に，左上葉のリンパ液のみが左静脈角に流入）．

One More Navi

競走馬の肺毛細血管圧はレース中では100 mmHgにもなり，肺出血をよくおこす．

One More Navi

肺動脈楔入圧

右心室側から肺動脈にカテーテルを進め，そこで小さなバルーンを膨らませて一部の肺動脈の血流を閉鎖すると，閉鎖した先には右心室側からの圧力が加わらないので肺静脈〜左心房の圧力が測定できる．バルーンの先側に開孔したカテーテルで測定した圧を肺動脈楔入圧と呼ぶ．肺動脈楔入圧が18 mmHg以下なら左心不全はない．

う肺毛細血管への圧負荷増大で，血管が傷害されるために引きおこされます．

▶血液貯蔵機能

　肺血管の高い伸展性に加えて，肺血流が増加すると閉じていた肺血管が再開通するため，たとえ右心拍出量が増えたとしても肺動脈圧はあまり上昇しません．このように，肺循環は血流の増大に対する予備力が大きく，立位から臥位への体位変換や運動時（運動時には血流量が5倍になる），あるいは加齢による動脈硬化などがおきたとしても，肺動脈圧上昇を低く抑えて，肺の含有血液量を増やすことができます．

> **One More Navi**
> 肺は血圧を上げないで血液を400 mL貯めることができる．

> **One More Navi**
> 立位から臥位への体位変換は肺水腫を悪化させる．

▶血栓のフィルター

　体循環から還流した血液には血栓や空気，脂肪などが含まれていることがあり，肺循環はこうした微細な塞栓子を除去して脳梗塞や心筋梗塞を防ぐフィルターの役割を果たしています．ただし，塞栓子が大きく，太い肺動脈が閉塞するような場合には，肺塞栓症を引きおこす原因となります．

> **One More Navi**
> 白血球も肺に貯められており，肺胞の炎症で高熱がでるのは肺胞マクロファージからのサイトカインによる（補体も産生する）．

B-33　肺循環の調節

▶血管の収縮／拡張物質

　セロトニン，ヒスタミン，ノルアドレナリン（α作用）は肺血管平滑筋を収縮させ，血管抵抗を上昇させます．これらは，特に肺容積が小さいときに強力に作用します．ただし，平滑筋が発達していない肺動脈壁では，これらの機序は体循環ほどには強く働きません（低圧になる）．

　一方，アセチルコリンとイソプロテレノール（β作用）は肺血管を拡張させますが，肺血管はもともと拡張ぎみであるため，この作用は強くありません．

▶低酸素性肺血管収縮

　肺血管抵抗を上昇させる因子として重要なのは低酸素性肺血管収縮です．これは肺胞の酸素分圧が低下すると，その局所の血管が収縮して血管抵抗が上昇するもので，肺胞の酸素分圧が70 mmHg以下で急激な血管収縮がおき，40 mmHg（混合血レベル）にまで落ち込むとその部位の血流はほとんどなくなります．この仕組みは酸素分圧が低下し，ガス交換に寄与できなくなった肺胞への血流を遮断するためのもので，したがってこの機序の直接的な原因は肺胞の低酸素にあります．

　なお，胎児はこの機構によって肺血管抵抗が高く維持されており，肺血流は心拍出量の15%に制限されています．このため，血液の大部分は肺循環を通過せず，右心から卵円孔を通って左心に流れます．しかし出生後，児が肺呼吸を始めると肺胞内の酸素分圧が上昇し，肺血管抵抗が減少して肺血流量が増大します．

　このように，低酸素性肺血管収縮は，進化の過程で獲得・保存されてきた仕組みといえます．

▶A-17

> **One More Navi**
> 低酸素性肺血管収縮がおこるメカニズムは完全には解明されていないが，低酸素で平滑筋のKチャネルが閉じて細胞内Caが上昇するためとする説がある．アシドーシスや高二酸化炭素血症があると血管収縮は増強する．

関連項目

▶肺水腫と肺血管抵抗の増強

　肺水腫では間質液が血管を圧迫して血管抵抗が上昇します．特に心不全の初期には肺底部で浮腫が強いので，血流は肺尖部に多くなります．

B-34 肺代謝

肺毛細血管の内皮細胞は，以下のように種々の血管作動物質を代謝するうえで好都合な場所となっています．

肺血管内皮に存在するアンジオテンシン変換酵素（ACE）の働きによって，アンジオテンシンⅠをアンジオテンシンⅡ（活性が50倍）へと変換します．一方で，アンジオテンシン変換酵素は，アレルギーや炎症反応に関与するブラジキニンを不活性化する働きもあり，肺循環を通過する間にブラジキニンの80%が不活性化されます．

また，セロトニンは細胞に取り込まれて不活性化され（一部は血小板に供給されてアナフィラキシーショックをおこす原因となる），ノルアドレナリンの30%も細胞内に取り込まれます．このほか，プロスタグランジンE_1，E_2，$F_{2α}$も肺で不活化されますが，ヒスタミン，アドレナリン，バソプレシンの活性には変化がありません．

このほか，肺ではムチン，プロテオグリカン，サーファクタント，コラーゲン，エラスチン，プロテアーゼ（肺気腫で）なども合成されます．気道には分泌型IgAが，肺胞にはIgGがあります．また，間質の肥満細胞はヘパリン（血栓予防）やヒスタミン，カリクレインを放出します．

One More Navi
アンジオテンシン変換酵素阻害薬はブラジキニンを増加させて，咳，血管浮腫の副作用をおこす．一方で，サブスタンスPを増加させて誤嚥はおきにくくなる．

関連項目

▶生理活性物質とアラキドン酸カスケード

プロスタグランジン（PG），トロンボキサン（TX），ロイコトリエン（LT）などの生理活性物質（メディエーター）はリン脂質由来のアラキドン酸を原料として合成され，この過程はアラキドン酸カスケードと呼ばれます．

肺では，PGは肺の伸展時に放出されて平滑筋を収縮させるので過度の血管伸展が防がれます．また，PGD_2，$PGF_{2α}$やTXA_2は気道平滑筋収縮させ，PGE_2，PGI_2は気道平滑筋を弛緩させる作用があります．

Fig. アラキドン酸カスケード

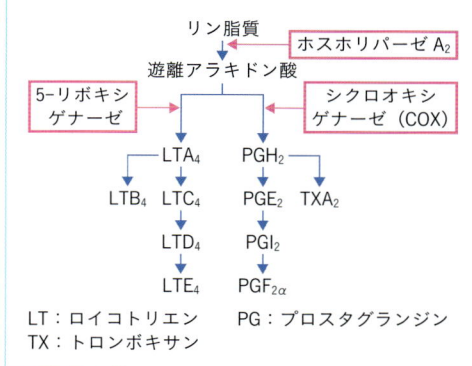

リン脂質 ← ホスホリパーゼA_2
↓
遊離アラキドン酸
5-リポキシゲナーゼ → ← シクロオキシゲナーゼ（COX）
↓   ↓
LTA_4 PGH_2
↓   ↓
LTB_4 LTC_4 PGE_2 TXA_2
       ↓   ↓
       LTD_4 PGI_2
       ↓   ↓
       LTE_4 $PGF_{2α}$

LT：ロイコトリエン　PG：プロスタグランジン
TX：トロンボキサン

▶ヒスタミン受容体

気道にはヒスタミンH_1受容体が多く存在し，ヒスタミンと結合すると気道平滑筋収縮，血管透過性亢進，気道分泌をおこします．また，数は多くはありませんがヒスタミンH_2受容体も存在し，気道平滑筋弛緩，ヒスタミン遊離抑制，サプレッサーT細胞刺激などアレルギーを抑制します．PAF（血小板活性化因子）は気道平滑筋収縮，分泌亢進させます．

C

呼吸器疾患の徴候

Preview

C-01	発熱	p.53
C-02	発熱のメカニズム	p.53
C-03	発熱の種類（熱型）と特徴	p.53
C-04	発熱をきたす呼吸器疾患	p.54
C-05	発熱への対処法	p.54
C-06	喀痰	p.55
C-07	痰の色調・性状	p.55
C-08	痰量の増加	p.56
C-09	痰の除去法	p.56
C-10	喀血	p.56
C-11	喀血の原因となる呼吸器疾患	p.56
C-12	喀血の診断と対応	p.57
C-13	咳嗽（せき）	p.57
C-14	咳嗽の種類	p.58
C-15	咳嗽への対応	p.59
C-16	胸痛	p.59
C-17	呼吸器系の胸痛	p.60
C-18	その他の胸痛	p.60
C-19	異常呼吸	p.61
C-20	呼吸の異常	p.61
C-21	特殊な異常呼吸	p.63
C-22	喘鳴	p.64
C-23	喘鳴の種類	p.64
C-24	喘鳴の原因	p.65
C-25	嗄声	p.65
C-26	声帯を傷害する疾患	p.65
C-27	反回神経を傷害する疾患	p.66
C-28	呼吸困難	p.66
C-29	呼吸困難の発生機序	p.66
C-30	呼吸困難の分類	p.67
C-31	随伴症状による鑑別	p.68
C-32	チアノーゼ	p.68
C-33	チアノーゼの種類	p.68
C-34	意識障害	p.69

Navi 1 診断の一助となる「熱型」

発熱は呼吸器疾患に特異的な徴候ではありませんが，熱型の種類と特徴を知ることで診断の助けとなります．

Navi 2 咳・痰・喀血と呼吸器疾患

咳嗽（せき）・喀痰は気道を清浄化するための防衛反応の1つですが，呼吸器疾患を含むさまざまな疾患の徴候でもあります．また，喀血も呼吸器疾患の症状として重要です．

▶ C-06～09 で喀痰を呈する疾患とそれぞれの特徴について述べます．
▶ C-10～12 では喀血を呈する呼吸器疾患を中心に解説を進めていきます．
▶ C-13～15 では呼吸器症状として最もよくみられる咳嗽（せき）を取り上げます．湿性咳嗽と乾性咳嗽，急性咳嗽と慢性咳嗽など咳嗽の種類や違いについて述べ，それぞれの原因疾患について解説していきます．

Navi 3 呼吸の数，深さ，リズムの乱れ

呼吸の数，1回換気量（呼吸の深さ），リズムが不規則になることを異常呼吸と呼びます．

▶ C-20 で異常呼吸のバリエーションとそれぞれの名称について整理し，▶ C-21 では呼吸器疾患で現れる特殊な異常呼吸について解説していきます．

Navi 4 狭窄した気道を通過する気流音

喘鳴は狭窄した気道を気流が通過する際に引きおこされる異常音です．窒息などの危険を伴う場合があり，呼吸器疾患の重要な徴候です．

Navi 5 「呼吸しづらい」「息が詰まる」「空気を吸えない」

呼吸困難は息苦しさを伴う呼吸器疾患の重要な徴候です．呼吸困難の発症メカニズムや分類について述べていきます．

C-01 発熱

▶レファレンス
- 内科診断②：p.199-203
- 内科診断②：p.42
- ハリソン④：p.123-127
- 標準生理⑧：p.880-882

One More Navi
マクロファージが常駐する肺、肝臓、骨髄、リンパ節（リンパ腫）の病変では発熱しやすい。
発熱の原因には、感染、脳疾患、悪性腫瘍、膠原病、アレルギー、薬剤などがあるが、感染症が最多。

One More Navi
自己免疫疾患や免疫複合体による発熱は関節炎、湿疹、腎炎、漿膜炎、リンパ節腫大を伴うことがある。

One More Navi
甲状腺機能亢進では皮膚血管が拡張するが熱産生がそれを上回る。
褐色細胞腫では熱産生と皮膚血管収縮で発熱する。

C-02 発熱のメカニズム

発熱は以下のようなメカニズムで引きおこされます。
①発熱物質によって単球（マクロファージ）が活性化される。
②活性化されたマクロファージからサイトカイン〔インターロイキン-1（IL-1）、腫瘍壊死因子（TNF）、インターロイキン-6（IL-6）〕が放出される。
③サイトカインが視床の血管内皮細胞のシクロオキシゲナーゼ（COX）を活性化し、プロスタグランジン E_2（PGE_2）が産生される。
④PGE_2 の働きにより細胞内の cAMP 濃度が上昇して視床下部の体温調節中枢のセットポイントが高めにリセットされる。
⑤交感神経を介して末梢の熱産生促進（褐色脂肪組織の代謝亢進や骨格筋の震え）と体表面からの熱放散抑制（血管収縮で体表面の血流減少）がおきて、深部温度が上昇する。

Fig. 発熱のメカニズム

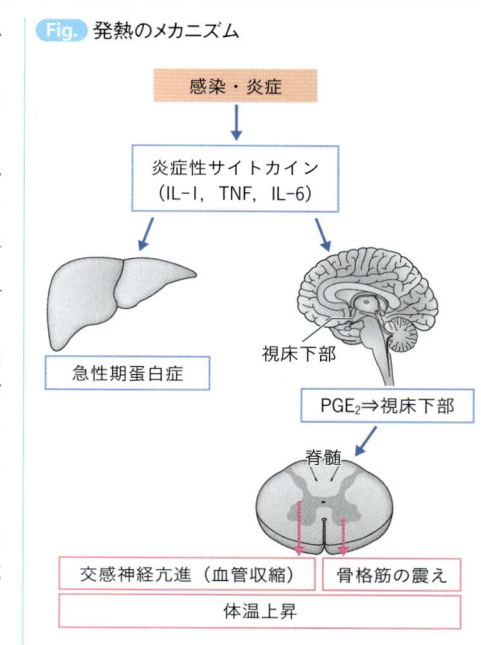

感染・炎症
↓
炎症性サイトカイン（IL-1, TNF, IL-6）
↓
急性期蛋白症 ／ 視床下部
PGE_2⇒視床下部
↓
脊髄
↓
交感神経亢進（血管収縮） ／ 骨格筋の震え
体温上昇

C-03 発熱の種類（熱型）と特徴

発熱は呼吸器疾患に限らず多くの疾患で認められる徴候であるため、そのものが診断に直接結びつくことはありません。しかし、熱型の種類と特徴を理解しておくと診断に役立ちます。

One More Navi
口腔内体温より直腸温は0.6℃高く、腋窩温は0.3℃低い。

One More Navi
健常人でも早朝と夕方の体温には違いがあり、朝1℃低い。

One More Navi
腋窩体温で38.0℃以下の場合は微熱、39.0℃以上は高熱と呼ぶ。口腔内体温の正常上限は37℃。

One More Navi
3週間以上持続する発熱は不明熱としてアプローチする。

▶稽留熱（けいりゅう）

稽留熱（continuous fever）は、1日の体温差が1℃以内の持続する高熱のことを指します。原因疾患としては、重症肺炎、粟粒結核、髄膜炎などが考えられます。

▶弛張熱

弛張熱（remittent fever）は、1日の体温差が1℃以上ですが、最低体温が37℃以下には下がらない発熱を指します。原因疾患としては、敗血症、化膿性疾患、感染

Fig. 熱型と体温の推移

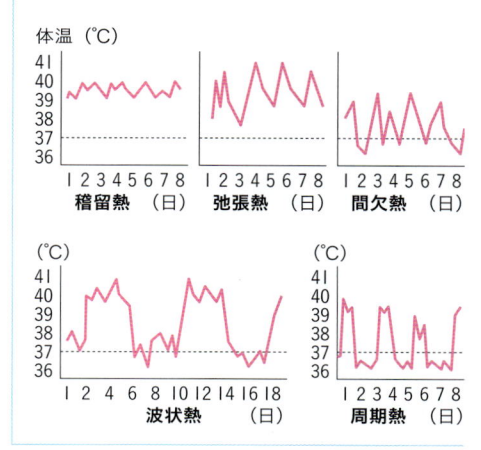

稽留熱（日） ／ 弛張熱（日） ／ 間欠熱（日）

波状熱（日） ／ 周期熱（日）

> **One More Navi**
> 弛張熱の remittent は，remit「緩和する」，remission「寛解（治癒ではない）」の派生語．間欠熱の intermittent は intermission「休止」「中休み」の派生語．

性心内膜炎，悪性腫瘍，膠原病などが考えられます．

▶間欠熱

間欠熱 (intermittent fever) は，1日の体温差が1℃以上で，最低体温が37℃以下に下がるものを指します．原因疾患としては，熱帯熱マラリア，胆道感染症，腎盂腎炎のほか，弛張熱の疾患でもおこり得ます．

▶その他の熱型

波状熱は有熱期と無熱期が不規則に繰り返す場合を指し，Hodgkin（ホジキン）病やブルセラ症などが考えられます．また，周期熱は規則的に発熱が繰り返すもので，家族性地中海熱や三日熱マラリアなどが考えられます．

C-04　発熱をきたす呼吸器疾患

発熱を引きおこす呼吸器疾患には感染性のものと非感染性のものがあります．

感染性の場合，細菌，ウイルス，真菌などによる急性・慢性炎症（気道炎・肺炎・肺膿瘍・胸膜炎）が原因として考えられます．一方，発熱をきたす非感染性の呼吸器疾患には，肺塞栓，化学性肺炎，線維増殖期の急性呼吸窮迫症候群（ARDS），無気肺，薬剤性肺障害，膠原病，血管炎，肺癌などがあげられます．発熱が持続するような場合には感染性以外の原因も考慮する必要があります．

> **One More Navi**
> 手術後48時間以内の発熱は無気肺が原因といわれていたが，手術で障害された組織から出るサイトカイン（IL-6）が原因．

> **One More Navi**
> 血液培養が最も陽性になりやすいのは悪寒戦慄を呈したとき．

C-05　発熱への対処法

高熱の状態は酸素消費量を増加させて脳障害を悪化させることがあるため，発熱が長期に及ぶような場合は状況によって解熱薬を使用します．

▶解熱薬

解熱薬は上昇したセットポイントを下げることで解熱効果をもたらします．しかし，むやみに解熱薬を使用すると，生体に備わっている防御機能を弱めてしまうほか，セットポイントが平熱以下に設定されて低体温から死亡する危険もあります．

●糖質コルチコイド

炎症性サイトカインやシクロオキシゲナーゼの産生を抑制し，大量投与で消炎性サイトカイン（リポコルチン-1 など）を誘導します．

●非ステロイド性抗炎症薬（NSAIDs）

アスピリンなどの NSAIDs は，シクロオキシゲナーゼを抑制（アスピリンは非可逆性に抑制）し，プロスタグランジン E_2 の産生を抑制して解熱します．

●アセトアミノフェン

シクロオキシゲナーゼを抑制しますが可逆性です．

▶クーリング

動脈が浅いところを通っている腋窩や鼠径部を冷やすクーリングはセットポイントを変えないので安全に行うことができる解熱法です．

> **One More Navi**
> 脱水で皮膚血管収縮や発汗が減ると熱が放散されずに発熱する（補液だけで解熱）．

> **One More Navi**
> 発熱により，細菌の増殖至適温度よりも体温が上昇して増殖が抑制され，免疫系も活性化する．

> **One More Navi**
> NSAIDs はシクロオキシゲナーゼ（COX-1 および COX-2）を非可逆的に阻害する．一方，アセトアミノフェンは最近発見された COX-3 を阻害して鎮痛・解熱効果を得るという説もあったが，メカニズムは完全には解明されていない．

C-06 喀痰

▶レファレンス
・内科診断②：p.401-409

One More Navi
気道分泌物の分泌亢進は，気道への物理的・化学的刺激や感染などによる炎症性変化，また基底細胞から分化する分泌細胞（杯細胞）の過形成などによっても引きおこされる．

One More Navi
痰を運ぶ線毛運動は，乾燥，冷気，喫煙，睡眠，加齢，麻酔，鎮痛薬で抑制され，過換気で促進される．

肺では1日に〜100 mLの気道分泌物（主成分はムチンで粘稠性）が分泌されており，これによって気道の加湿や吸入された異物の除去が行われています．気道分泌物に捉えられた異物は，気道上皮細胞の線毛運動や咳によって咽頭部まで運ばれますが，通常，無意識の嚥下や蒸発がおこり喀出されることはありません．

しかし，喫煙や粉塵の吸入，細菌性気道感染，アレルギー，自律神経異常，あるいは心不全に伴う肺うっ血などで，気道分泌物の分泌量が増えると，その余剰が痰として喀出され，これを喀痰（sputum）と呼びます．

C-07 痰の色調・性状

痰の色調（透明，白色，黄色〜緑色）や性状（粘性や血液成分の有無）を観察することで，疾患を大まかに推測することができます．痰の性状は，①膿性痰，②粘性痰，③漿液性痰，④血痰に分類することができます．

▶ **膿性痰**

痰の色調が黄色〜緑色のものを膿性痰と呼びます．この色調は好中球に含まれる酵素（ペルオキシダーゼ）によるもので，このことからもわかるとおり，膿性痰は気道に細菌感染があることを示唆しています．

膿性痰には臭気（におい）を伴うものがあり，腐敗臭を呈する場合は嫌気性菌感染が考えられます．
▶J-22

One More Navi
喘息で好酸球が多いと黄色い膿性痰を呈することがある．

▶ **非膿性痰**

色調が透明や白色（空気成分が気泡となって白くみえる）を呈する痰で，痰の粘性によって粘性痰と漿液性痰とに区別することができます．

● **粘性痰**

気道粘膜下腺の杯細胞（粘液細胞）から分泌された粘液を主成分とした粘り気のある白色の痰を指します．喘息や慢性気管支炎でよくみられ，これに感染が加わると粘膿性痰や膿性痰を呈するようになります．

● **漿液性痰**

One More Navi
気管支喘息の痰を顕微鏡で調べると Curschmann（クルシュマン）螺旋体や Charcot-Leyden（シャルコー・ライデン）結晶など，特徴的な結晶が認められる．

透明でさらさらした性状の痰で，肺・気管支毛細管の透過性亢進で血漿成分が肺胞腔内に漏出しておこります．肺胞上皮癌や肺化膿症では大量の漿液性痰がみられます．

▶ **血痰**

One More Navi
鼻出血が喉に落ちて排出されたり，咽頭や喉頭の腫瘍からの出血があったりする場合は，血痰と紛らわしいので注意を要する．

痰に血液成分が混ざったものを血痰と呼びます．血痰は気道〜肺実質のどこかで，気管支動静脈または肺動脈から出血があった場合に引きおこされます．血痰においても色調と性状が識別のポイントとなります．

● **ピンク色の泡沫性痰**

肺うっ血（肺水腫）による漏出液を反映しており，出血によってピンク色を呈し，泡沫はサーファクタントが泡立ったものです．

● **錆色痰**（さびいろ）

赤色ぎみの粘膿性痰のことを指し，錆色の喀痰は肺炎球菌による肺化膿症や肺膿瘍が考えられます．
▶J-17

● 褐色で粘稠な痰

クレブシエラ肺炎やアレルギー性気管支肺アスペルギルス症では，褐色で糸を引くほど粘稠な痰がみられます．

C-08 痰量の増加

気管支拡張症，気管支瘻を伴う膿胸（肺化膿症），細気管支肺胞癌などでは，1日に150 mL 以上の多量の痰が喀出されます．

なお，痰量が多い場合には1日量の痰を蓄積（蓄痰）し，これを観察します．蓄痰が2層（上が泡沫性，下が膿性）を形成する場合には肺化膿症が，3層（上が泡沫性，中が漿液性，下が膿性）を形成する場合には気管支拡張症が疑われます．

C-09 痰の除去法

痰量が多く，貯留が認められる場合は排痰を行うことがあります．排痰は以下を考慮して行います．
①分泌物の流動化：線毛運動の活発化，水分分泌促進，呼吸理学療法など
②痰排出の活性化：分泌物の移動を促す体位をとり痰を誘導する（体位ドレナージ）
③加湿

また，気道閉塞がある場合には気管支拡張薬を用います．

> **One More Navi**
> 自力での喀痰が難しい場合や気管挿管や気管切開などが行われている場合は，吸引を行うことがある．
> なお，痰の吸引は経鼻的に行うほうが嚥下反射がおこりにくい．

C-10 喀血

▶レファレンス
・内科診断②：p.410-415
・ハリソン④：p.240-242

喀血（hemoptysis）とは咳とともに血液を喀出する場合を指し，1時間に50 mL以上，または24～48時間で600 mL以上の喀血は大喀血と呼びます．

なお，消化管からの出血が原因のものは吐血と呼ばれ，喀血とは区別されます．吐血は胃液による酸化を受けて暗赤色を呈することが多く（ただし，食道静脈からの出血や胃潰瘍の出血は鮮紅色を呈す），嘔吐とともに吐出され，酸性で泡沫がなく，食物残渣を含むことがあります．

C-11 喀血の原因となる呼吸器疾患

▶炎症性疾患

気道に慢性炎症がある場合，気管支動脈系の血管新生がおこり，炎症によってこれが破綻して気道内に出血し，喀血がおこります．気管支拡張症はその代表例で，気管支動脈が拡張していることから大出血（大喀血）を引きおこすことがあります．

▶肺癌

肺癌のうち肺門に多い扁平上皮癌は気管支腔に露出しているため出血しやすく，喀血の原因になります．一方，小細胞癌は気管支粘膜下を浸潤するので出血はあまりありません．また，転移性肺癌の出血は稀ですが，絨毛上皮腫は血行性転移で血管を破壊することからよく出血をおこします．

> **One More Navi**
> 喀血の原因疾患
> ①呼吸器疾患
> ・気管支拡張症
> ・活動性肺結核（Rasmussen動脈瘤）
> ・肺結核後遺症
> ・肺アスペルギルス症
> ・肺炎
> ・Goodpasture症候群
> ・肺高血圧症
> ・肺吸虫症
> ・肺膿瘍
> ・特発性喀血症　など
> （つづく）

One More Navi

喀血の原因疾患（つづき）
②循環器疾患
・大動脈瘤
・肺塞栓症，肺梗塞
・うっ血性心不全　など
③全身性疾患
・出血性素因
・膠原病
・肩部強敵多発血管炎
・Wegener 肉芽腫症　など
④その他
・外傷性
・気道内異物
・子宮内膜症　など

One More Navi

肺胞出血の四主徴は①喀血，②貧血，③びまん性浸潤影，④呼吸不全．

▶肺結核

肺結核では肺実質に壊死巣が発生し，やがて壊死巣の内容物は気道に排出され，そこに空洞が形成されます．この空洞の壁面に新生した血管や動脈瘤（Rasmussen動脈瘤）が破れると喀血が生じます．

▶肺炎

肺炎では肺組織が破壊され，血管壁が破綻して出血を引きおこします．なお，ブドウ球菌やクレブシエラ属菌による肺炎や肺真菌症（肺アスペルギルス症）の場合，急激な壊死と空洞形成から出血をきたすことがあります．

Fig. 呼吸器系の主な喀血の原因

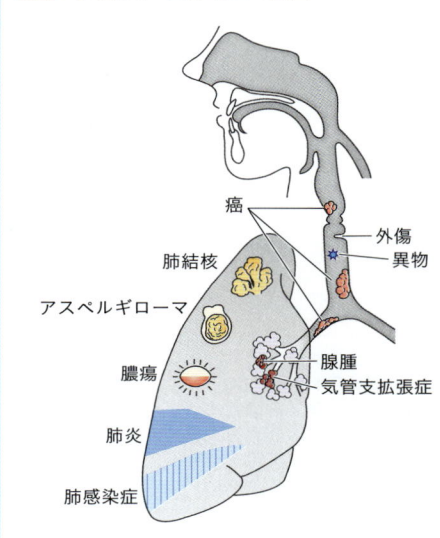

癌／外傷／異物／肺結核／アスペルギローマ／腺腫／膿瘍／気管支拡張症／肺炎／肺感染症

関連項目

▶呼吸器疾患以外の原因疾患

● 循環器系疾患

大動脈瘤やうっ血性心不全で喀血を生じることがあります．うっ血性心不全では，ピンク色の泡沫性痰が特徴的です．また，肺塞栓・肺梗塞では，障害部位で血液凝固線溶系の異常がおこり，血管壊死から出血が生じることがあります．

● 全身性疾患

上記のほか，出血性素因（白血病，再生不良性貧血）や膠原病（全身性エリテマトーデス；SLE），医原性を含む外傷などがある場合に，喀血が引きおこされることがあります．また，子宮内膜症では子宮内膜組織が胸腔内に迷入し，月経周期に一致した喀血（月経随伴性喀血）を呈することがあります．

C-12 喀血の診断と対応

喀血がみられた場合にはその原因を特定する必要がありますが，多くは気管支鏡による診断が行われます．

大喀血では窒息死の危険があるため，出血源の肺を下にした側臥位で患側から健側に血液が流入することを防ぎ，頭低位にして流出を促します．また，冷やしたり（血管収縮），選択的挿管（出血肺の気管支を閉塞）や選択的気管支動脈塞栓術で止血を行います．体動や会話は咳を誘発して再出血しやすいので安静にします．

C-13 咳嗽（せき）

▶レファレンス
・内科診断②：p.401-409
・ハリソン④：p.238-240

咳嗽（cough）は最も多い呼吸器症状です．気管に炎症や異物があると喉頭や気管支の壁に分布した迷走神経末端の受容体が刺激され，反射的に咳嗽がおこります．咳嗽は気道内に異物が入りこむことを防ぎ，気道分泌物を喀出して気道を清浄化するための防御反応の１つであり，通常でもみられる生体反応ですが，肺塞栓，肺炎，

心不全のように，命にかかわる疾患でありながら症状が咳嗽だけという場合もあるため，患者の観察と症状の見極めが重要になります．

C-14 咳嗽の種類

▶喀痰の有無

痰の喀出を伴わない，いわゆる空咳は乾性咳嗽（dry cough）と呼ばれ，主に上気道の疾患でおこります．一方，喀痰を伴うものは湿性咳嗽（wet cough）と呼ばれ，下気道の疾患でおこります．

Tab. 咳嗽の種類と原因疾患

	乾性咳嗽	湿性咳嗽
特徴	物理的，心理的な要因や薬剤が関与しておこることが多い．	感染やアレルギーなどに起因することが多い．
原因疾患	・上気道炎 ・間質性肺疾患（間質性肺炎, 肺線維症, サルコイドーシス, 過敏性肺炎, 癌性リンパ管症） ・肺気腫 ・胸膜炎 ・心因性 ・薬剤の副作用	・急性気管支炎 ・慢性気管支炎 ・気管支拡張症 ・びまん性汎細気管支炎 ・肺炎 ・肺膿瘍 ・気管支喘息 ・肺癌 ・肺水腫

▶咳嗽の持続期間

発症から8週間以内の咳を急性咳嗽と呼び，8週間以上続く咳を慢性咳嗽と呼びます．3週間未満を急性，3〜8週間を遷延性，8週間以上を慢性とする場合もあります．

慢性咳嗽の原因として，よくみられるものは以下のとおりです．

Fig. 咳嗽の持続時間と原因

急性咳嗽　遷延性咳嗽　慢性咳嗽

非感染性咳嗽
感染性咳嗽

・喘息
・逆流性食道炎
・慢性気管支炎
・気管支拡張症
・感染後咳嗽
など

発症　3週　8週
持続期間

● 喘息

咳嗽とともに喘鳴が目立つ気管支喘息と，咳嗽が主症状の咳喘息とがあります．咳喘息は喘鳴や呼吸困難がなく，特に夜間・早朝に連続する激しい咳を呈します．痰が出にくいことも特徴です．

● 逆流性食道炎

食道に分布する迷走神経末端が刺激されて咳嗽がおこります．

● 慢性気管支炎

就寝中に低下した咳反射のために溜まった痰を喀出するため，起床時に咳き込むのが特徴です．

● 好酸球性気管支炎

気管支粘膜に浸潤する白血球が好酸球優位である気管支炎で，多くは気管支喘息やアレルギー性炎症が原因です．

● 気管支拡張症

咳嗽とともに多量の膿性痰を伴います．

One More Navi

乾性咳嗽の発生機序には，気道表層の咳受容体の感受性亢進（アトピー咳嗽：H₂受容体拮抗薬やステロイドが有効）と気管支平滑筋の収縮で誘発されるもの（咳喘息：気管支拡張薬が有効）がある．

One More Navi

犬の遠吠えのような咳は急性喉頭炎（クループ症候群）で，呼吸困難になる可能性がある．

One More Navi

肺胞蛋白症では乾性咳嗽が主で，ときにゼラチン状痰がみられる．

One More Navi

慢性咳嗽の三大原因疾患
日本独自の概念で，①アトピー咳嗽，②咳喘息，③副鼻腔気管支症候群）があげられる．

One More Navi

咳反射を低下させる要因
・脳血管障害
・ドパミン受容体遮断（抗精神病薬）
・睡眠中
・麻酔薬
・末梢神経障害（葉酸, ビタミンB₁₂欠乏）

●喫煙
　喫煙による刺激で慢性の咳が出現します．禁煙しても咳嗽が1か月続くことがあります．

●感染後咳嗽
　上気道感染治癒後，上気道炎に伴って3～8週続く乾性咳嗽です．なお，慢性咳嗽で感染症そのものが原因であることは稀です．

●後鼻漏
　副鼻腔炎で鼻水が喉に落ち，気道を刺激しておきる咳嗽です．

●薬剤の副作用
　降圧薬のアンジオテンシン変換酵素（ACE）阻害薬を用いると10%に咳嗽の副作用がみられます（女性に多い）．咽頭の違和感（いがいが感）を伴い，痰は出ません．また，β遮断薬も咳嗽の副作用があります．薬剤を中止しても咳嗽が1か月続くことがあります．

●その他
　上記に加え，稀に気管支の癌，結核，慢性間質性肺炎，サルコイドーシス，左心不全，誤嚥などで慢性咳嗽が出現することがあります．

> **One More Navi**
> マイコプラズマ感染後の気道過敏症によって空咳が頻回に出る．マイコプラズマは気管線毛上皮細胞に付着して増殖し，下気道粘膜上皮を破壊するが，菌体成分が引きおこす種々の免疫反応のほうがより重要．

> **One More Navi**
> 心不全では就寝後30分くらいで下肢からの血流増加で肺水腫が悪化して咳がおきる．

C-15 咳嗽への対応

　咳嗽は優れた防衛反応の1つであり，気道の清浄化（膿性痰などを強い空気で排出する）に必要であるため，通常は薬物による鎮静を行うべきではありません．しかし，咳嗽は患者の体力を消耗させる原因になる（1回の咳嗽で2 kcalを消費）ため，気道の清浄化に役立たない咳嗽は鎮咳薬，鎮静薬（オピオイド），気管支拡張薬などを用いて鎮めます．また，気道内分泌物は咳嗽を誘発するため，去痰薬や分泌抑制薬を投与して不快感を取り除きます．
　なお，逆流性食道炎に伴う咳嗽には対してはプロトンポンプ阻害薬を用います．

C-16 胸痛

▶レファレンス
・内科診断②：p.416-424
・ハリソン④：p.90-95

Fig. 胸痛をきたす疾患

脳神経系
不安，パニック発作
心臓神経症

呼吸器
肺梗塞，肺動脈塞栓症
胸膜炎，胸水，気胸
肺炎・肺癌の胸膜への浸潤

皮膚・筋肉・骨
帯状疱疹，肋間神経痛，肋軟骨炎，筋肉痛，骨折など

消化器
食道けいれん，逆流性食道炎，食道・胃潰瘍，急性胃炎，膵炎，胆石症

血管系
解離性大動脈瘤，肺塞栓症

心臓
冠動脈疾患：狭心症，心筋梗塞
心筋虚血（冠動脈疾患を除く）：大動脈弁狭窄症，肥大症，心筋症，重症貧血，重症高血圧，低酸素血症
虚血のない疾患：僧帽弁逸脱，急性心膜炎

　胸痛（chest pain）は胸部の不快感，灼熱感，圧迫感，絞扼感などを含む症状のこ

とを指し，原因は呼吸器系だけでなく，心血管系，消化器系，胸壁や皮膚の問題に由来するもの，不安神経症（心臓神経症）などさまざまです．また，胸痛は心筋梗塞や急性肺血栓塞栓症，大動脈疾患など命にかかわるものから，治療を要しないものまで幅があり，その見極めが重要となります．

心膜疾患を除き，呼吸器以外の胸痛では呼吸による痛みの変化が乏しいことが鑑別のポイントとなります．

C-17　呼吸器系の胸痛

▶胸壁由来の胸痛

●胸膜痛

胸膜痛（pleurodynia）は，壁側胸膜に分布する肋間神経と横隔神経を介して伝えられる胸部の痛みのことで，吸気や咳によって増強する針で刺すような鋭い痛みが特徴的です．肺組織や臓側胸膜には感覚神経が分布していないため，壁側胸膜に及ぶ炎症（肺炎など）や胸膜を伸展する病変により痛みが出現します．

代表的な原因疾患としては，肺炎，胸膜炎，肺梗塞，自然気胸，胸水貯留などがあげられ，肺底部の胸膜炎では関連痛が肩に及ぶことがあります．また，自然気胸では呼吸困難を伴う突然の一側性の胸痛が特徴で，胸水貯留は胸水の貯留量が増加すると痛みが軽減することがあります．

●筋・骨格・神経に由来する胸痛

肋骨骨折や肋軟骨の炎症がある場合には胸部に疼痛をきたし，その部位を圧迫すると痛みが生じ，呼吸で痛みが増強することもあります．また，帯状疱疹では胸部に肋間神経の走行に沿った電撃痛を認めます．

呼吸筋の疲労でも胸痛が発生することがあります．

▶肺血栓塞栓症に伴う胸痛

急性肺血栓塞栓症 ▶M-02 では，突然の呼吸困難，乾性咳嗽，血痰を伴う押し潰されそうな胸痛がみられ（心筋梗塞と紛らわしい），患者が胸痛を訴える場合にこの疾患を思いつくことが重要です．胸痛は肺動脈の伸展が交感神経を刺激して発生すると考えられており，肺梗塞になると壊死した肺組織が胸膜を刺激して胸膜痛を生じます．

▶急性気管支炎に伴う胸痛

太い気管や気管支の粘膜には感覚神経（迷走神経）が分布しており，炎症によって痛みが生じ，胸痛として訴えられることがあります．

C-18　その他の胸痛

▶心臓由来の胸痛

●狭心症の胸痛

狭心症では，胸骨下の絞扼感や圧迫感があり，左上肢に放散しますが，安静によって5分以内に軽快します．

●心筋梗塞の胸痛

心筋梗塞の胸痛は，ニトログリセリンが無効の30分以上続く激烈な疼痛で，冷や汗，吐き気，嘔吐，ショック・発熱を伴うこともあります．

One More Navi

胸壁由来の胸痛は体性痛であり，疼痛部位は明瞭で，刺激に対して痛みを速やかに感じる．一方，内臓器由来の胸痛は内臓痛であり，自律神経求心路を介するので，痛みの部位が不明瞭で，関連痛が出現する．

One More Navi

自然気胸の胸痛は突発性の限局性の鋭い痛みで，内臓痛なので抗コリン薬で消失する．

One More Navi

小さい肺血栓塞栓では胸痛以外の症状がなく，またD-ダイマーが陰性なら否定はできるが，陽性では他の疾患（心筋梗塞，大動脈解離，肺炎，癌）もありえる．

One More Navi

関連痛と放散痛

関連痛は原因となる内臓周囲の皮膚表面に現れるが，関連痛のうち，病気の原因部位と全くかけ離れた部位に現れる場合を放散痛という．

● その他の心臓由来の胸痛

心膜炎の痛痛は，痛みが発熱後に前胸部から頸・肩に放散し，⒫仰臥位，吸気，咳で増強します．僧帽弁逸脱症では運動に関係のない胸痛が出現し，心悸亢進を伴います．

▶ 大動脈由来の胸痛

大動脈解離では引き裂くような，あるいは締め付けるような痛みが，背中，腹部，下肢へと進行します．⒫高血圧の併発が多く，発症時には血圧の低下はみられませんが，⒫血圧に左右差がみられます．

▶ 消化器系由来の胸痛

消化性潰瘍では胸骨下，前胸部痛が空腹時に増強します．急性膵炎では心窩部から胸部に左背下部に激痛があり，胆道系疾患（急性胆嚢炎や胆石症）では前胸部から横隔膜付近の関連痛として痛みが右肩，上肢に放散します．

> **One More Navi**
> 食道上部の痛みは腋窩を含む第4胸椎レベルに関連痛として放散する（食道下部は第6胸椎レベル：胸骨剣状突起）．
> 食道痙攣も胸痛をおこし，逆流性食道炎や空気の逆流をストレスによって過敏に感じる．ニトログリセリンが有効なので狭心症とまぎらわしい．

C-19 異常呼吸

▶ レファレンス
・内科診断②：p.105

呼吸は自律神経の働きによって，無意識でも呼吸数 13～18 回/分，1 回換気量は 450～500 mL，胸腹式呼吸でリズムは規則的に保たれています．⒫異常呼吸（abnormal breathing）とは，呼吸数，1 回換気量（呼吸の深さ），リズムが不規則になることを指し，原因として呼吸中枢や呼吸の調節機能の異常が考えられます．

C-20 呼吸の異常

呼吸は①呼吸数，②呼吸の深さ，③リズムに着目して観察を行います．

> **One More Navi**
> 呼吸数の正常値
> 乳児～1歳　：30～50/分
> 1～2歳　　：25～30/分
> 2～8歳　　：20～25/分
> 8～12歳　 ：18～20/分
> 12歳～成人：14～18/分
> 鍛えられている運動選手
> 　　　　　：6～10/分程度．

> **One More Navi**
> 肺胞低換気をきたす疾患
> ・呼吸中枢抑制（脳炎，麻酔薬，肝性昏睡など）
> ・重症筋無力症
> ・胸郭異常（後側彎症）
> ・代謝性アルカローシス
> ・睡眠時無呼吸症候群

> **One More Navi**
> 肺胞過換気をきたす疾患
> ・呼吸器疾患（肺炎など）
> ・循環器疾患（左心不全など）
> ・脳疾患
> ・妊娠
> ・敗血症
> ・薬剤（サリチル酸，プロゲステロン）
> ・貧血
> ・発熱
> ・代謝性アシドーシス

▶ 呼吸数の異常
● 頻呼吸

頻呼吸（tachypnea）とは，⒫呼吸数が 25 回/分以上に増加した状態のことを指し，低酸素血症，心不全，髄膜炎，発熱時，精神的興奮などで出現します．

● 徐呼吸

徐呼吸（bradypnea）とは，⒫呼吸数が 10 回/分以下に減少した状態のことを指し，脳圧の亢進，モルヒネ中毒，代謝低下時などでみられます．

▶ 呼吸の深さの異常
● 過呼吸

過呼吸（hyperpnea）とは，1 回換気量が増加した状態のことを

Fig. 呼吸数の異常

正常
呼吸の深さ（1 回換気量）
呼吸数

頻呼吸
呼吸数が 25 回/分以上に増加

徐呼吸
呼吸数が 10 回/分以下に減少

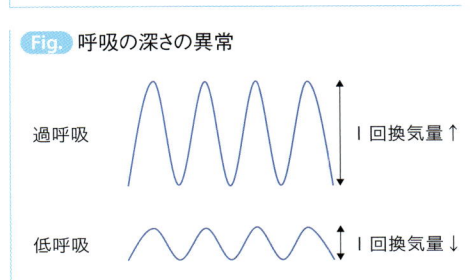

Fig. 呼吸の深さの異常

過呼吸
1 回換気量↑

低呼吸
1 回換気量↓

指します．呼吸数は不変である場合と増加する場合とがあり，後者を特に多呼吸と呼ぶことがあります．主に神経症や激しい運動後にみられます．

- **低呼吸**

低呼吸（hypopnea）とは，1回換気量が低下した状態のことを指します．呼吸筋の麻痺や睡眠時にみられます．

▶呼吸数と深さの異常

Tab. 呼吸数と呼吸の深さのバリエーション

		呼吸の深さ	
		過呼吸（1回換気量↑）	低呼吸（1回換気量↓）
呼吸数	頻呼吸 ⇒呼吸数25回/分以上	多呼吸（過呼吸） ⇒呼吸性アルカローシス	浅速呼吸 ⇒拘束性障害
	徐呼吸 ⇒呼吸数10回/分以下		少呼吸 ⇒中枢性呼吸低下 ⇒神経伝導路の障害

- **多呼吸**

多呼吸（polypnea）とは，頻呼吸かつ過呼吸の状態を指し，過換気症候群のほか，びまん性間質性肺炎，肺水腫，肺血栓塞栓症などでみられます．過換気症候群では，換気量の急な増大によりpHが上昇し，呼吸性アルカローシスを呈します．

- **浅速呼吸**

浅速呼吸（rapid shallow breathing）は，呼吸数の増加と1回換気量の低下（呼吸が浅くなる）を呈する異常呼吸で，気胸，肺血栓塞栓症，間質性肺炎，肺水腫などの拘束性障害に伴って出現します．

- **少呼吸**

少呼吸（olygoypnea）とは，徐呼吸かつ低呼吸の状態を指し，呼吸中枢の機能低下や中枢から呼吸器系への神経伝導路の障害によって引きおこされます．

▶呼吸のリズムの異常

- **Kussmaul 呼吸**（クスマウル）

Kussmaul 呼吸は深く大きな呼吸で呼吸数は正常〜増加します．糖尿病性ケトアシドーシスや尿毒症などの代謝性アシドーシスに伴って出現します．pHの低下が呼吸中枢を刺激し，1回換気量を増加させて呼吸性に CO_2 を排出しようとする反応（呼吸性代償）です．

- **Cheyne-Stokes 呼吸**（チェーンストークス）

Cheyne-Stokes 呼吸は，無呼吸状態から浅い呼吸となり，次第に呼吸が深くなってピークに達した後，浅い呼吸になり無呼吸状態に戻るというパターンを周期的に繰り返す異常呼吸で，化学受容体の感受性変化や循環時間延長による不安定な呼吸調節系が原因です．

Fig. 呼吸リズムの異常

Kussmaul 呼吸　1回換気量増加　呼吸数は正常〜増加

Cheyne-Stokes 呼吸　1回換気量が漸増漸減し，無呼吸となる周期を繰り返す

Biot 呼吸　無呼吸を伴う不規則な呼吸パターン

One More Navi

市中肺炎の重症度の指標になる日本のA-DROPシステムでは呼吸数がない（臨床で数えることが稀？）．

A（age）：男性70歳以上，女性75歳以上
D（dehydration）：BUN 21 mg/dL 以上または脱水あり
R（respiration）：SpO_2 90%以下（PaO_2 60 Torr 以下）
O（orientation）：意識障害あり
P（pressure）：血圧（収縮期）90 Torr 以下

しかし，英国胸部疾患学会のCURB-65や米国のPSIでは，呼吸数＞30/分の項目がある．

原因疾患には，中枢神経疾患（脳血管障害，脳腫瘍，頭部外傷）やうっ血性心不全，薬物中毒（アルコール，モルヒネ，バルビタール），尿毒症などがあります．

● Biot呼吸

Biot呼吸は，深い頻呼吸とそれが中断して無呼吸となる期間とが周期性なく繰り返される異常呼吸で，脳腫瘍や髄膜炎・脳炎，脳圧亢進による呼吸中枢の障害が疑われます．

C-21 特殊な異常呼吸

▶ 口すぼめ呼吸

Fig. 口すぼめ呼吸と努力性呼吸

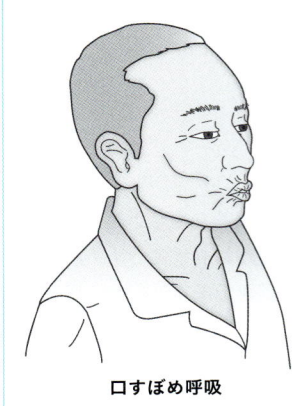

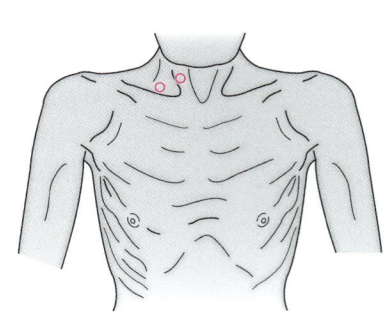

口すぼめ呼吸

努力性呼吸
補助呼吸筋の動員により鎖骨上窩や肋骨に陥凹が認められる．

One More Navi
空気とらえこみ現象
肺気腫や気管支喘息などがあると呼気が不十分な状態となるため，努力肺活量（FVC）が肺活量（VC）に比べて減少し，これを空気とらえこみ現象（air trapping）という．

口すぼめ呼吸（pursed lips breathing）は，呼気時に気道が閉塞する肺気腫などでみられる呼吸法で，患者は呼気相で無意識に口をすぼめ，ゆっくりとした呼息を行います．口すぼめ呼吸は，気道内圧を高め，呼気時の気道閉塞による空気とらえこみ現象（air trapping）を防ぐ効果があります．

▶ 努力性呼吸

努力性呼吸（labored breathing）は，安静時には動員されない補助呼吸筋を使って行われる呼吸のことを指し，呼吸数が増加し，鎖骨上窩や肋骨の陥凹が認められます．

低酸素血症や高二酸化炭酸血症，代謝性アシドーシス，重症の呼吸器疾患などでみられ，緊急処置が必要となります．

One More Navi
高二酸化炭素血症では，手が温かく，羽ばたき振戦や傾眠傾向が出現することもある．

呼吸にあわせて鼻孔が動く鼻翼呼吸，肩の上下運動を伴う肩呼吸，瀕死の患者にみられる下顎呼吸（意識低下で吸気のたびに口を開けるが横隔膜は動かない）は努力性呼吸の一種です．

▶ 陥没呼吸

陥没呼吸（inspiratory retraction）は，上気道の狭窄や肺コンプライアンスの低下がある場合に，吸気時に肋間や季肋下，胸骨，鎖骨上窩など胸壁の比較的軟らかい部位が陥没する呼吸のことを指します．吸気時の胸腔内圧を高め，吸気を増加させるための異常呼吸で，呼吸障害の徴候として重要です．

▶奇異性呼吸

奇異性呼吸(paradoxical breathing)とは、P①呼吸に際して通常は同じ方向に運動する胸壁と腹部が、同調せずに動く場合や、②呼気、吸気で左右の胸壁が逆に動く場合を指します。

①は外傷に伴う胸壁動揺(flail chest)▶D-14 や横隔神経麻痺、横隔膜などの呼吸筋の高度な疲労などで出現します。また、P上気道の閉塞(舌根沈下など)は呼吸に伴う胸壁と腹部の動きが逆の状態となるシーソー呼吸を呈することがあります。

②は一側の無気肺や緊張性気胸などでおこります。

Fig. 奇異性呼吸(シーソー呼吸)

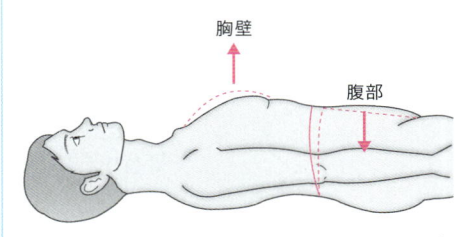

通常は吸気時に膨らみ、呼気時にもとに戻る胸壁と腹部が、奇異性呼吸では逆の動きをする。

▶体位性の異常呼吸

●起座呼吸

起座呼吸(orthopnea)は、P呼吸困難感から臥位になれず患者が座位となる徴候を指し、うっ血性心不全や気管支喘息の発作時にみられます。うっ血性心不全では座位をとることで肺血流量が減少するため、呼吸困難感が軽減します。一方、喘息発作時は臥位での喀痰が困難であることから患者は座位をとります。

●側臥位呼吸

側臥位呼吸(trepopnea)は、胸水の大量貯留がみられる病態で、患者が患側を下側にした側臥位をとる徴候を指します。一側の無気肺などでも出現します。

C-22 喘鳴

▶レファレンス
・内科診断②:p.443-448

喘鳴(wheezing)とは、狭窄した気道を通過する気流の乱れやこれに伴う気道壁の振動によって引きおこされる異常音のことを指し、聴診器を用いずに聴取することができます。喘鳴は、病変が胸郭外にあるときには吸気時に、胸郭内にあるときには呼気時に聴取しやすくなります。

C-23 喘鳴の種類

▶呼気性喘鳴

主に呼気相で聴こえる「ヒューヒュー」という連続性(0.25秒以上続く)の高調音は笛音(wheeze)と呼ばれ、「ゼーゼー」という低調音はいびき音(rhonchi)と呼ばれます。▶D-17 呼気性の喘鳴は気管支の閉塞でおこります。

呼気時に喘鳴が強くなる機序は、P呼気時に肺が縮んで気道壁にかかる力が減弱し、さらに努力呼気によって胸腔内圧が高まると、吸気時に広がっていた気道が狭くなり、気流速度が増すためです。

▶吸気性喘鳴

一方、P吸気相で聴こえる連続性異常音はstrider(喘音)と呼ばれ、上気道の狭窄を示す所見として重要です。原因としては、小児では喉頭蓋炎、クループ、異

One More Navi

吸気時に胸壁が膨隆、腹部が陥凹する場合もあれば、胸壁が陥凹、腹部が膨隆する場合もある。呼気時には胸壁と腹部がその逆の動きをする。

One More Navi

胸壁動揺(flail chest)
3本以上の肋骨が2か所以上骨折しているときにみられる。奇異性呼吸のほかに、吸気時に胸腔内圧が陰圧のため陥没し、呼気時には外へ膨隆する。

One More Navi

呼気終末の喘鳴は病的でない。単調性喘鳴は腫瘍や異物による狭窄で、多調性喘鳴は喘息や肺気腫でおこる。

One More Navi

急性喉頭蓋炎(acute epiglottitis)
喉頭蓋の細菌感染で発症する炎症性疾患。重症例では急速に進行して窒息に至る。

One More Navi

クループ(croup)
上気道のウイルス感染によって喉が腫れ、呼吸が妨げられた状態のことで、呼吸困難になりやすく、犬吠様咳嗽や喘鳴、嗄声がみられる。

Fig. 気道狭窄の部位と喘鳴

吸気時 　　　　　　呼気時

胸郭外

大気圧＞気道内圧　　大気圧＜気道内圧

胸郭内

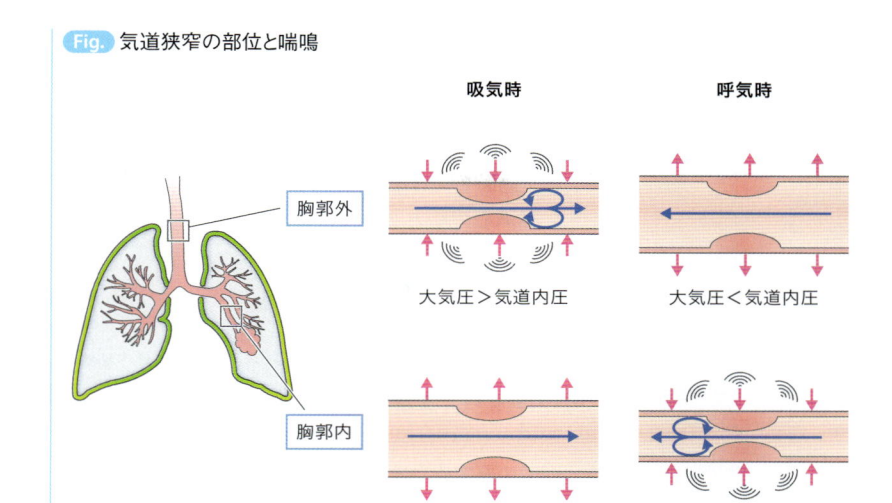

胸郭内圧＜気道内圧　　胸郭内圧＞気道内圧

物の誤嚥などが，成人では声帯機能障害，声帯浮腫や声帯麻痺（抜管後），喉頭腫瘍，アレルギー反応，異物の誤嚥，咽後膿瘍などが考えられます．

　stridorを呈する患者が急性の呼吸困難状態にある場合は窒息の危険があり，緊急事態です．

C-24 喘鳴の原因

喘鳴を引きおこす原因としては以下が考えられます．
①気管支平滑筋の攣縮
②気道粘膜下の浮腫
③気道壁の肥厚または菲薄化
④肺弾性収縮力の減弱
⑤気道内分泌物の貯留　など

　腫瘍や異物など気管・気管支の局所的な閉塞では限局性の喘鳴が聴取され，一方で喘息，慢性閉塞性肺疾患や心不全（心臓喘息），気管支拡張症，小児の細気管支炎，アナフィラキシーなど気道全体が侵される疾患では広範な喘鳴が聴かれます．

One More Navi
喘鳴の鑑別
・気管支喘息
・慢性閉塞性肺疾患（COPD）
・急性・慢性左心不全
・気管支・細気管支炎
・びまん性汎細気管支炎
・急性，慢性の喉頭・気管炎
・刺激物質吸入
・肥満

C-25 嗄声

▶レファレンス
・内科診断②：p.341-344

One More Navi
喉頭の乾燥による嗄声には，ステロイド含有ネブライザーが有効．ただし，逆にステロイド吸入で喉頭筋の筋力が低下して嗄声になることもある（ステロイドミオパチー）．

嗄声（hoarseness）とは，しわがれ声のことで，声帯の病変だけでなく声帯を動かす反回神経麻痺も原因になります．なお，声帯の粘膜を振動させるには，粘膜が十分に湿っていることが重要で，乾燥した状態では声になりません．このため，抗ヒスタミン薬などで喉頭が乾燥すると，嗄声は悪化します．

C-26 声帯を傷害する疾患

　声帯そのものを傷害して嗄声を引きおこす喉頭の病変には，急性喉頭炎，慢性喉頭炎，声帯ポリープ，声帯結節，ポリープ様声帯，声帯白板症，声帯乳頭腫，喉頭癌などがあります．

C-27 反回神経を傷害する疾患

反回神経は感覚線維と運動線維からなる迷走神経の枝で、右は鎖骨下動脈を回るだけですが、左は大動脈弓の前方から後方に回り、気管と食道の間の溝を通って喉頭粘膜に分布します。このため<u>左反回神経は傷害を受けやすく、この経路のそばに病変がある場合（大動脈瘤、食道癌、肺癌、甲状腺癌など）には麻痺がおきて嗄声</u>や喉の異物感や圧迫感などがおこります。

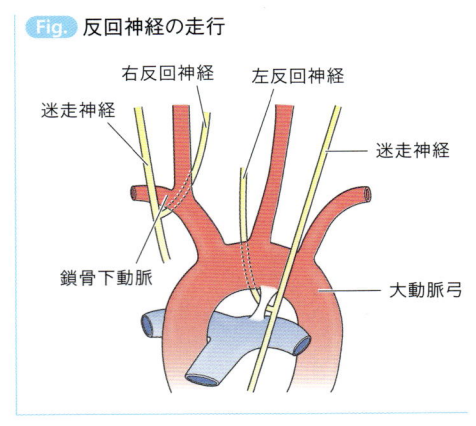

なお、左右両側の反回神経が傷害された場合には、<u>声帯が正中位に固定して動かなくなるため、無声や呼吸困難</u>をきたし、気管切開や永久気管孔作成が必要となります。

Fig. 反回神経の走行
（右反回神経、左反回神経、迷走神経、鎖骨下動脈、大動脈弓）

One More Navi
左声帯（向かって左）麻痺で発声時でも声帯が開いたままなので息漏れするような嗄声や、誤嚥、むせがおきる。

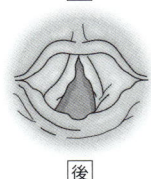

C-28 呼吸困難

▶レファレンス
・内科診断②：p.436-442
・ハリソン④：p.235-237

呼吸困難 (dyspnea) とは<u>「呼吸がしづらい」「息が詰まる」「空気を吸い込めない」といった自覚症状を伴う徴候</u>のことを指し、患者は動悸、息切れ、胸部圧迫感、胸痛、不快感、倦怠感として呼吸困難を訴えることもあります。

C-29 呼吸困難の発生機序

呼吸困難の発生機序には、以下のものがあると考えられています。

Fig. 呼吸困難の発生機序

呼吸困難 ← 感覚皮質 ← 筋紡錘／大脳辺縁系／連合皮質／出力情報のコピー a+b

呼吸筋 ← 呼吸中枢 ← 運動皮質
（b） （a）

化学受容体
・頸動脈小体
・大動脈小体
・中枢化学受容器

機械受容体
・伸展受容器
・J受容器
・気道や肺の刺激受容器

→ 医学的に証明されている経路
--▶ 推定されているが証明されていない経路

One More Navi
呼吸困難と呼吸不全
呼吸困難が「息苦しさ」という主観的症状（自覚症状）であるのに対し、呼吸不全は PaO_2 が 60 Torr 以下となる客観的病態である。

One More Navi
正常人でも運動増加で呼吸困難感をもつ。

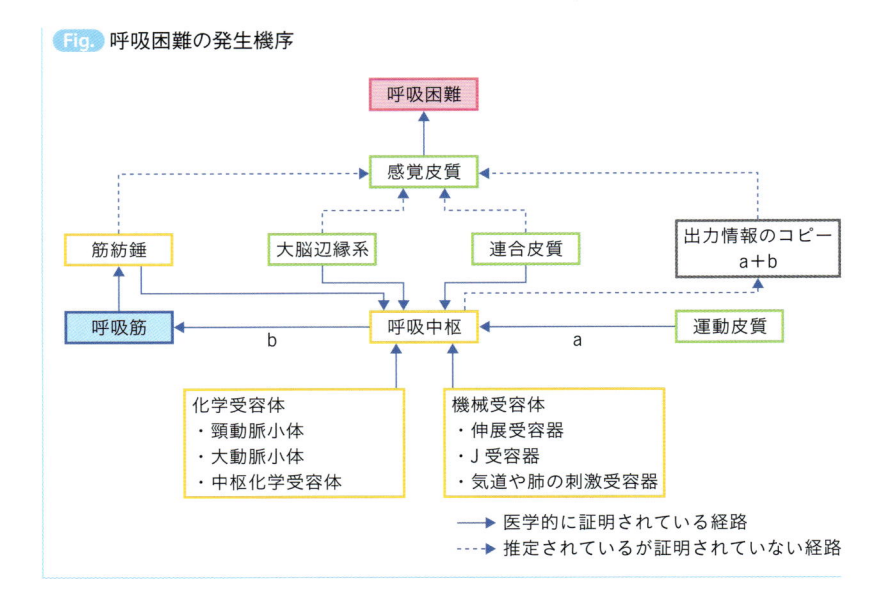

▶血液ガスの異常

化学受容器で感受した PaO_2 の低下（低酸素血症），$PaCO_2$ の上昇（高二酸化炭素血症），pH の低下（アシドーシス）といった刺激が大脳の感覚皮質で不快感として認識され，呼吸困難感が高まると考えられます．

▶呼吸筋の働きと換気量の不均衡

ある換気量とその換気量を得るために必要な呼吸筋の働きとの間に不均衡が生じた場合，すなわち，呼吸筋にかかる負荷張力（筋紡錘で感知）に見合うだけの呼吸筋の長さの変化（伸展受容器や J 受容体で感知）が得られない場合に呼吸困難感が発生すると考えられています．

▶呼吸中枢からの刺激

呼吸中枢から運動筋への神経出力は感覚皮質にも投射され，これが呼吸困難として自覚されると考えられています（motor command 説）．

▶心因性の要因

疼痛や不安などの精神的・心理的要因は呼吸困難を修飾すると考えられています．

C-30 呼吸困難の分類

▶重症度分類

呼吸困難の評価法としては，運動の強度と呼吸困難の程度に基づく Hugh-Jones の分類 がよく用いられます（ただし，この分類は日本でしか使われていない）．欧米では 6 分間の歩行距離を指標とした 6 分間歩行テスト が呼吸困難の指標とされています．

Tab. Hugh-Jones の分類

Ⅰ度	健常者と同様
Ⅱ度	階段や坂は苦しい
Ⅲ度	健常者同様には長く歩けないが1,500 m以上歩ける
Ⅳ度	休みながらでなければ50 m以上歩けない
Ⅴ度	日常生活の会話や脱衣で息切れ

▶発症速度による分類

呼吸困難は突然発症の 急性呼吸困難 と，慢性的な息苦しさを呈する 慢性呼吸困難 とに分けることができ，それぞれ以下のような原因疾患が考えられます．

Tab. 急性と慢性の呼吸困難

急性呼吸困難をきたす疾患	慢性呼吸困難をきたす疾患
呼吸器疾患 ・自然気胸 ・肺血栓塞栓症 ・気管支喘息 ・慢性閉塞性肺疾患（COPD）の急性増悪 ・肺水腫 ・気道内異物 ・過換気症候群 ・急性呼吸窮迫症候群（ARDS）　など **呼吸器以外の疾患** ・虚血性心疾患（狭心症，心筋梗塞） ・急性出血 ・代謝性アシドーシス　など	**呼吸器疾患** ①閉塞性障害 ・慢性閉塞性肺疾患（COPD） ・びまん性汎気管支炎 ・気管支拡張症　など ②拘束性障害 ・肺結核後遺症　など **呼吸器以外の疾患** ・慢性心不全 ・貧血 ・重症筋無力症 ・多発性筋炎 ・進行性筋ジストロフィー　など

C-31 随伴症状による鑑別

患者が呼吸困難を訴える場合には，_Pそれに随伴する症状をみて鑑別を行います．鑑別のポイントとなる随伴症状と考えられる疾患を以下にまとめます．

Tab. 随伴症状による鑑別

随伴症状	考えられる疾患
乾性咳嗽	気胸，急性胸膜炎，心不全，重症異型肺炎，急性肺血栓塞栓症
湿性咳嗽	細菌性肺炎，うっ血性心不全
血痰，喀血	うっ血性心不全，肺梗塞，気管支拡張症，肺癌
胸痛	心筋梗塞，狭心症，急性肺血栓塞栓症，自然気胸，胸膜炎
喘鳴	気管支喘息，肺気腫，びまん性汎細気管支炎，異物や腫瘍による気道狭窄
浮腫	心不全，肺性心

C-32 チアノーゼ

▶レファレンス
・内科診断②：p.496-499
・ハリソン④：p.244-245

One More Navi
メトヘモグロビン
Fe^{2+} の代わりに酸化された Fe^{3+} がヘムに結合したものをメトヘモグロビンと呼び，これによりヘモグロビンは O_2 との結合能を失う．ニトロプルシドなどの薬剤もメトヘモグロビンを生じる原因となる．

チアノーゼ（cyanosis）とは，皮膚や粘膜の色が赤青色（暗赤色）に変化することで，低酸素血症を示す所見です．皮膚に近い毛細血管内で酸素と結合していない_P還元ヘモグロビンの濃度が 5 g/dL 以上（またはメトヘモグロビン濃度 1.5 g/dL 以上）でみられます．

_Pチアノーゼは，血液中の還元ヘモグロビンの絶対量が増加することで出現するため，貧血で赤血球数が減少（還元ヘモグロビンの絶対量が減少）している状況では，低酸素血症があっても出現しにくくなります．逆に，多血症ではわずかな酸素飽和度の低下でも還元ヘモグロビンの絶対量が増加するのでチアノーゼが出現します．なお，CO 中毒では，酸素を運ぶヘモグロビンが減っているので低酸素症状となりますが，還元ヘモグロビン量は増加しないためチアノーゼは出現しません．

Fig. チアノーゼの出現しやすさ

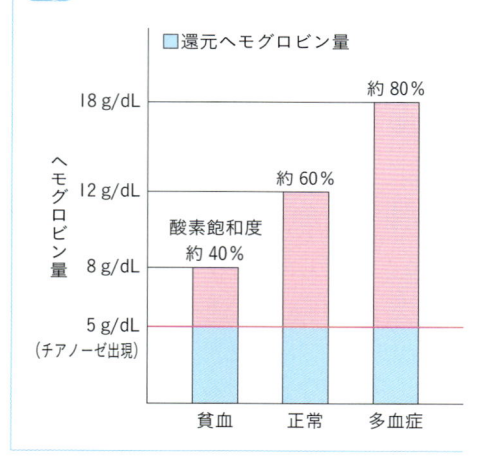

C-33 チアノーゼの種類

チアノーゼは中枢性と末梢性とに分けられます．

▶**中枢性チアノーゼ**

_P中枢性チアノーゼ（central cyanosis）は，動脈血中の酸素飽和度（SaO_2）の低下によって還元ヘモグロビン量が増加しておきるもので，心臓から出る動脈血中の還元ヘモグロビン濃度が 5 g/dL 以上になっています．

_P呼吸器疾患に起因する低酸素血症が原因となる肺性チアノーゼと，_P心内シャ

One More Navi

解離性チアノーゼ

動脈管開存に大動脈縮窄症を伴う場合，上半身と下半身で酸素分布量が異なるため，下半身のみのチアノーゼを呈する．この状態を解離性チアノーゼと呼ぶ．

One More Navi

チアノーゼの鑑別

舌の裏側の血管は温かいので中枢性チアノーゼでしかチアノーゼがみられない．このため，中枢性と末梢性のチアノーゼの鑑別によく利用される．

ント（右 → 左短絡）で酸素化されていない血液が左心系に流れ込むことが原因でおこる心臓性チアノーゼがあり，このほか，中枢神経系疾患による低酸素血症が原因のものや異常ヘモグロビンが血中に増加するために引きおこされる場合もあります．

▶ **末梢性チアノーゼ**

末梢性チアノーゼ (peripheral cyanosis) は，循環障害によって末梢での酸素消費量が増大し，指先などの末梢で還元ヘモグロビン量が増加して引きおこされます．口唇，頬部，鼻尖部，耳たぶ，爪床などのチアノーゼが目立ちます．

心拍出量低下，寒冷刺激などによる血管収縮，末梢動脈の閉塞・収縮，静脈の閉塞に伴う血液のうっ滞などが原因となります．

関連項目

▶ **チアノーゼが出現する動脈血酸素飽和度は？**

Q. 血中ヘモグロビン濃度 17 g/dL の COPD 患者にチアノーゼが出現し始める動脈血酸素飽和度（SaO_2）は何％か？

A. SaO_2 は動脈血中の酸化ヘモグロビンの割合であるため，還元ヘモグロビンの割合は 100％ －SaO_2 となり，これに血中ヘモグロビン濃度を掛けると還元ヘモグロビン濃度が求められます．チアノーゼは還元ヘモグロビン濃度が 5 g/dL 以上出現することから，上記の場合，酸素飽和度が 70.6％以下になるとチアノーゼが出現します．

$(100－SaO_2)/100 × 17 g/dL ≧ 5 g/dL$ より，$SaO_2 ≦ 70.6％$

C-34 意識障害

▶ **レファレンス**
・内科診断② : p.235-240

呼吸機能の障害が原因で意識障害をきたす場合を肺性脳症 (pulmonary encephalopathy) と呼び，①低酸素血症，②高二酸化炭素血症，③低二酸化炭素血症が主な原因となりますが，これらが混在していることもあります．

▶ **低酸素血症による肺性脳症**

低酸素血症から注意力，判断力の低下，不穏，運動失調などをきたします．低酸素状態が長期間続くと，傾眠傾向や反応低下が出現するようになり，重症例は昏睡に至ります．また，急激な低酸素血症では失神が引きおこされます．

▶ **CO_2 ナルコーシス**

肺胞低換気から高二酸化炭素血症と呼吸性アシドーシスをきたし，意識障害をきたした状態を CO_2 ナルコーシスと呼びます．

▶ **低二酸化炭素血症による肺性脳症**

多呼吸などで $PaCO_2$ の急激な低下をきたす場合，pH が上昇して呼吸性アルカローシスとなります．呼吸性アルカローシスは，意識レベルの低下や痙攣，失神などの症状を引きおこします．

D

呼吸器疾患の身体所見

Preview

D-01	視診	p.72
D-02	胸郭・脊柱の変形	p.72
D-03	胸郭の運動異常	p.73
D-04	呼吸器疾患に伴う全身所見	p.74
D-05	触診	p.75
D-06	腫脹・腫瘤の有無	p.75
D-07	胸郭の伸展性検査	p.75
D-08	声音振盪検査	p.75
D-09	握雪音の触知	p.75
D-10	打診	p.76
D-11	打診の方法	p.76
D-12	打診音の種類と異常	p.76
D-13	打診音による診断	p.77
D-14	聴診	p.77
D-15	正常呼吸音	p.78
D-16	呼吸音の異常	p.79
D-17	副雑音	p.79

Navi 1　呼吸器疾患の身体診察は視診から

呼吸器疾患の身体診察は，視診によって胸郭変形の有無，胸郭の動き，呼吸器疾患に伴う身体所見の有無を観察することが大切です．

Navi 2　触診・打診で確認することは？

触診では検者の指腹や手掌をセンサーにして患者の身体の異常を触知します．また，打診では叩打音の反響から肺肝境界や横隔膜の位置を確認します．

▶ D-05〜09 では触診で確認できる所見や触診の仕方について解説していきます．
▶ D-10〜13 では打診の方法とともに，肺領域の打診音と打診による診断について概説します．

Navi 3　肺構造を想起しながら"聴診"

聴診では呼吸音の性状を理解することはもちろん，肺の解剖学的構造を念頭に「どうしてその音がするのか？」を考えることが大切です．

▶ D-15 で正常呼吸音について学び，
▶ D-16〜17 で異常な呼吸音とそのメカニズムについて解説していきます．

D-01 視診

▶レファレンス
・内科診断②：p.85-87
　　　　　　：p.103-105

肺・胸郭の診察は，まず視診によって①胸郭の変形，②胸郭の動き，③呼吸器疾患に伴う全身所見などの観察を行います．

D-02 胸郭・脊柱の変形

胸郭の変形の有無をみます．変形が認められても必ずしも病的な異常があるとはいえませんが，変形が高度になると呼吸機能が障害されることがあります．

▶胸郭の変形
●樽状胸

胸郭の前後径が増大し，肋骨が水平に走行するので水平断面が円形に近くみえるものを樽状胸（ビール樽状胸）と呼び，進行した肺気腫でみられます．拡大した

One More Navi

胸郭の変形ではないが，男性に生じる胸部の変形として女性化乳房がある．原因には以下があげられる．
①肝硬変：女性ホルモン分解の低下
②薬剤：スピロノラクトン，ドパミン（D2）受容体遮断薬
③プロラクチンの過剰分泌

Fig. 胸郭の変形

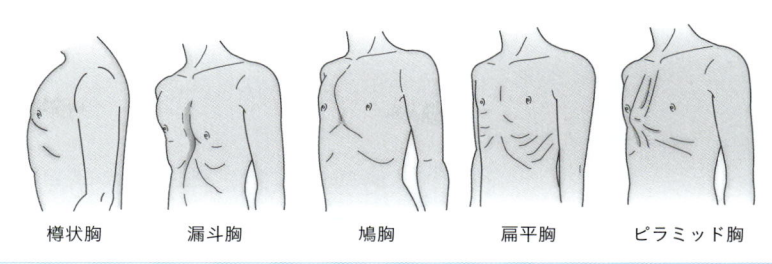

樽状胸　漏斗胸　鳩胸　扁平胸　ピラミッド胸

肋間は吸気時に凹み，心臓は肺に圧迫されて長細い滴状心(drop heart)を呈します． ▶H-06

● **漏斗胸，鳩胸**

胸骨下部が漏斗状に陥凹しているものを漏斗胸と呼び，胸郭の変形では最も多くみられます（男性に3倍）．Marfan症候群などの先天性疾患や小児期の上気道閉塞でみられます．一方，胸骨の下半部が突出するものを鳩胸と呼び，くる病や胸椎後弯でみられます．

漏斗胸も鳩胸も肋軟骨の発育速度の異常で多くは無症状ですが，漏斗胸で変形が高度になると拘束性障害をおこすことがあります．

One More Navi

中等度以上の漏斗胸（胸骨と背骨がくっつことも）では，心臓の左方偏位と呼吸機能低下から，易疲労，反復気道感染，不整脈になる．

● **扁平胸**

胸郭の前後径が狭く扁平で，肋間が広く上下が長くみえます．先天性に筋力が弱い場合や呼吸筋麻痺でみられます．なお，Turner症候群が呈する胸の幅が広い扁平胸は楯状胸とも呼ばれます．

● **ピラミッド胸**

胸骨下部が突出したもので，横隔膜前面の胸骨の形成不全で発生します．

▶ **脊柱の変形**

側弯や後弯といった脊柱の変形は，呼吸機能の低下を伴いやすくなります．

One More Navi

脊椎側弯症（発生頻度1％）では左右の肩の高さの違い，肩甲骨の突出，腰の高さの非対称もみられる．多くが思春期脊椎側弯症で女子に5倍多く，成長が終了すれば側弯は進行しないが，進行する場合には装具治療を行う．

D-03 胸郭の運動異常

胸郭の動きの左右差や腹部の動きの観察を行います．

▶ **胸郭の運動制限**

呼吸運動の制限は胸郭が縮小しているためにおこる場合と，拡大しているためにおこる場合とがあり，また，左右の動きを比べてみて片側性（片側の胸郭の動きが悪い）と，両側性（両側の胸郭の動きが悪い）とがあります．

One More Navi

横隔神経麻痺
横隔神経（phrenic nerve）は，頸神経C4が主で，C3，C5も関与する．胆嚢炎などで感覚線維が刺激されるとC3〜C5の皮膚領域（頸部下部から肩部）に連関痛，放散痛が生じる．
横隔神経麻痺は片側性であることが多く，肺癌などの腫瘍による横隔神経への浸潤が原因で，稀に頸髄疾患によって両側性麻痺になる．

Tab. 胸郭の動きの異常と考えられる疾患

	胸郭の縮小	胸郭の拡大
片側性	・無気肺 ・胸膜癒着 ・横隔神経麻痺　など	・気胸 ・胸水貯留 ・胸郭内の腫瘤 ・気管支狭窄による患側肺の過膨張
両側性	・進行した肺線維症 ・両側性の胸膜癒着 ・気管の狭窄・閉塞 ・神経筋疾患 ・睡眠薬, 麻薬の使用　など	・肺気腫 ・気管支喘息の重積発作 ・両側性の気胸, 胸水貯留

▶奇異性呼吸運動

閉塞性睡眠時無呼吸症候群や横隔神経麻痺，横隔膜などの呼吸筋の高度疲労，上気道閉塞などの場合には，吸気時に腹部が陥凹する奇異性呼吸を呈することがあるため，こうした徴候がないかを確認します．

D-04 呼吸器疾患に伴う全身所見

▶チアノーゼ

口唇，爪床，頬部，耳たぶ，鼻尖部などが赤青色（暗赤色）に変色していないかを確認します．チアノーゼは還元ヘモグロビン量が 5 g/dL 以上になると出現し，低酸素血症を示す所見ですが，多血症では出現しやすく，貧血では出現しにくくなります．

▶頸静脈怒張

座位や半座位で頸静脈の異常な拡張を認める場合には，原因として右心不全や静脈還流の障害が考えられます．

慢性呼吸不全に伴う肺性心（右心不全）では，頸静脈怒張と浮腫や肝腫大を伴うことが多く，上大静脈症候群（肺癌，縦隔腫瘍）では上半身の表在静脈の拡張（下行性の側副血行路），浮腫，呼吸困難を呈します．

One More Navi
頸静脈怒張は正常でも呼気時に増強するが，閉塞性肺疾患ではそれが顕著になる．

One More Navi
Horner 症候群
頸部交感神経（C8，Th1〜2，星状神経節）が障害されており，縮瞳，眼瞼下垂，眼裂狭小，眼球陥没を主症状とする．

Pancoast 症候群
肺尖部の腫瘍が第一肋骨，脊髄を侵し，さらに上腕神経叢や頸部交感神経節にまで浸潤すると Horner 症候群や上腕神経痛，手の筋萎縮などをきたす．これを Pancoast 症候群と呼ぶ．

Horner 症候群（ホルネル）

肺尖部肺癌，縦隔腫瘍，大動脈瘤などによって交感神経が圧迫されると，眼瞼下垂，縮瞳，眼球陥凹といった症状（Horner 症候）がみられます．

Fig. Horner 症候
眼瞼下垂
縮瞳

One More Navi
ばち指は，指の末節径（distal phalanx diameter；DPD）が，指節間関節径（interphalangeal diameter；IPD）よりも大きいかどうかで診断される．

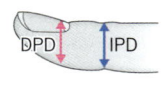

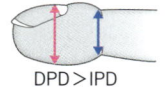

DPD｜IPD
DPD＞IPD

▶ばち指

ばち指とは，手指，足趾の指先で爪床から末梢が太鼓のばちのように腫大したものを指し，肺癌，間質性肺炎，肺気腫，気管支拡張症などの呼吸器疾患の徴候としてみられるほか，先天性心疾患や消化器疾患でもみられます．チアノーゼを伴うばち指では呼吸器系，循環器系の異常が疑われます．

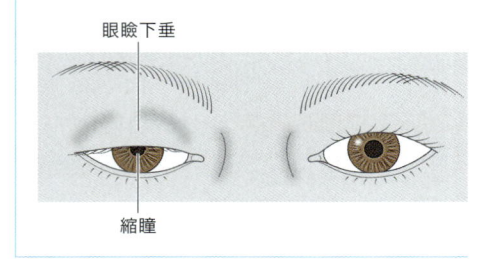

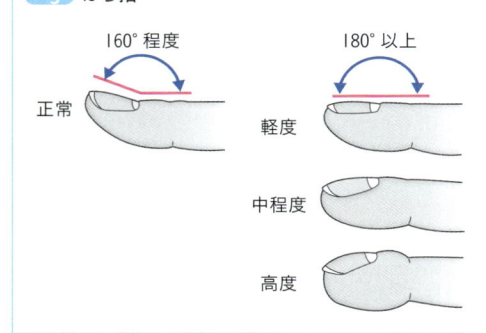

Fig. ばち指
正常 160°程度
軽度 180°以上
中程度
高度

▶その他の所見

結核やサルコイドーシスでは，小動脈の炎症に伴って，下腿（稀に前腕）に有痛性の結節性紅斑（erythema nodosum）を認めることがあります．

D-05 触診

▶レファレンス
・内科診断②：p.87
　　　　　：p.105-106

D-06 腫脹・腫瘤の有無

　触診ではまず皮膚・皮下組織の結節やしこりの有無を調べます．特に，リンパ節腫脹は呼吸器疾患の診断に重要であるため見落とさないように注意が必要です．腫瘤を認めた場合には，その位置，大きさ，硬さ，可動性，圧痛などを調べます．
　リンパ節腫脹を伴う呼吸器疾患としては，結核，サルコイドーシス，癌，悪性リンパ腫などがあります．なお，体表から触知可能な左鎖骨上の硬いリンパ腫はVirchow 結節（ウィルヒョウ）と呼ばれ，腹部臓器癌（胃癌など）が胸管を通って静脈角に入るところで鎖骨上窩リンパ節に転移したことが疑われます（Valsalva 法で息こらえすると触知しやすい）．

D-07 胸郭の伸展性検査

　胸郭の伸展性検査では，背部から触診して胸郭の拡大の制限の有無や左右差を確認します．胸郭の拡大が制限される原因としては，びまん性の閉塞性肺疾患や拘束性肺疾患があります．
▶D-03

D-08 声音振盪検査

　声音振盪検査（vocal fremitus）とは，検者の手掌や尺側面を患者の背部に密着させて，胸壁の振動（触覚振盪）を感知する方法のことをいいます．患者には低音で繰り返し「ひとーつ，ひとーつ」と発音してもらい，その振動を触知します．伝わる振動の左右の違いを感じます．やせた人や低音の声の男性ではよく振動が伝わります．

Fig. 声音振盪検査

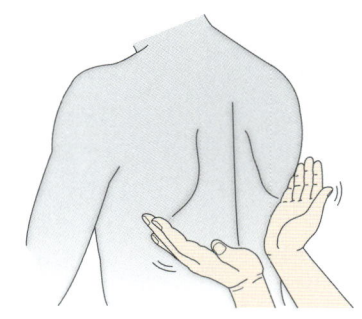

患者に発声させ，胸部に伝わる振動を左右の手で触知する．左右差が重要．

▶振動の減弱

　触知される振動の減弱では，喉頭 → 気管 → 肺 → 胸壁のどこかに声音の伝播を妨げる要因（大量の胸水貯留，気胸，無気肺など）があります

▶振動の増強

　振動の増強は，共振や伝導の増強をきたす肺の病変（肺実質の空気が増加したり，水に置換されたりする病変），つまり，浸潤した肺硬化（肺炎，肺結核），胸膜癒着，肺化膿症，肺気腫などが原因になります．

D-09 握雪音の触知

　外傷などで気管，気管支，肺胞が傷害され，空気が血管や気管支周囲の間質・胸

膜下を通って縦隔内に漏れ出た状態のことを縦隔気腫と呼び，これがさらに皮下組織にまで侵入した状態を皮下気腫と呼びます．皮下気腫の患者を触診すると，「ギューギュー」と雪を踏むような握雪音が触知されます．

D-10 打診

▶レファレンス
・内科診断②：p.106-107

D-11 打診の方法

非打診指の中指の遠位指節間関節（DIP 関節）を皮膚に密着させ，その背面を打診指である中指の先でスナップを利かせて叩打します．

胸部の打診はまず横隔膜の高さにあたる肺肝境界を深呼吸の前後で定めて横隔膜の可動範囲をみます．次に，心臓領域の打診音を聴き，その後で肺領域の打診へと移ります．

Fig. 打診の方法

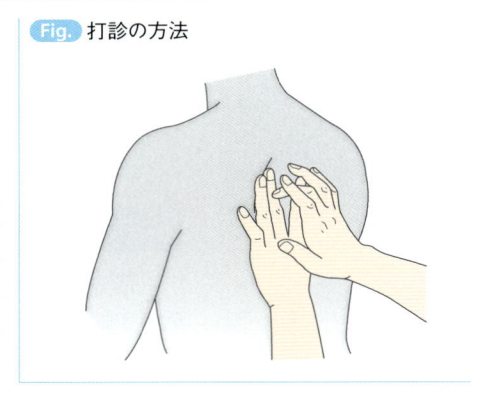

D-12 打診音の種類と異常

▶清音

正常な肺領域の打診音として聞かれるもので，音はやや低調で，持続時間が比較的長く，音量は大きく聴こえます（「ポンポン」という音）．清音は肺領域の左右，前後，上下で等しく聴かれ，部位による差はありません．

Fig. 正常な胸部打診所見

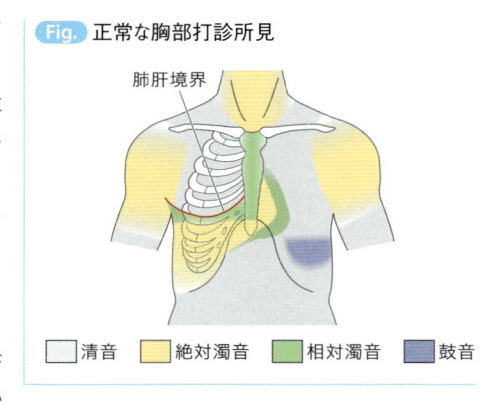

肺肝境界

清音　絶対濁音　相対濁音　鼓音

▶濁音

低調で短く，音量も小さな打診音のことを指します．胸郭では心臓や肝臓の領域で聴かれる反響が少なく音量がきわめて小さい高音の濁音（「トントン」という音）のことを絶対濁音と呼び，その周辺で聴かれるやや反響も音量も大きい低音の濁音（「ドンドン」という音）は相対濁音と呼びます．

肺結核，肺炎，無気肺，肺水腫，胸水貯留，肺膿瘍など，液体の貯留（胸水）や硬化（肺浸潤）で肺の含気が低下している場合，打診音は濁音となります．胸水が 400 mL 以上貯留している場合は絶対濁音を呈し，体位によって濁音域が移動します（shifting dullness）．

▶鼓音

高調で太鼓を叩いたときのようによく響き，清音よりも音量が大きく短い打診音（「ポコポコ」という音）のことを指します．正常では胃を含む左前胸部の領域だけ

で聴かれます（脾腫では消失）が，気胸，肺気腫，胸壁近くにある肺内の空洞，巨大肺嚢胞などで含気が増加している場合には鼓音を呈します．

D-13 打診音による診断

▶肺上部の打診
打診で明らかな左右差を認める場合には，肺尖部の異常が疑われます．

▶肺下部の打診
清音と濁音（相対濁音）の境界から肺肝境界を確認します．通常，肺肝境界は最大吸気位で第6肋骨～第6肋間にあり，最大呼気位でこれより3～6cm上昇します．

肺気腫では肺肝境界が正常の位置よりも低くなり，胸水貯留，無気肺，横隔膜の挙上，肝腫大などでは逆に位置が高くなります．

▶背面の打診
背面の打診では横隔膜の呼吸性移動を確認します．背部での最大吸気位と最大呼気位の横隔膜の高さの差は3～7cm程度で，通常，左右差はありません．

肺気腫，間質性肺炎では両側性の呼吸性変動の消失・減少がみられます．片側性では異常側の胸水貯留，胸膜癒着が考えられます．

関連項目

▶Ellis-Damoiseau 線と Skoda 鼓音

500mL以上の胸水貯留時の濁音界の境界線を Ellis-Damoiseau 線（エリス・ダモワゾー）と呼び，その上部では含気量の増加によって鼓音が聴かれます．これを Skoda 鼓音（スコダ）と呼び，患者に繰り返し「イー，イー」と発生させて Skoda 鼓音がする領域で聴診を行うと，高音がよく伝わってヤギが鳴いているような音（ヤギ音）を聴取できます．

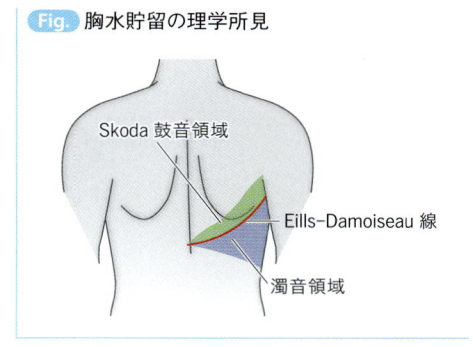

Fig. 胸水貯留の理学所見

- Skoda 鼓音領域
- Eills-Damoiseau 線
- 濁音領域

D-14 聴診

▶レファレンス
・内科診断②：p.107-110

肺・胸部の聴診は，聴診器の膜型の chest piece を用いて行います．皮膚と chest piece が擦れる音を防ぐため，chest piece は胸壁に十分密着させます（患者に服を着せたまま聴診を行うと聴診音が小さくなるので注意）．

聴診中は患者に口を軽く開いてゆっくりと深呼吸をするように伝えます．そして，以下の点に注目しながら聴診を行います．
①呼吸音の特徴
②呼吸音の強弱

③声帯音の有無
④胸膜摩擦音の有無
⑤ 吸気・呼気時間比（正常では吸気：呼気＝1：2）

なお，chest piece を動かす場合は，吸気末期の音を聴き逃さないために呼気の終わりに移動させます．

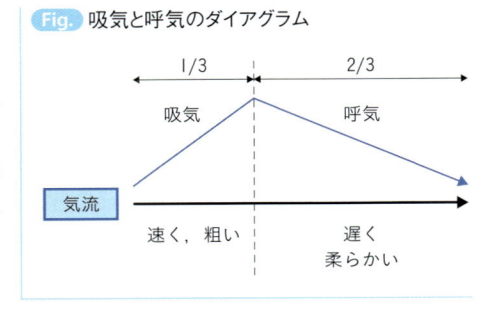

Fig. 吸気と呼気のダイアグラム

D-15 正常呼吸音

正常に聴取される呼吸音（breath sounds）は，①肺胞呼吸音，②気管支呼吸音，③気管呼吸音です．

▶呼吸音の種類

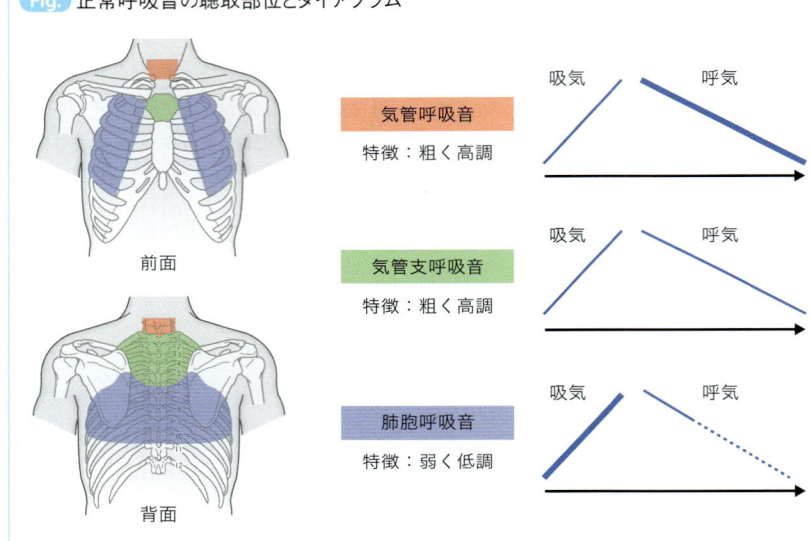

Fig. 正常呼吸音の聴取部位とダイアグラム

気管呼吸音　特徴：粗く高調
気管支呼吸音　特徴：粗く高調
肺胞呼吸音　特徴：弱く低調

● 肺胞呼吸音

肺胞呼吸音（vesicular breath sounds）は肺野の広い範囲で聴取される音調の低い雑音で，吸気時には一定の強さで聴かれますが，呼気時には弱く途中で聴こえなくなります．吸気音は終末気管支から肺胞に流入する渦流で生じ，呼気音は2 mm以上の太めの気管支での乱流で発生します．

● 気管支呼吸音

気管支呼吸音（bronchial breath sounds）は太い気道の近くで聴かれる高調で粗い呼吸音で，呼気ははじめに途切れますが，肺胞呼吸音と異なり，その後明瞭に聴こえるようになります．正常では胸骨上部の狭い範囲に限局して聴かれ，それ以外で聴取される場合は，肺炎の肺硬化領域や無気肺が疑われます．

なお，胸骨周囲，肺尖部，肩甲間部では気管支呼吸音と肺胞呼吸音の中間的な性質をもつ雑音が聴かれることがあり，これを気管支肺胞呼吸音（bronchovesicular breath sounds）として区別することもあります．

● 気管呼吸音

気管呼吸音（tracheal breath sounds）は頸部気管上で聴取される高調で粗い呼吸音で，吸気よりも呼気が大きく聴こえ，吸気と呼気の間に休止期（ポーズ）があります．

D-16 呼吸音の異常

▶呼吸音の減弱

気道内の呼吸流量が減少している場合や肺から胸壁に呼吸音が伝わりにくくなっている場合に呼吸音は減弱します．
喘息や慢性閉塞性肺疾患（COPD）では，呼吸流量の減少から呼吸音の減弱がみられます．気胸や胸水貯留では肺と胸壁の間に音の伝達を妨げる空気や水が貯まるため，呼吸音の減弱は顕著で，ときに呼吸音が消失します．

▶呼吸音の増強，気管支呼吸音領域の拡大

呼吸流量や気流速度の増大，あるいは肺胞から胸壁への音の伝達亢進がある場合（すなわち肺組織が硬い場合），呼吸音は増強します．
肺線維症や気管支炎などでは，肺局所で呼吸流量や気流速度の増大がみられ，呼吸音が両側性に増強します．また，肺炎や肺結核の場合，肺組織の硬化から音の伝播がよくなり，本来は肺胞呼吸音が聴かれる領域で，気管支肺胞呼吸音が聴かれるようになります（気管支肺胞呼吸音化）．

▶呼気の延長

喘息やCOPDなどの閉塞性換気障害では末梢の気道が狭窄しているため空気を速やかに呼出できず，吸気・呼気時間比が1：3以上に延長します．

D-17 副雑音

副雑音（adventitious sounds）は正常では聴取されない病的な雑音で，肺内のラ音とその他の異常音とに分類されます．ラ音はさらに断続性ラ音（捻髪音，水泡音）と連続性ラ音（笛音，いびき音など）に分けられ，高調性／低調性，吸気／呼気の区別をします．

Fig. 副雑音の分類

```
副雑音 ─┬─ ラ音 ─┬─ 断続性ラ音 ─┬─ 捻髪音（fine crackles）
        │         │               └─ 水泡音（coarse crackles）
        │         │
        │         └─ 連続性ラ音 ─┬─ 笛音（wheezes）
        │                         ├─ いびき音（rhonchi）
        │                         ├─ stridor
        │                         └─ squawk
        │
        └─ その他 ──────────────── 胸膜摩擦音など
```

One More Navi
胸部X線の所見に比べて聴診所見が乏しい場合は，血管系やリンパ系疾患（転移性肺癌，粟粒結核，サルコイドーシスなど）を疑う．

One More Navi
閉塞性障害の検出には最大呼気までの呼出を，拘束性障害の検出には最大呼気からの吸気を行うとよい．

One More Navi
かつては連続性ラ音を乾性ラ音，断続性ラ音を湿性ラ音と呼んでいたが，乾性ラ音が痰によって発生することもあり，名称が不適当であることから，現在ではこれらの用語は使われていない．

One More Navi
フランスでは「苦しいあえぎ」を意味するrâleが断続性・連続性の副雑音を表す用語として用いられたが，米国と英国では断続性ラ音をrale，連続性ラ音をrhonchusと呼び区別してきた．
一方，ドイツでは肺と気管支で発生する音をすべてRasseln音（Rasselgeräusche）と表現しており，日本のラ音はこの「ラッセル音」を語源としている．

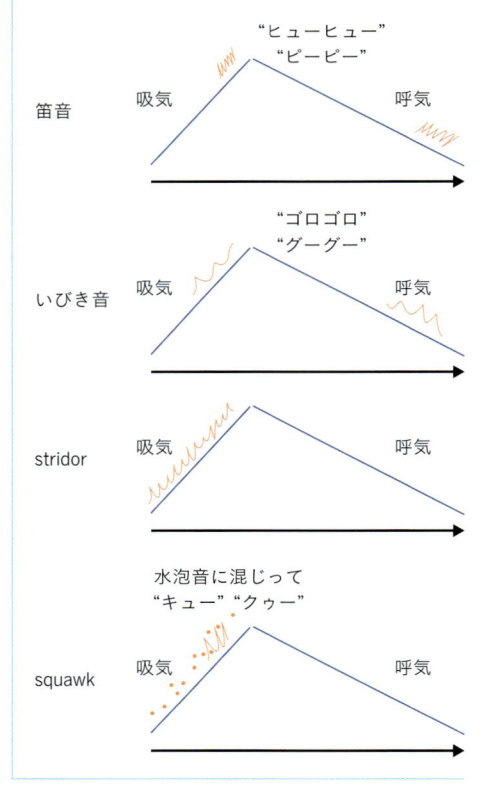

▶断続性ラ音

断続性ラ音 (discontinuous sounds) は，短く途切れる複数の断続的な音からなる雑音で不連続性雑音とも呼ばれます．末梢気道の閉塞が原因の捻髪音と気管や気管支内の分泌物貯留でおこる水泡音とがあります．

●捻髪音

捻髪音 (fine crackles, Velcroラ音) は，短く高調な音（パリパリ）で，吸気終末時に換気量が多い下肺野でよく聴取される副雑音です．これは線維化した肺組織の拡張や虚脱した末梢気道，肺胞が吸気で開放するときに生じる音で，間質性肺炎や肺水腫の初期に聴かれます．

●水泡音

水泡音 (coarse crackles) は，粗く音の大きい低調な音（ブツブツ，ボコボコ）で，呼気・吸気ともに聴取できますが，多くは吸気の初期から聴かれる副雑音です．

これは太い気道に溜まった分泌物の膜が気流で破れるときに発生する音で，したがって，慢性気管支炎，気管支拡張症，肺炎，びまん性汎細気管支炎，肺水腫など気道内分泌物が増加する疾患でよく聴かれます．

▶連続性ラ音

連続性ラ音 (continuous sounds) は，一定時間以上 (0.25秒以上) 持続する楽音様の雑音のことを指します．

●笛音

笛音 (wheezes) は，高音性の連続性ラ音（ヒューヒュー，ピーピー）のことを指し，比較的細い気管支の狭窄により発生します．胸郭内の気道は呼気時に細くなるため，笛音は吸気時よりも呼気時に強く聴かれますが，吸気時に聴こえることもあります．気管支喘息の発作時にみられる喘鳴
▶C-22
(wheezing) は，笛音の典型です．

●いびき音

いびき音 (rhonchi) は，比較的太い気管支の気道閉塞の程度が変化することで聴かれる低調性の連続性ラ音（ゴロゴロ，グーグー）で，慢性気管支炎などで生じます．

One More Navi

捻髪音は患者の体位を後反位にしたり，仰臥位ではchest pieceを背中の下に入れるとよく聴こえる．
吸気初期に聴こえる捻髪音は喘息など気管支レベルの病変を反映しており，吸気終末で聴こえるものは間質性病変（肺線維症）を示唆する．

One More Navi

Velcroラ音は，捻髪音がVelcro社製のマジックテープ（血圧測定のマンシェット）を剥がすときの音に類似していることからついた俗称．

One More Navi

rhonchiは複数形で，単数形はrhonchus．臨床現場で単数形を用いることは多くない．wheezesの単数形はwheeze．

Fig. 断続性ラ音の聴こえ方

捻髪音: "パリパリ" （吸気終末）

水泡音: "ブツブツ" "ボコボコ" （吸気初期から）

Fig. 連続性ラ音の聴こえ方

笛音: "ヒューヒュー" "ピーピー"

いびき音: "ゴロゴロ" "グーグー"

stridor

squawk: 水泡音に混じって "キュー" "クゥー"

> **One More Navi**
> 笛音（wheezes）の音域は 400 Hz 以上であるのに対し，いびき音（rhonchi）は 200 Hz 以下．

吸気時・呼気時ともに聴かれます．

● **stridor**

stridor（喘音）は，吸気時に発生する連続性の異常音で，胸郭外の上気道閉塞によって生じます．聴診器がなくても聴取できる高調性の stridor は上気道の高度閉塞を示唆しており，緊急事態です．

● **squawk**

squawk は，吸気時に聴かれる持続時間が 0.1 秒以下の短い連続性ラ音（キュー，クゥー）のことで，細い気管支が再開放するときに気道壁が共振しておこります．気管支拡張症，びまん性汎細気管支炎，肺線維症などで聴かれます．

▶ その他の副雑音

● **胸膜摩擦音**

胸膜摩擦音（friction rub）は，壁側胸膜と肺側胸膜が擦れ合って発生する異常音のことを指します．吸気・呼気の両方で「ギュー，ギュー」という雪を握るような音が胸膜の炎症（胸膜炎，開胸後，膿胸）の病変部で聴かれます．

● **Hamman's sign**

縦隔気腫や左側の気胸では，心嚢内に空気が入って心収縮期の途中に胸骨左縁で低調な捻髪音（ペコペコ）を聴取することがあり，これを Hamman's sign と呼びます．心臓に空気が接して生じるので開心術後にも聴かれる副雑音です．

● **肺血管性雑音**

肺血管性雑音（pulmonary vascular murmur）は肺野で聴かれる稀な異常音で，肺動静脈瘻などで局所性に深吸気位で短絡量が増加するため増強する雑音として聴かれることがあります．

E

呼吸器疾患の検査

Preview

E-01	喀痰検査	p.86
E-02	微生物学的検査	p.86
E-03	細胞学的検査（細胞診）	p.87
E-04	血液検査	p.88
E-05	白血球	p.88
E-06	赤血球	p.89
E-07	血清成分	p.89
E-08	免疫学的検査	p.90
E-09	アレルギー検査	p.90
E-10	感染症の免疫血清検査	p.91
E-11	胸部の画像検査	p.91
E-12	胸部単純X線写真	p.91
E-13	撮影時の患者の体位	p.91
E-14	正常胸部X線像	p.92
E-15	胸部単純X線写真の異常所見	p.93
E-16	シルエットサイン	p.94
E-17	肺野透過性の低下	p.95
E-18	肺胞性陰影	p.95
E-19	間質性陰影	p.96
E-20	結節影	p.98
E-21	無気肺	p.98
E-22	肺野透過性の亢進	p.100
E-23	空洞	p.100
E-24	嚢胞	p.100
E-25	胸膜の異常	p.101
E-26	気胸	p.101
E-27	胸水貯留	p.101
E-28	胸膜外徴候	p.102
E-29	肺門・縦隔の異常	p.102
E-30	肺門部の異常	p.102
E-31	縦隔の異常	p.103

Navi 1　簡便で有益！呼吸器疾患に不可欠な喀痰検査

喀痰検査には微生物学的検査と細胞学的検査の2種類が存在します．

下気道の感染症を疑う場合には▶E-02で述べる塗抹検査や培養検査などの微生物学的検査を行い，呼吸器の悪性腫瘍を疑う場合には▶E-03の細胞学的検査（細胞診）を行います．

Navi 2　診断のためのさまざまな"マーカー"

白血球，赤血球の変化や血清成分中に含まれる生体反応物質などをマーカーとして，呼吸器疾患の診断に役立てます．
また，アレルギー性呼吸器疾患の診断には種々の免疫学的検査が行われます．

Navi 3　胸部X線読影の基本をおさえよう！

胸部単純X線検査は呼吸器疾患の検査法としていまなお重要な意義を有しています．正常・異常を含め，胸部X線像の基本的な読影法について，本項で解説していきます．

▶E-14では胸部X線写真の正常像について解説します．
▶E-15以降では異常所見について述べます．
▶E-17～21では肺野透過性の低下がみられる場合として，まず肺胞性陰影と間質性陰影の違いを整理していきます．また，特徴的な所見を呈する無気肺について解説します．
▶E-22～24では肺野透過性が亢進する場合として，空洞と嚢胞について解説します．
▶E-25～28では，胸膜の異常所見について述べます．
▶E-29～31では，肺門と縦隔の異常所見について解説します．

E-32	コンピューター断層撮影法（CT）	p.103
E-33	CT値	p.103
E-34	CT検査の種類	p.105
E-35	磁気共鳴画像法（MRI）	p.106
E-36	MRI画像の特性	p.106
E-37	MRI検査の種類	p.107
E-38	その他の画像検査	p.107
E-39	陽電子放出断層撮影（PET）	p.107
E-40	シンチグラフィ	p.108
E-41	血管造影	p.108
E-42	内視鏡検査	p.109
E-43	気管支鏡検査	p.109
E-44	気管支肺胞洗浄（BAL）	p.110
E-45	気管支鏡による治療	p.111
E-46	胸腔鏡検査	p.111
E-47	縦隔鏡検査	p.112
E-48	胸腔穿刺	p.112
E-49	胸腔穿刺の方法	p.112
E-50	胸水の検査	p.113
E-51	肺機能検査	p.114

Navi 4　呼吸器疾患で用いられるさまざまな画像検査

CT・MRIのほか，呼吸器疾患の診断に用いられる画像検査法を取り上げます．

▶ E-32〜34 ではCT撮像の基本的な原理について整理し，現在，呼吸器疾患の診断に用いられるCT検査の種類と特性について述べます．

▶ E-35〜37 ではMRIの特性とともに，MRI検査のバリエーションについて述べます．

▶ E-38〜41 ではPET，シンチグラフィ，血管造影など，肺癌や肺塞栓症などの診断に用いられる画像検査を解説していきます．

Navi 5　内視鏡を用いた検査と治療

呼吸器領域で用いられる内視鏡には気管支鏡，胸腔鏡，縦隔鏡の3種類があり，病変部から直接検体を採取したり，治療したりすることができます．

▶ E-43〜45 で気管支鏡による検体採取の方法とともに，気管支肺胞洗浄（BAL）について解説します．また，気管支鏡を用いた治療についても簡単に説明します．

Navi 6　採取した胸水から診断

胸腔穿刺の方法と，採取した胸水の検査について述べます．

▶ E-50 では胸水の色調，におい，生化学的検査，細胞診など，診断に必要となるポイントをまとめていきます．

E-01 喀痰検査

▶レファレンス
- ハリソン④：p.1819
- 内科診断②：p.407-408
- 標準臨検④：p.46

喀痰検査（sputum examination）は，下気道の感染症の有無や病原体を特定する微生物学的検査と，呼吸器悪性腫瘍を対象として癌細胞の有無を検索する細胞学的検査（細胞診）の2つがあります．

E-02 微生物学的検査

▶検体の採取法と注意点

咽頭の常在菌をうがいで減らした後，咳嗽とともに痰を喀出させて採取します．痰の量が少ない場合には，3％の高張食塩水をネブライザーで吸入させると痰が出やすくなります（誘発喀痰）．

検体採取後は速やかに検査を行うことが大切で，室温で12時間以上（冷蔵庫で24時間以上）放置すると雑菌が増殖してしまい検体として使用できなくなります．

▶微生物学的検査の種類

● 塗抹検査

・Gram染色：採取した検体のなかの微生物を染色して顕微鏡で検索する方法で，一般的にはGram染色が用いられます．Gram染色で紫色に染色される菌をグラム陽性菌，赤色に染色される菌をグラム陰性菌と呼び，菌の形態によってそれぞれ球菌と桿菌とに分類されます．

なお，結核菌やレジオネラ菌，真菌などの検出にはGram染色ではなく，特殊な染色を行います．

・炎症細胞診：塗抹検査では炎症像から原因を推測することも大切です．好中球が多く認められる場合には細菌または真菌による感染が疑われ，逆に少ない場合にはマイコプラズマ，クラミジア，ウイルスなどの感染が疑われます．好中球・マクロファージの周辺に多数の微生物を認める場合や，菌が好中球に取り込まれている貪食像を認める場合には，それが起炎菌と考えられます．

なお，肺化膿症では口腔内の嫌気性菌が混入してしまうので，喀痰検査による起炎菌（嫌気性菌）の同定はできません．

One More Navi

室温に2時間以上放置すると検体容器の中で常在菌が増殖したり，好気条件のために嫌気性菌が死滅したりする．なお髄膜炎菌は低温で死滅しやすい．

One More Navi

Gram染色
Christian Gram（1884年）が細菌細胞の表層構造の違いによってヨウ素デンプン複合体の脱色が異なることからGram染色を考案した．
グラム陰性菌の細胞壁は脂質の含有量が高いのでアルコールで壊れ，内部のペプチドグリカン層が薄いために，細胞質内部で不溶化した色素が容易に漏出して脱色される．陽性菌は脱色されないまま色素が残る．もとから細胞壁をもたないマイコプラズマ，リケッチア，クラミジアはグラム陰性になる．

One More Navi

肺炎球菌，淋菌，モラクセラは球形の細菌が2個ずつ対になってつながっており（双球菌），肺炎球菌はグラム陽性で莢膜（ハロー）がある．レジオネラ菌はグラム染色陰性だが染色性がよくなく，Gimenez（ヒメネス）染色で細胞内に赤色の桿菌を確認できる．

Tab. Gram染色と菌の分類

	菌の形態	
	球菌	桿菌
グラム陽性菌	ブドウ球菌，レンサ球菌（肺炎球菌，溶連菌），腸球菌など	バシラス（炭疽菌，枯草菌），ジフテリア菌，クロストリジウム（破傷風菌，ボツリヌス菌），リステリア，放線菌など
グラム陰性菌	ナイセリア（淋菌，髄膜炎菌），モラクセラ（ブランハメラ）など	腸内細菌（大腸菌，赤痢菌，クレブシエラ），緑膿菌，レジオネラ，インフルエンザ菌，コレラ菌，腸炎ビブリオ，スピロヘータなど

●培養検査

塗抹検査に使用した検体を用いて培養検査を行います．培養検査は微生物に適した培地，培養法を用いて起炎菌（病原体）を同定する方法で，採取した痰の膿性部分を培養します（痰を直ちに培養できないときは冷蔵する）．培養に必要な時間は微生物の種類によって異なりますが，通常3～4日程度かかります（結核菌は2か月かかる）．

培養の結果，ある一定以上の菌量（喀痰検査では 10^6 CFU/mL 以上）が認められた場合には，それが起因菌である可能性が高いことから，培養した菌を検査キットや自動機器などで同定します．また，薬剤感受性検査も行って抗菌薬の選択に役立てます．

●遺伝子診断法

染色や培養が難しい微生物（結核菌，抗酸菌，レジオネラ，マイコプラズマ，クラミジア，ニューモシスチスなど）は，ポリメラーゼ連鎖反応法（polymerase chain reaction；PCR法）による遺伝子増幅で，分子生物学的に微生物を同定することも可能です．PCR法は感度が高い検査ですが，偽陽性もおこりやすいので注意が必要です．

One More Navi
PCR法では死菌も陽性に出るため，偽陽性になりやすい．

関連項目

▶ **結核菌の同定**

結核菌や非結核性抗酸菌などのマイコバクテリアは細胞壁が脂質に富んでいるため，酸やアルコールで脱色しにくく，また発育時間が遅く培養に時間がかかります．

結核菌の検出は，Ziehl-Neelsen染色や蛍光染色で行われ（蛍光染色のほうが100倍高感度），Ziehl-Neelsen染色では顕微鏡下に赤く染まった桿菌を認めます．しかし，この段階で結核菌と他の抗酸菌との区別をすることは困難で，小川培地などで培養し（結核菌の培養には2か月程度要する），ナイアシンテスト陽性であれば結核菌と同定できます．結核菌の迅速診断ではPCR法などが行われ，数時間で結果が出ますが，この方法は結核の死菌でも陽性になるため治癒の判定（排菌の有無の判定）に適しません．

なお，結核菌は嚥下された喀痰も検体として利用でき，胃液や糞便を検査材料にすることができます（非結核性抗酸菌は常在菌であることがあるため不向き）．

E-03 細胞学的検査（細胞診）

検体のなかに含まれる細胞成分を調べるもので，主に気管や太い気管支に発生する早期肺癌を発見するのに役立ちます．また，検体中に炎症細胞を認めることもあります．異型細胞（悪性腫瘍，転移性腫瘍），好中球，好酸球に注目します．

One More Navi
喀痰細胞診では室温で12時間，冷蔵で24時間以上検体を放置すると，細胞融解がおき，検体として使えなくなる．

One More Navi
肺癌検診の高リスク群
① 40歳以上
② 6か月以内に血痰
③ 重金属やアスベストなどの被曝歴
④ 50歳以上で喫煙指数（1日平均喫煙本数×喫煙年数）600以上（過去の喫煙歴も含む）

▶ **異型細胞**

肺癌集団検診（40歳以上の男女）では，問診による高リスク群の患者を対象に毎起床時に3日続けて保存液の入った容器に痰をとり，Papanicolaou染色で検鏡して陰性，疑陽性，陽性の3つの区分で判定を行います．

検鏡によって確認できる細胞型は，①扁平上皮癌細胞，②腺癌細胞，③大細胞癌細胞，④小細胞癌細胞の4つがあり，癌の発見率は肺の中心部の肺門の癌（扁平上皮癌と小細胞癌が多い）で80％，末梢肺部の癌（腺癌と大細胞癌）で50％です．

なお，標本に組織球（マクロファージ）がみられなければ唾液や鼻汁の可能性があります（判定不能材料）．

▶炎症細胞

検体に好中球が多く含まれる場合は，肺炎や気管支炎などの感染症が示唆されます．一方，好酸球が含まれている場合にはアレルギー性疾患（気管支喘息や好酸球性肺炎，寄生虫など）が疑われます．

関連項目

▶喀痰中の結晶・異物

気管支喘息では，発作中の喀痰に好酸球中の顆粒が結晶化した Charcot-Leyden 結晶（シャルコーライデン）がみられることがあるほか，気管支喘息や気管支拡張症など慢性の気道炎症を伴う疾患では，細気管支内の粘液が濃縮されて螺旋形を呈する Curschmann 螺旋体（クルシュマン）と呼ばれる異物が喀出されることがあります．

E-04 血液検査

▶レファレンス
・内科診断②：p.164-166
・標準臨検④：p.48-58

血液検査は，血液中に含まれる生体反応物質などを分析して診療の参考とするもので，呼吸器疾患では以下のような点に着目していきます．

E-05 白血球

血球の総数の増加は，一般的に感染症や炎症，アレルギーなどの存在が考えられます（白血病や骨髄増殖性疾患などでも増加する）．しかし，呼吸器疾患の血液検査では，白血球の総数だけでなく，その種類（好中球，好酸球，リンパ球，単球など）と全体に占める割合（分画）をみることが大切です．

●好中球の増加

炎症を示唆しており（過敏性肺炎など），特に肺炎，肺化膿症，膿胸など細菌性感染症が考えられます．

好中球には成熟が不十分な桿状核好中球と成熟した分葉核好中球とがあり，通常はほとんどが分葉核球です．しかし，炎症早期では桿状核球が占める割合が増える（この現象を好中球の核左方移動と呼ぶ）ことから，好中球数の増加がみられなくても，細菌性感染症など好中球が今後増加してくる病態が疑われます．

●好酸球の増加

喘息，好酸球性肺炎，アレルギー性気管支肺アスペルギルス症，Churg-Strauss症候群（チャーグストラウス）などのアレルギー性疾患や寄生虫感染の可能性が考えられます．血清IgEも上昇することもあります．

●リンパ球の減少

リンパ球の減少は低栄養や免疫機能不全（急性ウイルス感染など）を示唆します．

> **One More Navi**
> 過敏性肺炎はアレルギー性肺炎だが肉芽腫を形成する遅延型アレルギーなので好酸球は増えない．

> **One More Navi**
> Th2 細胞がつくる IL-5 は好酸球の分化・増殖を促すが，抗 IL-5 モノクローナル抗体は喘息を改善させる．

〔基準値〕
●白血球数（WBC）：4,000〜9,000/μL
●白血球分画
・桿状核好中球：2〜13%　・分葉核好中球：38〜58.9%　・好酸球：0.2〜6.8%
・リンパ球：26〜46.6%　・単球：2.3〜7.7%

E-06 赤血球

赤血球のヘモグロビンが肺から全身への酸素運搬を担うため，呼吸器疾患の診断には欠かせない指標となります．

● 赤血球の増加
　長期にわたる低酸素血症が原因でおきます（多血症）．

● 赤血球沈降速度（赤沈）
　血液が凝固しないようにクエン酸溶液を混ぜてガラス管を垂直に立て，赤血球の沈む速さを測定します．沈降速度は免疫グロブリンやフィブリノゲンの増加で速くなるため，炎症のマーカーとなります．

〔基準値〕
● 赤血球数（RBC）：男：430〜570万/μL　　女：390〜500万/μL
● 赤血球沈降速度（ESR）：1時間値　男：2〜10 mm　　女：3〜15 mm

> **One More Navi**
> 赤血球膜はマイナスに荷電しているので，プラス荷電の免疫グロブリンやフィブリノゲンがくっついて凝集し，重くなって速く沈む．マイナス荷電の赤血球やアルブミンが減少しても反発しにくくなって凝集しやすく速くなる．DICではフィブリノゲンが減少するため沈降速度は遅くなる．

E-07 血清成分

血液から血球を除き，さらに凝固因子を除いた成分を血清と呼びます．血清成分の分析から，呼吸器疾患の診療に関する判定が可能となります．

▶ CRP
　赤沈より変化が速い炎症のマーカーで，T細胞やマクロファージがつくるインターロイキン-6（IL-6）の刺激によって肝臓で産生されます．細菌の凝集に関与し，補体の古典的経路を活性化します．感染後6時間以上経過してから上昇し，2日でピークになります．CRPの低下は炎症の停止から遅れるので注意が必要です．

〔基準値〕
● CRP（C反応性蛋白）：0.3 mg/dL 以下

> **One More Navi**
> 肺炎球菌のC多糖体と結合するためC反応性蛋白（C-reactive protein；CRP）と命名された（免疫グロブリンと間違えた）．

▶ プロカルシトニン
　カルシトニンの前駆蛋白として通常は甲状腺のC細胞がつくっていますが，細菌，真菌，寄生虫性感染症があると肺や小腸で産生され，血清濃度が上昇します．一方，ウイルス感染ではインターフェロンγ（IFN-γ）によって産生が抑制されるため，血清濃度の上昇がおこりません．このため，ウイルス，自己免疫疾患による炎症と，細菌，真菌，寄生虫による炎症とを区別する指標となります．

〔基準値〕
● プロカルシトニン（PCT）：0.05 ng/mL 以下

▶ アンジオテンシン変換酵素（ACE）活性
　肉芽腫のマクロファージが産生することから，サルコイドーシスの補助診断や治療効果の判定に用いられます．感度は50%で，ACE阻害薬服用では低くなります．

〔基準値〕
● アンジオテンシン変換酵素（ACE）：8.3〜21.4 IU/L

> **One More Navi**
> 甲状腺機能亢進症，肝硬変，腎不全，慢性肝炎，糖尿病でもACE活性が上昇する．

▶ KL-6（シアル化糖鎖抗原 KL-6）
　II型肺胞上皮細胞で産生される糖蛋白の一種で，活動性のある間質性肺炎ではII型肺胞上皮細胞の過形成のため血清濃度が上昇します．このため，間質性肺炎の

> **One More Navi**
> KL-6とは Krebs Lungen（肺癌細胞）から同定された6番目のものという意味．

診断や活動性の指標として使われます．

> 〔基準値〕
> ● KL-6：500 U/mL 未満

▶腫瘍マーカー
　癌胎児性抗原（CEA），扁平上皮癌関連抗原（SCC 抗原），神経特異エノラーゼ（NSE），Pro-GRP などが肺癌の診断や治療効果の判定，再発発見に用いられます．

▶D-ダイマー
　血栓が線溶系で溶かされると検出され，肺塞栓症や播種性血管内凝固症候群（DIC）の診断に用いられます．

One More Navi
FDP（フィブリン分解産物）はフィブリノゲンの分解でもできるので血栓由来とは限らない．

E-08　免疫学的検査

▶レファレンス
・内科診断②：p.173-174
・標準臨検④：p.254-260

E-09　アレルギー検査

▶即時型アレルギー反応検査
　抗原刺激後，数秒～数分でおこり，15 分程度で反応がピークに達するアレルギー反応を即時型アレルギー反応（Ⅰ型アレルギー反応）と呼び，これを局所的におこしてアレルギーの有無や原因抗原（アレルゲン）を検索する検査です．即時型アレルギー反応の持続時間は最長 2 時間までです．

● 皮膚反応検査
　原因抗原と考えられる物質を抽出した液体（抗原抽出液）を皮膚に接触させ，15～20 分後に皮膚の反応をみるもので，以下の方法があります．

・スクラッチテスト：抗原抽出液を皮膚にたらして，その上から皮膚を掻破する方法です．
・プリックテスト：皮膚に針で傷をつけ，抗原抽出液を浸透しやすくして皮膚を観察する方法です．
・皮内反応法：抗原抽出液を皮内に注射して反応をみる方法です．ただし，この方法はアレルギーを誘発することがあり注意を要します．

● 血液検査
・アレルギー検査：採血した血液の血清総 IgE，抗原特異的 IgE などを測定し，原因抗原への反応を調べます．血清総 IgE の増加はアトピー素因を示唆します．また，特定の抗原に対して血中 IgE 抗体濃度が上昇する場合（RAST 陽性）は，その抗原に感作されていることが示唆されます．
・沈降反応：可溶性の抗原物質が特異抗体と結合して凝集し，沈殿する反応を沈降反応と呼び，アレルギー性気管支肺アスペルギルス症や過敏性肺炎などの原因抗原の検索に用いられます．

One More Navi
アトピー素因
微量な抗原に対して特異的 IgE 抗体をつくりやすい遺伝的素因のこと．

▶遅延型アレルギー反応検査
　抗原刺激後，24～72 時間後（48 時間後が反応のピーク）に発現するアレルギー反応を遅延型アレルギー反応（Ⅳ型アレルギー反応）と呼びます．

● パッチテスト
　皮膚に試料を貼って皮膚反応をみる検査で，貼付後 48 時間での紅斑，浮腫，丘

疹の出現程度で判定を行います．接触性皮膚炎や薬疹のほか，呼吸器疾患では ⓟ喘息，過敏性肺炎，薬剤性肺炎の判定に有用です．

● ツベルクリン反応

精製ツベルクリンを皮内注射した後，24〜48時間後をピークとして注射局所に発赤，硬結を認める遅延型アレルギー反応で，ⓟツベルクリン陽性は結核菌に対する細胞性免疫の成立，すなわち結核菌感染あるいはBCGが接種済みであることを意味しています．

ただし，サルコイドーシスや麻疹感染では細胞性免疫が障害されることから，ツベルクリン反応が陰転化します．

関連項目

▶抗原誘発試験

過敏性肺炎や喘息では，必要に応じて原因抗原と考えられる物質を低濃度から次第に濃度を上げて吸入させ，1秒量が基準値から20％以上低下するかどうかで，抗原を確定する抗原誘発試験が行われることがあります．吸入後15〜20分後から2時間以内に症状が出る即時反応（組織の肥満細胞のIgEを刺激）と，6時間後に症状が出る遅発反応（血中の好塩基球をIgGが刺激）があります．

この方法はショックを引きおこす危険性もあることから適応は慎重に考える必要があります．

E-10 感染症の免疫血清検査

感染症を引きおこした病原体に対して生体が産生した抗体を検出することが，診断上有用なことがあり，特に病原体の分離培養が難しい感染症では抗体検査によって診断が行われます．

呼吸器疾患では，マイコプラズマ肺炎，インフルエンザ，ウイルス性肺炎，オウム病などの疾患を疑う場合に，ⓟ感染初期と2週間後の2つの血清（ペア血清）を用いて，血清中の特異的抗体の量（抗体価）の変化を確認します．ⓟ抗体価が4倍以上に上昇している場合に感染を診断できます．

E-11 胸部の画像検査

呼吸器疾患の画像診断には，①胸部単純X線写真，②コンピューター断層撮影法（X線CT），③磁気共鳴画像法（MRI），④陽電子放射断層撮影法（PET），⑤シンチグラフィ，⑥血管造影などが用いられます．特に日常診療では，胸部X線写真とCTが多用されます．以下で，それぞれの検査法について述べていきます．

E-12 胸部単純X線写真

▶レファレンス
・標準放射⑦：p.156-159
・ハリソン④：p.1815

E-13 撮影時の患者の体位

▶正面像

患者を立位にして深吸気させ，息を止めさせて撮影します．患者の背側にX線装

> **One More Navi**
>
> 胸部単純X線写真1枚で0.15 mSvの被曝（年間被曝は1 mSv以下が望ましい：職業被曝の上限は5年間平均20 mSv/年かつ1年間50 mSv未満）．妊娠3か月以降の胎児被曝では催奇形性はないが，精神と骨の発達障害をおこしえる．

> **One More Navi**
>
> 120～150 kVくらいの高圧撮影では物体透過性が高くなり，骨の透過性増加により骨・縦隔に重なる部分も観察可能になる．また，放射線被曝も減るが，散乱線が増えてコントラストが低くなる．

> **One More Navi**
>
> 通常，心胸郭比は50%以下だが，臥位では55%まで正常．

> **One More Navi**
>
> 健康診断で多い「間接撮影」はX線で蛍光板を発光させた間接光をフィルムに焼き付けるので画像が鮮明でなく，X線で直接フィルムを感光させるより10～20倍の強い放射線が必要（被曝が大きい）．

Fig. 撮影時の体位

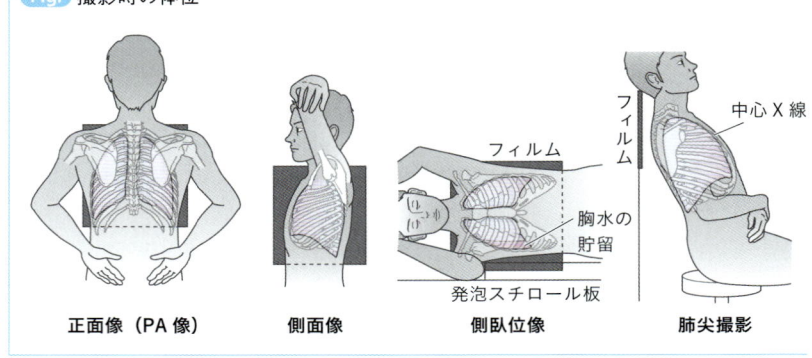

正面像（PA像） / 側面像 / 側臥位像 / 肺尖撮影

置を置き，腹側の感光板に撮像されるよう背後からX線を照射する後前像（postero-anterior view；PA像）が原則で，この撮影法では心陰影が最小となります．

一方，新生児や乳児，重症患者では背臥位での前後像（antero-posterior view；AP像）で撮影が行われることもあり，この場合，心陰影は見かけ上拡大し，肺血流増加で肺紋理が増強します．ポータブルX線装置を用いた撮影では，焦点距離が短くなるため心陰影はさらに拡大してみえます．また，電圧も低いので肋骨陰影が増強します．

▶側面像

フィルムを体の左側につける左側面像で心陰影を最小にできます．右肺病変が疑われる場合には病巣がフィルムに近づいて鮮明に描出できるため右側面像を撮影します．また，正面像では前面にある右心室を心陰影として捉えることができないため，右心室の確認は側面像で行う必要があります．

前縦隔の腫瘍，右肺中葉の無気肺（中葉症候群），葉間の胸膜炎などを捉えるのに適しています．

▶側臥位像

患者を側臥位にして正面から撮影する方法で，立位正面像では確認しにくい少量の胸水貯留（患側を下にして撮影）を描出できるほか，程度の軽い気胸（患側を上にして撮影）を検出することもできます．

▶肺尖撮影

座位で上体を後方に反らした状態で撮影する方法で，正面像では鎖骨の陰影と重なってしまう肺尖部の病変や右肺中葉と左肺舌区の無気肺などの検出に優れています．

▶断層撮影

X線管球とフィルムを同時に動かして目的とする深度の像を撮影する方法ですが，現在ではCTが有用です．

E-14 正常胸部X線像

▶肺野と肺紋理

胸部X線写真上にみられる透過性が亢進して明るい（黒い）領域を肺野と呼び，

上・中・下肺野の3区域に分割します（葉間胸膜で境界する肺葉とは分割のしかたが違う）．また，肺血管・気管支によってつくられる線状・分岐状の陰影を肺紋理といい，肺動脈が最も関与し，胸壁直下から1cmの範囲にはみえません．肺紋理の強度は病変だけでなく個人差，呼吸程度，撮影条件に依存します．

▶心陰影

心陰影では右に2つ，左に4つの膨らみが描出されます．これらの膨らみは「弓」と表現され，右は1〜2弓，左は1〜4弓まで存在します．

▶縦隔線と横隔膜

Fig. 正常像の縦隔線と横隔膜

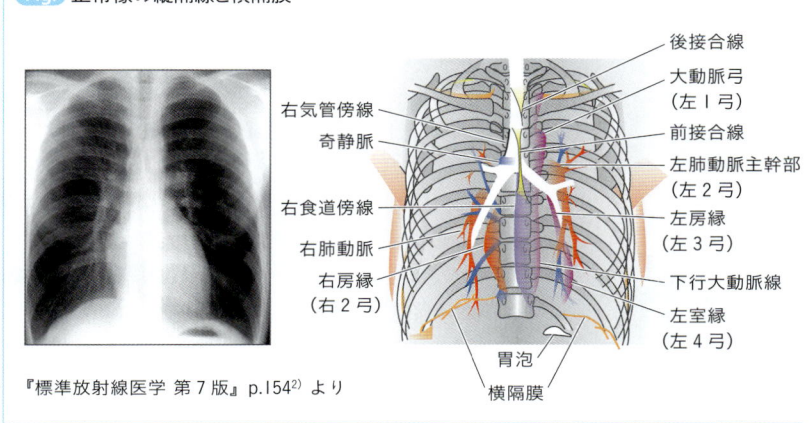

（後接合線，大動脈弓（左1弓），右気管傍線，奇静脈，前接合線，右食道傍線，左肺動脈主幹部（左2弓），右肺動脈，左房縁（左3弓），右房縁（右2弓），下行大動脈線，左室縁（左4弓），胃泡，横隔膜）

『標準放射線医学 第7版』p.154 2) より

縦隔線は心臓縦隔陰影に重なった多数の線状構造のことを指し，縦隔構造と肺との境界面がX線写真上の縦隔線を形成しています．主な縦隔線には，前接合線，後接合線，食道傍線，気管傍線，下行大動脈線などがあります．ただし，これらは正常でも全例にみられるわけではありません．

また，X線写真上では，横隔膜のドームの辺縁が肺との境界線として描出されますが，実際には横隔膜と重なった部分にも肺野があることを認識しておく必要があります．

▶葉間線

肺の右3葉，左2葉の構造を反映して，X線写真上でも葉間線を認めることがあります．正面像では水平裂（minor fissure）が細い線状影として描出されることがあります．また，側面像では右肺の上下葉間，中下葉間と左肺の上下葉間（major fissure）が認められることがあります．

E-15 胸部単純X線写真の異常所見

▶レファレンス
・標準放射⑦：p.168-176

人体を透過するX線が人体組織にどれだけ吸収されたかによって，X線写真に写し出される画像に白〜黒の濃淡差が生じ，単純X線撮影の場合，組織間のコントラストが低いため，人体組織は主に骨，水（軟部組織），脂肪，空気の4つの濃度として描出されます（X線の吸収度は上記の順で高く，骨は白く，空気は黒く描出される）．このX線吸収差によって生まれる画像の濃度差（density）を陰影と呼び，正常像ではみられない陰影のことを異常陰影と呼びます．

One More Navi
直径6mm以下の結節，肺門型肺癌，肺血栓塞栓症，睡眠時無呼吸症候群などは胸部単純X線で診断できない．

One More Navi
右2弓は右心室ではなく右心房の陰影であることに注意．右心室は前方にあるので側面像で確認する．

One More Navi
正常では上肺静脈が下肺静脈より細いが，うっ血で上肺静脈が太くなり，左心房が拡大すると左主気管支が挙上する．

One More Navi
左肺動脈は左主気管支を乗り越えるので肺動脈や肺門は左が右よりも1.5cm高い．また，通常は右中間肺動脈が肋骨と交差する部分で肺動脈は肋骨の幅と同じ太さだが，肺動脈のほうが太く描出される場合には，肺高血圧を疑う．

One More Navi
横隔膜は傾斜が急峻なドームなので心臓で横隔膜に接するのは左右心房（左右心室は横隔膜に接してない）．右側のほうが横隔膜は働きやすく，右側の大腰筋のほうが使いやすいため，右重心や右利きが多い．

E-16 シルエットサイン

Fig. シルエットサインの原理

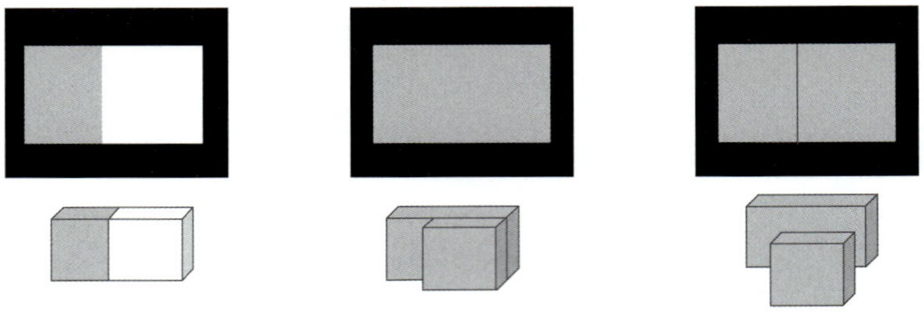

正常像	シルエットサイン陽性	シルエットサイン陰性
X線吸収度が異なる組織が隣接して並んでいる．	X線吸収度が同じ組織が隣接している状態．	X線吸収度が同じ組織が前後関係にある状態．

One More Navi

シルエットサインは水濃度の臓器が接する場合に境界不鮮明（陽性）になるが，骨などCa濃度のものでは使えない．

One More Navi

心臓は肺区域のS4，S5と接しており，心臓と肺の境界線が不明瞭な場合には，この領域の病変が考えられる．同様に，大動脈は肺区域のS6，S10と，横隔膜はS8と接していることから，シルエットサイン陽性で大まかな病変部を推定できる．

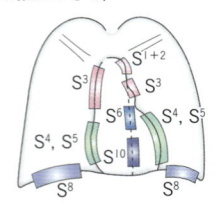

One More Navi

呼吸器内科では，シルエットサイン陽性を「シルエットアウトする（影（境界）がなくなる）」と表現し，シルエットサイン陰性を「シルエットアウトしていない」と表現することがある．たとえば，胸腺腫と心陰影との境界はシルエットアウトされる（同じ深さにある）．

▶シルエットサイン陽性

正常像では明瞭であった肺と隣接する他の臓器の境界線が不明瞭（辺縁不鮮明）となることを**シルエットサイン陽性**と呼びます（境界線が見えない場合が陽性となることに注意）．これは含気に富んだ肺と水分を含む臓器との間にあったコントラスト差が消失したために生じる現象で，何らかの病変によって肺内の空気が失われ，肺が隣接する臓器と同じX線吸収度になったことを意味しています．シルエットサイン陽性の場合，肺に隣接する他の臓器の部位から，病変部を推定することができます．

▶シルエットサイン陰性

一方，肺との境界線を形成する臓器と肺の病変部が前後関係にある場合にはコントラストが生じ，両者の辺縁は不明瞭になりません．この状態を**シルエットサイン陰性**と呼び，病変部がどの深さにあるかをX線画像から推定することはできません（すなわちシルエットサインは陽性の場合のみ有用）．

下行大動脈の辺縁が心陰影に重なっていても鮮明にみえるのはシルエットサイン陰性と同じ原理によります．

関連項目

▶頸胸部徴候

胸部X線の正面像で，気管より前方に肺があるのは鎖骨の高さまでなので，前縦隔腫瘤は鎖骨の中央部から上方でシルエットサイン陽性となって境界が不鮮明になります．一方，気管後方にある肺尖部は，鎖骨よりも上方にあるので，中・後縦隔腫瘤は肺の空気と接しており，鎖骨の上方まで境界は明瞭になります．これらは**頸胸部徴候**（cervicothoracic sign）と呼ばれ，腫瘤の部位を推定するのに役立ちます．

E-17 肺野透過性の低下

肺野のX線透過性が低下すると，X線像でその部位が白く描出されます（opacities）．肺野透過性の低下をきたす病変は，主に肺胞性と間質性に分けて考えることができます．ただし，単純X線像のみで両者を完全に区別することは困難です．

E-18 肺胞性陰影

肺胞性陰影とは肺胞腔の空気が滲出液，漏出液，血液，蛋白，細胞などX線透過性の低い液体や組織に置き換わった状態（consolidation コンソリデーション）で生じる陰影のことを指します．肺胞の空気が液体に置換されるので肺容積は減少せず，均等な陰影を呈します．この陰影は肺の細葉に一致して広がりやすく，これを細葉陰影（細葉結節影）と呼びます．細葉陰影は大きさが5〜10 mm程度で，境界不明瞭な小斑状の陰影を呈します．また，時間の経過に伴って，滲出液が肺胞間の肺胞孔（Kohn小孔）▶A-10から隣接する肺胞に浸入して広がり，小葉，肺区域，肺葉の大きさにまで拡大し，これらに一致しないびまん性の融合陰影を呈することも特徴的です．

Fig. 細葉陰影

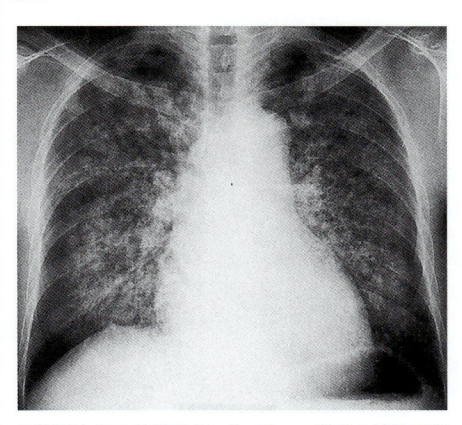

肺胞蛋白症のX線所見．5〜10 mm程度の境界不明瞭な小斑状の陰影が両肺野に分布している．
『標準呼吸器病学』p.96[3]より

肺胞性陰影を呈する主な疾患としては，肺炎，肺水腫，肺出血，肺胞蛋白症，肺胞上皮癌などがあげられます．なお，肺胞性陰影は間質性病変でもみられることがあります（高分解能CT▶E-34での診断が望ましい）．

肺胞性陰影は以下のような特徴的な所見を呈することがあります．

▶蝶形陰影

両側の肺門部を中心に両肺野に蝶が羽を広げたように分布する融合陰影のことを蝶形陰影（butterfly shadow）と呼びます．肺水腫，肺出血，肺胞蛋白症などでみられることがあります．

▶エアブロンコグラム

エアブロンコグラム（air bronchogram）は気管支透亮像と訳され，気管支周囲の肺胞腔が液体や組織で置換された状態（consolidation）になると，気管支内の空気とそれを取り囲む液体や組織で埋まった肺胞にコントラストが生まれて，融合陰影内に気管支が描出される（透亮される）ことを指します．

エアブロンコグラムは稀にサルコイドーシスや肺リンパ腫で間質増生が著しい場合にみられることもあります．

Fig. エアブロンコグラム

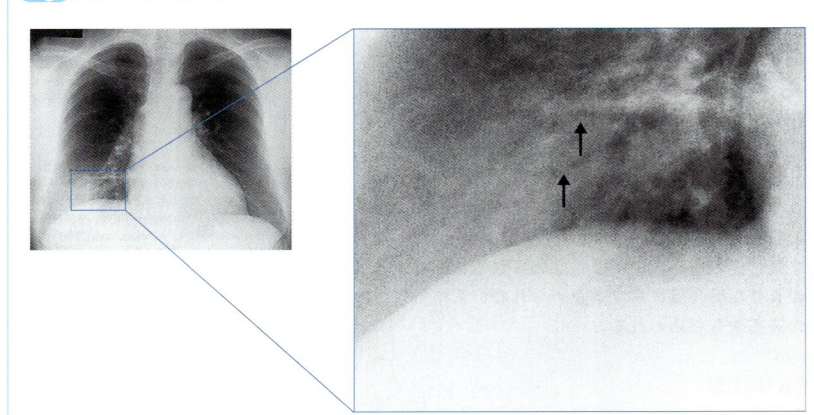

マイコプラズマ肺炎のX線所見.
右下肺野の透過性低下（consolidation）を認め，その部分を拡大してみると融合陰影の内部に気管支が描出されている（矢印）．

『標準呼吸器病学』p.95[4] より

E-19 間質性陰影

間質性陰影とは気管支，血管周囲間質，肺胞隔壁，小葉間隔壁などの線維化や細胞浸潤による肥厚で，X線透過性が低下して生じる陰影のことを指します．初期病変では，肺胞レベルでの含気が比較的保たれることからX線像上に淡い濃度上昇がびまん性にみられます．線維化が進行した例では肺胞が虚脱して含気が減少するためにより白く描出されるようになります．ただし，肺胞病変でも間質性陰影を呈することがあります．

間質性陰影は以下のような特徴的な所見を呈することがあります．

▶Kerley line

Kerley line とは，肥厚した小葉間隔壁が線状影（linear opacity）として描出されたもので，部位，長さ，走行によってA，B，Cの3つがあります．急性では肺水腫，慢性では僧帽弁狭窄症，癌性リンパ管症などのリンパ流路の障害，あるいは肺線維症が原因で出現します．

● Kerley A line

肺門から末梢肺野へ向かう長さ20～60 mmの上肺野の線状影．血管影と無関係に走るため血管影と交差します．

● Kerley B line

下肺野の肋骨横隔膜洞近くの外側に水平に走る長さ20 mmほどの線状影．肺の端に近い部分は正常では何もみえないので，Kerley line のなかでも最もよく出現し，診断も容易です．

Fig. Kerley line

A line / B line / C line

One More Navi
Sir Peter Kerley（1900-1979）はアイルランドの放射線医．

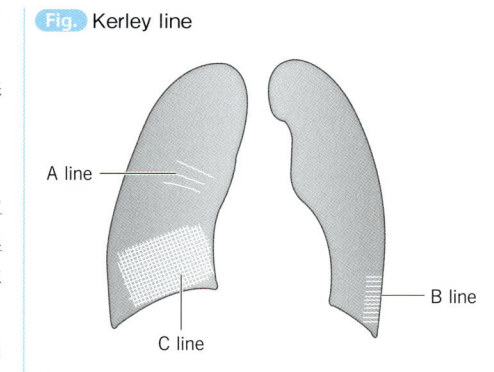

● Kerley C line
下肺野にみられ，線状影が重積して網の目状に描出されます（網状影）．

▶ 粒状影～蜂巣肺

線維化が進行した肺では，肺胞の虚脱，小葉間隔壁の肥厚，末梢気道の拡張などの像が重なり合い，不規則な線状影や肺全体に5 mm以下の小円形の陰影が散らばったように分布する粒状影，さらには気管支透亮像が混在した状態になり，肺野透過性が低下します．これが大小さまざまな網目状の陰影を呈することから，網状影 (reticular opacity) と呼ばれます．

Fig. 網状影と蜂巣肺のイメージ図

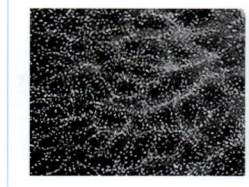

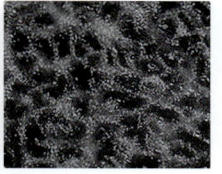

網状影 不規則な線状影と粒状影の散らばりが認められる．

蜂巣肺 蜂の巣のような輪状影が密に分布する．

線維化がさらに進行すると5～10 mm程度の蜂の巣のような輪状の陰影（小さな嚢胞状陰影）が密に分布するようになります．これは間質性肺炎に特徴的な所見で蜂巣肺 (honeycomb lung) と呼ばれます．

One More Navi
間質に水が貯まると，peri-bronchial cuffing と呼ばれる気管支周囲が水濃度のリング状にみえる陰影が出現することがある．

関連項目

▶ 浸潤影

浸潤影 (infiltrate) という用語は明確な定義があるわけではなく，病変と重なる肺血管影が不明瞭となる程度にまで肺野のX線透過性が低下している状態を指す一般的な用語として用いられています．したがって，肺胞性陰影であっても，間質性陰影であっても，浸潤影と表現されることがあります．
ただし，浸潤影の多くは背景に consolidation が存在することが考えられます．

Assist Navi　肺胞性陰影と間質性陰影

	肺胞性陰影	間質性陰影
分布の形態	限局性～びまん性	びまん性
陰影の分布	細葉，肺区域，肺葉に一致することが多いが，一致しないこともある．	気管支，血管，肺胞隔壁，小葉間隔壁などに沿って出現しやすい．
陰影の形態	細葉陰影，小斑状陰影	線状影，網状影，粒状影，蜂巣状陰影
陰影の境界	不明瞭	明瞭
融合陰影	よく認められる	認められない
陰影の変化	速い	遅い
特徴的所見	蝶形陰影 エアブロンコグラム	Kerley line 蜂巣肺，peribronchial cuffing
主な疾患	急性：肺炎，肺水腫，肺出血，肺梗塞，成人呼吸促迫症候群，肺硝子膜症 慢性：肺胞蛋白症，肺胞上皮癌，肺胞リンパ腫，肺胞微石症，結核，真菌症，肺胞性サルコイドーシス，器質化肺炎	急性：非細菌性肺炎，間質性肺水腫，過敏性肺炎，粟粒結核，敗血症性膿瘍，肺硝子膜症 慢性：気管支炎，気管支拡張症，びまん性汎細気管支炎，サルコイドーシス，塵肺，膠原病，真菌症，転移性腫瘍，肺線維症，癌性リンパ管症，Hodgkin病

▶すりガラス陰影

　すりガラス陰影（ground-glass opacity）とは，X線透過性が病変と重なる肺血管影が透けて見える程度に低下した状態で出現する所見のことを指します．これは肺胞腔の空気が減少し，肺胞壁なども肥厚してX線透過性が低下しているものの，肺胞内にある程度の空気が残存している（consolidationが不完全である）ため，水や軟部組織ほどは透過度が低下していない状態でおこる現象です．

E-20　結節影

　最大径30 mm以下の円形陰影のことを結節影（nodular shadow）と呼びます．陰影が5 mm以下の場合には粒状影（micronodular opacity）と呼ぶこともあります．一方，直径が30 mmを超える円形陰影は腫瘤影と呼ばれます．

　なお，結節影そのものには，原因疾患を特定できるような疾患特異性がないため，①単発性か多発性か，②境界明瞭か不明瞭か，③辺縁が整か不整か，④陰影内の濃度が均一的か不均一か，⑤結節影の分布の仕方，⑥周辺の肺構造の変化がないか，といった点に着目しながら読影を行います．

E-21　無気肺

　無気肺とは，何らかの原因で肺内の空気が失われて肺容積が減少した状態のことを指し，無気肺部の透過性低下と肺容積の減少に伴う正常構造の病変側への偏位，シルエットサインの出現などの所見を呈します．多くの場合，肺葉単位で異常が発生することからX線上で以下のような特徴的な所見を呈します．

> **One More Navi**
> 無気肺は結核などの炎症や癌などの腫瘍を伴うことが多く，稀に異物（ピーナッツなど）の吸入もある．

> **One More Navi**
> 手術後無気肺予防には，手術後に体位変換と意識的に大きな呼吸を行うことが効果的．

Tab. 無気肺のパターン

	X線所見	特徴
右上葉無気肺		①肺尖から気管右側に陰影（見かけ上，肺尖が低くみえる） ②肺門が挙上し，中葉血管影が上外方に偏位．気管も右に偏位．
中葉無気肺		①上中葉間胸膜と右第2弓を2辺とする三角形の陰影 ②右第2弓のシルエットサイン陽性 ※最もおこりやすい無気肺
右下葉無気肺		①横隔膜を底辺，肺門を頂点とする三角形の陰影 ②肺門は内側に偏位 ③横隔膜影のシルエットサイン陽性

Tab. 無気肺のパターン（つづき）

	X線所見	特徴
左上葉無気肺	前　後	①肺尖から気管左側に陰影（見かけ上，肺尖が低くみえる） ②大動脈弓のシルエットサイン陽性 ③左心縁のシルエットサイン陽性
左下葉無気肺	前　後	①下行大動脈，左横隔膜の内側部陰影消失 ②肺門は心陰影の中に偏位 ③心陰影は左方偏位

One More Navi
術後の吸収熱といわれているもののなかに，術後の無気肺による発熱があることに注意．

　長期臥床患者や人工呼吸患者は，分泌物の気管支閉塞によって背側肺に無気肺を生じやすく，横隔膜の動きが制限される腹部疾患（膵炎，胆嚢炎，横隔膜下膿瘍など）や腹部手術後などでも無気肺がよく発生します（麻酔薬による呼吸抑制の影響もある）．

関連項目

▶中葉舌区症候群

　中葉気管支は他の葉気管支と比べて主気管支から鋭角に分岐しており，比較的細く長いことから，入口部周辺のリンパ節腫大や内腔の分泌物によってよく無気肺（中葉無気肺）がおこります．このような機序で中葉に発生する慢性反復性の無気肺のことを中葉症候群と呼びます．また，左肺の上葉舌区にも同様の機序で無気肺がおこりやすく，これを舌区症候群と呼び，これらが両肺に生じた場合を中葉舌区症候群と呼びます．

▶板状無気肺

　板状無気肺（plate-like atelectasis）とは，肺葉単位で発生する無気肺と異なり，肺の一部に長さ〜30 mm，厚さ〜3 mm程度の線状陰影をきたす病態で，横隔膜の運動が低下する術後などに下肺野に生じます．換気運動の改善によって多くは消失します．

E-22 肺野透過性の亢進

肺野のX線透過性が亢進すると，その部位は黒く描出されるようになります．
肺野透過性亢進がみられる原因としては，①肺の含気量の増加，②肺血流の減少，③軟部組織の厚み減少，④気胸などが考えられます．なお，露出過多などの撮影条件の不良でも両肺野が暗く描出されることがあり，注意が必要です．

Tab. 肺野透過性の亢進とその原因

	片側性	両側性
含気量が増加	・気管支異物 ・腫瘤 ・代償性肺気腫（肺葉切除後／無気肺） ・巨大ブラ　など	・慢性肺気腫（COPD） ・気管支喘息の発作 ・乳児急性細気管支炎 など
肺血流の減少	・肺塞栓症 ・中枢型肺癌血管浸潤	・Fallot四徴症などのチアノーゼ疾患
軟部組織の厚み減少	・片側性乳房切除後 ・先天性大胸筋欠損症	・両側乳腺切断後　など

One More Navi
Swyer-James症候群では片側肺の透過性が亢進（エアートラッピングのために呼気撮影で容積の変化がない）するが，気管支造影で末梢まで造影されない．原因は幼少時の肺炎で細気管支が狭窄・閉塞して二次的に肺血管が狭小化するため（病巣肺は小さい）．

One More Navi
COPDでは肺前後径も増大して過膨張している．

E-23 空洞

肺の一部が壊死して，壊死物質が気管支に排出された後に残った空間に気管支内の空気が入った状態を空洞(cavity)と呼び，X線写真上では1mm以上の厚い壁に囲まれて透過性が亢進した明瞭な陰影として認められます．なお，空洞内に壊死物質や膿が残存していたり，菌塊が形成されていたりすると，空洞の透過性は低下します．
空洞は肺結核に多い所見ですが，ほかにも肺化膿症，肺真菌症，肺癌などで認められることがあります．

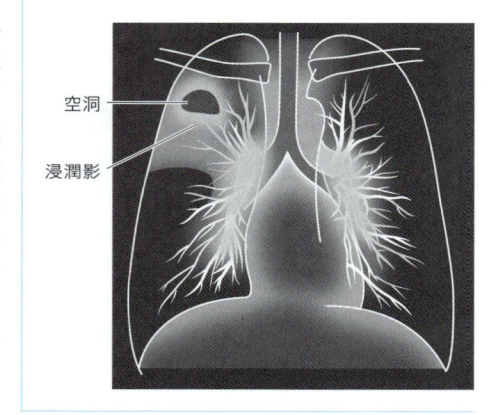

Fig. 空洞

空洞
浸潤影

One More Navi
壊死物質を排泄する経路となった気管支を誘導気管支という．

One More Navi
内部の液体は鏡面像（水平面niveau像：air-fluid level）としてみえ，菌球は周辺が三日月型に抜けた透亮像(translucency)としてみえる（メニスカス徴候）．

E-24 嚢胞

嚢胞(cyst)は1mm以下のきわめて薄い壁で囲まれた透過性が亢進した領域として認められ，この領域の肺紋理は消失します．
巨大なものでは，嚢胞が正常肺を圧排し，肺野のほとんどが透過性が亢進した領域となります．巨大嚢胞の所見は，経過観察中に肺紋理が次第に消失していき，肺が消えてしまうようにみえることからvanishing lungと呼ばれること

Fig. 巨大嚢胞（vanishing lung）

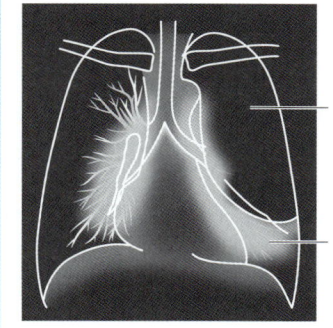

巨大嚢胞
肺紋理の消失

潰れた肺組織による線状影

One More Navi
内部に液体を含む場合は，透過性が低下し，白くみえる．

もあります．

関連項目

▶肺胞性囊胞

肺胞隔壁の破壊によって生じる囊胞を肺胞性囊胞といい，臓側胸膜の弾力板の内側に空気が貯まった1cm以上の円形を肺囊胞ブラ（bulla），2層からなる臓側胸膜の一部を破壊して臓側胸膜内に空気が入りこんだ空間をブレブ（bleb）と呼び，単純X線像では両者の区別が困難なのでブラ・ブレブと呼ばれます．一側の胸腔の1/3以上を占めるような巨大な囊胞はブラが発育したもので，巨大肺囊胞（巨大ブラ）と呼ばれます．

E-25 胸膜の異常

▶レファレンス
・標準放射⑦：p.240-243

E-26 気胸

胸膜腔（臓側胸膜と壁側胸膜の間）に空気が入っている状態を気胸（pneumothorax）と呼びます．

胸部X線像では，①虚脱した肺の透過性低下，②末梢側の肺血管影が消失して透過性が亢進，③虚脱した肺と末梢側肺との境界に臓側胸膜による線状影が認められます．また，肺表面にブラ・ブレブなどが認められ陰影の辺縁が不整となることもあります．

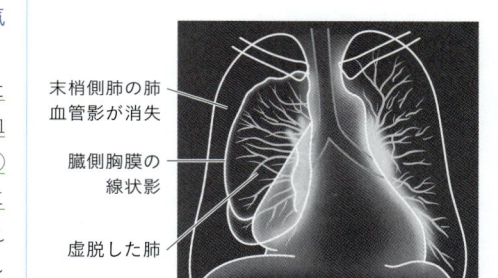

緊張性気胸では肺の虚脱，横隔膜の平低化，健側への縦隔の偏位が所見として重要です．

Fig. 気胸
- 末梢側肺の肺血管影が消失
- 臓側胸膜の線状影
- 虚脱した肺

One More Navi
呼気位での撮影が吸気位よりも気胸の血管陰影の消失がはっきりする．

One More Navi
臓側胸膜孔が開いているときは，深呼気でも肺の収縮は変わらず，閉じると肺はさらに虚脱する．

One More Navi
両側に同程度の気胸があると縦隔は偏位しない．

E-27 胸水貯留

少量の胸水貯留では一側の肺で肋骨横隔膜角（C-P angle）の鈍化を呈します．正面像よりも側面像のほうが確認しやすく，側面像では後部肋骨横隔膜角の鈍化が確認できます．一方，大量の場合は肺の下方に向かって弧を描くように透過性低下領域が出現し，縦隔が病側とは反対側に偏位することもあります．

また，患側を下にして側臥位でX線撮影を行うと，胸水が重力によって移動する様子を捉えることができます．

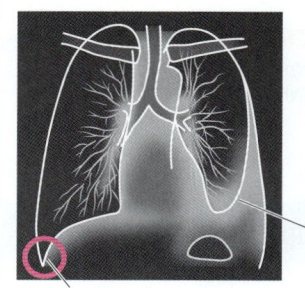

Fig. 胸水貯留による肋骨横隔膜角の鈍化
- 肋骨横隔膜角の鈍化
- 肋骨横隔膜角（C-P angle）

One More Navi
横隔膜縦隔陥凹の消失が認められる場合は早期の胸水を疑う．

One More Navi
肋骨横隔膜角の鈍化
無気肺で肺の一部が重くなり，これが貯留した胸水（150 mL以上）に沈み込んで，胸水を含気のある肺と胸壁の間に圧排した状態でおこる．

One More Navi
腸管穿孔による腹腔ガスが横隔膜下に検出しやすいのは腹部X線写真より胸部X線写真である（撮影ビームがガスを水平に通過するので）．

▶肺下胸水

肺下胸水とは横隔膜の臓側と壁側胸膜の間に胸水が貯留したものを指し，正面像では，肋骨横隔膜角が比較的正常に保たれることから，見た目上，横隔膜が挙上しているようにみえます．胃泡と横隔膜が1cm以上離れているときには肺下胸水が疑われます．

▶葉間胸水

Fig. 葉間胸水

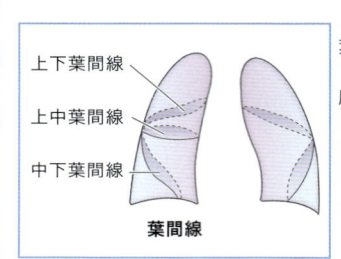

上下葉間線
上中葉間線
中下葉間線
葉間線

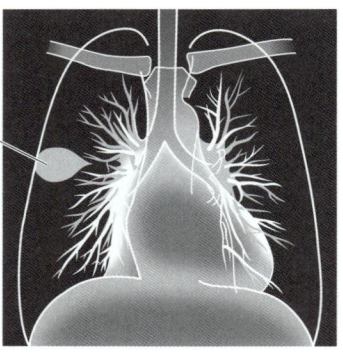

葉間線に一致した紡錘形の肥厚陰影

正面像

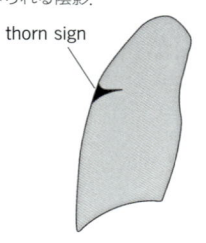

葉間胸水は葉間裂（特に右側の上中葉間裂や上下葉間裂に多い）に液体が貯留したものを指し，正面像で境界が明瞭な円形ないし紡錘形の腫瘍とよく似た葉間線の肥厚陰影を呈し，この陰影は治療によって速やかに消失することから vanishing tumor とも呼ばれます．また，胸水が少量の場合には葉間に"いばらの棘"のような陰影（thorn sign）を呈することもあります．

> **One More Navi**
> **thorn sign**
> 少量の胸水貯留の場合葉間にみられる陰影．
> thorn sign

E-28 胸膜外徴候

胸膜外徴候（extrapleural sign）とは，肺外で発生した壁側胸膜や胸壁の腫瘍などの病変が，胸膜を持ち上げるように肺内に突出したときにみられる徴候で，臓側と壁側胸膜が腫瘤を覆っているために辺縁が明瞭で，なだらかに立ち上がって胸郭に移行する陰影を呈します（肺血管陰影も透見できる）．

Fig. 胸膜外徴候

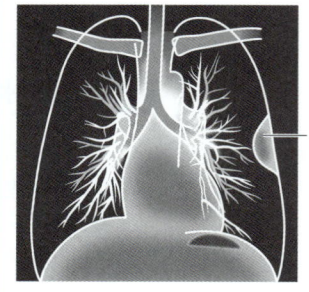

辺縁明瞭でなだらかに立ち上がる陰影

> **One More Navi**
> 胸膜外病変には肋骨病変，縦隔腫瘍，横隔膜下腫瘤，胸膜中皮腫などがある．

E-29 肺門・縦隔の異常

▶レファレンス
・標準放射⑦：p.238-239

E-30 肺門部の異常

肺門部の陰影は肺血管によって形成されており，胸部X線像では肺門陰影の位置異常や腫脹（拡大）といった異常が観察できます．

肺門部陰影の位置異常

肺門は左側が右側よりも高い位置にありますが，この位置関係が逆になっていたり，左側の肺門が極端に高い位置にある場合，肺容量の減少や増加がおきていることが示唆されます．

One More Navi
肺門の高さが左右で同じレベルなら右上葉の容積減少が疑われる．

肺門部の腫脹（拡大）

肺門部の腫脹（拡大）が認められる場合，心疾患などに伴って血管そのものが腫脹していることやサルコイドーシス，癌の転移などにより肺門部のリンパ節が腫脹していることが理由として考えられます．

One More Navi
両側下肺静脈はかなり下から左心房に流入するので肺門を構成する血管陰影には関係していない．

E-31 縦隔の異常

縦隔陰影の拡大や縦隔内構造の偏位などの所見がみられることもあります．縦隔病変に伴う縦隔陰影の拡大は心陰影の拡大と異なり，拡大した陰影のなかに重なって肺血管が透見できます（肺門重畳徴候）．一方，心拡大の場合は肺血管が心臓に圧排されて陰影の外側にみえるため，両者は区別できます．

なお，肺門・縦隔の異常はある程度進行した病変でなければ確認できないことも多く，異常が疑われる場合には胸部CT検査などを行う必要があります．

One More Navi
縦隔接合線（胸膜の折り返しで，前と後がある）は脂肪と空気との境界線として縦隔陰影に重なってみえる．

E-32 コンピューター断層撮影法（CT）

▶レファレンス
・標準放射⑦：p.154-155
　　　　　：p.156-159
・ハリソン④：p.1815-1816

コンピューター断層撮影法（computed tomography；CT）は，人体を透過したX線を対向する検出器で測定し，画像を再構築して断層像として描出することができます．肺尖部から肺底部までを5〜10 mm刻みのスライス幅で撮影することができ，得られたデータから縦隔条件（縦隔やリンパ節，血管や胸壁の観察に適する）と肺野条件（肺内構造をみるのに適する）の2つの条件で画像を表示します．

CT撮影時は患者を仰臥位とし，単純X線と同様に深吸気時に撮影を行います．

One More Navi
CTスキャン1回の被曝量は上限で10 mSv程度．単純X線（1回0.06 mSv）よりもはるかに高い．低線量CT（逐次近似法を用いたCT画像再構成ASIR）で1.15 mSv程度．自然被曝量は年間1.4 mSv．

E-33 CT値

CT画像上での組織のX線減弱係数値をCT値と呼び，水を0 HU，空気を−1,000 HU，骨化を＋1,000 HUとして，人体組織のX線吸収度をこれに対する比率で表示します（表示は50 HU刻み）．たとえば，緻密骨のCT値は1,000 HUで，脂肪は−100 HU，筋肉などの軟部組織や大動脈は50 HUです．

CT検査ではウインドウレベル（window level；WL）とウインドウ幅（window width；WW）を設定することによって観察したい臓器が良好に描出される条件をつくり出すことができます．

One More Navi
CT値の単位であるHUはCTの開発者HounsfieldのHとunit（単位）のUから．1979年のノーベル医学生理学賞．金属（義歯など）は非常に高いCT値（数千HU）となる．

Fig. 人体組織とCT値

CT値（HU）		
+1,000	骨	小（白）
+50	軟部組織	
0	水	X線透過性
−100	脂肪	
−1,000	空気	大（黒）

E-28
E-29
E-30
E-31
E-32
E-33

One More Navi
胸水は蛋白などの溶質を含むので水より CT 値が高くなる.

One More Navi
骨転移などを評価するために用いる骨条件は WL：200 HU, WW：1,000～3,000 HU.

▶ウインドウレベル（WL）

WL とは，CT 画像で表示するグレースケールの中央の CT 値のことを指します．通常，縦隔条件ではウインドウレベルを水の CT 値に近い 0～50 HU 程度に設定し，一方肺野条件では空気の CT 値に近い －600～－800 HU 程度に設定して撮影を行います．

Assist Navi 胸部 CT の正常像

断層レベル	縦隔条件	肺野条件
胸郭入口部レベル	右腕頭静脈／気管／右鎖骨下動脈／右総頸動脈	気管／S1／S1+2
大動脈弓部レベル	右腕頭動脈／右腕頭静脈／左腕頭静脈／気管／大動脈弓	S3／S1／S1+2
左肺動脈レベル	上行大動脈／上大静脈／左主気管支／右主気管支／左主肺動脈／下行大動脈	左主気管支／S3／S2／S6／右主気管支
左房（上肺静脈）レベル	肺動脈主幹部／上行大動脈／右上肺静脈／左房／下行大動脈	中葉気管支／S5／S4／S6
下肺静脈レベル	右房／右室／左室／左房／右下肺静脈／左下肺静脈	S5／S4／S8／S10／S9

『標準放射線医学 第 7 版』p.160-162[5]より

▶ウインドウ幅（WW）

WWは，グレースケールとして表示するCT値の幅のことを指します．縦隔はもともとコントラストが低い部位であるため，コントラストを強調するためにWWは400 HU程度と狭く設定されます．一方，肺はコントラスト良好な臓器であるため，WWは800〜1,000程度と広めに設定されます．

E-34　CT検査の種類

▶ 高分解能CT（HR-CT）

Fig. HR-CTで確認できる二次小葉の構造

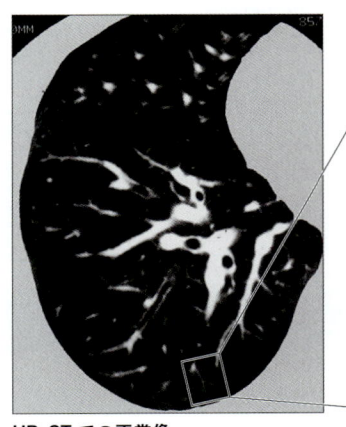

HR-CTでの正常像
小葉間隔壁で囲まれた二次小葉がみられる．

『標準放射線医学　第7版』p.165[6]より

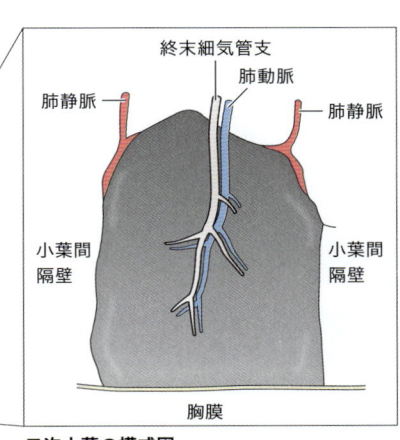

二次小葉の模式図
二次小葉は1cm程度の大きさで，小葉間隔壁に囲まれている．中心部を終末細気管支と肺動脈とが走行し，小葉の辺縁を肺静脈が走行している．

高分解能CT（high resolution CT；HR-CT）は，2 mm以下の薄いスライス幅で，高解像度の空間分解能に優れた画像を得ることができます．これにより小葉間隔壁に境界された二次小葉（1cm大）の構造を観察できます（肺気腫，間質性肺炎などびまん性陰影を呈する疾患の診断に有用）．

HR-CTは，通常のCTで肺野の小病変が疑われる場合に追加的に行われます．

▶ 造影CT

造影CTは造影剤を使用したCT検査で，血管が白く造影されてリンパ節との区別が容易になります．造影CTの結果，短径が10 mm以上のリンパ節がある場合には癌のリンパ節転移を疑います（ただし，腺癌ではリンパ節が腫大しないことがあるので注意）．このほか，造影CTは腫瘤の血流状況，血管との区別，腫瘍の血管への浸潤の確認にも用いられます．

▶ ヘリカルCT／マルチスライスCT

ヘリカルCT（helical CT）はスパイラルCT（spiral CT）とも呼ばれ，X線管球が360°連続回転している装置に，寝台に乗った患者を定速でくぐらせてCT撮影を行います．この方法では，患者のX線被曝量を増加させることなく，一深吸気停止（10〜15秒）で全肺のスキャンができ，さらに三次元画像への再構築も可能です．

One More Navi

造影剤の副作用には即時型（30分以内）と遅延型（60分以降の痒みや皮疹で10%におきる）がある．アナフィラキシーは投与量とは無関係に5分以内に補体がヨードで活性化されておこり，イオン性造影剤では0.22%，非イオン性造影剤では0.04%の発生頻度．

One More Navi
ヘリカルCTは1990年に製品化され、その後、1998年に多列検出器を搭載したマルチスライスCTが製品化された。マルチスライスCTの検出器の列数は16列，32列，64列と進化し，2008年には320列のCTも登場している。

Fig. ヘリカルCT／マルチスライスCT

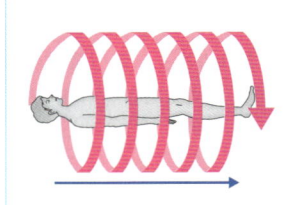

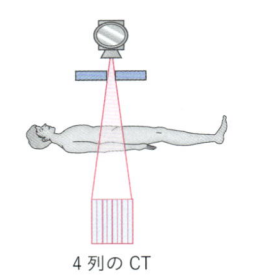

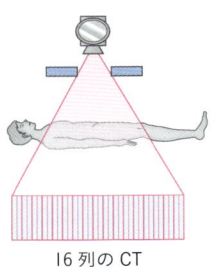

ヘリカルCT
X線管球が360°連続回転し，短時間でスキャンを行う。

マルチスライスCT
ヘリカルCTの検出器が多列化し，1回のスキャンで広範囲のCT画像を得ることができる．

また，ヘリカルCTの検出器を多列化させることで，広範囲をいっぺんに撮影できるマルチスライスCT（multidetector CT；MD-CT，多列検出器CT）が登場し，現在では一深吸気停止の間に0.5～1 mmのスライス幅で全肺はもちろん全身の撮影も可能になっています．

E-35 磁気共鳴画像法（MRI）

▶レファレンス
・標準放射⑦：p.155
　　　　　　：p.165-167
・ハリソン④：p.1816-1817

One More Navi
MRIは組織分解能（異なる成分からなる組織を識別する能力）や多方向の断層撮影を行える点でCTより優れているが、空間分解能（細かな部分の描出力）ではCTに劣る。

One More Navi
認定施設でMRI撮影が可能な条件付きMRI対応ペースメーカーもある。

One More Navi
縦緩和時間は長いほど信号が弱い。一方、横緩和時間は長いほど信号が強い。

One More Navi
T_1強調画像は、水や空気が低信号で黒く描出されるため、CTに近い画像となり、病変と正常構造の関係をみるのに優れている。一方、T_2強調画像では水や脂肪が高信号で白く描出されるため、病変の浸潤範囲や性状をみるのに適している。

磁気共鳴画像法（magnetic resonance imaging；MRI）は，体内の水素原子核（プロトン）の核磁気共鳴現象による電波信号を画像化したものです．X線を用いないので，患者を放射線被曝させずに組織分解能に優れた，任意の方向の断層像を得ることができます．一方，装置が強力な磁場を発生させるため，体内に可動性の金属（心臓ペースメーカーや人工弁など）があると検査ができません．

E-36 MRI画像の特性

MRI画像は高信号域（信号強度が高い）ほど白く，低信号域（信号強度が低い）ほど黒く表示され，無信号域は真黒になります．

核磁気共鳴現象には，共鳴現象後，信号を放出する能力がもう一度回復するまでの時間を示すT_1（縦緩和時間）と，放出された信号が減衰するまでの持続時間を表す

Tab. 組織別の信号強度

T_1強調像	T_2強調像	組織
高信号	高信号	脂肪 高蛋白な液体
低信号	高信号	水（液体成分） 腫瘍，炎症
低信号	低信号	筋 線維化病変，壊死組織
無信号	無信号	骨・石灰化病変 空気（肺）

T_2（横緩和時間）とがあり，MRIはそのどちらかを強調して，すなわち，T_1強調画像やT_2強調画像として画像化することができます．

T_1，T_2強調画像ともに脂肪は高信号に，筋は低信号に描出されます．また，水素原子密度の低い骨・石灰化病変，空気（肺）は無信号になります．一方，水などの液体成分や腫瘍，炎症はT_1強調画像で低信号に，T_2強調画像で高信号に描出されます（ただし液体が高蛋白成分を含む場合はT_1，T_2強調画像ともに高信号になる）．軟骨は骨と違い水を含むためT_2強調画像で高信号となります．

E-37 MRI検査の種類

▶ MRA

MRA（magnetic resonance angiography）は血流によるプロトンの動きから，血管を高信号に，その他の部位を低信号となるように撮影する方法で，造影剤を用いずに血管を描出することができます．

▶ 造影MRI

ガドリニウム造影剤は，血流が豊富な組織間質に分布し，組織のT_1を短縮します．これによりT_1強調画像で病変部を高信号域として描出することができ，腫瘍が囊胞性か充実性か，内部の壊死の有無，周囲の組織への進展などを観察することができます．なお，ガドリニウム造影剤は腎排泄なので高度腎不全や透析患者には禁忌です（結合組織に沈着して線維化をおこし，死亡率の高い腎性全身性線維症になる）．

One More Navi
結核腫では中心部が乾酪壊死になるので血流が乏しく造影されない．

E-38 その他の画像検査

▶ レファレンス
・ハリソン④：p.1817-1818

E-39 陽電子放出断層撮影（PET）

陽電子放出断層撮影（positron emission tomography；PET）は，プラスに帯電した陽電子（ポジトロン）を放出する^{18}F（フッ素）や^{11}C（炭素）などの放射性同位元素が結合した薬剤を静脈注射し，1時間ほど経ってから陽電子が電子と結合して消滅するときに出るγ線を検出して集積像として画像化します．

肺癌の診断では，癌細胞が細胞膜のグルコース輸送体を増加させて正常細胞の3～8倍のブドウ糖を細胞内に取り込む性質があることを利用し，ブドウ糖類似物質であるフルオロ-2-デオキシグルコース（^{18}F-fluoro-2-deoxyglucose；FDG）を薬剤として用います．なお，炎症病変では嫌気性解糖の盛んなマクロファージや好中球にFDGが取り込まれるので注意が必要となります．また，高血糖ではバックグラウンドが高く，癌へのFDGの取り込みが低下して見落とされやすくなるため，検査前6時間は食事や糖分の摂取を避けるようにします（血糖値を150 mg/dL以下にする）．さらに，FDG投与後から撮影までの1時間は患者を安静にし，FDGの脳への取り込みを減らすために会話や読書も避けるようにします．

現在では，PETとCTを同時撮影して画像を重ね合わせるPET/CTという方法を用いることが多く，PETの集積像の解剖学的位置をCT画像上で正確に知ることができます．

Fig. PET（全身像）

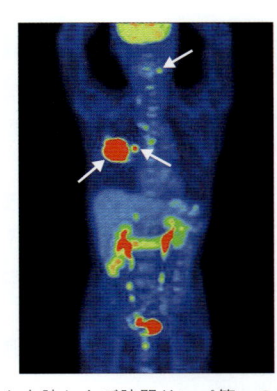

下顎骨と右肺および肺門リンパ節への異常集積像がみられる（矢印）．そのほかの集積像（脳，腎臓，尿管，膀胱，大腸など）は生理的集積である．
『系統看護学講座 専門分野Ⅱ 呼吸器』p.90[7]より

One More Navi
FDGは脳，腎臓，尿管，膀胱，大腸などにも集積する．これは正常例でもみられる生理的集積である．FDGは最終的には尿中に排泄される．

One More Navi
PETでは骨シンチよりも感度よく骨転移の診断ができる．PETの結果，骨転移が疑われる場合には，MRIで確定する．

One More Navi
PET検査の1回被曝量は3.5 mSv．PET/CTではこれにCT分が加わり，被曝量は10数mSvになる．

E-40 シンチグラフィ

呼吸器のシンチグラフィは，主に肺血流シンチグラフィと肺換気シンチグラフィの2種類があります．

▶肺血流シンチグラフィ

肺血流シンチグラフィ（lung perfusion scintigraphy）は，テクネチウムを標識した粗大凝集アルブミン（^{99m}Tc-MAA）を静注し，^{99m}Tc-MAA が肺の毛細血管に一時的にとどまる性質を利用して肺の血流分布を画像化する方法です．これにより，㊗肺塞栓症，肺門型肺癌の診断や肺手術前の血流評価，心臓の右→左短絡の有無などが評価できます．

撮影時間は30分ほどで，できるだけ座位で撮影します．

▶肺換気シンチグラフィ

肺換気シンチグラフィ（lung ventilation scintigraphy）は，クリプトンガス（^{81m}Krガス）などの放射性不活性ガスを吸入させて肺胞の換気状態を画像化する方法で，㊗閉塞性肺疾患では病変より末梢部の肺換気の減少や欠損像を呈します．

上述の肺血流シンチグラフィを組み合わせて検査することもあり，㊗肺血栓塞栓症では肺換気は正常ですが肺血流の欠損像がみられます．また，無気肺では気管支の閉塞に伴い肺血流も，肺換気も低下します．

E-41 血管造影

肺血管造影検査には以下のものがあります．㊗造影剤には副作用が少ない非イオン性造影剤が使われます．

▶気管支動脈造影

肺癌や喀血の診断，喀血への気管支動脈塞栓術や肺癌に対する抗癌薬の注入のために行われます．

▶肺動脈造影

肺梗塞，肺血栓塞栓症，肺動脈狭窄などの診断の際に行われます．ただし，現在ではCTによる描出が可能であることから診断のみを目的とした血管造影は少なく，多くの場合，血栓溶解や血栓吸引，血管塞栓術，ステントやフィルターの留置など治療的処置に付随して行われます．

▶大動脈造影

胸部大動脈から分岐する異常血管を描出することができ，肺分画症の診断に有用です．ただし，現在ではCTやMRIでも描出可能になっています．

One More Navi
肺は肺動脈と気管支動脈から二重に栄養されており，肺動脈が閉塞してもすぐには梗塞にならない．
閉塞部より末梢に出血性壊死を伴うものを肺梗塞という．

One More Navi
原発性肺高血圧症では致死的な血管攣縮をおこすことがあるので肺動脈主幹部からの造影は禁忌．

関連項目

▶喀血と気管支動脈塞栓術
気管支拡張症などの慢性炎症では，気管支動脈の拡張から喀血がおこります．治療では，プラチナコイルを用いた気管支動脈塞栓術が行われます（前脊髄動脈の閉塞による対麻痺に注意）．

▶肺分画症
　気管支動脈の分岐形態には変異が多く，肺分画症の異常血管は胸部または腹部大動脈より直接分枝して分画肺に入ります．　▶O-08

E-42 内視鏡検査

▶レファレンス
・ハリソン④：p.1819-1821

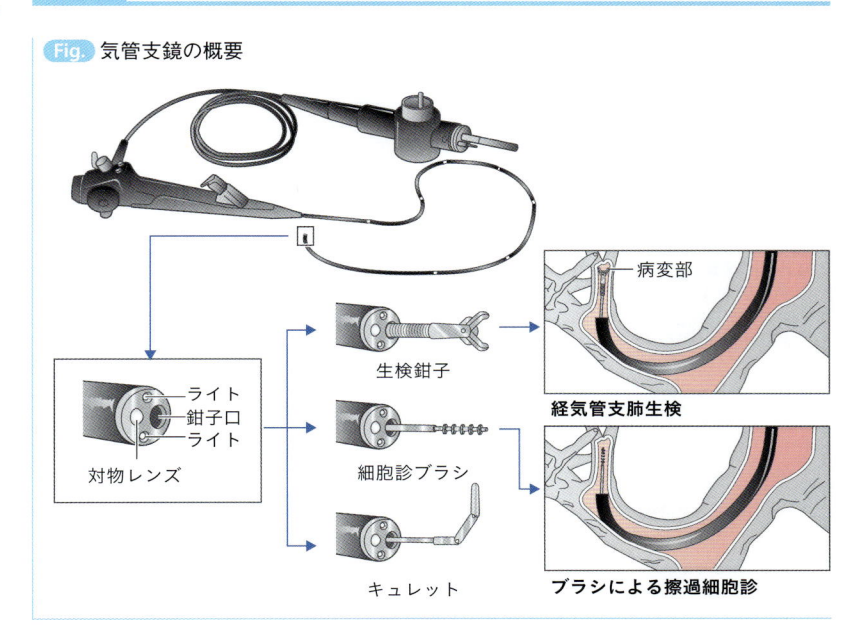

E-43 気管支鏡検査

Fig. 気管支鏡の概要

（図：気管支鏡の概要／生検鉗子／細胞診ブラシ／キュレット／経気管支肺生検／ブラシによる擦過細胞診／対物レンズ／ライト／鉗子口／病変部）

One More Navi
気管支鏡検査は，観察を行うだけでも低酸素血症をきたすため，実施には注意を要する．

One More Navi
生検後の合併症では血痰が最も多い．通常は自力での喀出や気管支鏡での吸引で対応可能だが，結核や炎症性疾患の場合には大量出血することもある．また，生検を上葉からすると出血した血液が下葉に流れて下葉の生検が困難になる．
生検を行う場合には，抗血小板薬は1週間，ワルファリンは5日間休薬してから行う．

　気管支鏡（bronchoscope）は，先端に鉗子口や対物カメラ，ライトが内蔵された直径5～6 mmのやわらかいファイバースコープのことで，葉気管支 → 区域気管支 → 亜区域気管支くらいまでに発生した病変を直接観察することができます．
　観察によって炎症や悪性腫瘍が疑われる所見が認められれば，以下の方法で検体を採取し，微生物学的検査や細胞診によって病因の検索や診断を行います．　▶E-02　▶E-03

▶経気管支肺生検
　経気管支肺生検（transbronchial lung biopsy；TBLB）は，気管支鏡の鉗子口から生検鉗子を気管支の入口部にまで伸ばし，直視下に肺細胞を採取する方法のことを指します．ただし，この方法では細胞採取のときに臓側胸膜を傷つけてしまい，5%に気胸（医原性気胸）を生じることがあります（鉗子で組織をつまんだ際に患者が痛がる場合は，臓側胸膜を傷つけている可能性が高い）．

▶擦過細胞診
　気管支鏡の可視範囲にある病変に対しては，細胞診ブラシを用いて直視下に粘膜を擦過して細胞を回収します．一方，末梢気道の病変に対しては，キュレットを気管支入口部から挿入し，これをX線透視下に病巣まで到達させて検体を採取します．

109

▶気管支洗浄

気管支洗浄は，20 mL 程度の生理食塩水を気管支内に注入し，これを吸引して検体を採取する方法です．ただし，注入する生理食塩水が少量であるため，検体を採取できる範囲は気管支内に限定され，肺胞成分の回収はできません．

E-44 気管支肺胞洗浄（BAL）

亜区域気管支よりさらに奥の末梢気道や肺胞領域の病変を調べるときには気管支肺胞洗浄（bronchoalveolar lavage；BAL）を行います．これは亜区域気管支に楔入した気管支鏡から中葉（舌区）に 50 mL の生理食塩水をシリンジで注入・洗浄を行い，吸引した回収液〔これを気管支肺胞洗浄液（BALF）と呼ぶ〕のなかの細胞成分や液性成分を解析する方法で，X 線画像でびまん性の陰影を呈する肺疾患の診断などを目的に広く用いられています．

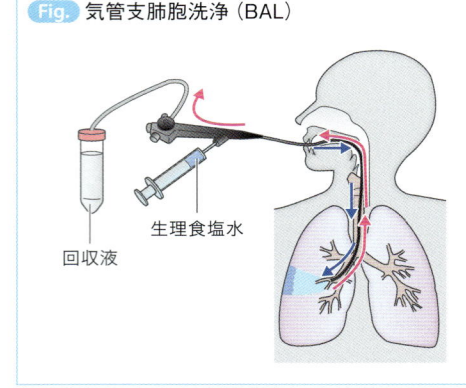

Fig. 気管支肺胞洗浄（BAL）

▶BAL による診断

●回収液の性状，異物

回収液が白濁している場合には肺胞蛋白症が疑われ，血性の場合は Goodpasture 症候群や特発性肺内出血の可能性があります．また，回収液中のアスベスト小体の存在は石綿肺の診断に重要です．

●微生物学的検査

回収液の微生物学的検査によって結核菌，ニューモシスチス，サイトメガロウイルスなどの病原体を検出することができます．

●細胞診

悪性細胞が検出されれば，肺上皮癌などが疑われます．また，BALF の細胞所見（細胞分画）が基準値から変動している場合は診断の有力な情報になります．以下に基準値からの変動のパターンと考えられる疾患を示します．

Tab. BALF 細胞所見の基準値

		基準値
回収細胞数（×10⁵/mL）		0.3〜1.0 個
細胞分画（%）	マクロファージ	〜90%
	リンパ球	3〜21%（多くは T 細胞）
	・$CD4^+/CD8^+$	1〜4.5%
	好中球	0〜2%
	好酸球	0〜1%

- **リンパ球 % の増加**：過敏性肺炎，サルコイドーシス，膠原病肺，薬剤性肺炎，ウイルス肺炎，マイコプラズマ肺炎
- CD4 陽性細胞＞CD8 陽性細胞：サルコイドーシス，慢性ベリリウム肺，農夫肺
- CD4 陽性細胞＜CD8 陽性細胞：過敏性肺炎，喫煙者
- **好中球 % の増加**：細菌感染症，びまん性汎細気管支炎，成人呼吸促迫症候群（ARDS），特発性肺線維症
- **好酸球 % の増加**：好酸球性肺炎，寄生虫症

One More Navi
気管支肺胞洗浄は動脈血酸素分圧の低下を招きやすいので注意が必要．中葉・舌区は小さくて腹側にあるため，洗浄液の回収が容易であり，比較的安全である．

One More Navi
BALF の回収法
気管支肺胞洗浄は 3 回繰り返して行うが，2 回目以降の回収液が肺胞の成分に近い．

One More Navi
ニューモシスチス肺炎では回収液に多数のニューモシスチスの集合がみられる．

One More Navi
CD4 陽性細胞と CD8 陽性細胞
T リンパ球には CD4 陽性細胞と CD8 陽性細胞（いわゆるキラー T 細胞）とがあり，CD4 陽性細胞は CD8 陽性細胞にシグナルを送り，これによって CD8 陽性細胞が感染細胞を攻撃する．回収液中の両者の割合も診断の有力な情報となる．

One More Navi
喫煙者の BAL では細胞数やマクロファージの割合が多めとなり，$CD4^+/CD8^+$ は低下する．

One More Navi
特発性肺線維症では，細胞分画に占めるリンパ球の割合が低く，好中球や好酸球が軽度増加するのが特徴的．

・マクロファージの増加：特発性肺線維症，喫煙者

> **One More Navi**
> 過敏性肺炎のBALF所見では，急性期に好中球が増加し，それ以降はリンパ球が増加する．好酸球の増加はみられないことに注意．

E-45 気管支鏡による治療

気管支鏡は診断だけでなく，治療でも使用されます．

● 異物の除去
喀痰の吸引が行われるほか，気管支鏡の鉗子を用いて気道内に迷入した異物の除去が行われます．

● 気管支充塡術
気管支鏡によって充塡材（固形シリコン）を気管支に詰めて，止血や空気の漏れを治療します．

● レーザー治療
気管・気管支内の腫瘍に対しては気管支鏡直視下で病変部にレーザーを照射し，焼灼する腫瘍焼灼術が行われます．また，肺癌に対しては，小線源を用いた気管支腔内照射療法（癌の放射線治療の一種）などが行われます．

● 気管支肺胞洗浄
肺胞蛋白症では気管支肺胞洗浄（BAL）が治療の一環として行われることもあります．

● ステントの留置
気道が狭くなる病態に対しては，硬性気管支鏡を用いて狭窄部にポリマー製の気道ステントを留置することも可能です．

● その他
チューブやカニューレを挿管する際の補助として，気管支鏡が用いられます．

E-46 胸腔鏡検査

▶胸腔鏡検査

胸腔鏡検査は胸水の原因検索を目的とした検査で，胸壁に留置したトロッカーやポートを介して胸腔鏡（thoracoscope）を胸腔内に挿入して行います．

通常は全身麻酔下で行う検査ですが，最近では局所麻酔による内科的胸腔鏡検査（局所麻酔下胸腔鏡検査）も普及してきており，胸水貯留，気胸，結核性胸膜炎や胸膜中皮腫など胸膜腔内に発生する病変の観察，肺生検や胸膜生検（気胸をおこさないように壁側胸膜から細胞を採取する）に用いられています．

Fig. 胸腔鏡下胸膜生検

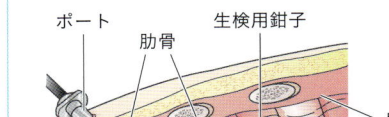

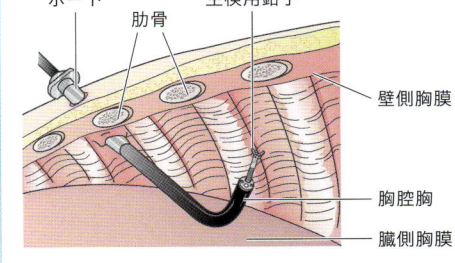

ポート／肋骨／生検用鉗子／壁側胸膜／胸腔胸／臓側胸膜

> **One More Navi**
> **肺生検の種類**
> 肺生検には以下のものがある．
> ①経皮的肺生検
> 肺生検には，超音波やX線の透視下で確認しながら針を刺して検体を採取する（CTガイド下で行う場合もある）
> ②経気管支的肺生検
> 気管支鏡を用いて，気管支から検体を採取する．
> ③胸腔鏡下肺生検
> 胸腔鏡で胸腔内をのぞきながら検体を採取する．
> ④開胸肺生検
> 開胸して病変部を切除して検体を採取する．

> **One More Navi**
> 悪性胸膜中皮腫では，胸腔鏡下胸膜生検の診断率は盲目的生検の倍以上である．

▶胸腔鏡による外科治療

胸腔鏡は検査だけでなく治療を目的とした手術にも活用されており，病変部をテレビモニターに映しながら直視下に手術を行うビデオ胸腔鏡下手術（video-assisted thoracic surgery；VATS）が行われます．

手術は全身麻酔下で，術側の肺に人工的に空気を入れて十分に虚脱させ，隙間を

拡げるために片方の肺だけ換気する特殊な人工呼吸管理を行い，胸壁に径1cm程度の胸腔鏡の挿入孔のほか，径0.5～1.5cm程度の鉗子を操作するための孔を1～2か所あけて行います．

◉VATSでは，良性の肺腫瘍・縦隔腫瘍の摘出や自然気胸の手術などが行われるほか，3～8cm程度の創を追加することで肺癌の手術などにも応用されています．

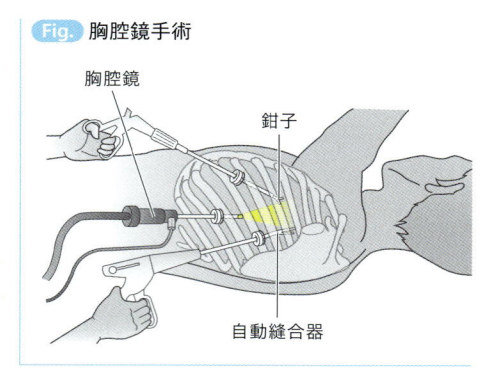

Fig. 胸腔鏡手術
胸腔鏡／鉗子／自動縫合器

E-47 縦隔鏡検査

主に肺癌の進行度を調べるために用いられ，鉗子を用いて気管支周辺の縦隔リンパ節からの生検を行います．全身麻酔下で頸部に小切開を加え，気管の前面を剥がして縦隔鏡を挿入します．

E-48 胸腔穿刺

▶レファレンス
・ハリソン④：p.1819

胸腔穿刺（thoracentesis）とは，胸腔に溜まった漿液や膿，血液などを経皮的に穿刺した針で吸引することを指します．

E-49 胸腔穿刺の方法

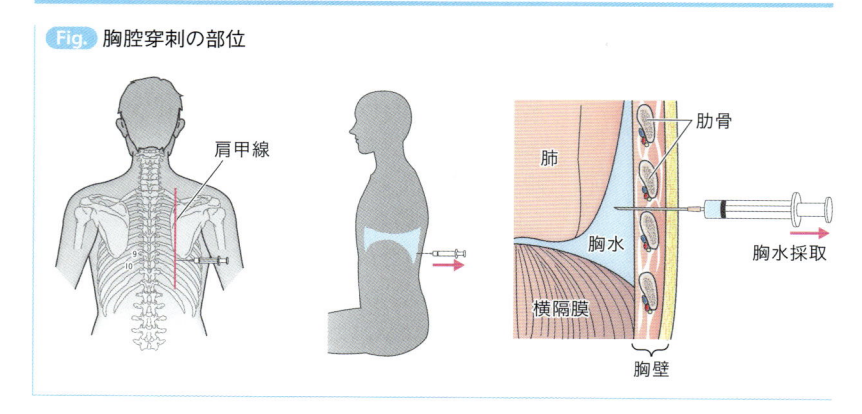

Fig. 胸腔穿刺の部位
肩甲線／肋骨／肺／胸水／横隔膜／胸水採取／胸壁

One More Navi
肋間動脈が蛇行していることもあるので肋骨上縁でも動脈を穿刺してしまうことはある．穿刺は通常，第7～9肋間で行う．

One More Navi
胸水の急激な排液（ドレナージ）はショックや，肺の再膨張に伴って咳や肺水腫をおこしうる．このため，1回の排液は0.5L以下にし，1日では1.5Lを超えないようにする．

患者を仰臥位または座位とし，局所麻酔下に肋間を穿刺して行います．穿刺する部位は，超音波で胸水液面を確認し，◉胸水液面より下の肋間で肋骨上縁，肩甲線上とします（肋骨下縁には血管や神経が走行しているので穿刺は避け，第7～9肋間で中～後腋窩線上も避ける）．また，針を穿刺する際には患者に息を止めてもらいます．

胸水採取後は穿刺場所をしばらく圧迫して胸水の漏出を防ぎ，30分～数時間，ベッド安静にします．その後，◉胸部X線撮影を行って気胸や血胸がおきていないことを確認します．

E-50 胸水の検査

採取した胸水は以下の検査を行います．

▶**色調**

通常の胸水は黄色で透明ですが，胸腔内に膿性の滲出液が貯留している場合（膿胸）では混濁します．また，血液が混じったものを血性胸水と呼び，混濁して乳白色を呈するものは乳糜胸水と呼ばれます．

Fig. 胸水の色調

正常　　血性胸水　　乳糜胸水

- 膿胸の原因：結核などの感染症，胸腔内の手術後など
- 血性胸水の原因：外傷性，術後合併症，自然気胸，肺梗塞，悪性腫瘍の転移など
- 乳糜胸水の原因：悪性リンパ腫，術後合併症，リンパ管筋腫など

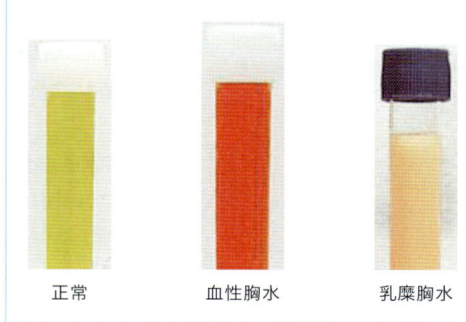

▶**におい**

胸水中で嫌気性菌が増殖している場合には，卵の腐乱臭のような悪臭を呈します．

▶**生化学的検査**

●**胸水の種類**

胸水には，肺内圧力の異常で血管から水分が漏れ出す漏出性胸水と，肺や胸膜の炎症などによって胸腔に水分が滲み出す滲出性胸水の2種類があります．

- 漏出性胸水の原因：①低蛋白血症（ネフローゼ症候群，肝硬変，低栄養など），②血液のうっ滞による静水圧の上昇（心不全，収縮性心膜炎など）
- 滲出性胸水の原因：①炎症（結核，膠原病，膵炎，術後など），②腫瘍（肺癌，胸膜中皮腫など）

両者の鑑別のためには，胸水の比重，蛋白量，乳酸脱水素酵素（LDH）やRivalta反応の有無などが調べられます．

Tab. 漏出性胸水と滲出性胸水の鑑別

	漏出性胸水	滲出性胸水
比重	<1.015	≧1.018
総蛋白量	<2.5 g/dL	≧3.0 g/dL
胸水蛋白量/血清蛋白量	<0.5	≧0.6
LDH	<200単位	≧200単位
胸水LDH/血清LDH	<0.6	≧0.6
細胞数	<1,000/UL	≧1,000/UL
Rivalta反応	−	＋

●**その他の生理学的指標**

また，そのほかの診断に重要な生理学的指標としては，グルコース，アデノシンデアミナーゼ（ADA），ヒアルロン酸，アミラーゼ，pHなどがあげられます．

- グルコース：膿胸，結核性胸膜炎，リウマチ性胸膜炎などで60 mg/dL未満に減少
- アデノシンデアミナーゼ（ADA）：結核性胸膜炎で50単位/L以上に増加
- ヒアルロン酸：悪性胸膜中皮腫で上昇
- アミラーゼ：膵炎で上昇

One More Navi

乳糜胸水は胸管の損傷や閉塞のために漏れ出たもので，カイロミクロン（中性脂肪が主）が豊富なので，エーテル添加で透明になる．しかし，コレステロールは溶けない．

One More Navi

漏出性胸水は非炎症性で両側性のことが多い（右優位）．心不全などで利尿薬の治療を受けていると胸水が濃縮されて滲出性に近くなる．

One More Navi

滲出性胸水で，グルコースが低めで，関節リウマチに伴うものでは総蛋白量が30 mg/dL以下の場合もある．

One More Navi

Rivalta反応

200 mLの水に酢酸を4滴加えて混和し，採取した胸水を1滴滴下する．沈殿物があれば陽性で，蛋白量が多いことが示唆される（ただし，感度が低くあまり行われない）．

One More Navi

アデノシンデアミナーゼ（ADA）

アデノシンをイノシンとアンモニアに分解する酵素．2種類のADAが存在し，結核ではT細胞由来のADA2が増加する．ADAは血球中に多量に含まれ，溶血により高値になることがあるため，胸水を採取する場合は血液の混入に注意する．

・pH：7.2 以下ならば胸腔ドレナージを考慮

▶細胞診
　胸水中の細胞数や細胞の種類を調べ，以下に注目します．
・異型細胞：癌性胸膜炎，胸膜中皮腫
・リンパ球の増加：悪性腫瘍（リンパ腫も含む），結核，サルコイドーシス，ウイルス感染，膠原病，癌，石綿肺
・好中球の増加：急性期の疾患，感染性胸膜炎，膿胸，膵炎，肺梗塞
・好酸球の増加：気胸，アレルギー性疾患，寄生虫，薬剤性

▶細菌学的検査
　胸水の原因が感染であると考えられる場合には，胸水の Gram 染色を行い，結核が疑われる場合には Ziehl-Neelsen 染色を行います．また，培養検査も行います．

One More Navi
腹水を大量に認める疾患では，経横隔膜的輸送により右胸水が認められることが多い．

関連項目

▶Meigs 症候群（メイグス）
　良性卵巣腫瘍（線維腫が半分）など骨盤内腫瘍に漏出性胸水・腹水を合併する症候群で，胸水・腹水は腫瘍や腹膜からの分泌，静脈・リンパ管のうっ滞により発生します．一般的に，腫瘍に胸水・腹水を伴うものは悪性，滲出性であることが多く，細胞診も陽性となりますが，本症候群は腫瘍の摘出によって劇的に改善します．

E-51 肺機能検査

　肺機能検査（pulmonary function test）は呼吸の生理機能検査のことで，換気機能検査 ▶B-12〜14 とガス交換機能検査 ▶B-20〜23 とがあります．
　詳しくは「B 呼吸の生理」の章を参照してください．

▶換気機能検査
　スパイロメーターを用いて主に％肺活量（%VC）と1秒量（$FEV_{1.0}$）を測定し，換気機能障害の有無の判定や診断に役立てます． ▶B-14

▶ガス交換機能検査
　動脈血ガス分析によって動脈血二酸化炭素分圧（$PaCO_2$），動脈血酸素分圧（PaO_2），酸塩基平衡（pH）を測定することができます．特に PaO_2 はガス交換の重要な指標です．
　また，一酸化炭素拡散能（D_LCO）を測定することで，肺胞と肺毛細血管との間に酸素（O_2）の拡散能障害がおきていないかどうかを調べることができます．

F 呼吸器疾患の治療

Preview

F-01	呼吸器疾患の治療	p.116
F-02	薬物治療	p.116
F-03	鎮咳・去痰薬	p.116
F-04	気管支拡張薬	p.117
F-05	副腎皮質ステロイド薬	p.118
F-06	酸素療法	p.119
F-07	酸素療法の適応	p.119
F-08	酸素の投与法	p.119
F-09	在宅酸素療法（HOT）	p.121
F-10	呼吸理学療法	p.122
F-11	人工呼吸療法	p.123
F-12	人工呼吸療法の適応	p.124
F-13	換気モード	p.124
F-14	呼吸終末陽圧換気（PEEP）	p.126

Navi 1　呼吸器疾患で用いる"基本薬"

呼吸器疾患に対して用いる基本薬として，鎮咳・去痰薬，気管支拡張薬，副腎皮質ステロイド薬の3つを取り上げます．

Navi 2　PaO_2を60 Torr 以上に維持

酸素療法は低酸素血症を伴う呼吸不全例に対して行われる治療法です．

▶ F-07〜08 では酸素療法の適応と実際の投与方法について解説します．
▶ F-09 では在宅酸素療法（HOT）の適応や実施方法について説明します．

Navi 3　換気を人工的に補助

▶ F-11〜13 で人工呼吸療法の種類と適応，そして換気モードについて解説します．また，▶ F-14 では肺胞の虚脱を防ぐ方法として呼吸終末陽圧換気（PEEP）の説明をします．

F-01　呼吸器疾患の治療

　本章では，呼吸器疾患に特有な治療法（薬物療法，酸素療法，呼吸理学療法，人工呼吸療法）を中心に解説していきます．

F-02　薬物治療

F-03　鎮咳・去痰薬

▶**鎮咳薬**
　　　　　▶C-13
　鎮咳薬とは咳嗽を抑制する薬物の総称で，中枢性鎮咳薬と咳受容体に働く末梢性鎮咳薬（局所麻酔薬，去痰薬，うがい薬など）に大別することができます．

● 中枢性鎮咳薬
　延髄の咳中枢に作用して咳反射を抑制する薬で，麻薬性のもの（コデイン，ジヒドロコデイン）と非麻薬性のもの（ノスカピン，デキストロメトルファン，チペピジン）があります．
　中枢性鎮咳薬は主に喀痰を伴わない乾性咳嗽を呈する疾患（肺線維症，癌性リ

ンパ管症，胸膜炎など）に用います．一方，湿性咳嗽に投与すると，咳反射による気道浄化を妨げてしまい感染症を悪化させたり，気道閉塞の原因になったりするため，原則として鎮咳薬の使用は控えます（使用する場合は去痰薬と併用）．

● 末梢性鎮咳薬

末梢性鎮咳薬（ベンゾナテートなど）は去痰など他の主要な作用があり，咳受容体の反応を二次的に抑制します．したがって，狭義の鎮咳薬には含まれません．

> ● 中枢性鎮咳薬は依存性や便秘の副作用がある．リン酸ジヒドロコデインは気管の粘液分泌を抑制し，粘膜の乾燥で分泌物の粘度が増すため痰の喀出が困難となる（気管支喘息発作に禁忌）．また，中枢性鎮咳薬は呼吸抑制の副作用があり，出血性大腸炎，重症肝障害，急性アルコール中毒，痙攣状態の患者に対しても禁忌である．
> ● デキストロメトルファンはモノアミン酸化酵素（MAO）阻害薬との併用でセロトニン症候群をおこす．
> ● アレルギー性の咳には抗ヒスタミン薬配合のものが適する．

▶ 去痰薬

去痰薬は痰の粘性を低下させて痰の排出を容易にする薬のことを指し，気道分泌促進薬，気道粘液溶解薬，気道粘膜潤滑薬などがあります．

・ブロムヘキシン：気道粘液分泌促進作用，痰の溶解作用，肺サーファクタントの分泌促進によって粘液の粘性を低下させる気道分泌促進薬．

・カルボシステイン：粘液のムコ蛋白質のS-S結合を切断し，粘液の粘度を低下させる気道粘液溶解薬．

・アンブロキソール：ブロムヘキシンの活性代謝物で，肺サーファクタントを分泌促進させる気道粘膜潤滑薬．

> ● カルボシステインは抗炎症・抗酸化作用をもつため慢性閉塞性肺疾患（COPD）の増悪を抑制する．中耳炎などでも処方される．
> ● 消炎酵素製剤系の去痰薬であるセラペプターゼは二重盲検試験で無効であった．他のリゾチームやブロメラインも有効性は示されていない．

One More Navi
S-S結合
分泌蛋白質に多く含まれている構造で，2つのSH基が酸化されて形成される結合を指す．ジスルフィド結合とも呼ぶ．

F-04 気管支拡張薬

気管支拡張薬は気管支平滑筋を弛緩させて気道閉塞を改善する薬で，慢性閉塞性肺疾患（特に気管支喘息）の治療薬としてよく使われます．β刺激薬，抗コリン薬，キサンチン製剤といった種類があります．

▶ β刺激薬

β_2受容体が気道平滑筋を弛緩させる作用を有していることから，β_2受容体を選択的に刺激するβ_2選択性刺激薬の開発が進められています（アドレナリン，エフェドリン，イソプレナリン，トリメトキノール，サルブタモール）．また，より長時間にわたって作用するものも開発され，サルメテロール，ホルモテロールは薬効が12時間持続します．

> ● ツロブテロールは貼付薬．サルメテロール，ホルモテロールはステロイドとの配合吸入薬もある（ステロイドはβ_2受容体発現増加させて相乗効果がある）．
> ● β刺激薬の副作用には頻脈（β_1刺激薬）や震え（β_2刺激薬）がある．
> ● β_2受容体刺激は肥満細胞の脱顆粒化を抑制する作用もある．

▶抗コリン薬

吸入用抗コリン薬（短期作動型：イプラトロピウム，オキシトロピウム／長期作動型：チオトロピウム，グリコピロニウム）は，気管支平滑筋のムスカリン受容体（M_3受容体）を遮断して気管支収縮を抑制します．β刺激薬と比較して効果が遅い反面，長く持続する特徴があります．

- 慢性閉塞性肺疾患（COPD）では副交感神経系が亢進しているので，抗コリン薬で気管支拡張を行う．
- 抗コリン薬の副作用には，口渇（唾液分泌の低下），頻脈，便秘，めまい，発疹などがある．また，散瞳や眼圧上昇，尿閉といった副作用もあるため緑内障や前立腺肥大には禁忌．

▶キサンチン製剤

キサンチン製剤（テオフィリン，テオフィリン徐放薬，アミノフィリン）は，ホスホジエステラーゼを阻害して気管支平滑筋の細胞内cAMP濃度を上昇させ，これがCaポンプを活性化して細胞内Caを細胞外に汲み出して気管支拡張作用をもたらします．

- キサンチン製剤（カフェイン類似）では消化器症状，頻脈，不整脈，中枢興奮作用（不眠，てんかん）が出現する．感受性に人種差があり欧米人は東洋人よりも中毒域が広いことから，海外で使用される頻度は少ない．
- キサンチン製剤には気管支平滑筋を収縮させるアデノシン受容体阻害作用やケミカルメディエーター遊離阻害作用もある（好酸球にアポトーシス誘導）．

F-05 副腎皮質ステロイド薬

気管支喘息の長期管理の第一選択薬として，副腎皮質ステロイド薬が用いられます．抗コリン薬との併用で強い気管支拡張効果が得られるほか，最近では長時間作動型$β_2$刺激薬との配合剤も使用されています．

重篤な呼吸器疾患に対しては，短期的に大量のステロイドを投与するステロイドパルス療法を行うこともあります．

- ベクロメタゾン，ブデソニド，フルチカゾン，シクレソニド（吸入ステロイド薬，発作には無効），ヒドロコルチゾン（静注，発作時），デキサメタゾン，プレドニゾロン（経口，維持療法）．
- 吸入ステロイド薬には局所的副作用（口腔・食道カンジダ症，嗄声，舌肥大：吸入デバイスの工夫やうがいで予防）と全身的副作用（非常に少ない）がある．吸入ステロイド治療を5〜13歳から4〜6年間受けると成人後の身長が1.2 cm低かったとの報告もある．
- アスピリン喘息（NSAIDs過敏喘息）は，コハク酸エステルステロイド（サクシゾン®，ソル・コーテフ®，水溶性プレドニン®，ソル・メドロール®）に過敏なのでリン酸エステル型ステロイドを用いる．
- ステロイドはヒストンアセチル化酵素（HAT）抑制とヒストン脱アセチル化酵素（HDAC）誘導によってDNA螺旋構造を締めて抗炎症作用を発揮する．低用量テオフィリンはHDACを増強する相乗効果がある．

F-06 酸素療法

酸素療法（oxygen therapy）とは，低酸素血症を呈する呼吸不全に対して吸入気酸素濃度（F_IO_2）を高めることで動脈血酸素分圧（PaO_2）を一定以上に維持する治療法のことを指します．

F-07 酸素療法の適応

▶一般的適応

一般的に室内気で $PaO_2 < 60$ Torr となるか，酸素飽和度（SaO_2）< 90% の場合に，酸素療法が適応となります．SaO_2 が 90% を下回ると，脳や心臓など重要臓器への酸素供給が不十分となるため，酸素解離曲線で $SaO_2 \geq 90\%$ となる $PaO_2 \geq 60$ Torr を治療目標とします．

> **One More Navi**
> 運搬される酸素は血流量と血液の酸素含量（ヘモグロビン結合酸素 $1.34 \times Hb \times SaO_2$ と血漿酸素 $0.003 \times PaO_2$）の積で決まるので，貧血や心不全があると PaO_2 が 60 Torr 以上でも酸素投与が必要なこともある．

> **One More Navi**
> 酸素投与は肺高血圧を緩和する効果もある．

▶急性呼吸不全の場合

病態が不安定であることも勘案して $PaO_2 < 70$ Torr で酸素療法を開始することがあり，治療目標もやや高めに設定（SaO_2：95% 以上，または PaO_2：80〜100 Torr）することがあります．

▶慢性呼吸不全の急性増悪

肺胞の換気が十分に保たれていて，動脈血二酸化炭素分圧（$PaCO_2$）の上昇傾向が認められない場合には，通常の酸素療法が適応となります．

一方，肺胞低換気により $PaCO_2$ の上昇傾向が認められる場合（$PaCO_2 \geq 45$ Torr）は，CO_2 ナルコーシスにならないように低流量から酸素投与を開始し，$PaCO_2$ を上昇させないように酸素流量を微調節しながら PaO_2 の改善を図ります（吸気酸素濃度が調節できるベンチュリーマスクを用いる）．

> **One More Navi**
> CO_2 ナルコーシスでは，重度の呼吸性アシドーシス，意識障害，自発呼吸の減弱といった症状がみられる．

F-08 酸素の投与法

酸素を吸入する器具には，鼻腔カニューレと酸素マスクがあります．これらの器具で吸入する酸素の濃度は F_IO_2 で表され，酸素流量を調節して治療に必要な F_IO_2 を得ます．$F_IO_2 \geq 40\%$ の酸素投与を高濃度酸素投与と呼びます．

> **One More Navi**
> 室内での吸入気酸素濃度は 21%（$F_IO_2 = 0.21$）．

▶鼻腔カニューレ

鼻腔内に挿入したカニューレから酸素を投与するもので，F_IO_2 を 40% まで増加させることができます．ただし，患者の 1 回換気量や口呼吸の有無によって F_IO_2 が大きく変化するため，実際にどれだけの酸素が供給されたかを正確に知ることはできません．

鼻腔カニューレでは酸素流量を 1 L/分増加するごとに F_IO_2 は 4% ずつ上昇するといわれており，通常は 2 L/分（F_IO_2：28%）の流量で酸素を投与します（0.5 L/分でも有用）．一方，高流量（5 L/分以上）での使用は鼻腔粘膜を刺激してしまうだけでなく，F_IO_2 を上昇させることもできないことから，最大流量は 4〜5 L/分が限度とされています．

> **One More Navi**
> 6 L/分以上の流量で酸素を投与しても鼻腔カニューレでは F_IO_2 を 44% 以上に高めることはできない．

> **One More Navi**
> 高圧酸素療法は，100% 酸素 2.8 気圧で 1 時間までを限度とし，溶存酸素を増加させる目的で，急性一酸化炭素中毒，ガス壊疽，突発性難聴，空気塞栓症，腸閉塞などの症例に行われる．

▶酸素マスク

●フェイスマスク

鼻腔カニューレよりも高い酸素流量（3 L/分以上）で使用するのが原則で，低流量（3 L/分未満）で使用すると，マスク内に呼気ガスが貯まります．流量5 L/分以上で40％以上のF_IO_2を得ることができます．

●リザーバー付きマスク

リザーバー内に呼気時の酸素を蓄え，吸気時には投与された酸素とリザーバー内の酸素を効率よく高濃度で吸入できる仕組みをもった酸素マスクです．50％以上の高濃度酸素吸入が必要な場合に用いられ，60％以上の酸素投与も可能です．

●ベンチュリーマスク

Venturi効果を利用して酸素流量と空気の混合比率を調節できるようにした酸素マスクで，酸素濃度を任意にコントロールすることができ，患者の換気量に関係なく一定のF_IO_2が得られます．

> ● ベンチュリーマスクでは高流量の酸素を一定流速で流し，ダイリューターと呼ばれる部位でVenturi効果を生み出して，空気と混合させ必要な濃度の酸素をつくり出す．ダイリューターは色分けされており，色によって酸素流量とF_IO_2を選択できる．
> ● ベンチュリーマスクは高濃度酸素で呼吸抑制がおきるCO_2蓄積Ⅱ型呼吸不全に適応．

One More Navi
Venturi効果
一部狭窄させた管内に一定の流速でガスを流したとき，狭窄部での流速増加に伴って陰圧が生じる現象．

Tab. 酸素の投与法と吸入気酸素濃度

| 鼻腔カニューレ || 酸素マスク ||||||
||| フェイスマスク || リザーバー付きマスク || ベンチュリーマスク ||
酸素流量	F_IO_2	酸素流量	F_IO_2	酸素流量	F_IO_2	酸素流量	F_IO_2
1 L/分	24%	5〜6 L/分	40%	6 L/分	60%	2〜4 L/分	24%
2 L/分	28%	6〜7 L/分	50%	7 L/分	70%	3〜4 L/分	28%
3 L/分	32%	7〜8 L/分	60%	8 L/分	80%	4 L/分	31%
4 L/分	36%			9 L/分	90%	6〜8 L/分	35%
5 L/分	40%			10 L/分	90%〜	8 L/分	40%
6 L/分	44%					12 L/分	50%

関連項目

▶酸素中毒症

酸素中毒症（oxygen poisoning）は，高濃度酸素の長時間投与された患者が肺活量低下などの症状を呈することを指し，無気肺，肺水腫，肺胞出血，肺サーファクタント減少，フィブリン沈着，肺胞隔壁肥厚，肺コンプライアンス低下，拡散能低下，A-aDO_2の開大などが認められます．酸素中毒症は気管，血管内皮細胞，肺胞上皮が増産された活性酸素（フリーラジカル）で傷つくためにおこり，F_IO_2が40％以下であればおこりにくいとされています．

高濃度酸素を投与する場合は，酸素中毒症を避けるため，投与時間はF_IO_2が100％で6時間，80％で12時間，50％で48時間以内にするようにします．

F-09　在宅酸素療法（HOT）

在宅酸素療法（home oxygen therapy；HOT）は，酸素療法を在宅で継続するものです．慢性呼吸不全患者の肺高血圧の改善や右心不全予防，さらに多血症の改善が期待され，息切れや精神・心理的な改善に伴う生活の質（QOL）の向上，日常活動動作（ADL）の拡大，生存期間の延長などの効果が認められます．また，入院期間も短縮されることから医療経済的にも有利な治療法とされています（1985 年に医療保険適用）．

▶対象疾患

在宅酸素療法は 15 万人に実施されており，そのうち 70％ が呼吸器疾患患者です．対象疾患としては，慢性閉塞性肺疾患（COPD）が全体の 50％ を占め，次いで肺結核後遺症（最近は減少傾向），肺線維症が続きます．肺癌，心疾患，神経筋疾患もあります．

▶導入の適応基準

在宅酸素療法は以下のような症例で適応となります．
① 薬物療法を行っても 1 か月以上安定して，PaO_2 が 55 Torr 以下〔経皮酸素飽和度（SpO_2）88％ で代用可〕である患者
② PaO_2 が 60 Torr 以下で，睡眠時や運動負荷時に著しい低酸素血症がみられる高度慢性呼吸不全患者
③ ニューヨーク心臓協会（NYHA）分類のⅢ度以上の慢性心不全患者で，睡眠時に Cheyne-Stokes 呼吸がみられ，無呼吸低呼吸指数（1 時間での無呼吸数・低呼吸数）が 20 以上の場合　▶C-20
④ 肺高血圧症やチアノーゼ型先天性心疾患（発作時のみ）
　なお，$PaCO_2$ の値は在宅酸素療法の適応基準にはなりません．

▶在宅酸素療法の方法

●治療目標

酸素吸入下での目標値は PaO_2：60〜70 Torr，SpO_2：90〜95％ です．導入に際しては，短期入院して日常生活時の投与量を細かく決めます．

●酸素の投与方法

酸素投与によって $PaCO_2$ が急上昇し，血液の pH が 7.3 以下になる患者，あるいは $PaCO_2$ が慢性的に 70 Torr 程度以上である患者では，在宅酸素療法の導入で CO_2 ナルコーシスや不整脈をおこす危険があり，注意が必要です．

酸素の流量は 0.25〜0.5 L/分とし，pH 低下を伴う $PaCO_2$ 上昇がおこらないように流量を調節します．換気障害が疑われる場合には補助換気療法（CPAP 治療導入など）も併せて検討します．労作

Fig.　COPD 患者の酸素吸入時間と生存率

― 1 日中（24 時間）投与
‥‥ 1 日 15 時間投与
‥‥ 1 日 12 時間投与
― コントロール群

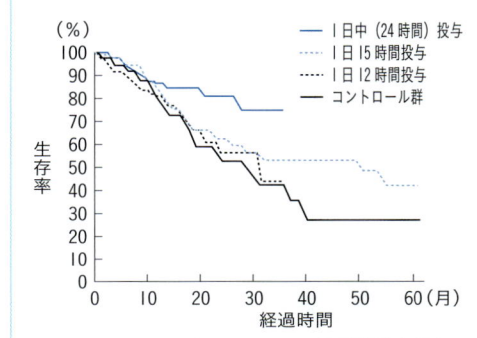

NOTT study で，夜間のみよりも持続的酸素投与のほうが予後が改善することが示され，BMRC trial では 15 時間/日の酸素投与がコントロール群よりも予後を改善することが示された．

One More Navi
慢性閉塞性肺疾患での在宅人工呼吸療法の有効性は示されていない（睡眠時や急性増悪時に限る）．

One More Navi
肺高血圧症は慢性呼吸不全の予後規定因子なので，早期の持続酸素投与は予後の改善に有効．しかし，経年の 1 秒量の低下はおきる．

One More Navi
飛行機内では気圧が低下しているので酸素流量を 1 L/分程度増加させる．

One More Navi
酸素の供給源
酸素の供給源には①設置型の酸素濃縮器（最多：90％タイプが主流），②液化酸素，③酸素ボンベの 3 つがあり，外出用では携帯用の液化酸素や酸素ボンベもある．
携帯用酸素供給装置は酸素を節約するために吸気相のみに酸素を通す呼吸同調式デマンドバルブがある．鼻腔カニューレによる吸入は，会話や食事が可能で不快感が少ない．

時の吸入量は安静時の約2〜3倍程度に，睡眠時吸入量は安静時よりやや多めに設定し，パルスオキシメーターで十分な酸素濃度が得られているかを確認します．

これまでの研究で，慢性呼吸不全患者への酸素の投与時間は，夜間のみよりも平均19時間以上の持続的投与のほうが予後を改善し（NOTT study），1日15時間以上の投与は，無治療のコントロール群よりも予後を改善する（BMRC trial）ことが示されています．

● その他の注意点

急性増悪などの緊急時に備えて，必要な検査器具や24時間の応需体制を整備し，緊急入院できる病床を確保しておくことが大切となります．また，地域保健所，訪問看護ステーション，介護事業者などとの連携も大切です．

> **One More Navi**
> 禁煙，過度の飲酒，過労を避け，引火のおそれがあるため火気も避けるように指導する．

F-10 呼吸理学療法

呼吸理学療法（respiratory physical therapy）は，残された呼吸機能を効率的に活用して運動耐容量を増やし，息切れや呼吸困難感を軽減して活動範囲を拡大する目的で行われます．したがって，<u>弱っている呼吸筋や四肢の筋肉を強化するための運動療法に加えて，呼吸運動の指導や適切な栄養指導も呼吸理学療法の概念に含まれます</u>．

▶リラクセーション

Fig. 安楽体位

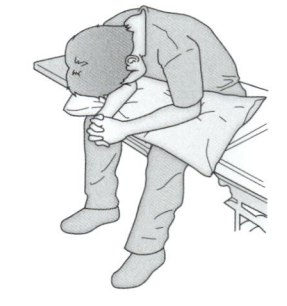

前傾姿勢
上肢で上体を支えるように前傾姿勢をとる．クッションなどで姿勢を維持しやすくする．

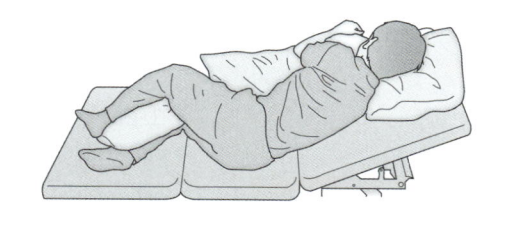

頭高側臥位
上側になった上肢や下肢をクッションなどで支える．

呼吸補助筋の緊張を緩和して息苦しさを軽減するための体位や姿勢を指導します．上肢で上体を支える前傾姿勢や頭部をやや高くした側臥位（頭高側臥位）などが呼吸筋を弛める安楽体位として知られています．

> **One More Navi**
> 慢性閉塞性肺疾患（COPD）に対する呼吸リハビリテーションでは，生存期間の延長は示されていない．
> 一方，肺機能や血液ガス値が不変であっても運動療法によって症状や運動耐容能が改善することは示されている．

▶排痰法

排痰を促進するためにあらかじめ気管支拡張薬の吸入や気道の加湿を行い，患者に喀痰しやすい姿勢（頭を低くした姿勢）をとってもらってマッサージ器で振動を加える体位排痰法などが行われます．ゆっくりと吸気を行い，声門と口を開放して勢いよく2〜3回の咳を繰り返すハフィング（huffing）も排痰に有効です．

▶呼吸法訓練

　意識的に横隔膜を使った呼吸（腹式呼吸）を行うように指導し，横隔膜の機能を強化してより効率的な呼吸ができるようにします．慢性閉塞性肺疾患（COPD）の患者には，口すぼめ呼吸を指導して呼吸困難に対処できるようにすることも大切です．

One More Navi
残気量が増大しているCOPDでは腹式呼吸によって換気効率が逆に悪化する場合もある．

▶運動療法

　安静臥位は呼吸に関係する運動機能の廃用を招く危険があるため，呼吸器疾患の患者では不必要な安静は避け早期離床を目指します．また，持久力を高めて運動耐容量を増加させるため，歩行を中心とした下肢の運動（これが呼吸理学療法の中核となるトレーニング）を推奨します．運動時間20分以上を週3回以上行います（8週間継続）．SpO_2が85%以下にならないようにします．

One More Navi
下肢の持久運動には，以下のようなものがある．
・平地歩行：6分間歩行速度の70%以上で行う
・トレッドミル
・自転車エルゴメーター

F-11 人工呼吸療法

▶レファレンス
・ハリソン④：p.1914-1918

Fig. 人工呼吸療法

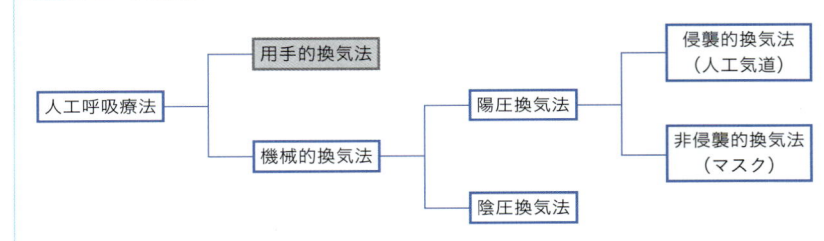

人工呼吸療法 ─┬─ 用手的換気法
　　　　　　　└─ 機械的換気法 ─┬─ 陽圧換気法 ─┬─ 侵襲的換気法（人工気道）
　　　　　　　　　　　　　　　　│　　　　　　　└─ 非侵襲的換気法（マスク）
　　　　　　　　　　　　　　　　└─ 陰圧換気法

　人工呼吸療法（artificial respiration/ventilation）とは，人工的に肺の換気や換気量を増やす補助を行うことを指し，胸郭を圧迫するなど用手的に行う方法と人工呼吸器を用いて機械的に行う方法とがあります．

　人工呼吸療法は，陽圧換気を要する患者に対して吸気時に気道に陽圧をかけて空気を肺に送り込み，呼気時に陽圧を解除して肺弾性収縮力で空気を呼出させる間欠的陽圧換気法（intermittent positive pressure ventilation；IPPV）が一般的ですが，胸郭を拡張させて陰圧をかける方法もあります．

　陽圧換気での人工呼吸療法には，気管挿管や気管切開を換気経路とする侵襲的陽圧換気法と，鼻あるいはフェイスマスクを使用して行う非侵襲的陽圧換気法（non-invasive positive pressure ventilation；NPPV）があります．

One More Navi
長期（2週間以上）にわたって経口管による人工換気を行うと，気管障害をおこすリスクが高まる．これを避けるために気管切開が選択される．カフ圧を20 Torr以下に保つと粘膜毛細血管血流障害をおこしにくい．

One More Navi
陽圧換気を要する急性呼吸促迫症候群（ARDS）にはNPPVではなく気管挿管を選択すべきである．

関連項目

▶気管挿管による人工呼吸

　多くの場合，気管挿管は鎮静薬を投与して行われます（麻酔下挿管）が，鎮静薬の投与で呼吸・循環抑制がおこり状態が悪化するような場合には意識下挿管を行うこともあります．気管チューブが確実に入っているかは，CO_2モニターで確認します（ただし，CO_2モニターのみでは片肺挿管は否定できない）．

　挿管の方法には，緊急時の挿管が容易で太いチューブが使える経口挿管（口腔内が不潔になりやすく口腔ケアが必要）と，患者の苦痛が少なくチューブの固定が容易な経鼻挿管（挿入時に気道感染や鼻出血がおこりやすい）があります．

F-12 人工呼吸療法の適応

人工呼吸療法は，①肺胞低換気，②呼吸仕事量の増大による呼吸筋疲労，③重篤な低酸素血症をきたした患者に適応されます．
具体的な適応疾患は以下のとおりです．

Tab. 人工呼吸療法の適応疾患

肺疾患	急性呼吸促迫症候群（ARDS），肺水腫，重症の肺炎，気管支喘息，慢性呼吸不全の急性増悪時など
循環不全	心筋梗塞後，心原性ショックなど
神経筋疾患	Guillain-Barré症候群，重症筋無力症クリーゼなど
その他	睡眠薬の過量服用など

> **One More Navi**
> 急性呼吸不全では以下の患者で人工呼吸療法を考慮する．
> ・PaO_2≦50 Torr
> ・$PaCO_2$≧50 Torr
> ・pH≦7.25
> ・呼吸数：35回/分以上または6回/分以下
> ・肺活量＜15 mL/kg
> ・意識状態低下（傾眠，昏迷，昏睡）
> ・血圧低下
> ・重篤な不整脈

F-13 換気モード

換気モードには大きく分けて，①従量式換気（volume controlled ventilation；VCV）と，②従圧式換気（pressure controlled ventilation；PCV）の2種類があります．なお，人工換気を行うにあたっては，可能な限り患者の自発呼吸を残したモードを選択し，鼻マスクやフェイスマスクを用いた非侵襲的な換気法（NPPV）で行うのが原則です．

▶従量式換気（VCV）

1回換気量を設定するモードで，設定した流速で一定量の空気が肺に送り込まれ，その後に呼気に切り替わります．このモードは一定の換気量を確実に維持するのに適していますが，換気量が固定されるため，気道内圧が過度に高まって圧損傷を引きおこす危険性があります．従量式換気は，さらに次のような設定が可能です．

●調節換気（CMV）

Fig. CMVでの人工換気

調節換気（CMV）
あらかじめ設定したタイミング（↑）と呼吸数で，患者の自発呼吸とは無関係に換気が行われる．

調節換気（controlled mechanical ventilation；CMV）は，持続的強制換気（continuous mandatory ventilation）とも呼ばれ，あらかじめ設定したタイミングと呼吸数で強制的に換気を行うモードのことを指します．したがって，患者の自発呼吸とは無関係に換気が行われます．自発呼吸がない場合や鎮静薬・弛緩薬で自発呼吸が止められている場合にも用いることができます．

●補助換気（AMV）

補助換気（assist-controlled mechanical ventilation；AMV）は，自発呼吸がある患者の吸気に合わせて人工呼吸器による換気が開始されるモードで，機械による換

> **One More Navi**
> 設定は，1回換気量10 mL/kg体重，呼吸数12回/分，吸入酸素60％から始めて，適切な条件に変えていく（開始から15分後に血液ガス分析を行う）．
> 自発呼吸がある場合は，吸気トリガー感度を-2 cmH_2O に設定するか，流量トリガーでは3 L/分に設定する．

> **One More Navi**
> $PaCO_2$ を正常化しようと，むやみに換気量を増加させると気道内圧が上昇して肺胞傷害をおこす．このため，1回換気量6 mL/kg程度の保護換気法では高い $PaCO_2$ を容認する．

One More Navi
鎮痛にはフェンタニル，鎮静にはプロポフォールやミダゾラムなどが用いられるが，いずれも呼吸抑制作用がある．人工呼吸器下では鎮静薬として呼吸抑制作用がないデクスメデトミジン（α₂受容体刺激薬）が使用される．

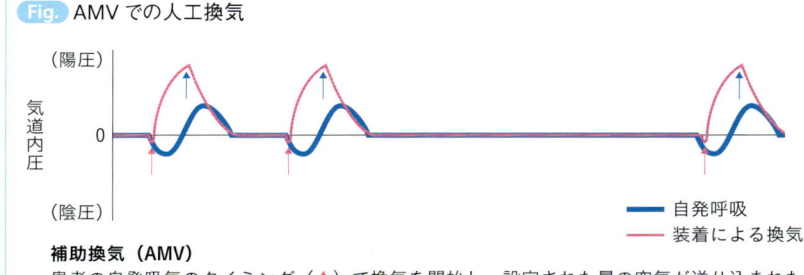

Fig. AMV での人工換気

補助換気（AMV）
患者の自発吸気のタイミング（↑）で換気を開始し，設定された量の空気が送り込まれたタイミング（↑）と呼気に切り替わる．

気数と患者の自発呼吸数が一致します．ただ，このモードでは患者の自発呼吸が停止した場合に危険があるため，現在使われている人工呼吸器の多くには一定時間自発呼吸がない場合に自動的に CMV に切り替わるモード（A/C モード）が採用されています．

● 同期型間欠的強制換気（SIMV）

Fig. SIMV での人工換気

同期型間欠的強制換気（SIMV）
設定した時間内に患者の自発吸気を感知したタイミング（↑）で換気を行い，時間内に自発呼吸がなければ自動的に換気を行う（↑）．

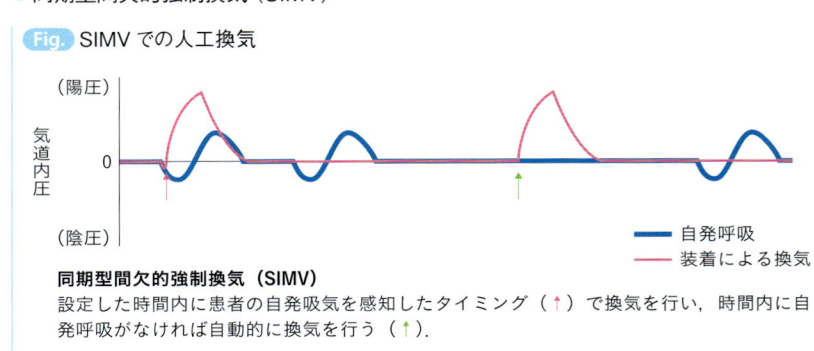

同期型間欠的強制換気（synchronized intermittent mandatory ventilation；SIMV）は，補助換気と調節換気を組み合わせたモードで，設定した時間内に患者の吸気を検知するとこれに同期して補助換気を行い，時間内に自発呼吸がない場合には自動的に調節換気を行います．一方，患者があらかじめ設定した呼吸回数よりも多く自発呼吸をした場合は，設定を上回ったぶんの呼吸には同期せず，換気を行いません．

人工呼吸器からの離脱〔ウィーニング（weaning）〕を目指すためには，補助換気の回数を徐々に減らす必要があり，このモードが用いられます．

▶ 従圧式換気（PCV）

従圧式換気（pressure controlled ventilation；PCV）は，吸気時の気道内圧の上限を設定し，これを超えないように空気が送り込まれるモードです．ただ，このモードでは肺コンプライアンス（肺の硬さ）によっては気道内圧がすぐに高くなり，換気量が不安定になるおそれがあるため，現在では設定した気道内圧に達すると一定時間その圧が維持され，さらに換気量をモニターして換気量の変化に対応できる調節機能がある人工呼吸器が普及しています．

PCV で換気を行うタイミングは，あらかじめ設定しておくことも，患者の自発吸気に同期させることも可能です．

● 圧補助換気（PSV）

圧補助換気（pressure support ventilation；PSV）は，患者の自発呼吸と同期して換気を行うモードで，自発吸気の間は一定の気道内圧を維持し，自発呼気を検知

Fig. 従圧式換気の種類

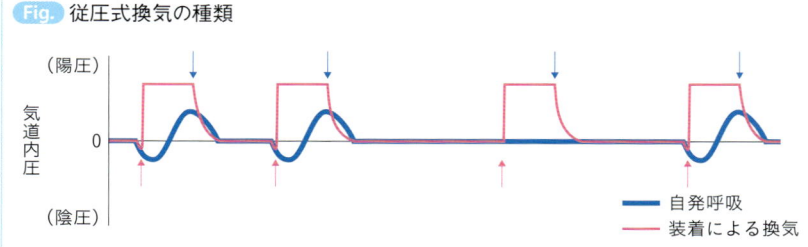

従来の従圧式換気（PCV）
換気のタイミングはあらかじめ設定しておくことも，患者の自発吸気に同期させることもできる（↑）．設定した吸気時間の間は一定の気道内圧を維持し，吸気時間が終了したタイミング（↓）で呼気に切り替わる．

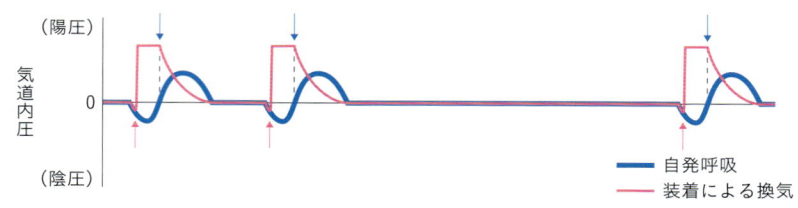

圧補助換気（PSV）
患者の吸気を感知して換気を開始（↑）し，患者が呼気に移行するタイミング（↓）で呼気に切り替わる．

すると呼気に切り替わります．強制換気ではないため負担が少なく，意識のある患者にも使用されますが，ⓟ自発呼吸が安定していることが重要です．

関連項目

▶ウィーニングの方法

人工呼吸器からの離脱（ウィーニング）は，①on-off法（人工呼吸器を外して自発呼吸の時間を徐々に増やす方法），②間欠的強制換気法（IMV），③圧補助換気（PSV）など換気補助の低いモードに変更しながら行います．自発呼吸だけで1回換気量＞7 mLを30分以上維持できるようであれば，気道分泌が少なく，気道反射あることを確認したうえで抜管します．

One More Navi

呼気終末のプラトー圧は35 cmH₂O以下にする．PEEPは5 cmH₂Oで開始して，3 cmH₂Oずつ増加させ，上限は20 cmH₂Oにする（PEEPによる循環抑制や脳圧の上昇を避けるには上限を低く設定する）．吸気時間を延長させるのも有用だが，吸呼気比が1を超えないようにする．

One More Navi

PEEPをかけても肺血管外水分は低下しないが，胸腔内圧の上昇によってバソプレシン分泌が増加し，尿量低下や低Na血症がおきやすくなる．

F-14 呼吸終末陽圧換気（PEEP）

Fig. 呼吸終末陽性換気（PEEP）

図は調節換気（CMV）モード（-----）にPEEPをかけた状態（——）を示す．

呼吸終末陽圧換気（positive end-expiratory pressure；PEEP）とは，人工呼吸下で気道内に陽圧をかけて大気圧よりも高い状態（大気圧＋3〜10 cmH₂O）をつくり出

し，肺胞の虚脱を防ぐ方法を指します．虚脱していた肺胞が広がることによって肺胞部のシャントが減少し，換気／血流比が改善して低い吸入気酸素濃度（F_IO_2）でも血液が酸素化されやすくなります．

ただし，PEEPによる陽圧が高すぎると胸腔内圧が高まり，静脈還流量が低下して心拍出量の低下，血圧低下を招く危険性があります．また，CO_2の呼出が不十分となり呼吸性アシドーシスとなることも考えられます．

● 持続的気道陽圧法（CPAP）と持続的陽圧換気（CPPV）

自発呼吸下でPEEPをかけ，気道にほぼ一定の陽圧がかかった状態を維持することを持続的気道陽圧法（continuous positive airway pressure；CPAP）と呼びます．一定時間，自発呼吸が検知できない場合には強制換気を行います．

一方，調節換気（CMV）下でPEEPを行うことは持続的陽圧換気（continuous positive pressure ventilation；CPPV）と呼びます．

関連項目

▶ 高頻度振動換気法

高頻度振動換気法（high frequency oscillatory ventilation；HFOV）は，吸入気を高頻度（10 Hz以上）で振動させることにより，換気（1回換気量が生理的死腔よりも小さい）を行う方法で，圧損傷を回避するために小児NICU領域で使われてきましたが，現在では急性呼吸促迫症候群（ARDS）にも適応が拡大しています．

G

呼吸不全

Preview

G-01	呼吸不全	p.130
G-02	症状	p.130
G-03	慢性呼吸不全と急性呼吸不全	p.131
G-04	低酸素性呼吸不全と低換気性呼吸不全	p.132
G-05	CO₂ナルコーシス	p.134
G-06	呼吸不全に関連する病態	p.135
G-07	高山病	p.135
G-08	潜水病	p.135

Navi 1 $PaO_2 \leqq 60$ Torr または $PaCO_2 > 45$ Torr

低酸素血症 または 高二酸化炭素血症 によって正常な呼吸機能が果たせなくなった状態を 呼吸不全 と呼びます．

▶ G-03 では慢性呼吸不全と急性呼吸不全の病態の違いについて解説します．
▶ G-04 では低酸素性呼吸不全と低換気性呼吸不全の病態と対応の違いについて解説していきます．

Navi 2 酸素投与で注意すべき危険な病態

慢性的な 高二酸化炭素血症 を呈する患者に急激な 酸素投与 を行うと，昏睡などの 意識障害 を生じることがあります．CO₂ナルコーシス と呼ばれるこの病態について解説します．

G-01 呼吸不全

▶レファレンス
・新臨内科⑨：p.101-106
・ハリソン④：p.1905-1906
・標準生理⑧：p.719-720

　動脈血酸素分圧（PaO_2）と二酸化炭素分圧（$PaCO_2$）が異常値となり，正常な機能ができなくなった状態を 呼吸不全 といいます．室内吸気時の PaO_2 が 60 Torr 以下（低酸素血症），または $PaCO_2$ が 45 Torr よりも高値（高二酸化炭素血症）である場合がこれにあたります．

G-02 症状

　呼吸不全による他覚的症状としては，以下のものがあげられます．

▶呼吸数の増加と換気量

One More Navi

$PaO_2 = SaO_2$ の換算は以下のとおり．

PaO_2	SaO_2
40 Torr	70%
50 Torr	80%
60 Torr	90%

　呼吸不全では，呼吸数の増加と頻脈がみられます．また，浅速呼吸では1回の換気量が小さく，肺胞での有効換気量が少ないため，低酸素血症とともにCO₂蓄積でアシデミアになります．逆に，深速呼吸（多呼吸）では，CO₂の過度の排出によるアルカレミアの可能性があります．▶B-30

▶努力性呼吸

　通常の安静呼吸時には使われな

Fig. 呼吸不全と症状の出現

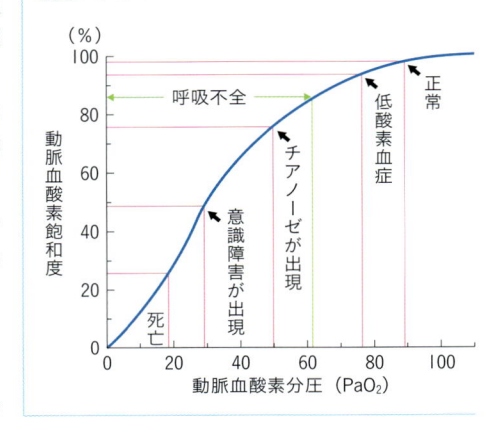

い呼吸筋を動員して行われる呼吸を努力性呼吸と呼び，呼吸数の増加とともに出現します．努力呼吸の患者は，吸息時の鎖骨上窩の陥凹，肋間の陥凹，鼻翼呼吸，苦悶状表情などを呈します．

なお，座位での努力呼吸の状態を起座呼吸と呼びます．

▶チアノーゼ

チアノーゼは重篤な低酸素血症（$PaO_2 ≤ 45$ mmHg）で，血液中の還元ヘモグロビン濃度（酸素が結合していないヘモグロビンの濃度）が5 g/dL以上になると出現する症状で，皮膚や粘膜が赤青色（暗赤色）に変色します．ただし，貧血性低酸素症では還元ヘモグロビン量が不十分となりチアノーゼがみられないことがあり，逆に，多血症では低酸素症ではないにもかかわらずチアノーゼが出現することがあります．このため，チアノーゼを低酸素血症の指標とすることはできません．

なお，チアノーゼを呈する患者は，手指の震え，不安，落ち着きのなさ，活動性低下，健忘，見当識障害，不眠，さらには傾眠，昏迷，意識消失などの症状を伴うことがあります．

One More Navi
口唇が褐色の患者では，皮膚の色からチアノーゼを判別するのが難しいため，口腔粘膜や眼瞼の色を確認する．

▶ばち指

ばち指は無痛性の手足指末梢部肥大で，慢性の低酸素血症（慢性肺気腫，気管支拡張症，肺線維症，心臓弁膜症，肺癌など）でよく見られる所見です．チアノーゼを伴う先天性心疾患や肝硬変，炎症性腸疾患でもみられ（二次性），家族性や原因不明（一次性）のばち指もあります．

Fig. ばち指

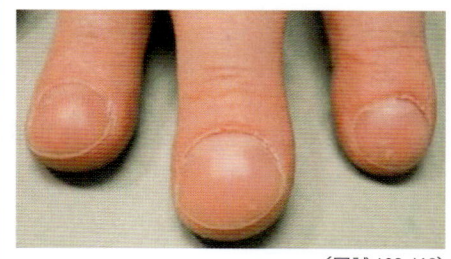

（国試108-I46）

なお，ばち指に骨膜下骨新生と有痛性の骨関節炎を伴うものを肺性肥大性骨関節症と呼び，肺癌（扁平上皮癌）によく合併します．

One More Navi
ばち指は肺シャントによってプロスタグランジンなどの増殖因子が不活化されないで末梢にいくためにおこると考えられている．なお，甲状腺機能亢進症ではグリコサミノグリカンの蓄積によってばち指がおこる．

One More Navi
肺気腫だけでばち指を呈することは稀であるため，肺癌の合併を疑う（肺癌からの増殖因子産生による）．

G-03 慢性呼吸不全と急性呼吸不全

呼吸不全は，経過によって慢性と急性とに分類することができます．

▶慢性呼吸不全

病態 慢性呼吸不全（chronic respiratory failure）は，呼吸機能が徐々に低下して呼吸不全をきたした状態のことを指し，多くは慢性閉塞性肺疾患や間質性肺炎，肺線維症，肺結核後遺症などの肺疾患が原因となります．

慢性的な低酸素血症に対して，生体はさまざまな代償機構を働かせて影響を最小限にとどめようとするため，患者の状態は基本的には安定していますが，原疾患の治療が困難であることも多く，呼吸機能障害は非可逆的に進行します．

なお，慢性呼吸不全の患者が感染症などに罹患すると，代償機構が破綻して呼吸機能の急激な悪化を招くことがあり，これを慢性呼吸不全の急性増悪と呼びます．

治療目標 急性増悪を予防し，呼吸不全の進行を食い止めることが目標となります．具体的にはリハビリテーションや薬物療法によって運動耐容能を改善し，酸

One More Navi
低酸素血症で肺血管収縮がおこると右心に負荷がかかる〔関連項目の「肺性心」を参照〕．

素療法などによって、低酸素状態を是正することがあげられます．

慢性呼吸不全の急性増悪に対しては，呼吸管理とともに原因となった感染症などの治療を早急に行います．

▶急性呼吸不全

病態　急性呼吸不全 (acute respiratory failure) は，呼吸機能の急激な低下で低酸素血症（あるいは高二酸化炭素血症）に陥った状態を指し，原因としては①気道障害，②肺実質の障害，③神経・筋疾患，④呼吸中枢障害の4つが考えられます．

治療　慢性呼吸不全とは異なり代償機構が働く時間的余裕がないため，ただちに酸素投与などの治療を開始する必要があります．

関連項目

▶肺性心

慢性呼吸不全患では，①原因疾患で肺血管が破壊されていることに加え，②低酸素血症に伴う肺血管の収縮や③低酸素血症の代償でおこる多血症などにより，肺血管抵抗が上昇します．これが心臓への負荷（特に右心室への圧負荷）となり，右心室が代償性に拡大し，さらに代償困難となって右心不全に陥った状態を肺性心 (pulmonary heart disease) ▶M-09 と呼びます．

肺性心は慢性呼吸不全患者の生命予後を決定する重要因子の1つであり，適切な酸素投与や人工呼吸療法によって，肺性心の進行を食い止めることが重要です．

G-04　低酸素性呼吸不全と低換気性呼吸不全

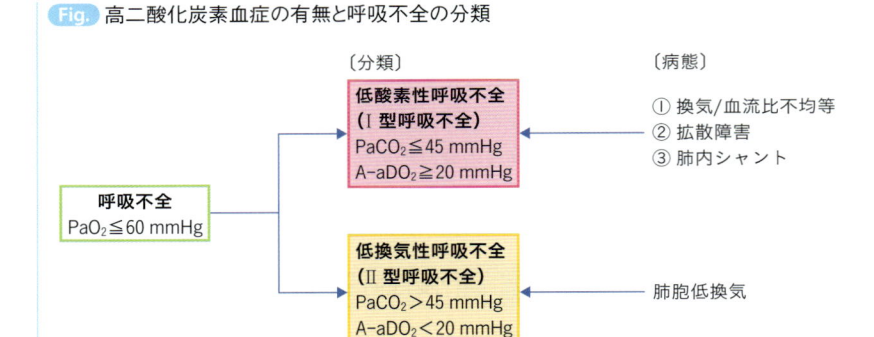

Fig. 高二酸化炭素血症の有無と呼吸不全の分類

〔分類〕　　　　　　　　　　　　　〔病態〕

呼吸不全 $PaO_2 \leq 60$ mmHg

→ 低酸素性呼吸不全（Ⅰ型呼吸不全）$PaCO_2 \leq 45$ mmHg　$A-aDO_2 \geq 20$ mmHg
　① 換気/血流比不均等
　② 拡散障害
　③ 肺内シャント

→ 低換気性呼吸不全（Ⅱ型呼吸不全）$PaCO_2 > 45$ mmHg　$A-aDO_2 < 20$ mmHg
　肺胞低換気

呼吸不全は高二酸化炭素血症 ($PaCO_2 > 45$ Torr) を伴うか否かによっても分類することができ，①高二酸化炭素血症を伴わないものを低酸素性呼吸不全（Ⅰ型呼吸不全），②高二酸化炭素血症を伴うものを低換気性呼吸不全（Ⅱ型呼吸不全）と呼びます．

▶低酸素性呼吸不全（Ⅰ型呼吸不全）

病態　低酸素血症 ($PaO_2 \leq 60$ Torr) のみを呈し，$PaCO_2$ が正常もしくは低下 ($PaCO_2 \leq 45$ Torr) しているものを指します．この病態は，肺が十分な酸素を肺胞から毛細血管へ移送できていないことを意味しており，その結果，肺胞気－動脈血酸素分圧較差 ($A-aDO_2$) は 20 Torr 以上に開大します．

原因　$A-aDO_2$ を開大させる要因には以下のようなものがあり，これらは低酸素

One More Navi

低酸素性呼吸不全では一般的に $PaCO_2$ が低下（肺胞過換気）する．

One More Navi
酸素化障害は肺実質か気道に疾患がある場合の特徴.

性呼吸不全を引きおこす原因になります.

①**換気／血流比不均等**：肺胞毛細血管の血流増加，あるいは換気の低下によって血液中の酸素飽和度が低下し，呼吸不全をきたします. ▶B-23

②**拡散障害**：肺間質の病変（肺線維症，間質性肺炎など）が原因で，肺胞から毛細血管への酸素の拡散が障害され，呼吸不全が引きおこされます. ▶B-22

③**肺内シャント**：混合静脈血（PvO_2＝40 Torr）が動脈に流れ込むことにより低酸素性の呼吸不全が引きおこされます. ▶B-21

症状 低酸素血症では呼吸困難や頻呼吸，チアノーゼに加えて，脳症状（人格や性格の変化，不眠，痙攣），消化器症状（食欲不振，嘔吐）が出現し，また，交感神経刺激症状（頻脈，不整脈，動悸，高血圧）もみられます.

治療 低酸素性呼吸不全の患者に対しては，酸素投与（酸素療法）を行って肺胞内の酸素分圧を上昇させれば，低酸素血症をある程度改善することが可能です．ただし，肺内シャントが原因である場合には，酸素投与でPaO_2を上昇させることはできません．▶F-09

低酸素血症の程度はPaO_2の値によって軽度（60〜79 Torr），中等度（40〜59 Torr），高度（40 Torr以下）に分類されており，酸素療法の適応は$PaO_2≦60$ Torrで，$PaO_2≦50$ Torrは絶対適応となります．

▶ **低換気性呼吸不全（Ⅱ型呼吸不全）**

病態・原因 低酸素血症を呈し，かつ高二酸化炭素血症を呈する病態で，$PaO_2≦60$ Torr，$PaCO_2>45$ Torrの呼吸不全を指します．分時換気量の低下あるいは死腔

Assist Navi 呼吸不全の病態比較と診断

病型	障害部位	病態	酸素化機能
低酸素性呼吸不全（Ⅰ型呼吸不全） ⇒高二酸化炭素血症（−）	肺性	換気／血流比不均等 拡散障害 肺内シャント	高度に障害
低換気性呼吸不全（Ⅱ型呼吸不全） ⇒高二酸化炭素血症（＋）	肺性 肺外性	肺胞低換気 吸入酸素濃度の低下	正常

$PaO_2↓$
├ A-aDO₂ 開大 — 酸素投与
│ ├ 改善 — 肺拡散能検査
│ │   ├ D_LCO 正常 → 換気/血流比不均等
│ │   └ $D_LCO↓$ → 拡散障害
│ └ 改善せず → シャント
│ 【低酸素性呼吸不全（Ⅰ型呼吸不全）】
└ A-aDO₂ 正常 — $PaCO_2$の値
   ├ $PaCO_2↑$ → 低換気
   └ $PaCO_2$ 正常 → 吸入酸素濃度の低下
   【低換気性呼吸不全（Ⅱ型呼吸不全）】

換気量の増加といった肺胞低換気によってCO_2の排出ができず，体内にCO_2が蓄積することで生じ，慢性閉塞性肺疾患（COPD），重症肺結核後遺症，中枢神経系の機能低下（睡眠薬の過量など）や胸郭の障害（側弯など）で，このタイプの呼吸不全を呈します．

なお，低換気性呼吸不全では<u>ガス交換や酸素運搬能は正常であるため，A-aDO_2の開大はみられません</u>．

症状 高二酸化炭素血症に伴って，頭痛や振戦，眼底のうっ血乳頭などを呈します．また，CO_2の蓄積により呼吸性アシドーシスとなり，意識障害（CO_2ナルコーシス▶G-05）などが出現することもあります．

治療 <u>気道確保</u>と<u>人工換気</u>による換気の改善を行います．特に，分時換気量の低下に対しては<u>人工呼吸器</u>で換気量を増加させることが有効です．一方で，高二酸化炭素血症の患者に<u>大量の酸素投与を行うとCO_2ナルコーシスを引きおこし，かえって換気量を低下</u>させてしまう危険があるため，注意が必要です．

> **One More Navi**
> O_2投与後は15〜30分で定常状態になるので血液ガスでPaO_2，$PaCO_2$をチェックする．

G-05 CO_2ナルコーシス

▶**レファレンス**
・新臨内科⑨：p.96
・標準生理⑧：p.711

<u>肺胞低換気から高二酸化炭素血症と呼吸性アシドーシスをきたし，意識障害を生じた状態をCO_2ナルコーシス</u>と呼びます．

▶**病態**

Fig. CO_2ナルコーシス

正常	慢性的高二酸化炭素血症	CO_2ナルコーシス
$PaCO_2$↑　PaO_2↓	$PaCO_2$↑　PaO_2↓	$PaCO_2$↑　高濃度O_2吸入／PaO_2↓
中枢化学受容体　末梢化学受容体	~~中枢化学受容体~~　末梢化学受容体	~~中枢化学受容体~~　~~末梢化学受容体~~
呼吸中枢	呼吸中枢	~~呼吸中枢~~
換気量↑	換気量↑	換気量↓
$PaCO_2$↓　PaO_2↑	$PaCO_2$↓　PaO_2↑	$PaCO_2$↑↑↑　PaO_2↓

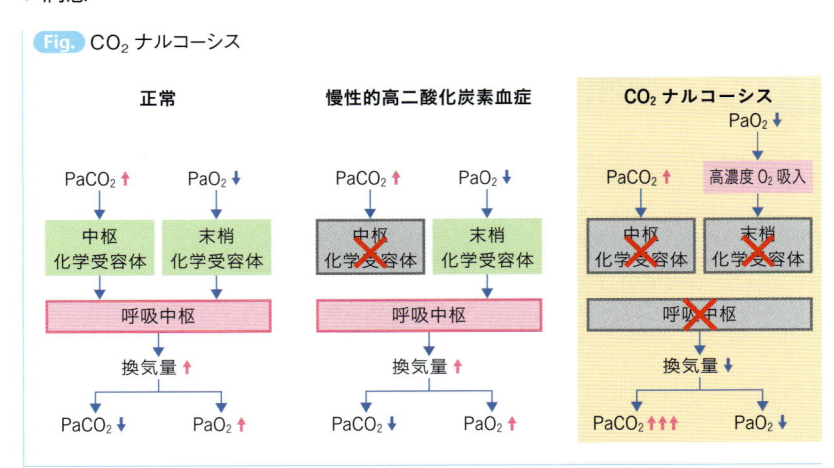

長期間にわたって高二酸化炭素血症（$PaCO_2$が異常に高い状態）が続くと，代償的にHCO_3^-が上昇して髄液のpHの変化を鈍らせるため，本来，$PaCO_2$の変化に敏感に反応するはずの中枢の化学受容体の感受性が低下してしまいます．すると，<u>PaO_2の変化に反応する末梢の化学受容体からの信号が呼吸中枢を刺激する唯一の入力</u>となってしまい，この状態で高濃度酸素を吸入するなどして<u>PaO_2が急激に上昇すると，自発呼吸が抑制されて換気量が低下し，高二酸化炭素血症がさらに悪化して，昏睡などの意識障害が引きおこされます．

▶**症状**

傾眠傾向から昏睡に進行します．また，羽ばたき振戦や<u>皮膚の紅潮や発汗，高血圧</u>などが出現します．

> **One More Navi**
> CO_2は脳の血管を拡張し脳浮腫を惹起する（頭痛）．

▶留意点

著明な呼吸性アシドーシスを呈する患者に酸素投与を行う場合は，酸素濃度，流量に留意することが重要です（0.5 L/分で開始する）．

G-06 呼吸不全に関連する病態

▶レファレンス
・新臨内科⑨：p.1589-1591
・標準生理⑧：p.713-714

One More Navi
人が高所順化しうる限界は海抜 6,000 m まで．

One More Navi
一酸化窒素（NO）の産生障害で高地肺水腫をおこしやすい．

One More Navi
旅客機は高度 10,000 m を飛んでいるが，機内は 0.8 気圧（標高 2,500 m 相当）に保たれている．1 気圧は 15% の O_2 に相当するため，肺疾患では酸素不足の危険があり，在宅酸素療法患者では酸素量を増やす必要がある．

One More Navi
アザラシは大きな脾臓に赤血球を貯めていて，潜水時には脾臓が収縮してヘモグロビンを上昇させ酸素を蓄積し，腹部臓器が胸郭を圧迫して肺胞ガスを気道に移動させる．このため窒素が血液に溶解せず，潜水病を免れている．

G-07 高山病

病態 高地など大気圧が低い場所では，大気中の酸素濃度は変わりませんが，肺胞内酸素分圧が低下します．このため呼吸が促進され，CO_2 が排出され，$PaCO_2$ が低下します．$PaCO_2$ の低下は呼吸中枢を抑制するので，呼吸促進は不十分となり，酸素供給はさらに悪化します．そして，$PaCO_2$ がさらに低下すると，呼吸性アルカローシスの状態となります．

症状 高山病では，呼吸困難，頭痛，めまい，悪心，嘔吐から始まり，さらには心肥大や赤血球増多がおきます．さらに進行すると高地肺水腫（肺の血管透過性亢進によって血管外に水が漏れ出す）や脳浮腫，網膜出血がおきます．これらの症状が出現するのには入山から 2〜5 日かかります．慢性では高地性肺高血圧症がおきます．

治療・予防 高度をゆっくりと上げることで発症を予防し，発症した場合には速やかに低地に戻すことが重要です．

G-08 潜水病

病態 高圧環境下では窒素（N_2）が血液中により多く溶解しやすくなり，神経細胞に N_2 が溶解すると麻酔作用がおきて，呼吸や脈拍が緩徐になります．この状態から急に通常の大気圧に戻ると，組織や血管内で N_2 が気泡化して，無数の塞栓を生じます．これを潜水病（減圧症）と呼びます．

潜水病は水深 10 m（2 気圧）以上から急速に浮上したときにおこります．

治療 治療は緊急を要し，高圧酸素治療室で高圧にして再度気泡を溶解してからゆっくり圧を上げることで気泡ができないようにします．

H

閉塞性肺疾患

Preview

H-01	慢性閉塞性肺疾患（COPD）	p.138
H-02	慢性気管支炎と肺気腫	p.139
H-03	病態	p.139
H-04	疫学	p.140
H-05	症状・身体所見	p.141
H-06	検査所見	p.142
H-07	安定期の治療・管理	p.143
H-08	急性増悪時の治療	p.145
H-09	びまん性汎細気管支炎（DPB）	p.146
H-10	閉塞性細気管支炎	p.149
H-11	リンパ脈管筋腫症（LAM）	p.150

Navi 1 「気道病変」と「肺胞破壊」による進行性の気流制限

慢性閉塞性肺疾患（COPD）は有毒な粒子・ガスの吸引による炎症で進行性の気流制限（気流閉塞）をきたす疾患です．

▶ H-02 ではCOPDの概念に含まれる慢性気管支炎と肺気腫を取り上げ，両者とCOPDの関係を整理します．
▶ H-03～08 からCOPDの具体的な解説を進めていきます．COPDには特徴的な所見も多いので，しっかり覚えていきましょう．

Navi 2 その他，気流閉塞をきたす疾患

いずれの疾患も気道閉塞による1秒率の低下をきたす閉塞性疾患ですが，病態や病変部位の違いに注目して整理していきましょう．

H-01 慢性閉塞性肺疾患（COPD）

▶レファレンス
・ハリソン④：p.1864-1871
・新臨内科⑨：p.64-70

慢性閉塞性肺疾患（chronic obstructive pulmonary disease；COPD）は，喫煙や大気汚染などの有毒な粒子・ガスを長期にわたって吸入することで肺に炎症がおこり，進行性の気流制限（気流閉塞）をきたす疾患です．

炎症は比較的太い気道（内径＞2 mm）から末梢気道（内径≦2 mm），肺胞領域，肺血管に及び，炎症に伴うさまざまな病理学的変化によって気道病変や肺胞破壊が引きおこされます．通常は肺の線維化などは伴わないため可逆的な部分も残されていますが，気管支拡張薬を用いても完全に正常化されることはありません（完全に可逆的であるとはいえない）．また，急性増悪を伴いながら緩徐に状態が悪化していき，慢性呼吸不全に至ることもあります．

なお，COPDは肺だけの疾患ではなく，炎症に伴うサイトカイン産生などによって，全身性炎症，肺性心，筋萎縮，骨粗鬆症，低栄養，抑うつなどの種々の合併症を引きおこす全身疾患として捉えることが重要です．

One More Navi
COPDは古くは労働階級の低所得者層の病気とされていたため研究が遅れていた．しかし，現在では予防・治療が可能な疾患として認知されている．

One More Navi
低栄養の一因として，COPDでは呼吸運動に大量のエネルギーを要することもあげられる．

Fig. COPDの疾患概念

喫煙・有毒粒子の吸入
↓
肺の炎症
↓
気道病変 / 肺胞破壊
・気道分泌物↑ / ・肺弾性収縮力↓
・気道クリアランス↓ / ・呼気呼出力↓
・気道内腔の狭窄 / ・ガス交換障害
↓
気流閉塞
↓
慢性閉塞性肺疾患（COPD）

H-02 慢性気管支炎と肺気腫

気管支の炎症によって，症候学的に1年のうち少なくても3か月以上，2年以上咳や喀痰が続く状態を慢性気管支炎と呼び，一方，病理形態学的に末梢気道や肺胞領域の壁破壊によって気腔の拡大をきたした状態を肺気腫（pulmonary emphysema；PE）と呼びます．

しかし，両者は類似する気道閉塞状態を指す用語として用いられることが多く，また両者を混合・併存する患者も少なくないことから，最近ではこれらを同一病変とみなして COPD と総称するようになっています．ただし，気流制限を伴わない慢性気管支炎や肺気腫は COPD には含まれません．以下にそれぞれの特徴を述べます．

> **One More Navi**
> 慢性気管支炎は血痰の原因として最も頻度の高い疾患だが，患者が血痰を呈する場合には悪性疾患も念頭におくべきである．

▶慢性気管支炎

気道内分泌物が増加した状態が慢性的に続き，咳や痰（増悪時には血痰）を主訴とし，吸気早期のラ音が聴かれます．1秒率（FEV$_{1.0}$%）の低下よりも低酸素血症が進みやすく，肺高血圧から肺性心になりやすい病態です．

> **One More Navi**
> 慢性気管支炎のほうが肺気腫よりも運動耐容能がよい．

▶肺気腫

咳，痰とともに労作性呼吸困難を主訴とし，日本人に多いのが特徴です．肺胞が破壊されると肺胞容量の低下から肺張力（気道を広げる力）は減少し，結果として強制呼出時に気道が虚脱・閉塞して閉塞性障害を引きおこします．

H-03 病態

COPD では炎症がおこる各部位で，以下のような病理学的変化がおこります．

▶中枢気道（内径＞2 mm）

慢性的な炎症によって粘膜上皮の杯細胞化と気管支腺の増生・肥厚がおこり，気道分泌物が増加します．また，線毛上皮細胞が脱落したり，扁平上皮細胞に変化（扁平上皮化生）したりすることで気道クリアランスが低下し，加えて細胞浸潤，気道壁の肥厚，気管支周囲の線維化といった病理学的変化（リモデリング）が生じ，気道内腔の狭窄が引きおこされます．

▶末梢気道（内径≦2 mm）

慢性的な炎症や粘液貯留，反復する損傷と修復の結果，気管支壁の線維化と平滑筋の肥厚などがおこり，気道内腔が狭窄して気流閉塞を生じます．また，細気管支壁では，壁に付着する肺胞の破壊（弾性線維の破壊）によって肺張力の低下をきたし，気道の虚脱・閉塞がおこりやすくなります．

Fig. 肺胞破壊に伴う気道の虚脱・閉塞

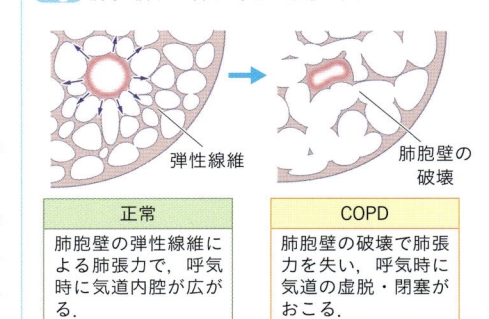

正常	COPD
肺胞壁の弾性線維による肺張力で，呼気時に気道内腔が広がる．	肺胞壁の破壊で肺張力を失い，呼気時に気道の虚脱・閉塞がおこる．

▶肺胞領域

肺胞壁および細気管支壁の破壊によって気腔の拡大が生じます（肺気腫）.

通常，肺胞では炎症に伴って産生される蛋白分解酵素（プロテアーゼ）や酸化ストレス因子であるオキシダントなどの攻撃因子に対抗する防御因子として抗プロテアーゼ（$α_1$アンチトリプシン）や抗オキシダントが働いていますが，この機構が先天的に存在しない場合や喫煙などによって不活化された場合に両者のバランスが崩れ，肺組織が傷害されて肺気腫病変を生じます．

肺気腫では肺胞壁の弾性線維も破壊されるため，肺の弾性収縮力が低下し，肺胞からの呼気駆出力が減少して気流閉塞がおこります．また，換気/血流比不均等や肺胞の表面積減少による O_2 の拡散障害など，ガス交換障害も引きおこされます．

組織破壊がおこる部位によって，気腫病変は以下のように分類されます．

- **小葉中心性肺気腫**：呼吸細気管支付近の肺胞群が破壊されるもので，肺気腫の大部分がこのタイプです．
- **汎小葉性肺気腫**：細葉全体に均一に組織破壊がおきるものを指します．先天的 $α_1$ アンチトリプシン欠損症が原因となります．日本では稀なタイプの肺気腫で，40歳台から早期発症します．

Tab. 気腫病変の分類

正常	小葉中心性肺気腫	汎小葉性肺気腫
肺胞領域の正常構造	第1〜3次の呼吸細気管支が拡大し，互いに交通する	気道と肺胞のすべての隔壁が破壊される

TB：終末細気管支　　RB1〜3：第1〜3次呼吸細気管支　　AD：肺胞管　　AS：肺胞嚢

▶肺血管

肺胞壁の破壊に伴う肺の毛細血管の傷害による肺血管容量の減少，血管内皮細胞の肥厚や平滑筋肥大などによる血管壁の肥厚，低酸素血症による肺血管収縮反応などが引きおこされ，これらが肺高血圧症，肺性心，右心不全の原因となります．

H-04　疫学

患者数は喘息よりも多く，40歳以上で530万人とみられ，現在は死因の第9位ですが，2020年までには第3位になると推定されています．

高齢者，喫煙者，男性に患者が多いのが特徴で，COPD は年齢が増すに従って有病率が上昇します（60歳以上で 10% を超え，70歳以上では 17%）．喫煙者の 20% に COPD が発生し，60歳以上の喫煙者では有病率が 50% にのぼります．非喫煙者や50歳未満の患者は稀ですが，非喫煙者の 5% にも COPD が発生します．また，患者数は男性のほうが多いですが，感受性は女性のほうが高い疾患です．

COPD は進行すると日常生活活動（ADL）に支障を生じますが，初期症状に乏しい

One More Navi

肺胞領域で気流閉塞がおこると，吸気時に肺胞に入った空気が，呼気時には気道閉塞と呼気駆出力の低下によって呼出できない「空気とらえ込み現象（air trapping）」がおこる．

One More Navi

$α_1$ アンチトリプシン欠損症

$α_1$ アンチトリプシンは肝臓で合成される糖蛋白で，血清に存在する主要なプロテアーゼインヒビター．炎症時に白血球やマクロファージから産生される蛋白分解酵素から肺の弾性線維（エラスチン）やコラーゲンを防御している．これが欠損する常染色体劣性遺伝疾患は，欧米では 2,000 人に 1 人と頻度が高いが，日本では十数家系にみられるのみ．異常な $α_1$ アンチトリプシンが肝臓に蓄積し，小児期から肝線維症や肝硬変をおこすことがある．肺気腫の発症は，遺伝的因子に加えて環境的因子が必要であるため，発症は 40 歳台からとなる．

One More Navi

10〜18歳で喫煙を始めた若年者は，非喫煙者と比較して肺の成長が小さい．

ため有病者の多くが診断を受けていないことが考えられます．

H-05 症状・身体所見

▶症状

長期にわたる喫煙歴や粉塵曝露などのリスク因子があり，慢性的な咳，喀痰，労作性呼吸困難（息切れ）を呈する患者については，COPDを疑います．これらの症状（特に呼吸困難感）は，長年の経過のなかで徐々に進行していきます．進行したCOPDでは残気量，残気率が上昇して肺活量の低下も生じ，有効な排痰が難しくなります（有効な排痰には15 mL/kg以上の肺活量が必要）．

なお，患者が1分間に20回以上の頻呼吸を呈したり，意識状態の異常，発熱などをきたしたりする場合は，COPDの急性増悪を疑います．

▶身体所見

●視診

進行したCOPDでは，視診で以下のような身体所見を認めることがあります．

Fig. COPD（進行例）の身体所見

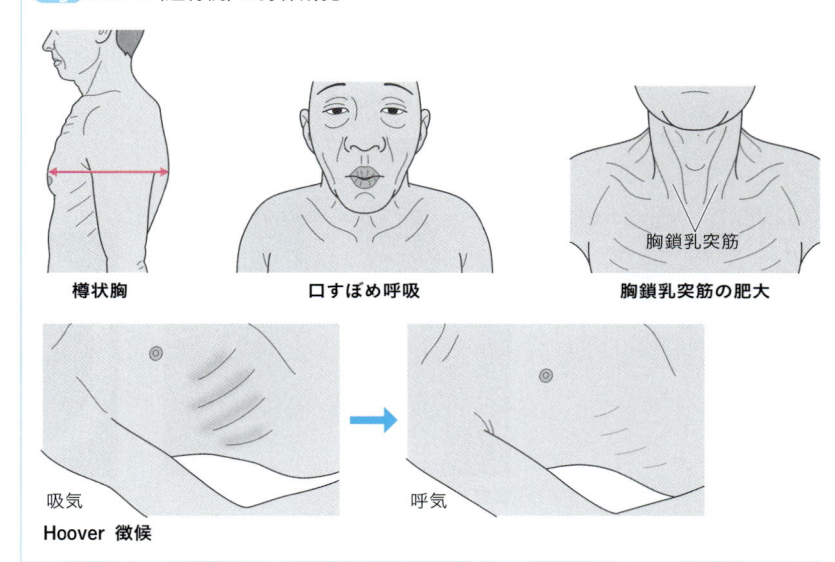

樽状胸　　　口すぼめ呼吸　　　胸鎖乳突筋の肥大（胸鎖乳突筋）

吸気　　呼気
Hoover 徴候

①**樽状胸**：肺の過膨張によって胸郭の前後径が拡大し，胸郭の前後径/左右径が75％より大きくなります．

②**呼気時間の延長**：気流制限によって，吸気・呼気時間比が1：3以上に延長します．

③**口すぼめ呼吸**：気道の虚脱を防ぐため患者が口すぼめ呼吸をすることがあります．

④**努力性呼吸**：呼吸に呼吸補助筋が動員されることによって胸鎖乳突筋の肥大がみられ，吸気時には鎖骨上窩が陥凹します．また，輪状軟骨頂点から胸骨上縁までが3 cm未満に短縮する気管短縮もみられることがあります．

⑤**やせ（体重減少）**：重症例では体重減少がみられます．なお，体重は患者の生命予後に関係する因子であり，やせはCOPDが重篤であることを示唆します．

⑥**Hoover 徴候**：肺の過膨張によって横隔膜が平坦化してしまい，吸気時の横隔

One More Navi
COPD発症のリスク因子
・喫煙
・大気汚染
・遺伝的要因
・女性
・気道過敏
・小児期の気道感染
・肺成長障害

One More Navi
COPD患者は両肘をついて前屈みになる三脚姿勢（tripoding）をとり，肩帯を固定して胸郭の容積を最大化しようとすることがある．

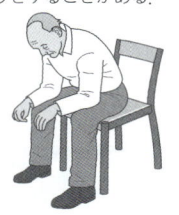

One More Navi
COPDの重症度に相関する身体所見は呼気延長で，4秒以上は高度の閉塞を疑う．

One More Navi
ブラ（bulla）
肺胞の隔壁が破壊されてつながると，壊れた肺胞がブラと呼ばれる弾力性や収縮性のない1～数cmの大きな膨らみとなる．ブラが存在すると残気量増大から呼吸困難（息切れ）をおこしやすくなり，さらにブラが突然破れて空気が胸腔内に漏れると気胸になる．

One More Navi
慢性的な努力性呼吸のために鼠径ヘルニアを合併しやすい．

One More Navi
COPDは，筋緊張が低下する睡眠中のREM期に低酸素血症が著しくなりやすい．

膜収縮に伴って側胸壁（下部肋間部）が内側に陥没し，呼気時にこれが解除されます．
⑦その他の所見：低酸素血症によるチアノーゼを呈することがあり，稀ですが，ばち指を呈することもあります．

また，肺高血圧症による右心系への負荷で肺性心になると，頸静脈怒張や下腿の浮腫，肝腫大といった所見を呈します．

● 聴診

肺の過膨張のために肺胞呼吸音の低下がみられます．また，気道狭窄に伴う乱気流の発生で，笛音（wheezes），いびき音（rhonchi），stridor といった連続性ラ音が聴かれます．肺高血圧に進展すると労作時の呼吸困難が強く，心音のⅡ音が亢進して肺膨張のため胸の中心部で聴かれます．

● 打診

肺内の含気量が増加しているため，肺領域全体が鼓音を呈し，濁音領域が縮小します．また，肺の過膨張によって心臓の位置が下方へと押し下げられるため，肺肝境界も下降します．

> **One More Navi**
> 喘息と違い wheeze は閉塞の程度と相関しない．また，肺線維症と違いラ音は吸気の初めに聴かれる．

H-06 検査所見

▶画像検査

Fig. COPDの画像所見

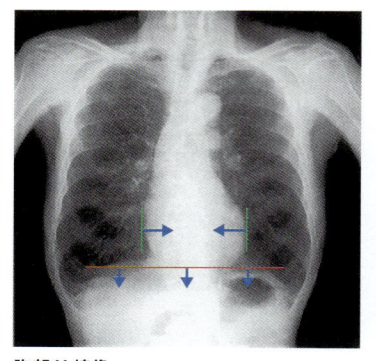

胸部 X 線像
横隔膜の位置が低く平坦化し，肺野の透過性亢進（肺紋理の減少）もみられる．心陰影は CTR が低下した滴状心を呈する．

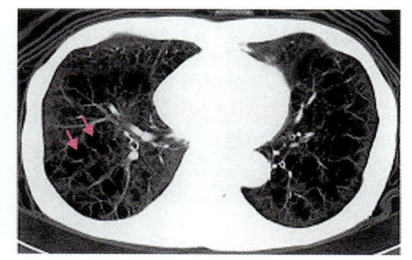

胸部 CT 像
両肺に多数，肺気腫病変に相当する低吸収領域（矢印）が認められる．

（国試 102-A51）

● 胸部 X 線像

肺の過膨張を反映して，①胸郭の拡大，②横隔膜の平坦化と呼吸性移動の減少，③肺野の透過性亢進（肺紋理の減少），④心胸郭比（CTR）の減少で心臓が大血管から垂れ下がる水滴のような陰影を呈する滴状心（drop heart）などの所見がみられます．

ただし，COPD 発症早期の軽症例では，これらの所見がみられないことも少なくありません．

● 胸部 CT 像

早期の COPD の画像検査では，胸部 CT（特に高分解能 CT；HR-CT）が有用です．CT 像では，早期から肺気腫病変が多数の低吸収領域として描出されるほか，気道壁の肥厚，気道内腔の狭窄，通常は描出されないような末梢気道が描出されると

いった所見を呈します．

▶呼吸機能検査
●スパイロメトリー
COPDで特徴的な気流閉塞は，スパイロメトリーでの1秒率（FEV$_{1.0}$%）の低下として検出されます．閉塞性の気流制限（閉塞性障害）がある場合，FEV$_{1.0}$%は70%以下に低下しますが，COPDは気管支拡張薬の吸入後の測定でFEV$_{1.0}$%が70%以下である（すなわち，非可逆性の閉塞性障害がある）ことで診断されます．

なお，COPDは閉塞性障害を呈する疾患ですが，進行したCOPDでは残気量の増加から肺活量が減少し，混合性障害（FEV$_{1.0}$%と%肺活量（%VC）の両方が低下）を呈することに注意が必要です．

●COPDの重症度分類
COPDの重症度（病期）は，1秒量の予測値（性別，年齢，身長から算出）に対する%値である%1秒量（%FEV$_{1.0}$）が用いられます．

Tab. COPDの重症度分類

重症度	定義	患者の状態
Ⅰ期（軽症群）	%FEV$_{1.0}$≧80	無症状であることが多い．
Ⅱ期（中等症群）	80＞%FEV$_{1.0}$≧50	労作性呼吸困難を呈する．
Ⅲ期（重症群）	50＞%FEV$_{1.0}$≧30	日常生活に支障をきたす．
Ⅳ期（最重症群）	%FEV$_{1.0}$＜30または%FEV$_{1.0}$＜50で慢性呼吸不全があるとき	呼吸困難，運動能力の低下などが著しく，急性増悪を繰り返す．

●フローボリューム曲線
COPD患者のフローボリューム曲線は，最大呼気流速（ピークフロー）の低下がみられ，さらに末梢気道の気流閉塞によって呼気後半の気流速が著しく低下するため，曲線が下に凸となります．

Fig. COPD患者のフローボリューム曲線

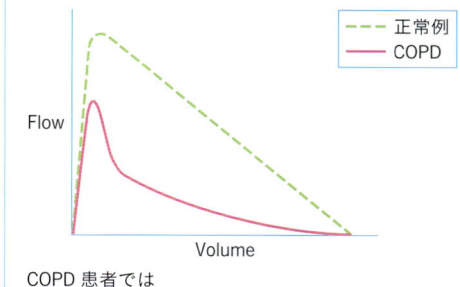

COPD患者では
① 最大呼気流速の低下．
② 呼気後半で曲線が下に凸となる．

▶肺拡散能測定
気流制限に伴う残気量の増加と，肺気腫による肺胞破壊でガス交換の場である肺胞表面積が減少することなどから，COPD患者では一酸化炭素拡散能（D$_L$CO）の低下をきたします．

H-07 安定期の治療・管理

安定期のCOPD患者に対しては，以下のような治療・管理を行います．重症度（病期）が重くなるに従って，治療手段を追加していくのが原則です．

▶禁煙治療
COPD発症のリスクを低下させ，COPD患者の呼吸機能低下や死亡率を改善するうえで，禁煙は最も重要な方法です．禁煙治療は，薬物療法と行動療法を組み合わせて行いますが，特に薬物療法では喫煙者をニコチン依存（つまりは薬物依存）

One More Navi
CTでの肺気腫病変に伴う低吸収領域の程度は，1秒率の低下と相関する．

One More Navi
1秒率は20歳前後をピークにして，非喫煙者でも30 mL/年のペースで低下し続けるが，喫煙者ではその2〜3倍の速度で低下する．禁煙すれば低下速度は正常化するが，減煙では正常化しない．

One More Navi
6分間歩行テスト（6MWT）の歩行距離（6MWD）はCOPDなどの呼吸器疾患の評価に役立つ．350 m以下は異常で，150 m以下は最重症．

One More Navi
COPD患者の生命予後を改善する方法は，禁煙と酸素療法以外にはない．

One More Navi
ニコチン補充療法にはパッチ，トローチ，ガム，吸入剤，点鼻スプレーなどがある．行動療法としてカウンセリング，グループ参加，認知行動療法も有用．禁煙開始日を決めて，家族や社会の支援を得る．

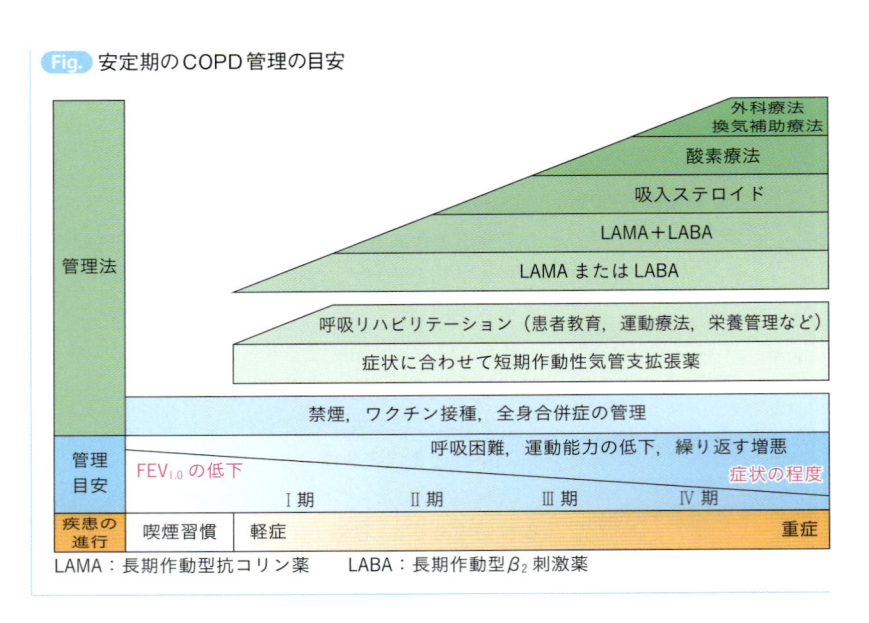

Fig. 安定期のCOPD管理の目安

管理法	（上から順に追加）外科療法・換気補助療法／酸素療法／吸入ステロイド／LAMA＋LABA／LAMAまたはLABA／呼吸リハビリテーション（患者教育，運動療法，栄養管理など）／症状に合わせて短期作動性気管支拡張薬／禁煙，ワクチン接種，全身合併症の管理
管理目安	FEV$_{1.0}$の低下 → 呼吸困難，運動能力の低下，繰り返す増悪（症状の程度）／Ⅰ期・Ⅱ期・Ⅲ期・Ⅳ期
疾患の進行	喫煙習慣／軽症 ……… 重症

LAMA：長期作動型抗コリン薬　　LABA：長期作動型β$_2$刺激薬

状態にある患者として捉え，ニコチン受容体作動薬（バレニクリン）やニコチンパッチなどを用いて治療を行います．

▶急性増悪の予防（ワクチン接種）

重篤な急性増悪を避ける目的で，毎年のインフルエンザワクチンの接種を患者に勧めます．また，65歳以上の患者に対しては肺炎球菌ワクチンの接種も勧めます（病期Ⅲ期では65歳未満にも）．

▶薬物治療

● 気管支拡張薬

症状の改善を目的として気管支拡張薬（抗コリン薬，β$_2$刺激薬，キサンチン系薬）が用いられます．

・**長期作動型抗コリン薬（LAMA）**：気管支平滑筋に特異的なM3受容体に作用してアセチルコリンの結合を阻害して気管支を拡張させます．喘息とは異なり，COPDでは気道収縮が迷走神経（副交感神経）のアセチルコリンによって引きおこされることから，LAMAが用いられます．M3受容体を選択的に阻害するため，副作用も比較的少なく，吸入デバイスにはドライパウダー吸入器（DPI）とソフトミスト定量吸入器（SMI）の2種類があります．

・**長期作動型β$_2$刺激薬（LABA）**：β$_2$受容体を刺激してcAMPを増加させ，細胞内のCa濃度を低下させて気管支を拡張します．また，増悪発作を予防する効果もあります．吸入デバイスにはドライパウダー吸入器（DPI）と定量噴霧式吸入器（MDI）の2種類があります．

・**キサンチン系薬**：ホスホジエステラーゼを阻害して平滑筋細胞のcAMPを増加させて気管支拡張をおこします．気道拡張効果だけでなく，抗炎症作用や横隔膜筋力増強などの効果も期待されています．

● 吸入ステロイド薬（ICS）

長期吸入は肺炎をおこしやすいので，ステロイド薬の使用は明らかに有効な場合に限定されます．特に病期Ⅲ期以上で増悪を頻回に繰り返す場合に勧められます．

One More Navi
COPDは喘息と異なり安静時の呼吸困難は少ないので，緊急に気管支を拡張する必要性は薄く，労作時の呼吸困難や急性増悪を軽減させるのが目的．このため，長期作動型の薬剤が好ましい．
LAMA：チオトロピウム

One More Navi
喘息合併例ではCOPDの重症度とは無関係に吸入ステロイドが勧められる．

- 抗コリン薬には短期作動型のもの（SAMA；吸入後10分で効果が現れ，4時間持続）と，長期作動型のもの（LAMA；1時間から効きはじめて1日持続）とがある．
- LAMAは吸入薬なので全身性副作用は稀．ただし，緑内障発作（特に眼に噴霧したとき）や前立腺肥大症による排尿障害などの副作用はありえる．
- LABAも頻脈，不整脈，指振戦，低K血症（筋力低下や不整脈）の副作用がある．なお，LABAの単独長期使用は不整脈死の危険があるためICSとの併用を行う．
- β_2刺激薬には線毛運動の亢進作用もある．
- 日本人は白色人種に比べるとキサンチン誘導体の副作用（頻脈，不整脈，指振戦）が少ない．キサンチン系薬は中枢神経系への移行が少なく，直接の気管支拡張作用と抗炎症作用を有しているため，日本では喘息やCOPDの治療に用いられる（海外ではあまり使われない）．

▶呼吸リハビリテーション

排痰訓練，呼吸筋のトレーニングなどの呼吸リハビリテーションも有用です．特に，運動療法は全身持久力を高めて運動耐容能を強化するうえで重要です．栄養状態が悪い患者に対しては栄養管理も必要となります．

One More Navi
栄養状態が悪い場合（標準体重の90％以下）には，高カロリー・高蛋白食を勧める．

▶在宅酸素療法（HOT）

COPD患者に在宅酸素療法（home oxygen therapy；HOT）を行うと生存率が改善されます．HOTの適応は，安静時に$PaO_2 \leq 55$ Torr（$SaO_2 \leq 88\%$）である患者や，安静時に$PaO_2 \leq 60$ Torrで，運動時や睡眠時に著しい低酸素血症が認められる患者で，睡眠時も含めて，1日15時間以上の酸素吸入を行います．

HOTの酸素吸入下での治療目標は$PaO_2：60〜70$ Torr，$SpO_2：90〜95\%$です．

▶外科治療

肺気腫病変に対しては肺容量減少術によって気腫化した部位を取り除き，横隔膜を含む呼吸筋を効率よく働かせることによって，術後3年までは呼吸機能やQOLを改善することができます．特に肺上葉に気腫病変が限局している場合に有効な治療です．

H-08 急性増悪時の治療

呼吸器感染や大気汚染物質の吸入などにより，安定期にあったCOPD患者の呼吸器症状が急激に悪化して治療内容を変更せざるをえない場合があり，これを急性増悪と呼びます（ただし，急性増悪は日本人には少ない）．

One More Navi
急性増悪の原因の半分が感染で，肺炎球菌，インフルエンザ菌，Moraxella catarrhalisが多い（緑膿菌は少ない）．外来では経口ペニシリンまたはニューキノロンを7〜14日間．

▶薬物治療

急性増悪時の治療では，気管支拡張薬の短期作動型β_2刺激薬（SABA）が第1選択となります．また，ステロイドの経口投与（プレドニゾロン40 mg）が急性増悪からの回復に有効ですが，長期間行うと筋力低下（ステロイドミオパチー）から呼吸不全を引きおこす危険があるため，投与量を漸減していき，2週間で投与を中止します．

One More Navi
経口ステロイドの投与は3週間以内であれば副腎萎縮はおこさない．10日以内なら漸減の必要もない．

さらに，喀痰の増加や膿性痰がみられる場合や呼吸器感染が疑われる場合には抗菌薬の投与を行い，右心不全症状を呈する場合には利尿薬を投与して右心室にかかる負荷を軽減します．

One More Navi
喘息ではピークフローモニターを行うが，COPDでも急性増悪が心不全によるものかを判断するのにPEF (peak expiratory flow) の測定が有用．PEF＜200/分は心不全ではない．

One More Navi
急性増悪の治療に反応しない症例では肺塞栓症を疑い，Dダイマーの確認や造影CT検査を行う（COPD症例での換気・血流シンチグラフィは判定が難しい）．深部静脈血栓のリスク因子には，多血症，脱水，右心不全による静脈のうっ血などがあげられる．

- ICSの増量は増悪の予防には有効だが，増悪時の治療では経口投与が必要．
- SABAにイプラトロピウム（SAMA）吸入の追加を行っても無効．

▶酸素療法

急性増悪で呼吸不全を呈する場合には，PaO_2 を60 Torr以上にすることを目標に酸素療法を行います．ただし，慢性的な高二酸化炭素血症の患者に，純酸素を大量投与することは CO_2 ナルコーシスをきたすため禁忌です（急性増悪で呼吸困難を呈しているからといって，慌てて酸素投与してはいけない）．

▶人工呼吸療法

酸素投与に $PaCO_2$ が上昇して低酸素血症が改善されないような場合には，人工呼吸療法を行います．この場合，非侵襲的陽圧換気法（NPPV）が第1選択となり，呼吸不全の入院患者の予後を改善します．

国試出題症例
〔国試102-A51〕

- 77歳の男性．呼吸困難を主訴に来院した．半年前から呼吸困難を自覚するようになった．咳と痰とはないが，歩行や階段昇降時に呼吸困難が増強する．喫煙は20本/日を50年間．意識は清明．身長160 cm，体重43 kg．体温36.2℃．脈拍60/分，整．血圧146/70 mmHg．心音に異常を認めない．呼吸音は減弱している．血液所見：赤血球434万，Hb 13.5 g/dL，Ht 40％，白血球5,400，血小板14万．血液生化学所見：総蛋白6.7 g/dL，アルブミン4.0 g/dL，尿素窒素19.0 mg/dL，クレアチニン0.9 mg/dL，総ビリルビン0.5 mg/dL，AST 19 IU/L，ALT 7 IU/L，LDH 188 IU/L（基準176〜353），ALP 178 IU/L（基準260以下）．CRP 0.2 mg/dL．動脈血ガス分析（自発呼吸，room air）：pH 7.42，PaO_2 72 Torr，$PaCO_2$ 36 Torr．胸部X線写真と胸部単純CTは前掲のとおり．
⇒画像所見と臨床所見から，肺気腫（1秒率低下が示されればCOPD）．

H-09 びまん性汎細気管支炎（DPB）

▶レファレンス
- 新臨内科⑨：p.62-64

病態 びまん性汎細気管支炎（diffuse panbronchiolitis；DPB）は，両肺にびまん性に広がった細気管支全層にわたる炎症（汎細気管支炎）から閉塞性障害を呈する疾患です．特に，呼吸細気管支領域の慢性炎症によって気道が閉塞し，チェックバルブ機構による空気とらえこみ現象（air trapping）で末梢気腔に過膨張をきたします．ただし，肺胞の構造は正常に保たれており，気腫病変には至りません．

本症は高率（85％以上）に慢性副鼻腔炎を合併し，副鼻腔気管支症候群の1型とされています．

原因 呼吸細気管支を中心とした炎症が細気管支と細気管支周囲におこり，呼吸細気管支壁ではリンパ球やマクロファージの浸潤，上皮の剥離，リンパ濾胞（主にBリンパ球の密な集簇），血管の増生，線維化などから壁肥厚が生じ，呼吸細気管支内腔の狭窄・閉塞をきたします．

これらの原因は不明ですが，本症の患者は東アジア（日本，韓国，中国，台湾など）に集積しており，遺伝的要因として日本人が保有するHLA-B54との相関が強いことがわかっています．以前は，HLA-B54を保有する中年患者に好発する疾患でしたが，最近は日本での患者が激減しています．なお，本症において喫煙は

One More Navi
日本人のDPB患者はHAL-B54の保有率が高いが，韓国人では，HAL-A11の保有率が高い．

リスク因子ではありません．

症状 膿性鼻汁，鼻閉，後鼻漏などの慢性副鼻腔炎の症状が先行し，慢性的に持続する咳，多量の膿性痰（200〜300 mL/日），喘鳴，労作性呼吸困難などの症状が出現してきます．

患者は慢性的に感染症にかかりやすく（喀痰検査での原因菌は初期にはインフルエンザ菌が多いが，菌交代現象で緑膿菌に変化する），進行して気管支拡張や肺の線維化・破壊がおきると慢性呼吸不全状態に陥ります．

身体所見 聴診所見で両肺野に水泡音（coarse crackles）を聴取します．また，呼吸不全が進行した症例では，チアノーゼやばち指を認めます．

検査所見
● 画像所見

Fig. チェックバルブ機構による air trapping

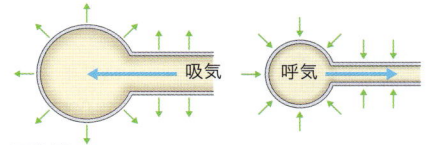

正常例
肺胞と気道が吸気時に広がり，呼気時に収縮する．

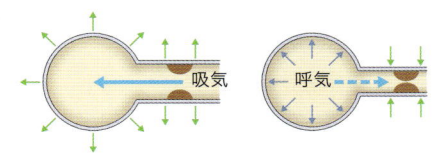

air trapping
吸気時に肺胞に入った空気が，呼気時の気道閉塞によって呼出されず，末梢気腔の過膨張をきたす．

Fig. DPBの画像所見

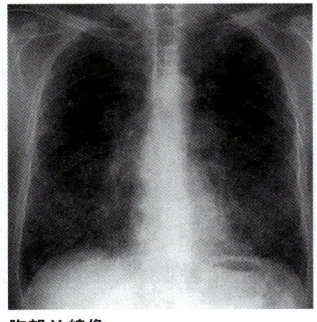

胸部X線像
両肺野にびまん性に辺縁のぼやけた小粒状陰影がみられる．

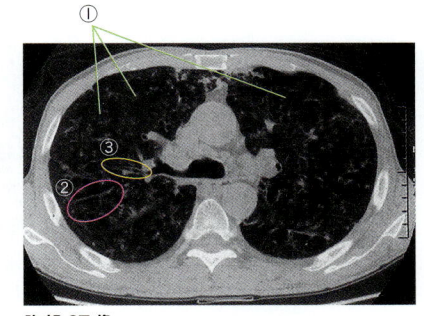

胸部CT像
① 小葉中心性粒状影
② tree-in-bud appearance
③ 気道壁の肥厚　などの所見がみられる．
〔国試 101-A14〕

- 胸部X線所見：肺の過膨張と両側の中・下肺野を主体に辺縁のぼやけた小粒状陰影がみられます．
- 胸部CT（HR-CT）所見：診断的価値が高く，①両肺にびまん性に広がる小葉中心性粒状影，②木の枝につぼみが付いたような分岐状陰影（tree-in-bud appearance），③気道壁の肥厚などの所見がみられます．

● 血液検査
慢性炎症から持続的な寒冷凝集素価の高値，IgA値の上昇などがみられます．

● 呼吸機能検査
閉塞性障害の特徴として，1秒率（$FEV_{1.0}$%）の低下を認めますが，進行すると肺活量の減少から混合性障害を呈するようになります．

● 血液ガス分析・肺拡散能測定
低酸素血症（PaO_2の低下）がみられ，$AaDO_2$も開大します．一方で，肺気腫

One More Navi

菌交代現象
呼吸器感染症の経過中に主体となる病原菌の種類が変化する現象．
なお，常在細菌叢が通常は少数しか存在しない菌の増殖によって取って代わられることを指す場合もある．

One More Navi

小葉中心性粒状影
二次小葉〔▶ I-01〕の辺縁をなす胸膜や小葉間隔壁，肺静脈枝などからやや離れた部分に粒状影がみられる分布パターン．

H 閉塞性肺疾患

H-09

One More Navi

マクロライド系薬は，本来は抗菌薬として用いられるが，DPBでは本薬が有するイオンチャネルを介した気道分泌物の産生抑制作用を利用して治療が行われる（抗菌薬として使っているわけではない）．心電図ではQT延長をおこす．

One More Navi

緑膿菌が排菌している場合は，マクロライド長期治療は効きにくい．なお，急性増悪ではマクロライド耐性菌が多い．

のような肺胞破壊はないため，COPDとは異なり肺拡散能（D_LCO）の低下はみられません．

【治療】 本症はかつて予後不良の疾患でしたが，エリスロマイシン（EM），クラリスロマイシン（CAM），ロキシスロマイシン（RXM），アジスロマイシン（AZM）などのマクロライド系薬を6か月〜2年以上長期間投与することで予後が改善し，現在では予後良好な疾患となりました（5年生存率90％以上）．

通常の治療では，エリスロマイシン200 mgを1日2回または3回投与します．

- EM，CAM，RXMは14員環マクロライド．AZMは15員環マクロライド．
- 14員環マクロライドのもつClチャネルを介した気道分泌物の過剰産生抑制やインターロイキン-8（IL-8）を介した好中球集積抑制などによって，気道の慢性炎症病態が改善される．
- 16員環マクロライド（ジョサマイシン，ミデカマイシン）は無効．
- 急性増悪の原因はインフルエンザ菌，肺炎球菌への感染が多いため，急性増悪時にはβラクタマーゼ阻害薬配合ペニシリン薬やレスピラトリー・キノロンを併用する．

関連項目

▶ **副鼻腔気管支症候群**

副鼻腔気管支症候群（sinobronchial syndrome；SBS）は，アレルギー以外で慢性副鼻腔炎や副鼻腔形成不全などの副鼻腔異常と，慢性の下気道炎症疾患を合併する病態を指し，びまん性汎細気管支炎のほか，原発性線毛機能不全症（Kartagener症候群）やYoung症候群などがこれに含まれます．

● **原発性線毛機能不全症（Kartagener症候群）**

ダイニン合成不全により線毛の運動障害がおこる疾患で，気管支拡張症，慢性副鼻腔炎，右胸心などをきたします．また，精子が動かないために男性不妊を引きおこします（常染色体劣性遺伝）．

● **Young症候群**

副鼻腔炎と男性不妊を呈する疾患で，精巣から精巣上体への精子の輸送が障害を受け（閉塞性無精子症），男性不妊となります．患者は，小児期から副鼻腔炎や気管支炎がみられます．

国試出題症例
〔国試101-A14〕

● 45歳の男性．息切れを主訴に来院した．30歳ころから咳嗽，粘膿性痰および喘鳴を自覚していた．1年前から坂道と階段とでの息切れを自覚するようになった．小学生時から慢性副鼻腔炎があり，2回の手術歴がある．喫煙歴はない．身長171 cm，体重56 kg．体温37.1℃．脈拍76/分，整．血圧112/74 mmHg．手指に軽度のバチ指を認める．両側胸部に吸気時のcoarse cracklesと呼気時のwheezesとを聴取する．血液所見：赤沈37 mm/L 時間，白血球9,600．血清生化学所見：IgG 1,850 mg/dL（基準960〜1,960），IgA 620 mg/dL（基準110〜410），IgM 280 mg/dL（基準65〜350）．免疫学所見：CRP 8.3 mg/dL，寒冷凝集反応512倍（基準128以下）．喀痰からムコイド型の緑膿菌が検出された．動脈血ガス分析（自発呼吸，room air）：pH 7.42，PaO_2 64 Torr，$PaCO_2$ 42 Torr．胸部X線写真と胸部単純CTは前掲のとおり．

⇒ びまん性汎細気管支炎（DPB）．少量のエリスロマイシンを長期内服治療する．

H-10 閉塞性細気管支炎

▶レファレンス
・新臨内科⑨：p.70

病態 閉塞性細気管支炎（bronchiolitis obliterans；BO）は，種々の原因による炎症性変化に続く，リンパ球浸潤から線維性肉芽組織が形成され，呼吸細気管支より中枢側の非呼吸細気管支で狭窄や閉塞をおこす疾患のことを指します．このため，病変が呼吸細気管支にあるびまん性汎細気管支炎とは区別されます．

原因 原因としては主に以下のようなものがあげられます．

Tab. 閉鎖性細気管支炎の原因

特発性	原因不明
膠原病性	関節リウマチ（RA），全身性エリテマトーデス（SLE），Sjögren症候群など
感染性	マイコプラズマ，アデノウイルス，インフルエンザウイルス，RSウイルスなど
薬剤性	金製剤，ペニシラミンなど
その他	有毒ガスの吸入，移植後の拒否反応など

なお，肺・骨髄移植の慢性期（100日以降）にみられる閉塞性細気管支炎は，移植片対宿主病（graft versus host disease；GVHD）と呼ばれ，発症すると予後不良の

Assist Navi　閉塞性肺疾患の比較

	慢性閉塞性肺疾患（COPD）	びまん性汎細気管支炎	閉塞性細気管支炎
病変部位	中枢気道／末梢気道／肺胞	呼吸細気管支	細気管支
症状	・慢性的な咳，喀痰 ・労作性呼吸困難	・慢性副鼻腔炎 ・慢性の咳，多量の喀痰	・喀痰，咳，喘鳴 ・労作性呼吸困難
発病因子	喫煙，大気汚染	遺伝的要素（HAL-B54）	免疫的機序
気流閉塞の可逆性	部分的には可逆性	非可逆性	非可逆性
肺機能	・$FEV_{1.0}\% < 70\%$ ・$D_LCO↓$	・$FEV_{1.0}\% < 70\%$ ・$D_LCO→$	・$FEV_{1.0}\% < 70\%$ ・$D_LCO→$
胸部CT（HR-CT）	・多数の低吸収領域 ・気道壁の肥厚 ・気道内腔の狭窄	・小葉中心性粒状影 ・分岐状陰影 ・細気管支・小気管支壁の肥厚	・細気管支の壁肥厚
主な治療法	・気管支拡張薬 　（β₂刺激薬，抗コリン薬） ・吸入ステロイド	・マクロライド系薬 　（少量長期投与）	・ステロイドパルス療法 ・免疫抑制薬 ・気管支拡張薬

149

合併症です．

症状・身体所見 喀痰，咳，喘鳴，労作性呼吸困難で発症し，聴診所見では連続性ラ音や小水泡音が聴かれます．

検査所見 胸部X線像で空気とらえ込み現象（air trapping）による肺の過膨張やモザイクパターンを認め，CT（HR-CT）では細気管支の壁肥厚所見などがみられます．

呼吸機能検査では早期から1秒率の低下など閉塞性の変化がみられますが，進行すると残気量が増加して肺活量が低下することから，混合性障害を呈するようになります．

確定診断のためには外科的生検を行う必要があります．

治療 発症に何らかの免疫的機序が関与していることが考えられることから，ステロイドパルス療法，免疫抑制薬，気管支拡張薬の投与が行われますが，多くは治療抵抗性です．本疾患へのマクロライド系薬の投与は有効ではありません．

移植後のGVHDに合併する閉塞性細気管支炎にはサリドマイドも投与されますが，呼吸不全が進行して死亡する予後不良の疾患です．

H-11 リンパ脈管筋腫症（LAM）

▶レファレンス
・新臨内科⑨：p.71-72

病態 リンパ脈管筋腫症（lymphangioleiomyomatosis；LAM）は，月経のある女性に発症する人口100万人あたり2人くらいの稀な全身性疾患で，エストロゲン依存性のLAM細胞と呼ばれる平滑筋様の過誤腫細胞が増殖することで肺，リンパ節，腎臓に病変がみられます．

LAM細胞は肺内でびまん性に増殖し，気道壁内平滑筋増殖では気道が閉塞してair trappingをおこして気腫性嚢胞が多発し，気胸が繰り返されます．また，末梢が障害されるとコラーゲン分解酵素の分泌によって気腫性変化（肺胞破壊）がおこります．

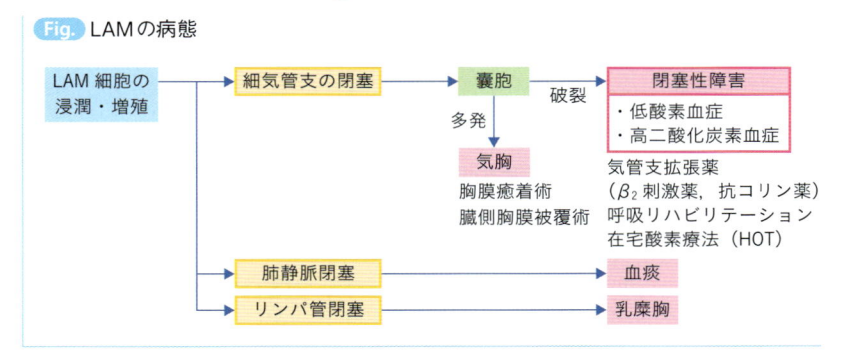

さらに，LAM細胞の血管平滑筋増殖では肺静脈の閉塞と肺胞出血から血痰をきたし，リンパ管（胸管）閉塞では乳糜胸（chylothorax）を呈します．

One More Navi
本症は，以前はびまん性過誤腫性肺脈管筋腫症と呼ばれていた．

Fig. LAMの病態

LAM細胞の浸潤・増殖 → 細気管支の閉塞 → 嚢胞 → 破裂 → 閉塞性障害
・低酸素血症
・高二酸化炭素血症

多発 ↓
気胸
胸膜癒着術
臓側胸膜被覆術

気管支拡張薬
（β₂刺激薬，抗コリン薬）
呼吸リハビリテーション
在宅酸素療法（HOT）

→ 肺静脈閉塞 → 血痰
→ リンパ管閉塞 → 乳糜胸

One More Navi
肺外病変として，腎血管筋脂肪腫や後腹膜腔・骨盤腔にリンパ脈管筋腫を生じる例がある．

One More Navi
結節性硬化症に合併したLAMと，単独で発生する孤発性LAMの2種類がある．

One More Navi
TSC1/TSC2は細胞増殖を促進するmTORを阻害しているので，TSC1/TSC2の不活化変異で過剰に増殖するLAM細胞が出現する．

原因 結節性硬化症（Pringle病：常染色体優性遺伝）に合併する場合が比較的多く，TSC1/TSC2遺伝子変異を伴います．

症状 肺病変はゆっくり進行し，肺気腫様の呼吸機能低下から呼吸困難がみられます．さらに，血痰，気胸（胸痛），胸水，腹水がみられ，多くが30歳台半ばで診断されます．結節性硬化症にみられる皮膚病変や腎血管筋脂肪腫を合併することもあります．

検査所見

● **画像検査**

Fig. LAMの画像所見

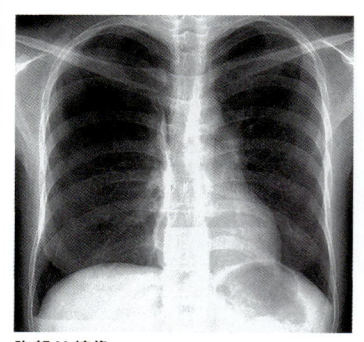

胸部X線像
肺野透過性の亢進がみられる．

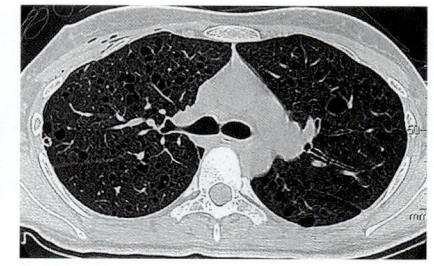

胸部CT像
両肺に多発性・びまん性に広がる囊胞が認められる．

〔国試104-D52〕

- **胸部X線像**：網状・粒状影などの間質性陰影を呈することがありますが，正常の場合もあります．進行すると肺野透過性の亢進や過膨張といった所見を呈します．
- **胸部CT像**：数mm〜3cmくらいまでの径の囊胞がびまん性に認められ，経過とともに増加，癒合，拡大していきます．

● **肺機能検査**

1秒率の低下を伴う閉塞性障害を呈し，気腫性変化のために拡散能（D_LCO）も低下します．

● **生検**

経気管支肺生検（TBLB）▶E-43 で検体を採取し，免疫組織染色でエストロゲン受容体やプロゲステロン受容体，メラノーマ関連抗原 HMB45 が染色されれば，LAM細胞の存在が証明され，確定診断されます．

治療　女性ホルモンがLAM細胞の増殖を促進するので，予防にはピル（エストロゲン製剤）を使用禁止にし，妊娠しないように避妊します．

　病変に対して，性腺刺激ホルモン放出ホルモン誘導体，メドロキシプロゲステロンなどのホルモン療法は無効であり，ラパマイシンやドキシサイクリンによる治療が試みられます．

　繰り返す気胸には外科的治療が必要で，呼吸不全には在宅酸素療法が行われます．かつては10年以内に呼吸不全で死亡する重症疾患として肺移植が行われていました（肺移植後の再発がありえるのは悪性腫瘍だから）．しかし，進行が遅い例も多く，予後は一様ではありません．

One More Navi
その他の検査所見としては，血清VEGF-D（リンパ管増殖因子）の上昇が特徴的．

One More Navi
ラパマイシン（シロリムス）はmTORを抑制する免疫抑制薬で，臓器移植や抗癌薬に用いられる．

One More Navi
LAMは難病に指定されており，日本の疫学調査では10年後の生存率は85％．

国試出題症例

〔国試104-D52〕

- 32歳の女性．右胸痛と呼吸困難とを主訴に来院した．3か月前に右腎腫瘍破裂で止血のために腫瘍血管塞栓術を行い症状は改善した．昨日，突然の右胸痛を自覚し，次第に増強して呼吸困難も出現した．意識は清明．身長154cm，体重41kg．体温36.9℃．脈拍96/分，整．血圧96/60mmHg．来院後，右気胸に対して胸腔ドレナージを行い，胸痛と呼吸困難とは改善した．胸部X線写真と胸腔ドレナージ後の胸部単純CTは前掲のとおり．
⇒リンパ脈管筋腫症（LAM）．女性に発生する気胸は稀で，LAMか子宮内膜症性気胸が疑われる．

間質性肺疾患

Preview

I-01	間質性肺疾患	p.154
I-02	間質性肺炎	p.156
I-03	特発性間質性肺炎（IIPs）	p.157
I-04	特発性肺線維症（IPF）	p.157
I-05	非特異性間質性肺炎（NSIP）	p.159
I-06	特発性器質化肺炎（COP）	p.160
I-07	急性間質性肺炎（AIP）	p.160
I-08	その他の特発性間質性肺炎	p.161
I-09	医原性肺炎	p.162
I-10	薬剤性肺炎	p.162
I-11	放射線肺炎	p.163
I-12	膠原病による間質性肺炎	p.164
I-13	急性呼吸促迫症候群（ARDS）	p.165
I-14	じん肺	p.167
I-15	石綿肺（アスベスト肺）	p.168
I-16	珪肺	p.169

Navi 1　肺胞壁に病変を生じる疾患群

間質性肺疾患は肺の間質（肺胞壁）に炎症や線維化などの病変を生じる疾患群で，肺活量の低下から拘束性障害を呈します．

Navi 2　原因不明の間質性肺炎

間質性肺炎の40％が原因不明の特発性間質性肺炎（IIPs）であり，IIPsは病理所見の違いなどから国際的に7つの疾患に分類されています．

▶ I-04〜08 で，IIPsに分類される7疾患を1つずつ取り上げていきます．患者が呈する症状・身体所見に加えて，それぞれの病理所見の違いや画像・検査所見の違いをおさえていきましょう．

Navi 3　原因がはっきりしている間質性肺炎

▶ I-09〜16 で間質性肺炎を引きおこす原因が明確なものとして，医原性，膠原病性，急性呼吸促迫症候群，じん肺を取り上げます．

I-01　間質性肺疾患

▶ レファレンス
・ハリソン④：p.1871-1875

One More Navi

主な間質性肺疾患
①特発性間質性肺炎
②原発性・分類不能
好酸球性肺炎，サルコイドーシス，肺Langerhans細胞肉芽腫症，肺リンパ脈管筋腫症，肺胞蛋白症など
③膠原病性，膠原病関連
関節リウマチ，多発性筋炎／皮膚筋炎，混合性結合組織病，強皮症，Sjögren症候群など
（つづく）

▶ 病態

間質性肺疾患（interstitial lung disease）は，主に肺の間質（すなわち肺胞壁）に病変を生じる疾患群のことで，炎症や線維化などの病変は肺胞や終末細気管支を含み，胸膜を底面とする解剖単位の二次肺小葉（肺小葉）▶A-10 に及びます．

間質性肺疾患に分類される疾患は100以上もあり，原因不明の特発性のものと，膠原病性や薬剤性など原因が明らかな続発性のものがあります（全体の1/3は原因不

Fig.　二次小葉（肺小葉）の構造

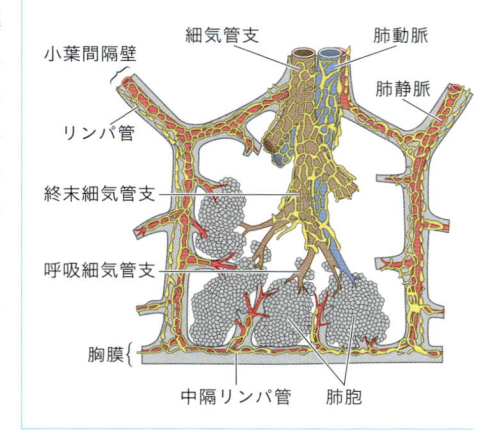

（小葉間隔壁／細気管支／肺動脈／肺静脈／リンパ管／終末細気管支／呼吸細気管支／胸膜／中隔リンパ管／肺胞）

One More Navi

主な間質性肺疾患(つづき)
④薬剤性
抗菌薬(ニトロフラントイン),抗不整脈薬(アミオダロン),消炎薬(アセトアミノフェン,NSAIDs),抗癌薬(ゲフィチニブなど),金属製剤など
⑤環境性
過敏性肺炎,じん肺,珪肺,放射線性肺炎など
⑥気道系が関与する肺疾患
びまん性汎細気管支炎など
⑦腫瘍性
癌性リンパ管症,悪性リンパ腫,癌血行性肺転移など
⑧感染性
ウイルス性肺炎,マイコプラズマ肺炎,ニューモシスチス肺炎など
⑨その他
高地肺水腫,HIV合併びまん性肺病変,HTLV-I感染合併肺病変など

明).

　発生頻度は,同様に呼吸困難を呈する慢性閉塞性肺疾患(COPD)や心不全に比べると決して高くありませんが,10万人に70人と稀ではなく,見落とされていることも多いと考えられています.

● 呼吸機能検査での特徴

　肺コンプライアンスの低下によって正常な換気機能が障害され,肺活量の低下から拘束性障害(%VC<80%)をきたします.また,肺胞壁の肥厚からO₂の拡散能の低下がみられ,進行すると低酸素血症をきたすことも特徴的です.

● 画像検査での特徴

　胸部X線では両肺のびまん性陰影が認められ,このことから間質性肺疾患はびまん性肺疾患の1つに位置づけられています.なお,胸部X線像で異常を認めない場合でも高分解能CT(HR-CT)で病変が発見されるものが20%存在することから,症状があればHR-CTの撮影を行います.
　HR-CTでは肺小葉の単位で病変の部位や範囲を確認することができ,小葉内の陰影の分布パターンによって,間質性肺疾患の種類を推定することができます(小葉内陰影の分布パターンと間質性肺炎の鑑別についてはAssist Naviを参照).

関連項目

▶ **びまん性肺疾患**

　胸部X線画像で,病変が両側の肺に広く散布した異常陰影を呈する疾患をびまん性肺疾患(diffuse lung disease)と総称します.多くの疾患が含まれ,病態別には①感染性疾患,②薬剤や膠原病などの免疫学的疾患,③腫瘍性疾患,④心血管性疾患,⑤有害物質(粉塵,カビ,ガス)の吸入による疾患,⑥放射線照射による疾患,⑦原因不明の疾患などに大別することができます.

Assist Navi　HR-CTでの小葉内陰影分布のパターンと主な間質性肺疾患

	小葉中心性	汎小葉性	小葉辺縁性	非小葉性
陰影の分布	**病変が気道に沿って進展** 小結節影病像が胸膜や肺静脈から3mm離れて肺動脈像に連続	**肺胞病変** 境界が明瞭な小葉大(1cm)の濃度上昇領域	**経リンパ管病変** 胸膜や肺静脈に凹凸の結節性病像	**血行性病変** 多数の結節
主な間質性肺疾患	びまん性汎細気管支炎 過敏性肺炎 好酸球性肺肉芽腫症 珪肺 肺結核 マイコプラズマ肺炎	特発性器質化肺炎 過敏性肺炎 肺胞蛋白症 細菌性肺炎 間質性肺炎	サルコイドーシス 癌性リンパ管症 悪性リンパ腫 心不全	粟粒結核 肺への癌転移 ニューモシスチス肺炎

I-02 間質性肺炎

▶病態

間質性肺炎（interstitial pneumonia）は，肺胞腔内に滲出液などを認める細菌性肺炎とは異なり，肺胞壁の炎症（胞隔炎）がびまん性に出現し，これによって肺の線維化をきたす疾患のことを指します（ただし，COPDや肺高血圧症に伴うものは含まない）．なお，間質性肺炎の病変は，肺胞壁のみならず，気道や血管，胸膜にもみられることに注意が必要です．

▶経過

Fig. 間質性肺炎の慢性経過

正常な肺胞　→　肺胞壁の線維化肥厚　→　肺胞の虚脱

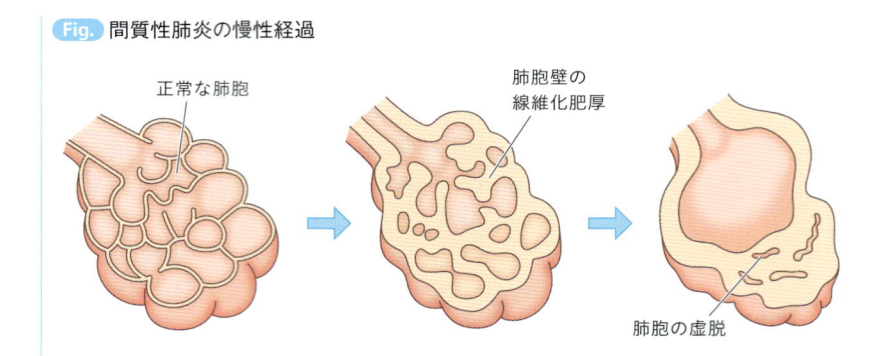

多くは慢性の経過（3か月以上）で進行し，徐々に肺胞壁の線維化肥厚，上皮増生，肺胞の拡張不全などがみられるようになります．間質の線維化が進行すると，やがて肺胞腔は非可逆性に虚脱し，間質だけでなく気道，血管，胸膜にも病変が及ぶようになります．

一方，急性の経過をとるものは，主に末梢の肺胞領域が侵され，肺胞壁の浮腫性肥厚，円形細胞の浸潤，肺胞腔内での硝子膜形成がみられます．また，肺胞上皮は腫大・増殖し，肺胞腔に脱落します．なお，急性経過の間質性肺炎を診断する際には，感染症や心不全を除外する必要があります．

▶分類

間質性肺炎には原因不明のものと，原因が明らかなものとがあり，前者は特発性間質性肺炎（idiopathic interstitial pneumonias；IIPs）と総称されます．IIPsは間質性肺炎の40％を占め，国際的に以下の7疾患に分類されています．

①特発性肺線維症（idiopathic pulmonary fibrosis；IPF）
②非特異性間質性肺炎（nonspecific interstitial pneumonia；NSIP）
③特発性器質化肺炎（cryptogenic organizing pneumonia；COP）
④急性間質性肺炎（acute interstitial pneumonia；AIP）
⑤剥離性間質性肺炎（desquamative interstitial pneumonia；DIP）
⑥呼吸細気管支炎関連性間質性肺炎（respiratory bronchiolitis-associated interstitial lung disease；RB-ILD）
⑦リンパ球性間質性肺炎（lymphocytic interstitial pneumonia；LIP）

One More Navi

IIPsは病理学的に7つに亜分類された．しかし病理は所見の一部であり，診断は臨床像や画像所見も併せて行う必要がある．
炎症が少ないIPF（UIP）とその他に大きく分けて理解する．

I-03 特発性間質性肺炎（IIPs）

▶レファレンス
- ハリソン④：p.1875-1879
- 新臨内科⑨：p.75-82
- 標準病理⑤：p.412-413

One More Navi
蜂巣肺形成のプロセス
①肺胞隔壁の線維化と肥厚
②肺胞腔の狭小化
③肺胞・肺胞管の虚脱と呼吸細気管支の拡張
④細気管支の拡張が徐々に均一化
⑤5 mm 程度の囊胞状気腔形成
⑥蜂巣肺の完成
気腔の内腔は細気管支上皮に覆われ、平滑筋増生を伴い細気管支化している。

One More Navi
急性増悪時にはまず感染症や肺塞栓を疑う。

One More Navi
インターフェロンと漢方薬の小柴胡湯の併用は、間質性肺炎をおこすため禁忌。

One More Navi
蜂巣肺は UIP に特徴的だが、サルコイドーシスや慢性過敏性肺炎などでも観察される。

One More Navi
IPF で病理所見の時相が異なるのは、病変のスタート時期がバラバラで、Ⅱ型肺胞上皮細胞のアポトーシスが外因などでランダムにおきるためと考えられる。

I-04 特発性肺線維症（IPF）

病態 特発性肺線維症（IPF）は、IIPs のなかで最も頻度が高い疾患で、50〜60歳台の男性に多く発症し、加齢によって罹患率が上昇します。

病理学的には炎症は目立たず、慢性かつ進行性の経過で肺組織に高度の線維化が生じます（線維芽細胞巣）。胸膜下の病変が著明で、末期には肺下葉を中心に径3〜10 mm の密集した囊胞状の気腔が分布する蜂巣肺（honeycomb lung）と呼ばれる所見がみられ、肺高血圧を呈するようになります。

症状・身体所見 IPF では乾性咳嗽や労作性呼吸困難が徐々に出現し、3か月以上持続します。身体所見では、聴診でパリパリと硬い捻髪音（fine crackles）が吸気終末に肺底部や背部で聴取できることが特徴的で、ばち指（clubbed finger）が1/3 の症例で認められます。

合併症 感染症などにより冬季に急性増悪をおこす患者が多く、これが死因となることも少なくありません。また、末梢型の肺癌がおこりやすいことも特徴です。難治性の気胸や縦隔気腫を合併することもありますが、胸水を生じることは稀です。

病理所見 IPF の病理像では、通常型間質性肺炎（usual interstitial pneumonia；UIP）と呼ばれる以下の所見が特徴的です。
①肺構造の改変をおこすような線維化病変がある。
②正常な肺組織から線維芽細胞巣、蜂巣肺（線維性末期病変）までの時相の異なる多様な病変が隣り合うように斑状に分布する。
③線維化病変が胸膜下や小葉辺縁性に優勢に分布する。

かつて、これらの病理像を得るためには開胸による肺生検が行われていましたが、現在ではより低侵襲な胸腔鏡下肺生検（VATS）が広く普及してきており、病理像からの臨床診断が可能になっています。

検査所見
● 画像検査

Fig. 間質性肺炎の画像所見

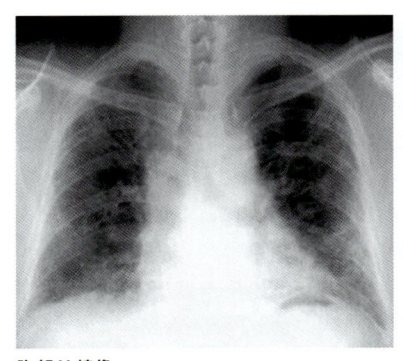

胸部 X 線像
両肺の胸膜直下にすりガラス状陰影がみられ、下肺野を中心に蜂巣肺を示唆する輪状影がみられる。

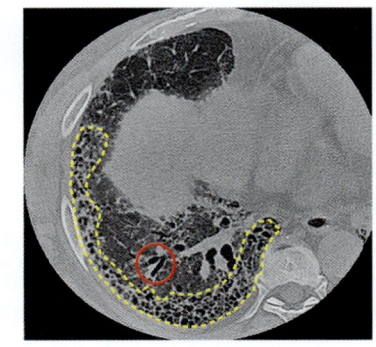

HR-CT 所見
下肺野背側の胸膜直下に蜂巣状影（黄色の囲み）を認め、肺胞の虚脱に伴う牽引性気管支拡張（赤い囲み）がみられる。

〔国試 107-D52〕

One More Navi
肺胞隔壁が肥厚して，部分的に滲出液が貯留すると肺野濃度が上昇する．

- **胸部X線像**：自覚症状の出現に先行して，両側肺野の胸膜下にすりガラス陰影，線状影や網状影がみられることが多く，進行すると気管支血管影や胸膜面の不整像（小葉辺縁部優位の線維化），下肺の容積減少（横隔膜の挙上），下肺野を中心とした輪状の蜂巣状影を呈するようになります（蜂巣肺）．
- **胸部CT像（HR-CT）**：IPFの診断に極めて有用な検査で，高齢や呼吸状態が不良などの理由からVATSが選択できない場合には必須の検査となります．

  自覚症状に5年ほど先行して胸膜下に線状・網状の濃度上昇や胸膜面の不整などの所見が出現します．進行すると①肺底部を中心に虚脱した肺胞が気管支を拡張させる牽引性気管支拡張像，②下葉背側胸膜下や肺底部に蜂巣肺を反映した蜂巣状影，③肺容積の減少と小葉辺縁の線維化を呈します．また，病理所見を反映しIPFでは時相が異なる多彩な画像所見（すりガラス陰影〜蜂巣肺）が不均一に分布します．

One More Navi
肺胞隔壁の線維化によって牽引性気管支拡張や蜂巣肺がおきる．しかし，すりガラス陰影は乏しい．

- **呼吸機能検査**

  呼吸機能検査では拘束性障害（%VC<80%）を呈し，拡散障害（D_LCOの低下）や低酸素血症（PaO_2<80 Torr：特に労作時に著しく低下），A-aDO_2の開大（A-aDO_2≧20 Torr），6分間歩行時のSpO_2の低下（SpO_2<90%）などが認められます．一方で，IPFは閉塞性障害をきたす疾患ではないので，$PaCO_2$の上昇はかなり進行した例でもみられないことが多く，酸素投与を行ってもCO_2が蓄積することはありません．

One More Navi
肺胞上皮由来蛋白 KL-6は肺腺癌から発見されたムチンで，高分子であり高度な障害を示唆する（肺癌でも上昇する）．SP-A，SP-Dは肺胞のサーファクタントの親水性蛋白で，肺胞血管透過性亢進だけでなく，サーファクタントの産生増加（Ⅱ型細胞とClara細胞）を示唆する．これらの値は疾患活動性の指標としても有用．

- **血液検査**

  IPFに特異的な所見はありませんが，炎症所見や肺胞上皮由来蛋白（SP-D，SP-A，KL-6）の増加，組織傷害を示すLDH（LD）上昇がみられることがあり，これらの値から肺胞障害の程度を推定することができます．

  なお，膠原病に関係する各種自己抗体が陰性であれば膠原病性間質性肺疾患を除外することができます．

- **気管支肺胞洗浄液**

  気管支肺胞洗浄液（BALF）の検査では，マクロファージ優位で好中球の増加を認める場合がありますが，好酸球やリンパ球が増加している場合には他の疾患の可能性があります．なお，気管支肺胞洗浄は急性増悪を誘発する危険性があるため実施には注意が必要です．

One More Navi
IPFのBALFではリンパ球の上昇がみられないため，IPFの経過観察ではBALFは使わない（炎症でないので）．

治療 有効な治療法は確立されておらず，医療機関受診後の50%生存率が4〜6年と予後不良です．

One More Navi
経過中に肺癌の合併が多い（病巣のある末梢側から）．右心不全や肺高血圧症が合併すると予後不良．

治療ではステロイド薬と免疫抑制薬の併用療法が行われることもあります（有効性は20%以下）．しかし，患者が高齢であったり，心疾患などの重篤な合併症を有していたり，あるいは副作用のリスク（糖尿病，易感染性，骨粗鬆症など）が高いと判断される場合には無治療で経過観察を行うこともあります．この場合は，合併しやすい疾患（逆流性食道炎，肺高血圧，睡眠時無呼吸発作，肥満，肺気腫）の管理が重要です．また，労作時にPaO_2が60 Torrを下回る患者に対しては，在宅酸素療法を検討します．

One More Navi
呼吸困難感を軽減するには，人工呼吸器による換気を行うよりもモルヒネを用いた緩和治療のほうが勧められる．

肺移植は最終的な治療手段で，有効な治療法が乏しい本症では適応基準を満たす患者については肺移植施設への早期紹介が重要となります．

● 2008年に発売されたピルフェニドンは，肺活量の低下抑制を目的としてIPFの軽症例に使われる治療薬で，抗線維化作用（TGF-β産生抑制や線維芽細胞増殖・コラーゲン産生抑制）のほか，抗炎症作用や抗酸化作用なども有している．しかし，副作用として光線過敏症が半数にみられ，胃腸障害（食欲不振，食欲減退），γ-GTP上昇もおこるこ

とがある．
- 治療薬として，トリプルアンジオキナーゼ阻害薬であるニンテダニブの有効性は示されたが，アセチルシステインは，経口，吸入ともに無効であった．

国試出題症例
〔国試102-A51〕

- 68歳の男性．労作時の呼吸困難を主訴に来院した．3年前から労作時の呼吸困難を自覚していたが，3か月前から徐々に増強した．喫煙は20本/日を35年間．10年前に禁煙した．既往歴と家族歴とに特記すべきことはない．意識は清明．身長172 cm 体重73 kg．脈拍72/分，整．血圧136/76 mmHg．呼吸数18/分．SpO₂ 95% (room air)．聴診で両側の背下部に fine crackles を聴取する．血液所見：赤血球461万，Hb 13.9 g/dL，Ht 44%，白血球8,700（好中球58%，好酸球5%，単球6%，リンパ球31%），血小板26万．血液生化学所見：総蛋白7.6 g/dL，アルブミン4.1 g/dL，尿素窒素14 mg/dL，クレアチニン0.9 mg/dL．AST 22 IU/L，ALT 19 IU/L，LD 247 IU/L（基準130〜235）．免疫学所見：CRP 1.0 mg/dL，サーファクタントプロテインD〈SP-D〉240 ng/mL（基準0〜109）．胸部X線写真と胸部高分解能CTの所見は前掲のとおり．

⇒ 特発性肺線維症（IPF）

関連項目

▶ 特発性肺線維症（IPF）の急性増悪

IPFの患者に①1か月以内の経過での呼吸困難増強，②新たなすりガラス陰影の出現，③ PaO₂ の10 Torr以上の低下のすべてがみられる場合を IPFの急性増悪と呼びます．原因不明の場合と，感染症や肺塞栓，手術，気管支鏡検査後などに続発する場合があります．病理像ではびまん性肺胞障害（DAD）のパターンを示します．

治療ではステロイドパルス療法や呼吸終末陽圧換気（PEEP）などを行いますが，死亡率は80%と高く予後不良です．免疫抑制薬（シクロホスファミド）のパルス療法が行われることもありますが，効果は一過性で予後を改善しません．

One More Navi
NSIPは1994年にKatzensteinらによって提唱された病態組織学的概念だが，疾患概念として確立しているわけではなく，今後の課題となっている．

One More Navi
NSIPの20%は自己免疫と関連しており（後から膠原病発症など），2/3は女性，70%は非喫煙者でみられる（UIPは喫煙者に多い）．したがって，NSIPはUIPの初期病変ではない（初期のUIPは細胞浸潤ではなく斑状の線維化から）．

One More Navi
cNSIPの一部は正常化するのでNSIPはUIPより予後がよい．

I-05 非特異性間質性肺炎（NSIP）

病態　非特異性間質性肺炎（NSIP）は，従来の病理組織所見（UIPや後述するDIP，DAD，LIPなど）のいずれにも当てはまらない病理像を呈する疾患群に対する暫定的な診断名です．

症状　労作性呼吸困難や咳嗽を呈します．ばち指もみられますがIPFよりも多くありません．男女比はほぼ同数で，慢性〜亜急性の経過をとり，拘束性障害と拡散能障害がみられます．膠原病（強皮症）によく合併し，診断に際しては膠原病の合併を検索する必要があります．

病理所見　NSIPの診断には肺生検が必要です．病理学的にはIPFと異なり病変の分布や時相が比較的均一であることが特徴で，病理所見の違いからさらに①間質の炎症性病変（リンパ球や形質細胞の浸潤）が主体の細胞浸潤型（cellular NSIP；cNSIP）と，②間質の線維化が主体である線維化型（fibrotic NSIP；fNSIP）とに分けられます．頻度はfNSIPのほうが多く，UIPとの区別が困難です．

検査所見　血液検査で抗核抗体やリウマチ因子がよくみられます．胸部CT像ではすりガラス陰影が中心で，牽引性気管支拡張もみられます．一

方で、肺底部の蜂巣肺は稀で進行したfNSIPにしかみられません。
BALFではリンパ球の増加（CD8⁺優位）が認められます。

（治療）cNISPはステロイド薬によく反応するため**ステロイド単独療法**を行います（ただし再発はある）。一方、fNISPはステロイド薬での改善が鈍く、予後不良例もみられることから、IPFと同様に**ステロイド薬と免疫抑制薬**（アザチオプリン）の併用療法で治療を行います。なお、NSIPの治療後に膠原病がおきてくることもあるので注意深い経過観察が必要です。

I-06　特発性器質化肺炎（COP）

（病態・症状）**特発性器質化肺炎**（COP）は、特発性閉塞性細気管支炎・器質化肺炎（bronchiolitis obliterans organizing pneumonia；BOOP）を含む概念で、亜急性の経過で強い咳嗽や感冒様症状で発症します。市中肺炎と間違われることが多く、抗菌薬治療が無効であることから本症が疑われることがあります。肺炎症状の後、6〜8週は咳が続きますが多くは3か月以内に完治します（稀に6か月続くこともある）。頻度に男女差はありません。

> **One More Navi**
> BOOPのような閉塞性細気管支炎の所見は器質化肺炎より稀なのでCOPとしてまとめられている。

（病理所見）病理学的には病変が斑状に分布し、末梢気腔内にポリープ型の器質化病変（腔内線維化）がみられます。また、周辺の肺胞壁に軽度〜中等度のリンパ球や形質細胞の浸潤（慢性炎症）がみられ、肺胞腔内には泡沫状マクロファージの滲出（肉芽化）がみられます。病変の時相は一様で、蜂巣肺形成や広範な間質の線維化は認められません（したがって牽引性気管支拡張もない）。

Fig. 器質化肺炎（OP）の病理像

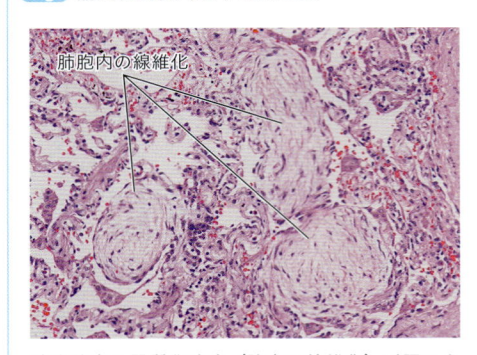

肺胞腔内に器質化病変（腔内の線維化）が認められる。

『標準病理学　第5版』, p.411⁸⁾ より

> **One More Navi**
> COPには特発性（原因不明）と、続発性（膠原病や薬剤性など）のものがあるが、病理像、臨床像に差はない。肺胞内の病変なので肺は壊れず予後はよい。

（検査所見）胸部X線像は肺炎像に似た斑状の浸潤影や結節影が特徴的です（半分は末梢優位）。肺容量の減少は認められず、蜂巣肺や胸水も稀です。
BALFではリンパ球の増加が認められます。

（治療）**ステロイド薬**によく反応しますが、1/3の症例でステロイド減量中（3か月以内）に再発します（ステロイドの増量で改善）。軽症例では自然治癒もありますが、胸部X線で網状影を呈する場合は治療が困難です。

I-07　急性間質性肺炎（AIP）

（病態・症状）**急性間質性肺炎**（AIP）は、健康な人に数日〜数週で熱、咳、呼吸困難などを伴って急性発症し、呼吸不全に至る予後不良の稀な間質性肺炎で、Hamman-Rich症候群とも呼ばれます。**急性呼吸促迫症候群**（ARDS）と同様の臨床像を呈しますが、敗血症、肺炎、吸入性肺障害などのARDSを引きおこす原因や基礎疾患がない場合にはAIPが疑われます。

喫煙とは無関係で男女差もなく、多くは40歳台以降に発症します。また、発症1〜2週間前に上気道ウイルス感染に似た前駆症状を呈することもあります。

> **One More Navi**
> AIPでは胸膜直下、下肺の病変が左右対称性に出やすい（ARDSとの鑑別点）、初期には肺胞隔壁浮腫の所見（すりガラス陰影）がみられる。

病理所見 病理学的には**びまん性肺胞障害**(diffuse alveolar damage；DAD)と呼ばれる病理像を呈し，発症から1週間以内（急性期，滲出期）には肺胞壁の浮腫と細胞浸潤や**硝子膜形成**，肺胞腔内への滲出物などが認められます．また，発症から1〜2週間以降（器質化期）になると肺胞内腔での線維芽細胞の増殖がみられます．

治療 **ステロイドパルス療法**で治療し，ICUで低用量換気での人工呼吸で呼吸管理します（不十分であればシクロホスファミドパルス療法）．しかし，死亡率は50％と予後不良（3か月以内）で，回復しても再発や慢性化することがあります．

Fig. びまん性肺胞障害（DAD）の病理像

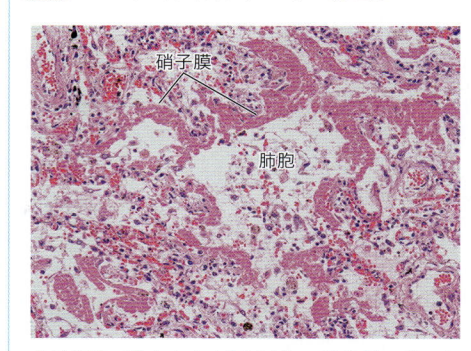

急性期像（発症から1週間以内）で肺胞壁に沿った硝子膜形成が確認できる．
『標準病理学　第5版』，p.414[9] より

One More Navi

硝子膜形成
細気管支の上皮細胞の壊死物質と血漿成分からなる膜様構造で，肺胞や肺胞道に濃い蛋白質が付着してみえる．

One More Navi

IPF（UIP）の急性増悪もDADの病理所見を呈するため，両者の区別は困難．

I-08　その他の特発性間質性肺炎

▶剥離性間質性肺炎（DIP）／呼吸細気管支炎関連性間質性肺炎（RB-ILD）

病態 剥離性間質性肺炎（DIP）は，**喫煙と関連して引きおこされる間質性肺炎**の1つで，30〜60歳台の喫煙者に好発し，男女比は2：1です．慢性に経過し（主

Assist Navi　特発性間質性肺炎の病理組織パターンと鑑別点

	特発性肺線維症（IPF）	非特異性間質性肺炎（NSIP）	特発性器質化肺炎（COP/BOOP）	急性間質性肺炎（AIP）	DIP/RB-ILD[*1]
病理所見（パターン）	UIP[*2]	NSIP	OP[*3]	DAD[*4]	DIP/RB
線維化の時相	多様	一様	一様	一様	一様
間質への細胞浸潤（線維芽細胞巣の有無）	＋＋＋	＋／−	−	器質化以降：＋	＋／−
炎症の分布	少ない，斑状	びまん性	斑状	びまん性	びまん性
炎症の経過	慢性	慢性〜亜急性	亜急性	急性	慢性
蜂巣肺	＋	−	−	終末期＋	−
硝子膜形成	−	−	−	＋	−
気管支肺胞洗浄液所見	マクロファージ（リンパ球の増加はなし）	リンパ球増加（CD8[+]優位）	リンパ球増加（CD8[+]優位）	好中球増加	褐色のマクロファージ
予後（ステロイド反応性）	不良	良好	良好	不良	良好
画像所見	牽引性気管支拡張 蜂巣肺	牽引性気管支拡張 浸潤影 すりガラス陰影	濃い浸潤影 すりガラス陰影	牽引性気管支拡張 濃い浸潤影 すりガラス陰影	小葉中心性結節 すりガラス陰影

表中に色が付いている部分は注目すべき所見
＊1　DIP/RB-ILD：剥離性間質性肺炎／呼吸細気管支炎関連性間質性肺炎
＊2　UIP：通常型間質性肺炎　＊3　OP：器質化肺炎　＊4　DAD：びまん性肺胞障害

な症状は乾性咳嗽や労作性呼吸困難)，進行例では呼吸不全を呈することもあります．

呼吸細気管支炎関連性間質性肺炎(RB-ILD)も喫煙との関連性が強く，DIPの軽症例とする考え方もあります．

病理所見 DIPは比較的一様な線維化病変がびまん性に分布し，肺胞腔内にマクロファージの滲出がみられます．胸部X線像はしばしば正常ですが，胸部CT像では両側の下肺野にすりガラス陰影を認め，末梢気管支壁の肥厚はありますが，肺構造を改変するような高度の線維化は認めません．BALFでは褐色の粒子を貪食して色素沈着したマクロファージ(喫煙者にみられる)が確認されます．

治療 禁煙が最も有効な治療です．DIP/RB-ILDは多くが禁煙をして経過観察すれば改善する予後良好な疾患です．

▶ **リンパ球間質性肺炎(LIP)**

リンパ球間質性肺炎(LIP)は，以前はリンパ球が間質に浸潤する原因不明の間質性肺炎とされていましたが，その後，この病態が悪性リンパ腫やSjögren症候群などに続発して引きおこされることが明らかになってきました．したがって，LIPの病理像をみた場合には原疾患の検索と治療を行うことが重要です．

> **One More Navi**
> 難治性にはステロイド薬が有効(必ず禁煙してから)．

> **One More Navi**
> BALFでは著明なT細胞増加をみる．

I-09 医原性肺炎

I-10 薬剤性肺炎

▶ **レファレンス**
・新臨内科⑨：p.82-86
・ハリソン④：p.1878
　　　　　：p.1972

病態 薬剤性肺炎(drug induced pneumonitis)は薬剤の服用によって引きおこされる肺障害で，多彩な病像を呈しますが，間質性肺炎が最も高頻度に発生します．

発生機序 肺障害をきたす機序には細胞障害性とアレルギー・免疫性の2つがあります．

Tab. 薬剤性肺炎の原因となる主な薬剤

漢方薬	小柴胡湯
抗癌薬	ゲフィチニブ，エルロチニブ，インターフェロン，ボルテゾミブ，セツキシマブ，ソラフェニブ，ブレオマイシン
抗リウマチ薬	インフリキシマブ，メトトレキサート
NSAIDs	アスピリン，サリチル酸
抗不整脈薬	アミオダロン

> **One More Navi**
> **薬剤性肺炎のリスク因子**
> ・間質性肺炎の既往
> ・肺線維化(炎症の素地)
> ・喫煙歴
> ・栄養不良

> **One More Navi**
> ブレオマイシンを不活化する酵素が皮膚や肺に少ない(加齢でさらに低下)ので毒性がでやすい．このため，投与量や年齢(70歳以上)に比例して肺線維症がおきる．ブレオマイシンは腎排泄なので腎不全もリスク因子である．

・**細胞障害性機序**：肺胞上皮細胞や毛細血管などが薬剤によって直接障害を受けて炎症をきたすもので，抗癌薬，免疫抑制薬などでよくおこります．
・**アレルギー・免疫性機序**：薬剤成分が抗原類似作用をもっていたり，体内の蛋白質と結びついて抗原となること(ハプテン作用)で，免疫系細胞が活性化されて肺障害を生じるもので，抗菌薬や非ステロイド性抗炎症薬(NSAIDs)でよく引きおこされます．

症状・身体所見 薬物の投与後，2～3週以内に乾性咳嗽や発熱をきたし，進行例では労作性呼吸困難を呈します(急性発症)．投薬後数週～数か月後に徐々に咳嗽や呼吸困難が出現してくることもあります(慢性発症)．下背部では捻髪音(fine crackles)が聴取できます．

治療・予後 アレルギー・免疫性機序によるものは薬剤を中止すれば予後良好です．一方，細胞障害性のものは予後不良で，数週間で死に至る場合もあります．

▶薬剤性肺炎を引きおこす代表的な薬剤

● ゲフィチニブ

ゲフィチニブは癌細胞を選択的に攻撃する分子標的薬で，病理学的にびまん性肺胞障害（DAD）パターンの間質性肺炎を生じ，急性発症で呼吸不全から死に至ることもあります．肺障害の発生頻度は米国で0.3%であったのに対し，日本では5.8%と高率でした．

● アミオダロン

アミオダロンは抗不整脈薬で，高齢者への高用量投与で間質性肺炎や肺線維症を引きおこしやすく，多くは投与後1年以内に肺障害がおこります（発生時期には幅があり，投与後数日～10年以上経って発生する場合もある）．

投薬中止で肺から薬が抜けるのに1年以上かかるため肺病変が進行するほか，ステロイド薬による治療では減量中に再発・増悪することがあります．発生機序として，投薬により酸素感受性が亢進し，酸素中毒になりやすい可能性が指摘されています．

> **One More Navi**
> アミオダロンによって肺胞マクロファージやⅡ型肺胞上皮にリン脂質が蓄積するので，リン脂質代謝障害が原因とする考えもある．

● メトトレキサート

メトトレキサートは関節リウマチの治療などで用いられる抗リウマチ薬で，投与された患者の5%以下に間質性肺炎を生じます（アレルギー性の機序で発生し，投薬量に依存せず発症予測は困難）．肺浸潤に伴って徐々に発熱，咳嗽，呼吸困難がおこります．2/3の患者で末梢血の好酸球増多がみられますが，肺組織ではみられません．病理学的には器質化肺炎（OP）パターンをとり，過敏性肺炎に似た肉芽腫形成も1/3にみられます．

多くの場合，薬剤の中止で改善し，不思議なことに再投与による再発は稀です．

> **One More Navi**
> メトトレキサート誘発性肺線維症は肺胞上皮細胞の筋線維芽細胞への分化が重要で用量非依存性である．

I-11　放射線肺炎

病態　放射線肺炎（radiation pneumonitis）は，肺癌，食道癌，乳癌などの胸部悪性腫瘍への放射線照射によって肺組織が障害され，炎症がおきて発症する非感染性の肺炎です．放射線照射治療中から終了後6週以内におこりやすく，発生率は30 Gy以上の照射で70%となりますが，分割照射では発生率が減少します．一方，化学療法を併用している場合には発生率が上昇します．

発生機序　放射線の照射によって生じたフリーラジカル（活性酸素）が肺胞上皮細胞や毛細血管を傷つけ，肺胞壁の肥厚や間質への炎症細胞の浸潤がおこります．さらに，DNAの損傷とそれによって誘導された免疫反応も間接的に肺組織を傷害します．

症状　照射終了1～3か月後に呼吸困難，乾性咳嗽，微熱などの症状が出現しますが，無症状のこともあります．胸水は稀で，肺容量減少のため拘束性障害を呈します．

> **One More Navi**
> 放射線照射3～6か月後の慢性障害は血管障害が主．

病理所見　照射後から数か月で肺胞壁の肥厚と炎症細胞の浸潤といった炎症性所見を呈し，次第に線維化が進んでいきます（進行例では蜂巣肺もある）．線維化が照射部位に限局する場合と，照射野外にも病変が広がる場合があり，後者では肺胞内の硝子膜形成といったびまん性肺胞障害（DAD）パターンが広範にみられます．

> **One More Navi**
> 乳癌への放射線照射後には非照射部の肺に器質化肺炎が発生することがあり，BALF中にリンパ球の増加がみられることから，免疫的機序によるものと考えられている．

検査所見

● 画像所見

胸部X線・CT像では，肺照射方向と範囲に一致した浸潤影がみられ，照射野の境界が肺構造と無関係に直線的に描出されることもあります．

●血液検査

CRP上昇，赤沈亢進，白血球数の増加などの炎症所見がみられるほか，肺胞上皮由来蛋白（SP-D, SP-A, KL-6）の上昇がみられます．

治療 軽症例では6か月以内に改善することも多く，経過観察とします．一方，呼吸困難が進行する場合には感染症の可能性を除外した後にステロイド薬での治療を行います．

Fig. 放射線肺炎の胸部CT所見

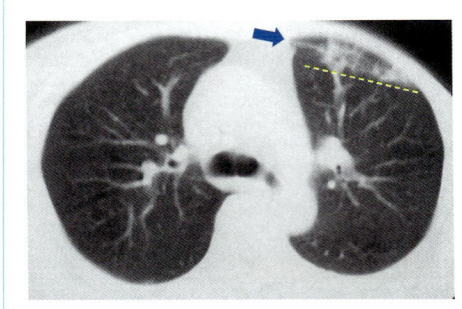

放射線照射の方向（矢印）と範囲に一致して浸潤影（炎症性変化）がみられる．浸潤影の境界は肺構造と無関係に直線的である．
〔国試98-I47〕

国試出題症例〔国試98-I47〕

- 72歳の女性．術後の経過観察のために来院した．半年前に左乳癌のために乳房切除術と胸壁接線照射による術後照射40Gyとが施行された．現在自覚症状はない．体温36.5℃．脈拍68/分，整．血圧120/76 mmHg．胸壁に発赤と腫瘤とを認めない．血液所見：赤血球412万，Hb 13.4 g/dL，Ht 39%，白血球4,500，血小板24万．CRP 0.1 mg/dL．胸部単純CTは前掲のとおり．
- ⇒放射線肺炎．自覚症状もなく軽症であることから経過観察とする．

I-12 膠原病による間質性肺炎

▶レファレンス
- 新臨内科⑨：p.86-90
- ハリソン④：p.1877

One More Navi
一般に膠原病によるUIPは特発性のより予後がよい．

One More Navi
抗Jo-1抗体陰性の急性間質性肺炎はステロイドが効かず予後不良．

One More Navi
その他の膠原病と間質性肺炎
急性ループス肺炎：予後不良で肺胞出血を合併することもある．肺胞出血は免疫複合体による肺血管壁破壊による（ステロイドパルス療法や血漿交換でも予後不良）．
MPO-ANCA関連血管炎：間質性肺炎（UIP）や肺胞出血がみられる．

病態 膠原病（collagen disease）は，免疫異常を基盤として全身の血管や結合組織に病変を生じる自己免疫性疾患で，特に血管や間質の結合組織が豊富な肺に間質性病変がおこりやすく，これを膠原病肺と呼びます．

肺病変をきたす代表的な膠原病としては以下があげられ，下表のとおり間質性肺炎のほか，肺高血圧症，肺胞出血，胸膜炎など多彩な肺像を呈します．

①関節リウマチ（rheumatoid arthritis；RA）：10%に間質性肺炎が発生し，胸膜炎もあるが胸水の糖が低値であることが特徴．RAの間質性肺炎は男性に多く（悪性関節リウマチ），病理像としてOPパターンも多い．

Tab. 代表的な膠原病にみられる肺病変

	間質性肺炎の病理パターン				肺高血圧	肺胞出血	胸膜炎
	UIP	NSIP	DAD	OP			
①RA	◎	◎	△	○			○
②SLE	△	△	△	△	△	○	◎
③PM/DM*1	○	◎	○	○	△		
④SSc*2	○	◎		△	◎		
⑤SS*3	○	○					○
⑥MCTD	○	○	△		◎		○

表中の記号は有病率：◎高 ○中 △低
*1 PM/DMの背景に悪性腫瘍がある場合が多い
*2 びまん型と限局型とに分類され，間質性肺炎の病理所見は前者より高頻度
*3 間質性肺炎のうちLIPパターンを呈することもある

②全身性エリテマトーデス（systemic lupus erythematodes；SLE）：胸膜炎が多い．
③多発性筋炎／皮膚筋炎（polymyositis/dermatomyositis；PM/DM）：抗 Jo-1 抗体陽性で肺疾患が多い．
④全身性強皮症（systemic scleroderma；SSc）：慢性間質性肺炎を呈する．
⑤Sjögren 症候群（Sjögren syndrome；SS）：LIP などリンパ増殖性疾患．
⑥混合性結合組織病（mixed connective tissue disease；MCTD）：肺高血圧で死亡することがある．

なお，膠原病に伴う肺疾患では，膠原病そのものが肺病変を引きおこす場合のほか，膠原病治療のために投与された薬剤の副作用（薬剤性肺炎）や免疫低下での日和見感染も考えられます．特に罹患率の高い関節リウマチ（RA）では，抗リウマチ薬による薬剤性肺炎やステロイド薬による日和見感染がおこりやすく，これらの鑑別が重要となります．

治療 間質性肺炎の病像だけではなく，肺高血圧の有無の評価も治療方針の決定に重要です．進行例に対してはステロイド薬や免疫抑制薬による薬物療法が行われます．

> **One More Navi**
> 抗リウマチ薬のメトトレキサート，レフルノミド，金製剤，ペニシラミン，ブシラミンは間質性肺炎をおこす．

I-13 急性呼吸促迫症候群（ARDS）

▶レファレンス
・ハリソン④：p.1910-1914
・新臨内科⑨：p.90-94

病態 急性呼吸促迫症候群（acute respiratory distress syndrome；ARDS）は，急速（1週間以内）に発症する重症の呼吸困難と低酸素血症で急性呼吸不全をきたす症候群のことを指します．肺に生じる非特異的な炎症と微小血管の透過性亢進が特徴で，その結果，肺水腫が引きおこされます．

なお，同じ病態に急性肺損傷（acute lung injury；ALI）があり，ARDS は ALI の重症型とされていました（1994 年）．しかし，ALI の 25％ が 7 日以内に ARDS へと進展するため，2012 年からは ARDS を軽症（$PaO_2/F_IO_2＜200～300$ Torr），中等症（$PaO_2/F_IO_2＜100～200$ Torr），重症（$PaO_2/F_IO_2＜100$ Torr）の 3 つの重症度に分類しています（ベルリン定義）．

原因 敗血症，重症外傷，急性膵炎，ショックのように肺以外で生じた病変が肺に傷害を与える場合と，胃液誤嚥（Mendelson 症候群），肺感染症，肺塞栓，人工呼吸，純酸素吸入，大量輸血のように肺の病変や治療で生じる場合があります．しかし心不全や体液過剰による肺水腫（心原性肺水腫）は除外されます．
最も多いのは敗血症（40％）で，次いで肺炎や誤嚥もよく原因となります．

> **One More Navi**
> ALI の injury を「傷害」と訳すと「障害」と混同されるため，「損傷」と訳している．

> **One More Navi**
> 全身性炎症反応症候群（SIRS）のうち，過剰に産生されたサイトカインが肺損傷を引きおこすと ARDS に至る．しかし，多くは多臓器不全（MOF）になる．

> **One More Navi**
> 肺は毛細血管が豊富で血流が多いため好中球が集まりやすく，損傷がおこりやすい．

発症機序 ARDS の発症機序は以下のとおりです．
①生体に対する強い侵襲（サイトカイン，エンドトキシンなど）がおこる．
②肺に非特異的な炎症がおこり，肺胞上皮細胞と毛細血管が傷害される．
③肺毛細血管の透過性亢進で，肺胞腔内に滲出液が貯留して肺水腫が引きおこされる．
④肺胞上皮細胞の傷害と肺水腫に

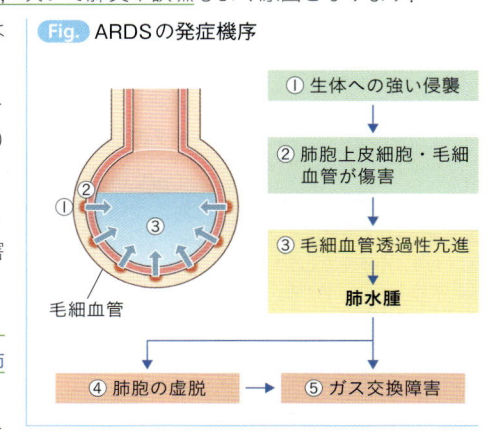

Fig. ARDSの発症機序

① 生体への強い侵襲
↓
② 肺胞上皮細胞・毛細血管が傷害
↓
③ 毛細血管透過性亢進
肺水腫
↓
④ 肺胞の虚脱 → ⑤ ガス交換障害

毛細血管

165

> **One More Navi**
> ARDSの肺胞虚脱は主にサーファクタントが滲出液で薄まることと、Ⅱ型肺胞上皮細胞が傷害されてサーファクタントの産生低下がおこることが原因．

よる ▶B-10 サーファクタントの希釈化で肺胞が虚脱する．
⑤肺水腫と肺胞虚脱により，急速に肺内シャント，拡散障害，換気／血流比の不均等といったガス交換障害を生じ，低酸素血症から急性呼吸不全をきたす．また，肺に広範な換気不全が生じ， ▶M-08 低酸素性血管収縮反応で毛細血管が収縮して肺高血圧症にもなる．

病理所見 ▶I-07 病理所見ではびまん性肺胞障害（DAD）パターンをとり，時間経過によって滲出期，器質化期，線維化期（2〜4週）の3つの時期に分けられます．

- **滲出期**（1週以内）：Ⅰ型肺胞上皮細胞と血管内皮細胞の傷害からバリアー機能がなくなり，血性の高蛋白液と好中球が肺胞内と間質に浸潤する（硝子膜形成）．
- **器質化期**（1〜2週）：間質で線維芽細胞の増生，滲出物の器質化，Ⅱ型肺胞上皮細胞の過形成がみられる．
- **線維化期**（2〜4週）：膠原線維の増生による肺構造の改変がおこり，肺胞虚脱細気管支の拡張（牽引性気管支拡張）がみられる．

器質化期に正常な肺の修復が行われれば，ARDSの状態を脱した後に1〜2年で肺の線維化は改善します（可逆的）が，異常修復（リモデリング）がおこると肺は非可逆的に線維化し，呼吸不全から死に至ることもあります．

症状・身体所見 患者は急激な呼吸不全で努力性呼吸（頻呼吸）となり，チアノーゼ，咳，多量のピンク泡沫痰，発熱，苦悶表情を呈します．また，呼吸困難や不安から不穏になることもあります．起座呼吸で呼吸音は増強し，喘鳴が聴かれることもあります．

検査所見

●**画像所見**

胸部X線像では肺胞内腔の滲出液貯留を反映して，両側肺に広範な浸潤影（すりガラス陰影〜肺胞性浸潤影）を認めます．心原性の肺水腫との鑑別点として心肥大がないことを確認します．

●**血液検査**

白血球数の増加，CRPの上昇，LDHの上昇などの所見がみられます．心原性肺水腫では心不全を反映して脳性Na利尿ペプチド（BNP）の値が上昇するため，BNPが200 pg/mL以下であることも確認します．

Fig. ARDSの胸部X線所見

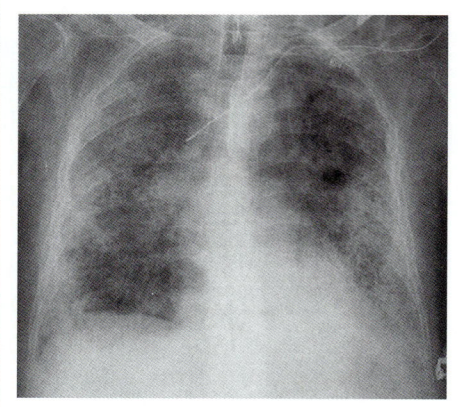

両側肺野に広範な浸潤影（すりガラス状陰影）がみられる．

〔国試 96-I46〕

●**その他（心原性肺水腫との鑑別点）**

心電図や心エコーで心不全の所見がみられなければ，ARDSが疑われます．これらでも鑑別が難しい場合は，右心カテーテル（Swan-Ganzカテーテル）で肺動脈楔入圧（PCWP）を測定し18 mmHg以下であることで除外診断できますが，予後を改善しないため推奨はされません．むしろ，肺水腫の原因を考えることが重要で，特に敗血症をおこすような感染症が肺や腹部・骨盤腔にないかを検索します．

治療 肺病変への有効な治療法はないので，ICUに入院して急性呼吸不全の呼吸管理をしながら原疾患や合併症を治療し，肺病変の回復を待ちます．

> **One More Navi**
> 肺動脈楔入圧は左房圧を反映しており，心不全で上昇する（正常値：2〜15 mmHg，平均値9 mmHg）．

One More Navi
治療によって吸入気酸素濃度（F₁O₂）を 50% 以下にできなければ予後不良．

●呼吸管理

人工呼吸療法によって低酸素血症，高二酸化炭素血症，アシドーシスを改善します．肺内シャントのために酸素投与だけでは低酸素血症は改善せず，呼気終末陽圧（PEEP）によって虚脱肺胞を広げる必要があります．

必要最低限の酸素化（SpO₂≧90%）を目標に保護換気（1回換気量 6 mL/kg 標準体重と PEEP＜30 cmH₂O）を行います．その結果，高二酸化炭素血症になったとしても肺損傷を最小限にするために治療を継続します（人工換気が肺を二次的に損傷し，ARDS の予後を悪化させてきた歴史がある）．

補液制限や利尿薬の投与は人工呼吸の期間を短くできても，死亡率は改善しません．

●薬物療法

One More Navi
敗血症では心拍出量が増加し，静水圧が上昇するので，滲出液が増加し，肺水腫が悪化する．

初期にステロイドパルス療法（メチルプレドニゾロン 1 g を 3 日間）を行うと酸素化は改善されますが，死亡率は変わりません．肺高血圧症を改善させる目的での吸入一酸化窒素やプロスタグランジン製剤の投与も同様に死亡率を改善しません．シベレスタット（好中球エラスターゼ阻害薬）の有効性も不明です．

予後 死亡率は 40% です．外傷性の肺損傷は比較的予後がよく，逆に肺炎から敗血症に至った場合は，最も予後不良です．

国試出題症例
〔国試102-G42〕

● 31 歳の男性．呼吸困難を主訴に来院した．6 時間前に交通事故で胸部を打撲したが，そのまま帰宅していた．脈拍 96/分，整．血圧 126/78 mmHg．血液所見：赤血球 450 万，Hb 14.2 g/dL，Ht 42%，白血球 11,000（桿状核好中球 5%，分葉核好中球 62%，好酸球 2%，好塩基球 2%，単球 5%，リンパ球 24%），血小板 32 万，D ダイマー 6.8 μg/mL（基準 1.0 以下）．CRP 9.8 mg/dL．動脈血ガス分析（自発呼吸，room air）：pH 7.43，PaO₂ 54 Torr，PaCO₂ 35 Torr，HCO₃⁻ 25 mEq/L．心電図に異常はない．胸部 X 線所見では両側肺野にすりガラス陰影を認める．
⇒胸部外傷に伴う急性肺損傷（ALI）

関連項目

▶パラコート肺（農薬中毒）

除草剤として使われるパラコートに曝露することで体内でフリーラジカル（活性酸素）が生成されて肺細胞が傷害されます．パラコートは肺胞上皮細胞に選択的に蓄積するため曝露後 1 か月以内に肺水腫や肺線維症がおこり，死に至ることもあります．

I-14　じん肺

▶レファレンス
- ハリソン④：p.1838-1845
- 新臨床内科⑨：p.138-142
- 標準病理⑤：p.418-420

じん肺（pneumoconiosis）とは，種々の粉塵を繰り返し吸入することで，肺に非可逆的な線維化をきたす疾患の総称で，数年〜10数年の長い経過で肺に線維増殖性変化を生じ，呼吸困難，咳嗽，喀痰などで発症します．

多くは粉塵に曝露しやすい職場で職業性に引きおこされ，吸入した粉塵の種類によって，それぞれ特徴的な病理所見や画像所見を呈します．

以下でじん肺の代表的疾患として，石綿肺（アスベスト肺）と珪肺を取り上げます．

One More Navi

じん肺法では以下の6つの合併症が補償対象になっている．
・肺結核
・結核性胸膜炎
・続発性気胸
・続発性気管支炎
・続発性気管支拡張症
・肺癌
肺結核は石綿肺には少ないが，珪肺には多い．

Tab. 主なじん肺の病理所見と原因となる粉塵

病理所見	じん肺の種類	原因となる粉塵
びまん性の肺線維化	石綿肺	アスベスト
	滑石肺	滑石（タルク）
	ベリリウム肺	ベリリウム，ベリリウム化合物
	アルミニウム	アルミニウム
結節性の肺線維化	珪肺	遊離珪酸（石英）
軽度の組織反応・マクロファージの増殖のみ	鉄肺，溶接工肺	赤鉄鉱，酸化鉄＋珪酸
	炭鉱夫じん肺	石炭（多くは珪酸も同時に吸入）

I-15 石綿肺（アスベスト肺）

病態 アスベスト（石綿）は硅酸塩を主成分とする繊維状の鉱物で，耐熱性，保温性，防火性，耐摩耗性に優れ，加工がしやすく，安価であることから，かつて建材として大量に用いられていました（建物や船舶の耐熱材，パイプ，バルブ，自転車のブレーキなど）．

これらのアスベストを吸入して発生する疾患が石綿肺（asbestosis）です．吸入されたアスベストはマクロファージに貪食されますが，アスベストは不溶性であるためマクロファージによって分解されず，アスベスト小体（asbestos body）となって気管支分岐部や肺胞に沈着し，一部はリンパ管を経て肺間質に取り込まれます．そして，活性化したマクロファージの過剰な免疫反応（活性酸素や炎症性サイトカインの放出）で間質に慢性的な炎症がおこり，線維芽細胞が動員されて肺の線維性増殖から肺胞線維化へと進展します．

病理所見 アスベストの吸入によってびまん性の間質の線維化（UIP）が両側の下肺野に好発し，ときにびまん性の胸膜肥厚と限局性の胸膜肥厚斑（胸膜プラーク）が併存します（石灰化を伴う場合もある）．また，横隔膜の石灰化を認めることもあります．呼吸細気管支壁にアスベスト小体を含む線維化があり，進行すると線維化した末梢肺胞隔壁が肺胞を埋め尽くします．

One More Navi

2006年「石綿による健康被害の救済に関する法律」が公布され，中皮腫や石綿による肺癌に罹患した人に対しては医療費などが支給される．医師は診断したら職場環境の改善のために報告の責務がある．

One More Navi

日本の石綿輸入は1960年代から急速に増加し，1970～1990年がピークで，全面禁止は2005年．今後40年間に10万人の中皮腫死亡者が出ると予測されている．開発途上国ではまだ石綿が使用されている．

One More Navi

石綿肺は，軽微なものから蜂巣肺に至るまでさまざまな程度の線維症を呈する．リンパ流で病変ができるので血流の多い下肺に発症する．

症状・身体所見 曝露から15～35年を経て，進行性の呼吸困難（労作性呼吸困難や乾性咳嗽）が出現します．進行例では肺性心の症状（右心不全症状）やチアノーゼ，ばち指を認めます．また，稀に胸膜病変に伴う胸痛もみられます．

聴診所見では，間質の線維化に伴い，両側の肺底部に吸気時の捻髪音（fine crackles）を聴取します．

合併症 潜伏期25～50年で悪性中皮腫（胸膜，腹膜，心膜，精巣鞘膜）や肺癌（小細胞癌と非小細胞癌）を合併しやすく，肺の線維化のために予後は不良です．喫煙はさらに発癌リスクを高めます（60倍）．

Fig. 石綿関連疾患発病の曝露量と潜伏期間の関係

（von Heinz Bohlig & Herbert Otto, Asbest und mesotheliom —fakten, fragen, umweltprobleme. 1975）より翻訳・改変

One More Navi

石綿関連疾患

石綿肺のほか，悪性中皮腫，肺癌，良性石綿胸水，びまん性胸膜肥厚などがあげられる．

検査所見

Fig. 石綿肺の検査所見

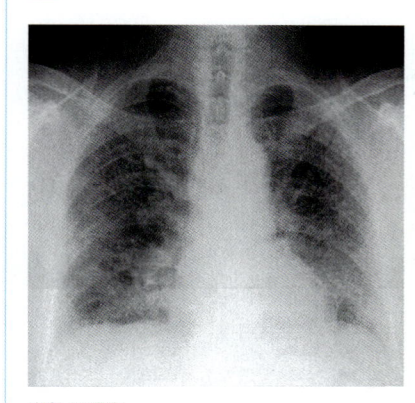

胸部X線像
両側下肺野を中心にした粒状影がみられ，胸膜の肥厚もみられる．

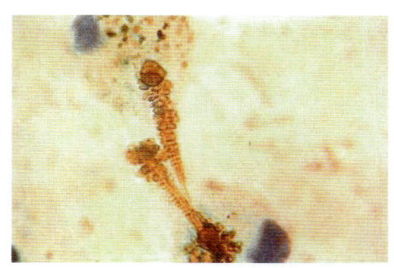

BALF 所見
BALF の May-Giemsa 染色標本．鉄アレイ状のアスベスト小体が認められる．
〔国試99-G15〕

● アスベスト小体の証明
　石綿関連業務の職歴（石綿曝露年数が10年以上）に加えて，喀痰検査，気管支肺胞洗浄液（BALF），組織生検などでアスベスト小体が証明されることが重要です．職歴としては，建築，造船，自動車産業などで多くみられます．

● 呼吸機能検査
　拘束性障害（%VC < 80%）と拡散能の低下（D_LCO 低下）がみられます．

● 画像所見
　胸部X線像で，両下肺野を中心に線状影や粒状影がみられ，進行例では蜂巣肺を示唆する輪状影を呈することもあります．胸部CT像で胸膜肥厚や胸膜の石灰化（胸膜プラーク）が描出される場合もあります．

治療　根治的な治療法はなく，呼吸困難などへの対症療法が中心となります．本症では，禁煙と感染症予防も重要です．

国試出題症例
〔国試99-G15〕

● 56歳の男性．自動車整備工．咳嗽と労作時呼吸困難とを主訴に来院した．症状は2年ほど前から出現し，徐々に増悪している．15本/日，30年間の喫煙歴がある．胸部X線写真と気管支肺胞洗浄液 May-Giemsa 染色標本は前掲のとおり．
⇒石綿肺

One More Navi
珪酸のマグネシウム塩や鉄塩は不溶性．

One More Navi
珪肺は治らないが，曝露を避ければ進行しないので定年退職間近でなければ職場変更（配置転換など）が勧められる．

I-16　珪肺

病態　珪肺（silicosis）は結晶シリカ粉塵（SiO_2；遊離珪酸）を吸入することで生じるじん肺症で，遊離珪酸を貪食したマクロファージが活性酸素や種々の炎症性サイトカインを放出して線維化細胞や膠原線維の動員を促し，珪肺結節（silicotic nodule）と呼ばれる円形の肉芽腫形成がみられることが特徴的です．

　じん肺症のなかでは最多疾患で，職歴として鉱山，鋳造工場，陶器製作，石切作業や研磨作業（石工），トンネル工事などへの職業従事歴が重要です．

169

病理所見 特徴的所見として結節性の線維化（珪肺結節）を伴う炎症と瘢痕が気道散布のため上葉・中葉に多くみられます．ときに，10 mm 以上の結節が巨大化癒合する進行性の肺線維症にもなります．

症状 無症状から労作性呼吸困難を呈するものまで幅があります．珪肺結節が巨大化癒合した場合には症状が著明に悪化します．

合併症 マクロファージの機能障害によって肺結核のリスクが高くなります（珪肺結核）．また，免疫異常のために強皮症，関節リウマチ（RA），全身性エリテマトーデス（SLE）などの自己免疫疾患も合併します．さらに，シリカ曝露は肺癌のリスクでもあります（扁平上皮癌が多い）．

検査所見

● 画像所見

胸部X線像で上肺野優位なびまん性の粒状影をみとめ，進行例では陰影が中〜下肺野にも広がります．珪肺結節が巨大化癒合すると肺門リンパ節に一致して卵殻状陰影（egg shell sign）と呼ばれる特徴的所見を呈します．

● 呼吸機能検査

線維化による拘束性障害（%VC＜80％）がおこりますが，肺気腫合併による閉塞性障害が前景に出る場合もあります．進行すると拡散能の低下がみられます．

治療 根治的な治療法はなく，対症療法を行います．喫煙は肺気腫の合併リスクを高めるため禁煙指導を行います．

One More Navi
血痰があれば肺癌，結核，気管支拡張症を疑う．

Fig. 珪肺の病理所見

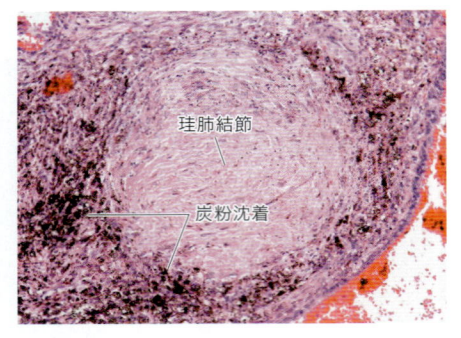

線維化した珪肺結節とその周囲に炭粉沈着がみられる．

『標準病理学 第5版』, p.419[10] より

Fig. 珪肺の胸部X線像

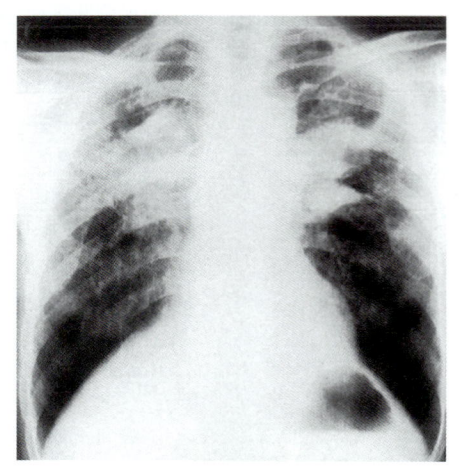

両側の上肺野を中心にびまん性の粒状影をきたし，横隔膜は上肺野の線維化によって引き上げられ挙上している．

（国試100-F18）

関連項目

▶ その他のじん肺

● 超硬合金肺

ダイヤモンド工具作製作業所などで発生するタングステン，コバルト，ニッケルの超硬合金粉塵の吸入による肺病変で，巨細胞性間質性肺炎（GIP）の病理所見が特徴的です．

● 溶接工肺

マンガン，チタン，クロムのフューム（溶接時に蒸発した金属が空気中で冷却

されて酸化した金属粒子で多くは酸化鉄）が肺胞マクロファージに貪食されてヘモジデリンの沈着がおこります．

● ベリリウム肺

　ベリリウム粉塵の長期吸入でおこり，慢性例は HLA の遺伝的背景も相俟って肉芽腫が形成され，線維化が引きおこされます．

J

感染性呼吸器疾患

Preview

J-01	急性上気道炎（かぜ症候群）	p.176
J-02	原因	p.177
J-03	症状	p.177
J-04	診断・治療	p.178
J-05	インフルエンザ	p.178
J-06	病因・感染経路	p.178
J-07	症状	p.179
J-08	診断・治療	p.180
J-09	下気道の感染症	p.181
J-10	急性気管支炎	p.181
J-11	急性細気管支炎	p.182
J-12	肺炎	p.183
J-13	分類	p.183
J-14	診断	p.185
J-15	治療	p.187
J-16	細菌性肺炎の原因菌	p.189
J-17	肺炎球菌	p.189
J-18	インフルエンザ菌	p.190
J-19	*Moraxella catarrhalis*	p.191
J-20	黄色ブドウ球菌	p.191
J-21	緑膿菌	p.192
J-22	嫌気性菌	p.193
J-23	その他の原因菌	p.193
J-24	誤嚥性肺炎	p.193
J-25	肺化膿症（肺膿瘍）・膿胸	p.195
J-26	非定型肺炎	p.197
J-27	マイコプラズマ肺炎	p.197
J-28	クラミジア肺炎	p.199
J-29	レジオネラ肺炎	p.201
J-30	ウイルス性肺炎	p.203

Navi 1 外来で遭遇する最多の呼吸器疾患

急性上気道炎（かぜ症候群）は上気道（口腔～喉頭蓋）に発生する感染性の呼吸器疾患の総称です．

▶ J-01～04 では炎症部位別の特徴をまとめ，続いて原因となるウイルスや症状，診断・治療について述べていきます．
なお，インフルエンザは感染性が強く，診療にあたっては特別な対応が求められるため，▶ J-05～08 で詳しく解説します．

Navi 2 気管～気管支におこる感染症

下気道感染症として急性気管支炎と急性細気管支炎を取り上げます．後者は下気道の閉塞性疾患である点に注意が必要です．

Navi 3 種々の細菌が原因となる"肺炎"

肺胞および肺胞上皮細胞に生じる急性炎症を肺炎（肺胞性肺炎）と呼び，種々の病原微生物が原因となって引きおこされます．

▶ J-12～15 では肺炎について，その分類や診断の仕方，治療の考え方など総論的な解説を行っていきます．
▶ J-16～23 では肺炎の原因となる細菌別に特徴や診断・治療法について述べていきます．

Navi 4 高齢者・脳血管障害患者で要注意！

誤嚥性肺炎がおきるメカニズムを中心に解説していきます．

Navi 5 βラクタム抗生物質が効かない！ Gram染色で染まらない！

非細菌性微生物（マイコプラズマ，クラミジア，ウイルスなど）やレジオネラなどへの感染が原因で引きおこされる非定型肺炎について，原因別に解説していきます．

J 感染性呼吸器疾患

J-31	肺結核	p.205
J-32	病態	p.205
J-33	感染後の初期変化と細胞性免疫の成立	p.206
J-34	肺結核の発病と進展	p.207
J-35	一次結核症	p.208
J-36	二次結核症	p.209
J-37	症状・身体所見	p.209
J-38	診断	p.210
J-39	治療	p.212
J-40	感染対策	p.215
J-41	非結核性抗酸菌症（非定型抗酸菌症）	p.215
J-42	肺真菌症	p.217
J-43	肺アスペルギルス症	p.217
J-44	肺カンジダ症	p.219
J-45	肺クリプトコッカス症	p.220
J-46	肺ムコール症（肺接合菌症）	p.221
J-47	ニューモシスチス肺炎	p.221
J-48	寄生虫性肺疾患	p.223
J-49	肺吸虫症	p.223

Navi 6 見逃してはいけない"重要感染症"

結核は一般医療機関でも遭遇するごく一般的な疾患であり，かつ見逃してはならない重要疾患の1つです（医師国試でも頻出！）．

▶ J-32〜33 で結核の特徴や感染経路，結核特有の細胞性免疫の成立機序などについて解説していきます．

▶ J-34〜36 では，結核の発病と進展について解説します．結核には初感染原発巣が増悪・拡大する一次結核症と，初感染の終息後に時間をおいて再燃する二次結核症とがあります．

▶ J-37〜39 では結核の症状・身体所見，診断に必要な知識，治療法などについてまとめていきます．

▶ J-40 で結核の感染対策について考えます．

Navi 7 結核菌との鑑別が重要

結核菌群以外の抗酸菌によって引きおこされる非結核性抗酸菌症について解説します．本症はヒト–ヒト感染しないため，隔離の必要はありません．

Navi 8 その他の感染性呼吸器疾患

呼吸器系におきるその他の感染症として，肺真菌症と寄生虫性肺疾患について解説していきます．

▶ J-42〜47 では肺疾患を引きおこす原因真菌別に特徴や診断・治療について述べます．

▶ J-48〜49 では，寄生虫性肺疾患として肺吸虫症を取り上げます．

J-01 急性上気道炎（かぜ症候群）

▶レファレンス
・ハリソン④：p.217-227
・新臨内科⑨：p.2-4
・標準小児⑧：p.384-390

One More Navi
カタル性炎症
粘膜の破壊を伴わず，大量の水分の流出がみられる炎症．

One More Navi
急性扁桃炎は過労など全身の抵抗力の減退時に，陰窩内の常在細菌の増殖によっておきやすい．

口腔から喉頭蓋までの上気道でおきるカタル性炎症を急性上気道炎（かぜ症候群）と呼び，外来で遭遇する最多の呼吸器系疾患です．

炎症がおこる部位により，急性咽頭炎（扁桃炎），急性喉頭炎，急性喉頭蓋炎に分けることができます．

▶急性咽頭炎（扁桃炎）

急性咽頭炎（acute pharyngitis）は，咽頭粘膜全体に炎症がおき，軟口蓋に粘膜疹を形成します．多くは急性扁桃炎を合併し，扁桃の炎症が強い場合は急性扁桃炎（acute tonsillitis）と呼ばれます．扁桃が腫れやすい10歳未満に多く，発熱，咽頭痛，咳，咽頭粘膜発赤，局所リンパ節腫脹がみられます．

対症的にルゴール液の塗布，解熱薬，鎮痛薬を投与します．狭窄にはアドレナリンの吸入が有効です．

Fig. 上気道の解剖と炎症がおこる部位

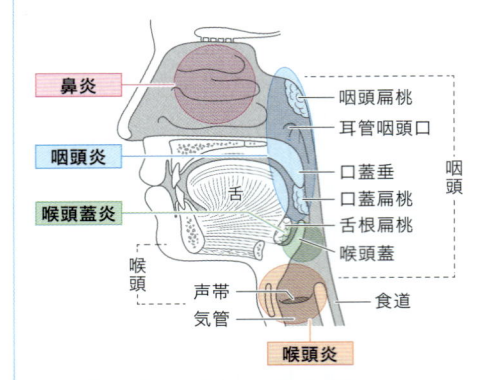

炎症部位	症状	考えられる病因
鼻炎	鼻汁 鼻閉 くしゃみ	・ライノウイルス ・コロナウイルス ・RSウイルス　など
咽頭炎	乾燥感 咽頭痛 嗄声	・アデノウイルス ・パラインフルエンザウイルス
喉頭炎	嗄声 咳 呼吸困難	・マイコプラズマ ・連鎖球菌 ・インフルエンザ菌　　　など
喉頭蓋炎	呼吸困難	

▶急性喉頭炎

急性喉頭炎（acute laryngitis）は喉頭粘膜の急性炎症を指し，嗄声や咳を呈することがあり，乳幼児では呼吸困難に陥ることもあります．

●クループ

クループ（croup）とは，声帯周辺の炎症で喉頭部が腫れて狭窄し，犬吠様咳嗽や吸気性喘鳴，嗄声を呈する病態のことを指し，喉頭が細い乳幼児に好発します．

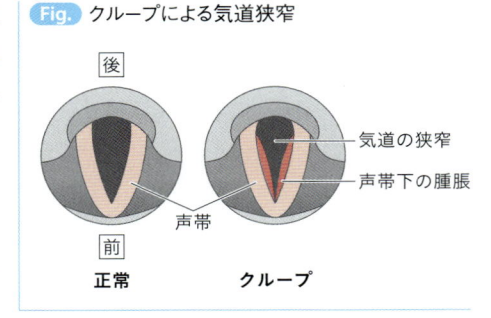

ジフテリア（法定伝染病の1つ）が原因の真性クループと非ジフテリア性の仮性クループとがあり，ジフテリアによる急性喉頭炎は重症で，嗄声，犬吠様咳嗽，吸気性喘鳴からはじまり著しい呼吸困難を呈します．

仮性クループの原因の多くはパラインフルエンザウイルスをはじめとするウイルス性のもので，非感染性のものもあります．

Fig. クループによる気道狭窄

▶急性喉頭蓋炎

One More Navi
急性喉頭蓋炎はインフルエンザ菌B型によるものが乳幼児に多く，気道閉塞の危険があれば気管切開する．

急性喉頭蓋炎(acute epiglottitis)は，喉頭蓋の急性炎症で，2～6歳に好発します．急激に発症して呼吸困難から窒息死する危険性があります(ステロイド投与や気管切開も考慮される)．

関連項目

▶ジフテリア

グラム陽性桿菌の *Corynebacterium diphtheriae*（コリネバクテリウム ジフテリエ）による感染症で，呼吸器ではジフテリア毒素（蛋白質合成を阻害し，感受性細胞にアポトーシスを誘導）によって上気道の粘膜に粘りのある白い偽膜（厚く剥がれにくく，剥がすと出血する）が付着し，これによって気道が狭窄（真性クループ）して，窒息死することがあります．また，感染から1か月後の回復期に心筋炎を発症し，不整脈から突然死に至ることもあります．

治療は，ジフテリア毒素に対するウマ血清と抗菌薬（ペニシリン，エリスロマイシンなど）で行います．ジフテリア，百日咳，破傷風（DPT）の三種混合ワクチンの普及によって近年では患者数が激減しています．

J-02 原因

80～90%はウイルス感染（日本でかぜ症候群を引きおこすウイルスは約10種類ほど存在）が原因で，その大部分をライノウイルス（約40%）やコロナウイルス（10%以上）が占めます．インフルエンザウイルス，RSウイルス，アデノウイルスも比較的多く，このほかにエンテロウイルス（コクサッキーウイルス，エコーウイルスなど）やパラインフルエンザウイルスなども原因となります．

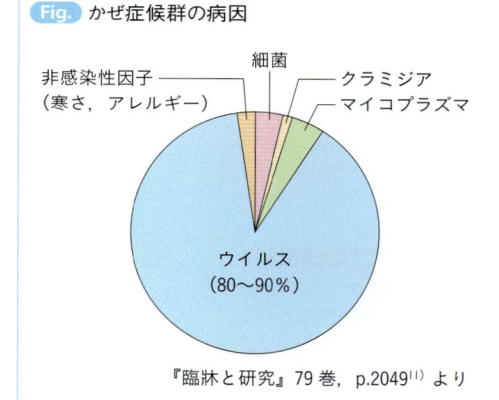

Fig. かぜ症候群の病因

非感染性因子（寒さ，アレルギー）／細菌／クラミジア／マイコプラズマ／ウイルス（80～90%）

『臨牀と研究』79巻, p.2049[1]より

One More Navi
ウイルス名の由来
ライノは「鼻」のこと．
コロナはウイルスのエンベロープ表面突起が太陽のコロナのように見えることから命名された（ゲノムはRNAウイルス中最大）．
アデノは「腺（扁桃腺）」の意．
エンテロは「腸」を意味し，髄膜炎や手足口病をおこす．
エコーは enteric cytopathogenic human orphan virus の頭文字をとって名づけられた．
コクサッキーは，ニューヨーク州コクサッキーで最初に分離されたことから命名された．
RS は respiratory syncytial 細胞融合の略で，急性細気管支炎をおこす．

また，ウイルス以外では一般細菌（A群連鎖球菌やインフルエンザ菌），マイコプラズマ，クラミジアなども稀に原因となることがあります．

▶感染経路

ウイルスが手指に付着し，衣類やドアのノブの接触を介して広がります．

J-03 症状

One More Navi
発熱は生体の免疫能を亢進させる（多核白血球の貪食能の亢進，Tリンパ細胞の活性亢進，インターフェロンの抗ウイルス作用の増強）．また，たとえばライノウイルスの生存・増殖の至適温度33℃程度であり，発熱により宿主の体温が上昇すればウイルスの増殖が抑制される．

▶普通感冒（多くはライノウイルス／コロナウイルス感染）

鼻閉，鼻がむずむずする，水のような鼻汁が出る，くしゃみや咳，咽頭発赤，頭痛・倦怠感などが中心で，全身症状はあまりみられません．発熱もインフルエンザほど高くはならず，重症化は稀です．

ライノウイルス感染は春と秋に多く発生し，コロナウイルスは冬に多くみられます．

▶インフルエンザウイルス感染
冬季に流行し，高熱，頭痛，筋肉痛など強い全身症状が出現します．広義にはかぜ症候群に含まれますが，感染力が強く，診断や治療の場面で特別な対応が必要となることから，インフルエンザウイルス感染については別項で解説します．

▶RSウイルス感染
小児（特に乳幼児）に発生する急性細気管支炎の主因ウイルスで，冬季に流行します．感染すると発熱，咳，鼻汁，咽頭炎を伴い，中耳炎を合併することもあります．また，肺炎を発症する場合もあります．

▶アデノウイルス感染
咽頭炎による咽頭痛，咽頭の発赤，発熱が主症状で，悪寒，筋肉痛，頭痛など多彩な症状を呈します．夏季に学童におこる咽頭炎と結膜炎もアデノウイルスが原因で，咽頭結膜熱（プール熱）と呼ばれます．

J-04　診断・治療

▶診断（身体所見）
鼻咽頭粘膜の発赤，扁桃の腫脹・発赤・膿栓，顎下リンパ節腫大などを確認します．診断に際しては，肺炎に進展する危険がある急性気管支炎との鑑別が重要です．

インフルエンザ，RSウイルス，アデノウイルスでは，鼻腔ぬぐい液や咽頭ぬぐい液などの気道検体を用いた迅速診断が可能です．

▶治療
一般療法（保温，安静，脱水予防）や対症療法（解熱鎮痛，鎮咳，抗ヒスタミン）が中心ですが，3日以上の高熱や膿性の痰や鼻水，腫大扁桃腺と白苔，中耳炎・副鼻腔炎，白血球増加・CRP陽性では抗菌薬（ペニシリン，セフェム，ニューキノロン，マクロライド）の投与を検討します．

One More Navi
ウイルス感染症に対する抗菌薬の投与が耐性菌増加の原因となっている点に注意！

J-05　インフルエンザ

▶レファレンス
・ハリソン④：p.1301-1307
・新臨内科⑨：p.4-5

One More Navi
インフルエンザのことを流行性感冒（流感）とも呼ぶ．

One More Navi
熱帯では1年中流行があり，涼しい時期や雨季に多く発生．

インフルエンザ（influenza）は，インフルエンザウイルスによる急性の発熱性呼吸器感染症です．インフルエンザウイルスの生存条件は低湿度であることから，日本では冬季（12月～4月）に発生しやすく，感染力が強いため大流行を引きおこすこともあります．小児（特に乳幼児）や高齢者では肺炎などの合併により重症化しやすく，死亡例は2歳以下と65歳以上に多くみられます．

J-06　病因・感染経路

▶病因
インフルエンザウイルスは，A型，B型，C型の3種類のRNAウイルスで，流行的な広がりをみせるのはA型とB型です（C型は稀で流行しない）．

A型ウイルスはブタや鳥などの宿主に広く分布（人畜共通感染症）しており，粒

One More Navi
臨床的に A 型と B 型を区別することは不可能だが，両者は変異の仕方や予後が異なるため，病理学的に区別することが大切．

One More Navi
渡り鳥がインフルエンザウイルスをシベリアから運ぶ．

One More Navi
鳥インフルエンザ（H5N1）のヒト-ヒト感染は稀であるが確認されている．

One More Navi
B 型には 2 種類の亜型しか存在しない．

One More Navi
1918 年のスペインかぜ（H1N1）や 1957 年のアジア型（H2N2），1968 年の香港型（H3N2），1977 年のソ連型（H1N1 亜型）は，いずれも不連続抗原変異（大変異）によって出現した新しい亜型ウイルスであった．

One More Navi
飛沫は短時間で蒸発し，微粒子のエアロゾルとなって，長時間空中に留まることができる．

子表面に糖蛋白の赤血球凝集素であるヘマグルチニン（HA）と，ノイラミニダーゼ（NA）という 2 種類の抗原蛋白をもっています．HA は 16 種類の亜型（H1～H16）が存在し，ウイルスが細胞に取り付き細胞内に侵入する際に使われます．一方，NA は細胞内で増殖したウイルスが細胞から遊離する際に使われ，9 つの亜型（N1～N9）が存在します．

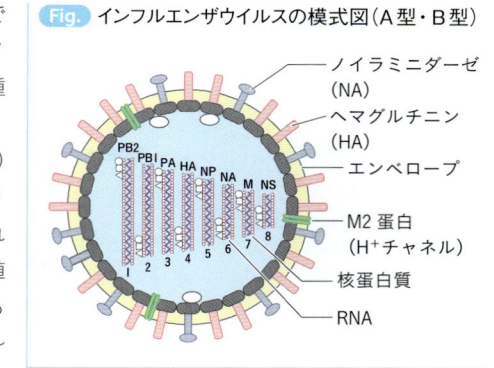

Fig. インフルエンザウイルスの模式図（A 型・B 型）

ノイラミニダーゼ（NA）
ヘマグルチニン（HA）
エンベロープ
M2 蛋白（H^+ チャネル）
核蛋白質
RNA

HA と NA は，同一の亜型内での点突然変異や組み換えによって少しずつ抗原性を変化させる連続抗原変異（小変異；antigenic drift）をおこして免疫機構を逃れますが，A 型ウイルスは数十年単位で突然別の亜型に移り変わる不連続抗原変異（大変異；antigenic shift）をおこし，世界的な大流行の引き金となることがあります．

なお，感染にはウイルスだけでなく，環境因子（乾燥や寒冷など）や個体条件（免疫不全，脱水，疲労，飲酒など）も発症の誘因として関係しています．

▶感染経路

咳やくしゃみで飛散した飛沫中のウイルスが鼻，口，目から上・下気道に入り，上皮細胞のシアル酸受容体に付着，侵入して感染が成立します（飛沫感染）．また，飛沫に触れた手を介して感染します．さらに空気感染（エアロゾル感染）もありえます．

J-07 症状

▶症状

成人では突然の発熱（38～39℃ 以上の高熱），悪寒・戦慄，頭痛，筋肉痛，咽頭痛，関節痛，乾性咳，鼻炎，倦怠感などの全身症状がみられ，小児では上記に加えて消化器症状（腹痛，嘔吐，下痢）もおこります．他覚的には，気道全粘膜に発赤や腫脹を認め，気道上皮細胞の変性，壊死，剥離，粘膜下細胞浸潤や出血がみられます．

感染から発症までの潜伏期は 1～4 日で，感染力は成人で発症の 24 時間前から 5 日後まで，小児では発症後 7 日以上持続します．

One More Navi
急激なウイルス増殖に伴って炎症性サイトカインが増加するので，かぜ症候群にはない高熱と倦怠感を示す．抗体がなければ不顕性感染は稀．

One More Navi
症状からも A 型，B 型を区別することは難しいが，B 型は下痢が多い傾向にある．

▶合併症

最も多い合併症は肺炎で，特に慢性の基礎疾患がある患者でよくおこります．ウイルスによる炎症が下気道に進展しておこる肺炎のほか，肺炎球菌，黄色ブドウ球菌，インフルエンザ菌などによる二次性細菌感染で肺炎に至ることもあります．

また，中耳炎，気管支炎，副鼻腔炎の合併も多く，稀に心筋炎，心膜炎，筋炎，横紋筋融解症，脳炎，無菌性髄膜炎，横断性脊髄炎，Guillain-Barré 症候群などを合併することもあります．

One More Navi
死亡例の多くは肺炎が原因だが，1/3 は心筋炎（突然死など）による．脳症は Reye 症候群のような低血糖や肝障害がない．

J-08 診断・治療

▶診断

気道分泌液中のインフルエンザ抗原（A型とB型の核蛋白を区別）を15分で定性検出できる迅速診断キットが普及しています．ただし，感度が悪い（特にB型）ので陰性であっても感染を否定できません．しかし，流行のモニターには有用です．

なお，特徴的な症状と流行性から診断できる場合には，必ずしも検査を行う必要はありません．

> **One More Navi**
> 鳥インフルエンザの検出は迅速診断キットでは困難であるため，RT-PCRで検出する．

▶予防・治療

●不活化ワクチン

不活化ワクチンは，秋以降に流行が予測されるウイルスを発育鶏卵で増殖させ，ウイルスのHAをエーテル処理によって抽出したもので，接種によってウイルスに対する血中の抗体価を高め〔免疫グロブリン（IgG）を誘導〕，インフルエンザの発病や合併症による重症化を予防します．

ワクチン接種による発病阻止率は約70％と高く，現在では生後6か月以上の全員に毎年の接種が勧められており，特に高齢者をはじめとするハイリスク群や医療従事者では接種が推奨されます．

> ●ワクチンの予防効果は2～3か月で消滅するが，成人では1回のワクチン接種で十分で，流行開始前の11月に行う．

> **One More Navi**
> **インフルエンザのハイリスク群**
> ・65歳以上の高齢者
> ・老人施設・養護施設入所者
> ・肺・循環系の慢性疾患患者
> ・慢性代謝性疾患（糖尿病など）の患者
> ・慢性腎不全患者
> ・長期にアスピリン投与を受けている若年者
> ・妊娠中期以降の妊婦

●一般療法

安静と水分補給が基本となります．

●抗インフルエンザウイルス薬

発病したインフルエンザに対する治療薬には，アマンタジンとノイラミニダーゼ阻害薬があります．

Fig. A型インフルエンザウイルスの増殖と抗インフルエンザ薬の作用点

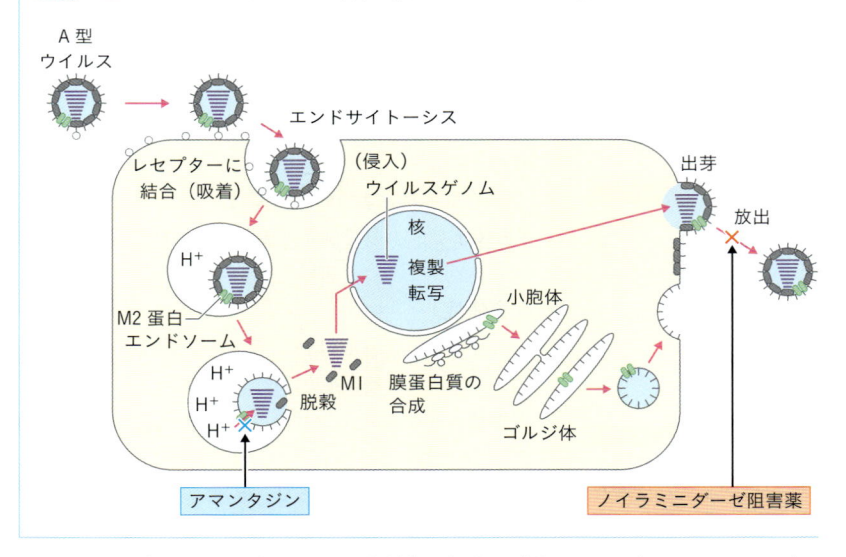

> **One More Navi**
> アマンタジンはインフルエンザの薬として開発されたが，Parkinson病を改善させることがわかった（ドパミン遊離促進作用による）．

・**アマンタジン**：M2蛋白チャネル遮断薬で細胞に感染したA型インフルエンザの増殖を抑制する効果があります．ただし，M2蛋白チャネルがないB型には無効で，耐性ウイルスもできやすいといった問題があります．

> **One More Navi**
> 最近，RNAポリメラーゼ阻害薬のファビピラビルが承認された（催奇形性あり）．

> **One More Navi**
> ラナニミビルは1回の吸入で5日間有効である．

> **One More Navi**
> **Reye症候群**
> ウイルス性疾患罹患後に嘔吐，意識障害，痙攣などの急性脳症や肝障害（高アンモニア，低プロトロンビン血症，低血糖症：ミトコンドリア障害）が1週間程度続くものを指す．1963年に報告された．

- **ノイラミニダーゼ阻害薬**：細胞内で増殖したウイルスが放出される（細胞から遊離する）のを抑制する効果があり，A型，B型に有効です．ザナミビル（リレンザ®），オセルタミビル（タミフル®），ペラミビル（ラピアクタ®），ラニナミビル（イナビル®）などの薬剤が使用可能です．
- **治療適応**：入院患者や重症の基礎疾患のある患者，合併症をおこしそうな患者が抗インフルエンザ薬の適応となります．発症2日以内に開始できれば（検査結果を待たずに開始），5日間投与で罹病期間を短縮し，重症合併症のリスクを減らすことができます．妊婦や重症基礎疾患のある患者では発症3〜4日後の投与でも意味があります．発症予防の目的では10日間投与します．

> ●ノイラミニダーゼ阻害薬とティーンエイジャーの行動異常（高所からの飛び降りなど）の関連が指摘されているが因果関係は不明．

●**禁忌**

インフルエンザと診断された小児に解熱薬としてアスピリンを投与すると，脳炎や脳症（Reye症候群）をおこしやすいため禁忌とされています．解熱薬にはアセトアミノフェンを用います（市販されている小児用バファリン®はアセトアミノフェン）．

> **国試出題症例**
> 〔国試101-G56〕
>
> ● 78歳の男性．高熱を主訴に来院した．正月明けから鼻汁と咽頭痛とが出現し，3日後の今朝から悪寒・戦慄と39℃台の発熱，頭痛，全身倦怠感および筋肉痛を訴え，食事が摂取できなくなった．介護老人福祉施設に入所中であり，同様の症状を呈する者が周囲にいる．意識は清明．疲弊顔貌を呈している．脈拍92/分，整．血圧128/84 mmHg．呼吸音に異常はない．鼻腔粘膜病原微生物抗原検査を行った．
> ⇒インフルエンザが疑われる．合併症を予防する意味で抗インフルエンザ薬の処方を行う．

J-09　下気道の感染症

▶**レファレンス**
- 新臨内科⑨：p.10-11
- 標準小児⑧：p.391-392

J-10　急性気管支炎

病態　急性気管支炎（acute bronchitis）は，気管や気管支など比較的太い気道の急性炎症のことを指し，原因の多くはウイルス性ですが，グラム陰性桿菌であるインフルエンザ菌や緑膿菌などの細菌感染，煙（喫煙者に多い）や埃などの刺激性物質の吸入によっても引きおこされます．

気道の上皮細胞の脱落，炎症細胞の浸潤，気道壁の浮腫や肥厚，粘液分泌亢進などがみられ，粘膜障害がおこると二次性の細菌感染がおこりやすくなります．

症状・身体所見　咳は必発で，喫煙や冷たい空気の吸入，気道の乾燥などで増悪します．喀痰（ときに血痰）もみられます．通常，発熱は認められません（ただし，インフルエンザ菌感染では発熱もありえる）．聴診では，いびき音や喘鳴が聴かれます．

診断　臨床的な経過と，鑑別疾患を除外して診断します．また，インフルエンザが疑われる場合には，迅速診断キットなどで可能性を除外します．膿性の喀痰を認

> **One More Navi**
> **鑑別疾患**
> ・気管支喘息
> ・慢性閉塞性肺疾患（COPD）
> ・気管支肺炎
> ・その他，慢性咳を呈する疾患

める場合には細菌感染を念頭に喀痰検査（培養検査）を行います．
胸部 X 線写真は正常です．

治療　気管支拡張薬の鎮咳薬など対症療法を行います．膿性の喀痰を認めるなど細菌感染が疑われる場合や二次性細菌感染を防ぐ目的を除いて，抗菌薬の適応はありません．喫煙者には禁煙を勧めます．

関連項目

▶慢性気管支炎

慢性気管支炎（chronic bronchitis）は，気管支の慢性的粘液過剰分泌が特徴で，喀痰を伴う咳が反復してみられます．1 年間で 3 か月以上喀痰がみられ，これが 2 年以上連続して持続する場合に診断されます（気管支拡張症を伴いやすい）．

J-11　急性細気管支炎

病態　急性細気管支炎（acute bronchiolitis）は，急性炎症が細気管支に及んだもののことで，細気管支の上皮細胞が壊死し，進行性の浮腫と粘液分泌の亢進によって閉塞をきたす下気道閉塞性疾患です．生後 18 か月未満の乳幼児におこりやすく，生後 3 か月未満の乳児では呼吸不全をきたすことがあります．

原因　多くがウイルス性で，冬期に流行する呼吸器感染症ウイルス（アデノウイルス，ライノウイルス，パラインフルエンザウイルス，インフルエンザウイルスなど）が原因となり，特に小児では RS ウイルスが最も高頻度（80％）で検出されます．

症状　軽度の咳から鼻汁や湿性咳嗽がみられるようになり，2～3 日で多呼吸，呼気性喘鳴，陥没呼吸，チアノーゼなどの症状が出現することが特徴です．乳児では呼吸停止が最初の症状となることもあります．発熱は約半数にみられます．

診断　胸部 X 線で空気とらえ込み現象に伴う肺の過膨張と，気管支周囲の浸潤影が特徴的にみられます．

迅速診断キットによる RS 抗原の検出も診断に有用です．

治療　多くは安静療養と十分な水分・栄養の補給を行うことで数日のうちに治癒します．しかし，低酸素血症を呈する小児に対しては，30～40％ 酸素投与を行い，呼吸不全や無呼吸を呈する重症例には人工呼吸管理を行います．

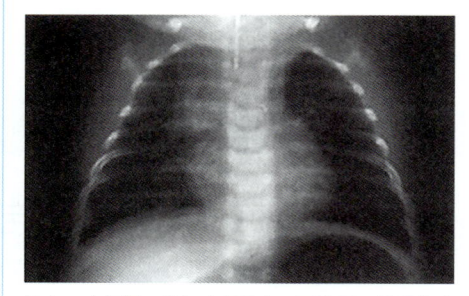

Fig. 急性細気管支炎の胸部 X 線所見

肺内の含気量の増加を反映し，両肺野に透過性亢進がみられる．また，気管支周囲の浸潤影も認められる．

『標準小児科学 第 8 版』，p.392[2] より

二次性細菌感染も多く，これが疑われる場合には抗菌薬の投与を行います．

- 中枢性鎮咳薬，抗ヒスタミン薬，鎮静薬は有効である根拠がなく，喀痰排出の妨げになることから治療には用いない．
- 乳児には β 受容体が少ないので $β_2$ 刺激薬は無効．また，本症はアトピー性ではないのでステロイド薬も無効である．

One More Navi

急性細気管支炎は感染性喘息とも呼ばれるが，喘息と違いムチン分泌がない．ウイルスを駆除するために抗 RS ウイルス IgE 産生や好酸球浸潤がみられ，これが気管支収縮に関与している．

One More Navi

陥没呼吸

吸気時に胸壁の一部（肋間，季肋下，胸骨，鎖骨上窩など）が陥没する現象のこと．

One More Navi

乳児の細気管支は過敏に収縮しやすく，肺胞をつなぐ Kohn 孔がないため無気肺になりやすい（本質は壊死細胞による閉塞）．

One More Navi

空気とらえ込み現象

air trapping とも呼ばれ，気道内径が吸気時よりも呼気時に細くなることから，肺内の空気を完全に呼出できない状態のことを指す〔▶H-09〕．

国試出題症例
〔国試99-H23〕

- 3か月の乳児．咳嗽と呼吸困難とを主訴に来院した．3日前から鼻汁と咳とが続いていたが，発熱はなく元気はよかった．本日夕方から咳がひどくなりぜーぜーと苦しそうになってきた．体温 37.2℃．呼吸数 60/分．心拍数 140/分．陥没呼吸，鼻翼呼吸および口唇周囲のチアノーゼを認める．両側肺に著明な呼気性喘鳴を聴取する．心雑音は聴取しない．肝を右肋骨弓下に 2cm 触知する．経皮的酸素飽和度 92%．
⇒急性細気管支炎が疑われる．

J-12 肺炎

▶レファレンス
- ハリソン④：p.1846-1856
- 新臨内科⑨：p.5-8
- 標準小児⑧：p.392-397

One More Navi
肺炎と肺臓炎
肺実質（肺胞内腔）の炎症が主体であるものを肺炎，肺胞壁の炎症が主体であるものを肺臓炎と区別する（肺臓炎＝間質性肺炎）こともある．

One More Navi
細菌性と非定型肺炎の区別法
細菌性肺炎と非定型肺炎を区別する日本独自の項目として以下が用いられる．
①年齢60歳未満
②基礎疾患がないか，軽微
③頑固な咳がある
④胸部聴診上所見が乏しい
⑤痰がないか，迅速診断キットで原因菌が証明されない
⑥末梢血白血球<10,000/μL
上記①〜⑥のうち4項目以上は非定型肺炎（レジオネラ肺炎は含まないことに注意）の疑い．3項目以下は細菌性肺炎の疑い（感度80%，特異度90%）．
上記のほか，聴診所見で吸気開始から終了までに及ぶラ音は細菌性，吸気後期のラ音は非定型．CTで非定型は小葉中心性で気管支肥厚があるといった鑑別点もある．

One More Navi
βラクタム抗生物質
細菌の細胞壁合成酵素を阻害して溶菌を誘導する薬剤．ペニシリン系，セフェム系，カルバペネム系，ペネム系などの抗菌薬が含まれる．

肺炎 (pneumonia) とは，病原微生物によって生じる肺実質（ガス交換の場となる肺胞と肺胞上皮細胞）の急性炎症のことを指し，肺胞腔内に炎症性滲出物（好中球，フィブリン，マクロファージなどを含む）が認められます．
肺胞壁の炎症が主である間質性肺炎と区別し，肺胞性肺炎と呼ぶこともありますが，両者が混合している場合もあります．

Fig. 肺炎（肺胞性肺炎）と間質性肺炎

肺胞内腔
肺胞内腔に炎症性滲出物がみられる　**肺胞性肺炎**
肺胞壁の細胞浸潤と肥厚がみられる　**間質性肺炎**

J-13 分類

起炎菌を推定し，適切な治療や予後判定を行うため肺炎は次のように分類されることがあります．

▶病原微生物による分類

●細菌性肺炎

細菌による肺炎で，多くは原因菌が上気道→細気管支→肺胞と侵入し，肺炎が引きおこされます．呼吸器以外の化膿巣から血行性に菌が肺に到達して発症することもあります．一般に，患者は高熱や膿性痰を呈し，また，胸部X線像で肺葉全体に浸潤影を認めるなどの所見を呈します．
原因菌では肺炎球菌が最も多く，そのほかの代表的な原因菌としてインフルエンザ菌，*Moraxella catarrhalis*，黄色ブドウ球菌，緑膿菌，アシネトバクター属菌などがあげられます．

●非定型肺炎（異型肺炎）

細菌性肺炎に対してよく用いられるβラクタム抗生物質が無効で，細菌学的検査でGram染色されず，培養も困難な肺炎を非定型肺炎（異型肺炎）と呼びます．咳嗽が強く，喀痰があまり認められず比較的徐脈であるなど，細菌性肺炎とは異なる臨床像を呈し，血液検査でも白血球の増加が軽度にとどまります．
原因としては，ウイルス性，マイコプラズマ，クラミジアなどの非細菌性微生物やレジオネラ属菌への感染があげられ，流行歴，動物接触歴，旅行歴の確認を行います．

▶発症の場による分類

患者が肺炎を発症した場所は，原因菌を推定するうえで重要です．

●市中肺炎

日常生活の場で発症した肺炎を市中肺炎（community acquired pneumonia；CAP）と呼びます．

市中肺炎を引きおこす原因のうち，肺炎球菌は最も多く（60〜70％），インフルエンザ菌，マイコプラズマ，クラミジア，黄色ブドウ球菌，ウイルス性（インフルエンザウイルスなど），レジオネラ属菌などがこれに続きます．また，*Streptococcus milleri*（ストレプトコッカス ミレリ）グループや嫌気性菌などの口腔常在菌も起炎菌となることがあります．

●院内肺炎

院内肺炎（hospital acquired pneumonia；HAP）は，入院後48時間以上経過した後に発症した肺炎のことを指します．

原因は市中肺炎と異なり，緑膿菌，クレブシエラ属菌，エンテロバクター属菌，セラチア属菌，大腸菌などのグラム陰性桿菌が半数以上を占め，特に緑膿菌が最も多く分離されます．グラム陰性桿菌以外では，黄色ブドウ球菌が多くみられます．

Tab. 市中肺炎と院内肺炎の原因微生物

市中肺炎	院内感染
・肺炎球菌：60〜70% ・マイコプラズマ：10〜20% ・インフルエンザ菌：5〜15% ※マイコプラズマは比較的若年者に多く，高齢者では肺炎球菌やインフルエンザ菌による感染が多い．	・グラム陰性桿菌＞50% 　①緑膿菌 　②クレブシエラ属菌 　③エンテロバクター属菌　など ・黄色ブドウ球菌：20〜30% ・肺炎球菌：3〜10%

関連項目

▶人工呼吸器関連肺炎

院内肺炎のうち，人工呼吸器による管理を施行後48時間以上経過して発症した肺炎を人工呼吸器関連肺炎（ventilator associated pneumonia；VAP）と呼びます．人工呼吸を開始してから5日までに発症したものを早期，それ以降を晩期と呼び，晩期人工呼吸器関連肺炎は，緑膿菌，メチシリン耐性黄色ブドウ球菌（MRSA），多剤耐性グラム陰性菌などが起炎菌となることが多く，予後不良です．

▶炎症の広がりによる分類

●大葉性肺炎

大葉性肺炎（lobar pneumonia）とは，炎症が肺胞孔（Kohn小孔）▶A-10を介して隣接する肺胞に広がった典型的な肺炎像のことを指します．胸部X線像では，▶E-18 肺葉に一致する均一な浸潤影（consolidation）として描出され，浸潤影のなかに気管支が透亮されるエアブロンコグラムもみられます．炎症の範囲が急速に広がることが特徴で，肺炎球菌やクレブシエラ属菌による肺炎でみられます．

●気管支肺炎

気管支肺炎（bronchopneumonia）は小葉性肺炎（巣状肺炎）とも呼ばれ，炎症が肺小葉に限局した肺炎のことを指し，胸部X線上では陰影が肺区域の単位で広がる区域性陰影を呈します．

One More Navi

多くの菌は上気道でコロニーを形成して誤嚥によって下気道に侵入して気管支炎から肺炎へと進展する．例外はレジオネラ属菌や結核菌で，これらは上気道でコロニーを形成せずに直接下気道に感染する．

One More Navi

院内肺炎が48時間という潜伏期間をおいているのは，菌がコロニーを形成するのに48時間かかるため（培養でもそれくらいの時間がかかる）．しかし，入院後5日以内発症の肺炎の原因菌は市中肺炎と同じであることが多く，それ以降になると緑膿菌やMRSAがみられるようになる．

One More Navi

大葉性肺炎の身体所見では病変部の呼吸音減弱や打診での濁音があり，声音振盪が増強する（胸水や気管支閉塞では声音振盪は減弱する）．

Fig. 大葉性肺炎と気管支肺炎

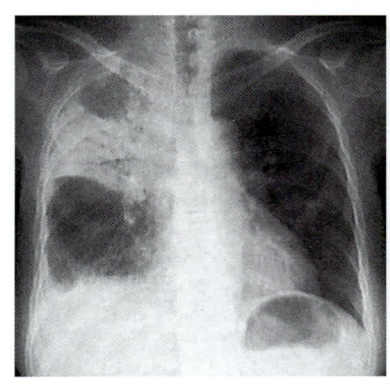

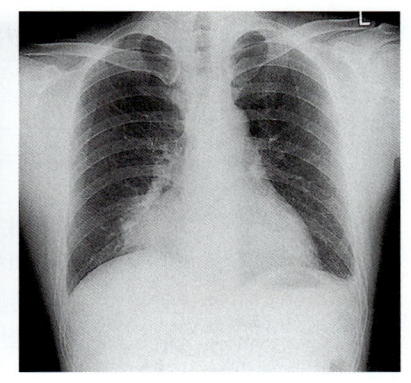

大葉性肺炎
右肺上葉に肺葉と一致する均一な浸潤影（consolidation）がみられる．

気管支肺炎
右2弓のシルエットサイン陽性で，右肺のS5の区域に一致した限局性の浸潤影がみられる．

『標準呼吸器病学』，p.156[13] より

J-14 診断

発熱，咳，痰などの急性呼吸器症状があり，身体所見で声音振盪の増強，打診上の濁音，聴診での気管支呼吸音の増強や断続性ラ音（coarse crackles）が聴かれます．身体診察は左右差にも注意して行います．

上記の所見に加え，胸部X線像で浸潤影が認められれば肺炎を疑い，重症度の判定，臓器障害の程度の把握，病原微生物の特定を行います．なお，外来で治療可能な軽症例では必ずしも原因菌の同定は必要ありませんが，集中治療室（ICU）への入院を要するような超重症例では血液培養まで必要となります．

Fig. 肺炎の診断

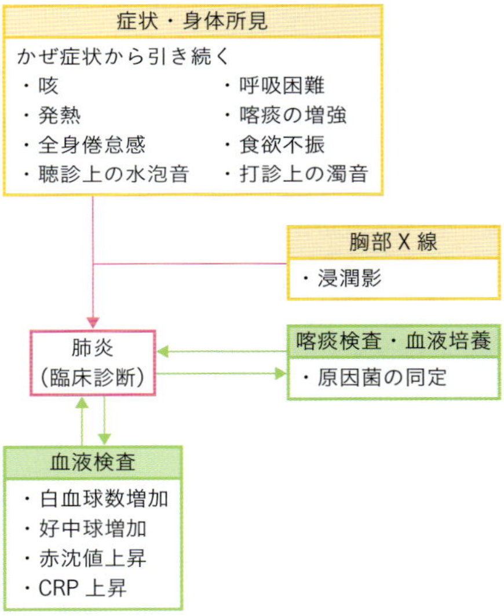

症状・身体所見
かぜ症状から引き続く
・咳　　　　・呼吸困難
・発熱　　　・喀痰の増強
・全身倦怠感・食欲不振
・聴診上の水泡音・打診上の濁音

胸部X線
・浸潤影

肺炎（臨床診断）

喀痰検査・血液培養
・原因菌の同定

血液検査
・白血球数増加
・好中球増加
・赤沈値上昇
・CRP上昇

▶一般検査

炎症マーカーである白血球数の増加，好中球の増加（核左方移動），赤沈値の上昇，CRPの上昇などを確認します．ただし，非定型肺炎では白血球数があまり増加しないことがあります．

白血球数の著明な増減（敗血症を伴うような重症の肺炎では白血球数はむしろ減少する），CRPやプロカルシトニンの著明な上昇，動脈血液ガス分析でのPaO_2の低下などの検査所見によって肺炎の重症度を把握します．

One More Navi
呼吸数の増加や胸痛が気管支炎などとの鑑別に重要．食欲低下，不活発，会話をしないなども肺炎を疑う．

One More Navi
大葉性肺炎では病変部の呼吸音減弱や打診での濁音を認め，声音振盪が増強する．一方，胸水や気管支閉塞では声音振盪は減弱する．

One More Navi
鑑別疾患
・非定型肺炎
・肺塞栓（肺梗塞）
・心不全
・急性呼吸促迫症候群（ARDS）
・間質性肺炎
・気管支肺胞癌

One More Navi
ウイルス感染ではインターフェロンγ産生によってプロカルシトニン産生は抑制される．しかし，重症細菌感染では著明に上昇する（正常0.05 ng/mL以下が0.5 ng/mL以上になる）．

Tab. 検査所見による肺炎の重症度判定

判定項目	軽症 3項目中2項目以上に該当	重症 3項目中2項目以上に該当
白血球	<10,000/μL	≧20,000/μLまたは<5,000 μL
CRP	<10 mg/dL	≧20 mg/dL
PaO_2	>70 mmHg	≦60 mmHg（SpO_2≦90%）

One More Navi
白血球数が5,000以下である場合（好中球が病巣で大量に消費されて減少）や20,000以上である場合（骨髄からの動員）は重症の肺炎と考える．

▶病原微生物の特定

●抗原検出キット

肺炎球菌性肺炎やレジオネラ肺炎では，尿中に排出される抗原を検出する簡易キットが診断に有用です．発症から3日以降で陽性となり，数か月間陽性の状態が続きます．軽症や中等症ではまず肺炎球菌の尿中抗原検査を行い，疑いがあればレジオネラ尿中抗原検査とインフルエンザ抗原検査を行います．

One More Navi
肺炎球菌やレジオネラ属菌は敗血症をおこしやすく，血液培養で菌が検出される確率が高い（肺炎球菌では検出率25%）．また，ともに尿中に菌体成分（抗原）が検出されやすい（感度80%）

●喀痰検査

喀痰の塗抹検査でグラム陽性菌か陰性菌か，球菌か桿菌かを判定し，培養検査も行って病原微生物を検出します．主に中等症〜重症の患者で検査を行います．

●血液培養

抗菌薬を用いる前に，厳重な無菌操作のもとで部位を変えて2か所以上の血管から採血して培養を行います．血液は本来無菌であるため，菌が検出されればそれが原因菌である可能性は極めて高いと考えられます．超重症では必須の検査です（血清検査を追加し，後で抗体価の上昇を確認できるように血清の保存もしておきます）．

▶重症度の指標

市中肺炎の重症度の指標として，A-DROPシステムが用いられます．

Fig. A-DROPシステム

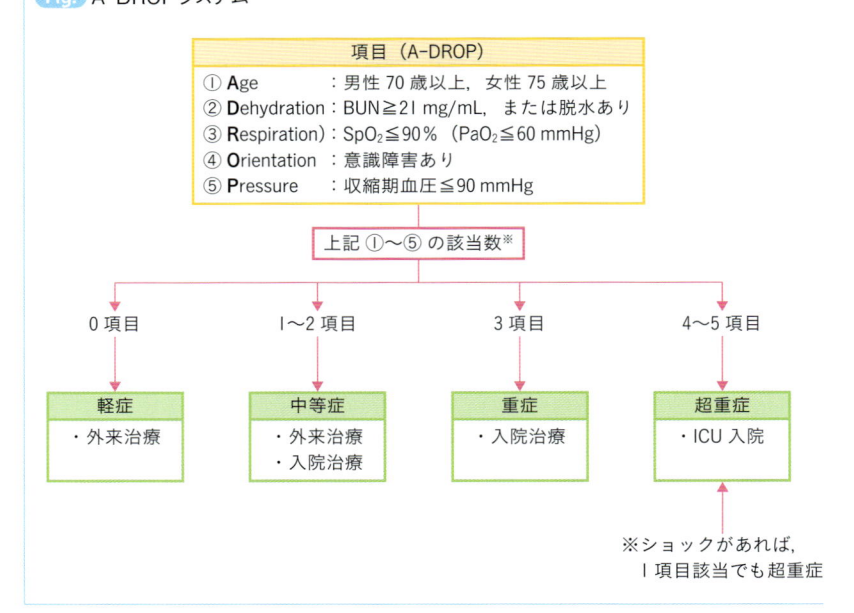

One More Navi

CURB-65
重症度評価にはCURB-65が用いられることもある
以下の項目に該当する場合を各1点とし，3点以上で死亡率が22%となるので入院治療が望ましい．
・Confusion：意識混濁
・Urea：BUN＞19 mg/dL
・Respiration：呼吸数＞30/分
・BP：血圧＜ 90/60 mmHg
・年齢：65歳以上

One More Navi
脱水があると近位尿細管での尿素の再吸収が亢進するためBUNが上昇する．またBUN/血清Cr＞20になる．なおBUN/血清Cr＞30では消化管出血も疑う（腸でヘモグロビンが分解，吸収されて肝臓で老廃物の尿素になる）．

項目（A-DROP）
① **A**ge　　　　　：男性70歳以上，女性75歳以上
② **D**ehydration：BUN≧21 mg/mL，または脱水あり
③ **R**espiration）：SpO_2≦90%（PaO_2≦60 mmHg）
④ **O**rientation：意識障害あり
⑤ **P**ressure　　：収縮期血圧≦90 mmHg

上記①〜⑤の該当数※

0項目	1〜2項目	3項目	4〜5項目
軽症 ・外来治療	中等症 ・外来治療 ・入院治療	重症 ・入院治療	超重症 ・ICU入院

※ショックがあれば，1項目該当でも超重症

J-15 治療

▶市中肺炎の治療

上述のA-DROPシステムに加えて，合併症や基礎疾患の有無，経口摂取が可能であるか，低血圧，頻呼吸，頻脈の有無などから総合的に重症度を判定し，外来で治療するか，入院治療とするかを判断します．一般的に，外来治療では経口抗菌薬を用い，入院治療では抗菌薬の点滴静注を行います．

●一般的治療

安静を保ち，栄養補給，補液による電解質バランスの維持，脱水症状の是正を行います．また，低酸素血症を呈する場合には酸素投与を検討します．

●抗菌薬の投与

原因菌が特定されている場合は，原因菌に有効で肺への移行性が高い抗菌薬を用いることが基本です．

一方，原因菌が不明な場合や緊急の治療が必要な場合〔発症後6時間以内（診断後4時間以内）に治療を開始すると予後が改善される〕には，臨床症状や検査結果に基づいて最も可能性が高いと考えられる原因菌に対する抗菌薬を投与するエンピリック治療（経験的治療；empiric therapy）を行います．

- 細菌性肺炎を疑う場合：初期治療としてペニシリン系やセフェム系の抗菌薬を用います．市中肺炎の原因は肺炎球菌が最多であることから，ペニシリン系抗菌薬が第1選択となります．
- 非定型肺炎を疑う場合：マイコプラズマ，クラミジア，レジオネラなどによる非定型肺炎を疑う場合には，マクロライド系やテトラサイクリン系，ニューキノロン系の抗菌薬を用います（βラクタム抗生物質は無効）．

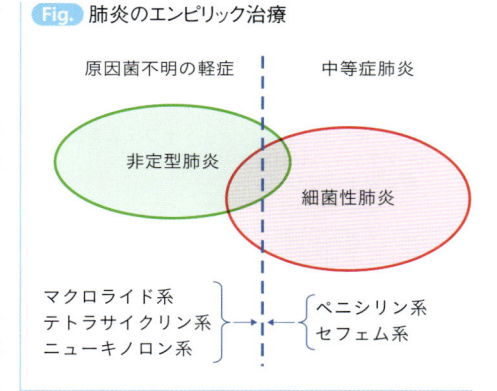

Fig. 肺炎のエンピリック治療

原因菌不明の軽症 ／ 中等症肺炎
非定型肺炎 — マクロライド系／テトラサイクリン系／ニューキノロン系
細菌性肺炎 — ペニシリン系／セフェム系

●低濃度の抗菌薬を使用し続けると耐性菌が出現するので注意する．

▶院内肺炎の治療

●重症度に応じた薬剤の選択

重症度に応じて選択薬を変えます．第1選択薬の1種類での治療が原則です．

- 軽症：肺炎球菌，インフルエンザ菌，クレブシエラ属菌などを標的とし，ペニシリン系やセフェム系の抗菌薬を用います．
- 中等症：緑膿菌などのグラム陰性桿菌を標的とし，第3世代セフェム系やカルバペネム系抗菌薬を用います．
- 重症：βラクタム抗生物質に加えて，アミノ配糖体系抗菌薬の併用療法を開始し，原因菌が判明し次第，有効な抗菌薬に絞り込んで治療します．

●レジオネラ肺炎が疑われる場合は，外来治療ではなく，入院でニューキノロン系抗菌薬を点滴静注する．

One More Navi

重要な基礎疾患には以下のものがある．
- 慢性閉塞性肺疾患（COPD）
- 糖尿病
- 腎不全
- 心不全
- 悪性腫瘍
- ステロイド
- アルコール中毒

One More Navi

次にあげる特殊な状況下での感染については，以下の原因菌も考慮に入れて治療を行う．
- インフルエンザ流行時：肺炎球菌，インフルエンザ菌
- 大酒家：クレブシエラ属菌
- 脳血管障害，誤嚥性肺炎：嫌気性菌，口腔内連鎖球菌
- 温泉旅行：レジオネラ属菌
- 鳥類との接触：オウム病クラミジア
- 妊娠中・産褥期ネコとの接触：Q熱コクシエラ
- 長期ステロイド服用者：ニューモシスチス，結核菌（血痰）

One More Navi

empiricの「em」はen（中へ）の意．「pir」はexperience（経験），experiment（実験）のper（試すこと）が変化したもので，以上からempiricという語は「理論なしに試す」ことを意味する．

One More Navi

アミノ配糖体系抗菌薬

細菌のリボソームに結合して蛋白質の合成を阻害する薬剤．肺への移行はわるく，嫌気性菌には無効．

One More Navi
抗菌薬投与終了の目安
以下がみられる場合には抗菌薬投与の終了を考える．
① 解熱（37℃以下）
② 白血球数の正常化
③ CRPが最高値の30%以下
④ 胸部X線像の明らかな改善

▶予後

3日以内に改善すれば1週間で退院できます．主な症状は14日くらいで軽快しますが，完全に回復するまでには1か月ほど要します．一方，臨床症状が安定するのに3日以上かかった場合，再入院や死亡のリスクが高まります．

肺炎球菌ワクチンは，肺炎に伴う髄膜炎や敗血症の予防に効果があり，インフルエンザワクチンの併用で効果が高まるため，入院中に接種するようにします．

Assist Navi　抗菌薬選択の流れ

外来治療（軽症〜中等症）
・肺炎球菌尿中抗原検査〔必要に応じて〕
・インフルエンザ抗原検査
・レジオネラ尿中抗原検査

入院治療（中等症〜重症）
・肺炎球菌尿中抗原検査
・レジオネラ尿中抗原検査〔必要に応じて〕
・インフルエンザ抗原検査
・喀痰検査（Gram染色，培養検査）

→ 原因菌不明 ／ 原因菌推定（下表参照）

細菌性肺炎の疑い
【外来治療】
・広域ペニシリン（アモキシシリン）
・βラクタマーゼ阻害薬配合ペニシリン
【入院治療】
・ペニシリン系注射液
・セフェム系注射液

非定型肺炎の疑い
【外来治療】
・マクロライド系
・テトラサイクリン系
・ニューキノロン系（65歳以上）（レスピラトリーキノロン）
【入院治療】
・テトラサイクリン系注射液（ミノサイクリン）
・マクロライド系注射液
・ニューキノロン系注射液

原因菌	抗菌薬	ペニシリン系	βラクタマーゼ阻害薬配合ペニシリン	セフェム系	カルバペネム系	ペネム系	マクロライド系	ニューキノロン系	リンコマイシン系	グリコペプチド系	アミノ配糖体系
肺炎球菌 ▶J-17	外来治療	○				○		＊1			
	入院治療	○		④						＊2	
インフルエンザ菌 ▶J-18	外来治療		○	②③							
	入院治療	＊3	○	②③④							
Moraxella catarrhalis ▶J-19	外来治療		○	②③			○				
	入院治療		○	②③							
黄色ブドウ球菌 ▶J-20	外来治療		○								
	入院治療	＊4	○	①②④						○	
緑膿菌 ▶J-21	外来治療							○			
	入院治療	○		③④	○			○			○
嫌気性菌 ▶J-22	外来治療	○	○			○					
	入院治療	○		③	○				＊5		
クレブシエラ属菌 ▶J-23	外来治療			②③				○			
	入院治療		○	②③④				○			
レジオネラ菌 ▶J-29	外来治療						○	○			
	入院治療						○	○			

・セフェム系の丸数字は世代を表す．
・慢性呼吸器疾患やペニシリンアレルギーではレスピラトリーキノロンを使う．
・緑膿菌の入院治療のペニシリン系／セフェム系抗菌薬は抗緑膿菌用．
・レジオネラ肺炎にはリファンピシンも有効（入院時にマクロライド系と併用）．

＊1：レスピラトリーキノロン　＊2：バンコマイシン　＊3：アンピシリン　＊4：ペニシリナーゼ耐性ペニシリン
＊5：クリンダマイシン

J-16 細菌性肺炎の原因菌

▶レファレンス
- ハリソン④：p.1846-1856
- 新臨内科⑨：p.13-15
- 標準小児⑧：p.393-397

J-17 肺炎球菌

Fig. 肺炎球菌肺炎の所見

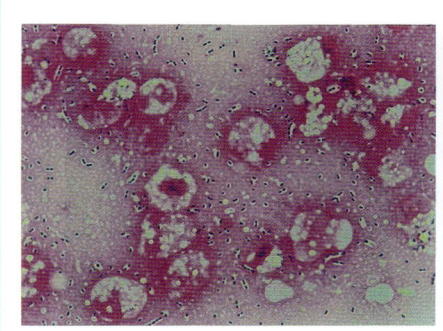

喀痰の Gram 染色
青色に染色された双球菌（グラム陽性双球菌）が認められる．
〔国試 101-H19〕

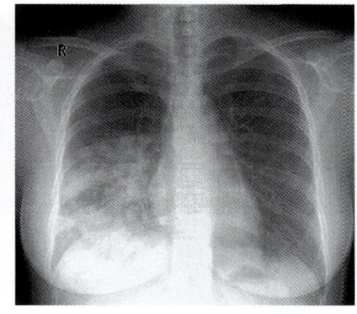

胸部 X 線所見
右下肺野に浸潤影（consolidation）を認め，横隔膜の一部がシルエットサイン陽性となっている（境界陰影が消失）．
〔国試 104-F28～29〕

病態 肺炎球菌（*Streptococcus pneumoniae*／ストレプトコッカス ニューモニエ）はかつて肺炎双球菌（縦長でランセット型）と呼ばれていたグラム陽性球菌で，市中肺炎を引きおこす原因菌として最多です．肺炎球菌は，菌体表面の莢膜（多糖体）の違いにより，93種類に分類されます．

2歳以下の乳幼児や高齢者，脾臓摘出（脾摘）後の患者，基礎疾患（糖尿病，心不全，慢性呼吸不全など）を有する患者では重症化しやすく，注意を要します．

発症機序 喫煙やアレルギーなどで気道上皮細胞が傷害されると気道の防御機構が障害され，肺炎球菌が細気管支や肺胞に吸入されやすくなります．また，ウイルス感染では放出されたサイトカインの働きで肺胞上皮細胞に肺炎球菌が吸着しやすい受容体（PAF 受容体）が発現し，肺炎球菌はこれに結合してコロニーを形成し，肺胞壁を浸潤します．

肺炎球菌は毒を産生しませんが，増殖による組織破壊によって強い炎症を引きおこします．また，細胞壁から強力なサイトカイン誘導物質を放出するため，補体系が活性化し，炎症性サイトカインが産生されます．これにより，毛細血管から好中球が遊走しますが，肺炎球菌は莢膜をもっているため好中球やマクロファージに貪食されずに増殖を続け，肺炎を引きおこします．

診断 錆色の喀痰を認めることがあります．塗抹検査でグラム陽性双球菌がみられ，これが好中球に取り込まれている様子（貪食像）を確認できれば肺炎球菌と確定診断できます．なお，肺炎の血液培養での検出率は 10% 程度であるため，喀痰検査で肺炎球菌が検出できない場合，確定診断は困難です．

胸部 X 線では大葉性肺炎像（あるいは気管支肺炎像）を呈し，40% の症例で胸水の貯留がみられます．空洞形成は稀です．

また，尿中抗原検出キットによる迅速診断が可能で，検査の感受性は 70%，特異性は 96% です．

治療 肺炎球菌の 90% はマクロライド耐性を有しているため，ペニシリン系抗菌薬で治療します．セフェム系も有効ですが，気道への移行が少なく，1種類のペニ

One More Navi
脾臓のマクロファージが血中の肺炎球菌を除去する．

One More Navi
肺炎球菌はグラム陽性菌なのでエンドトキシンのような毒素を産生することはない．ただし，自己融解酵素（オートリシン）によって髄膜炎のようなショックや出血斑を引きおこす場合がある．

One More Navi
小児では病原菌（キャリア）が咽頭にいることが多く，尿中抗原検査の特異性が低下する．

One More Navi

肺炎球菌にβラクタマーゼ産生菌は存在しないため，基本的にβラクタム抗生物質は有効．

シリン結合蛋白にしか結合できないことから耐性が獲得されやすい欠点があります．

なお，肺炎球菌の半数はペニシリン耐性株で，ペニシリン系，セフェム系抗菌薬に耐性を示しますが，ペニシリン系抗菌薬の高用量投与，カルバペネム系やレスピラトリーキノロン系抗菌薬の投与で治療可能です．

国試出題症例
〔国試101-H19〕

- 64歳の男性．発熱，咳および痰が4日前に出現し，市販の感冒薬を服用したが改善しないことを主訴に来院した．体温39.2℃．呼吸数30/分．脈拍108/分，整．血圧100/86 mmHg．胸部では右背部でcoarse cracklesを聴取する．胸部X線写真で右中肺野に浸潤影を認める．喀痰のGram染色標本は前掲のとおり．

⇒ Gram染色標本からグラム陽性双球菌である肺炎球菌感染が疑われる．

関連項目

▶肺炎球菌ワクチン

肺炎球菌ワクチンには成人用と小児用とがあり，成人用は23種類の血清型に対応した23価肺炎球菌莢膜血清型ポリサッカライドワクチンで，これにより症例の8割をカバーできます．肺炎の予防効果は特異抗体が持続する5年間です．

一方，小児用は13価の肺炎球菌結合型ワクチン（無毒性変異ジフテリア毒素結合体）で，細菌性髄膜炎を予防する目的で9歳以下の小児に接種されます．

J-18 インフルエンザ菌

病態 インフルエンザ菌（*Haemophilus influenzae*）はグラム陰性の短桿菌で，ウイルス感染を契機とした二次性肺炎の原因となることが多く，市中肺炎の約5〜15%を占める原因菌です．

小児では髄膜炎や咽頭蓋炎，中耳炎をおこす原因ともなります．

診断 胸部X線で気管支肺炎像を呈しますが，大葉性肺炎像は稀です．

Fig. インフルエンザ菌の塗抹標本

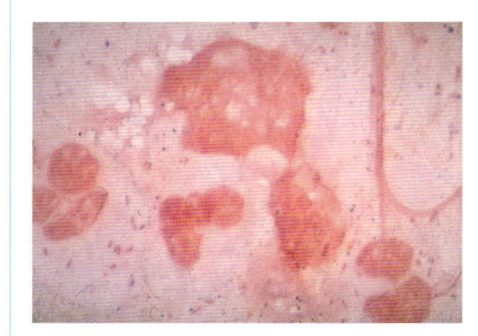

Gram染色で赤く染まる桿菌（グラム陰性桿菌）がみられる．

『新臨床内科学 第9版』，p7[14] より

One More Navi

インフルエンザ菌は小さく，染色されにくいため，見落としやすい．

治療 βラクタマーゼ非産生菌に対しては広域ペニシリン（アンピシリン；ABPC）で治療しますが，βラクタマーゼ産生菌（BLPAR）の場合は，βラクタマーゼ阻害薬配合ペニシリン（アモキシシリン・クラブラン酸合剤）で治療を行います．

一方，近年ではABPCに耐性をもつβラクタマーゼ非産生アンピシリン耐性菌（BLNAR）が増加しており，これらに対しては第2，第3世代のセフェム系抗菌薬を用いて治療を行います．

関連項目

▶ **Hib ワクチン**

インフルエンザ菌は莢膜非保有株と莢膜保有株とが存在し，後者は血清型でa〜fの6型に分類されます．このうち莢膜保有株のb型（*H. influenzae* type b；Hib）は小児で化膿性髄膜炎をおこしやすく，この予防にHibワクチンが導入されています．

なお，莢膜非保有株は健康な乳幼児の上気道（咽頭，鼻腔）に常在しています．

J-19 *Moraxella catarrhalis*

病態 *Moraxella catarrhalis*（モラクセラカタラーリス）は，グラム陰性双球菌（腎臓の形）で，健康人で原発性肺炎を引きおこすことは稀ですが，慢性閉塞性肺疾患（COPD）や腎不全，脳血管障害など基礎疾患をもつ患者や喫煙者で市中肺炎の原因となります．特に，COPDの急性増悪時によく原因菌となります．

診断 胸部X線で気管支肺炎像を呈し，免疫不全例では大葉性肺炎像を呈す場合もあります．

治療 多くはβラクタマーゼ産生菌なので，βラクタマーゼ阻害薬配合ペニシリンで治療します．

Fig. *Moraxella catarrhalis*の塗抹標本

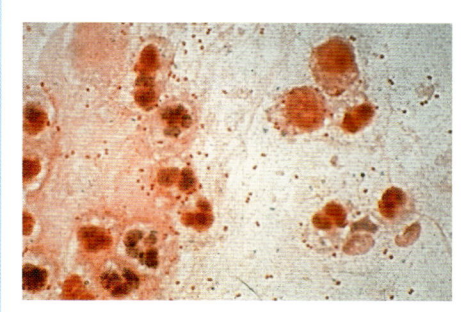

Gram染色で赤く染まる双球菌（グラム陰性双球菌）がみられる．
『新臨床内科学 第9版』，p7[4]より

One More Navi
スイスの眼科医 Morax に由来する．*Moraxella lacunata* は眼球結膜炎の起因菌．緑膿菌の Pseudomonas（シュードモナス）目に分類され，β-ラクタマーゼ産生菌がほとんど．

J-20 黄色ブドウ球菌

病態 黄色ブドウ球菌（スタフィロコッカス アウレウス）（*Staphylococcus aureus*）は，ブドウの房状の形態をとるグラム陽性球菌で，気管支肺炎を引きおこす原因となります．市中肺炎，院内肺炎のいずれの原因菌でもあり，市中肺炎では重症化しやすく，肺組織を破壊して肺化膿症や膿胸に移行することがあります．

種々の抗菌薬に耐性を示すことが特徴で，ペニシリンの分解酵素（ペニシリナーゼ）を産生できるペニシリン耐性黄色ブドウ球菌が85〜95％を占めます．これに対して分解酵素の影響を受けないペニシリン系抗菌薬（メチシリン）が開発されましたが，すぐにメチシリン耐性黄色ブドウ球菌（MRSA）が出現し，さらにこれが多剤耐性化して治療を困難にしています．

MRSAは院内肺炎の原因菌として重要ですが，近年では市中肺炎に占める

Fig. 黄色ブドウ球菌の塗抹標本

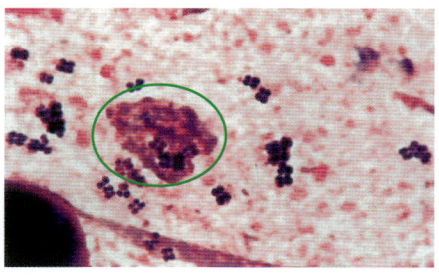

Gram染色で青く染まるブドウの房状の球菌（グラム陽性球菌）がみられ，白血球による貪食像も確認できる（緑の○）．
〔国試97-A57〕

One More Navi
aureus は「黄金の」の意味．金の元素記号である Au（Aurum）やオーロラ（Aurora）と同じ語源．

MRSAの割合も増加傾向にあります．現在，国内の黄色ブドウ球菌の50〜70%がMRSAです．

診断 胸部X線で気管支肺炎像を呈します．血行性に炎症が広がり，多発性陰影となることもあります．

治療 通常の黄色ブドウ球菌に対しては，ペニシリナーゼ耐性ペニシリン（ナフシリン，オキサシリン），βラクタマーゼ阻害薬配合ペニシリン，第1，第2，第4世代セフェム系抗菌薬などが有効です．

一方，MRSAに対してはグリコペプチド系抗菌薬（バンコマイシン，テイコプラニン）やリネゾリドが使われます．バンコマイシンに対して耐性を示すもの（VRSA）にはリネゾリドのみが有効です．

> **One More Navi**
> 英国と米国でも日本と同様にMRSAが高率で検出されるが，デンマークやオランダでは数％と低い．これは患者と医療関係者からMRSA保菌者を見つけているため．日本にはまだ少ない市中感染型MRSA（community acquired MRSA；CA-MRSA）は院内感染のMRSAと異なり，ミノサイクリンやST合剤，クリンダマイシンが有効．

国試出題症例
〔国試97-A57〕

- 68歳の男性．脳梗塞で入院中に発熱と咳嗽とが出現した．膿性痰を認め，右上肺野にcoarse crackles〈水泡音〉を聴取する．体温38.9℃，呼吸数20/分．脈拍96/分，整．血液所見：白血球13,600（好中球86%，単球2%，リンパ球12%）．喀痰のGram染色像は前掲のとおり．
⇒臨床所見，検査所見から細菌性肺炎（誤嚥性肺炎）が疑われ，Gram染色像でブドウの房状のグラム陽性球菌を認めることから，黄色ブドウ球菌感染が疑われる．

J-21 緑膿菌

病態 緑膿菌（*Pseudomonas aeruginosa*）は腸内細菌の一種のグラム陰性桿菌で，健康人に感染することはほとんどありませんが，免疫力が低下した人で感染（日和見感染）を引きおこします．院内肺炎の原因菌として頻度が高く重要です．

粘液物質（ムコイド）を産生して薄層状のバイオフィルムを形成するものは消毒薬や抗生物質に対する抵抗力が強く，また，抗菌薬の不活性化酵素を産生したり，リボソームなどの標的部位を変化させたりするなどして，薬剤に対して容易に耐性化することも特徴です．

Fig. 緑膿菌の塗抹標本

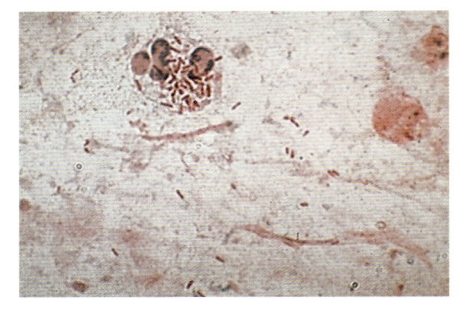

Gram染色で赤く染まる桿菌（グラム陰性桿菌）がみられる．
『新臨床内科学　第9版』，p7[4] より

診断 胸部X線では多くが気管支肺炎像を呈しますが，大葉性肺炎となることもあります．また，しばしば肺組織を破壊して出血性壊死を招き，空洞を呈することもあります．胸膜炎を合併することもあります．

治療 緑膿菌感染症の治療に有効な抗菌薬は3系統（カルバペネム系，アミノ配糖体系，ニューキノロン系）あり，薬剤感受性試験の結果に基づいて抗菌薬を選択します．しかし，これら3系統の抗菌薬に同時に耐性を示す多剤耐性緑膿菌（MDRP）も出現しており，これに対して現時点で有効な抗菌薬はありません．

> **One More Navi**
> 90%の緑膿菌が分泌するエキソトキシンA（外毒素A）は，ジフテリア毒素と同じく蛋白質合成を不可逆的に阻害する．

J-22 嫌気性菌

病態 嫌気性菌（anaerobic bacterium）は，酸素が存在しないところで増殖する細菌の総称で，ヒトの口腔内に常在し，よく誤嚥性肺炎の原因となります．

診断 感染すると悪臭を伴う喀痰や膿性痰がみられますが，嫌気性菌は酸素に触れると死滅するため，喀痰の培養検査では口腔内常在菌が混入しやすく，同定は困難です．

重症例では胸部X線で空洞を伴う肺膿瘍や膿胸を呈することがあります．

治療 ペニシリン系抗菌薬が第Ⅰ選択です．βラクタマーゼ産生株に対しては，βラクタマーゼ阻害薬配合ペニシリンを用います．また，カルバペネム系，第3世代セフェム系，クリンダマイシンも有効ですが，アミノ配糖体系抗菌薬は無効です．

> **One More Navi**
> 誤嚥性肺臓炎（Mendelson症候群）は胃液を誤嚥して化学的に引きおこされるので，本来は無菌性炎症だが，インテグリンなどが気道に発現して菌が付着しやすくなると，ここで嫌気性菌などの常在菌が増殖し，重症化（死亡）しやすくなる．

J-23 その他の原因菌

▶アシネトバクター属菌

アシネトバクター（*Acinetobacter*）属菌は，腸内細菌の一種のグラム陰性桿菌で，乾燥に強く健康な人の皮膚にも存在することがあります．日和見感染による院内肺炎（特に人工呼吸器関連肺炎）をおこします．

他のDNA断片を自身のDNAに組み込む機構をもっており，変異をおこしやすく，多剤耐性になりやすい特徴があります．

> **One More Navi**
> *Acinetobacter* は緑膿菌と違い鞭毛がなく，動くことができない（a＋kine＝acine）ところから命名．土壌，河川水など自然環境中からしばしば分離される環境菌で，衣類，寝具，人工呼吸器，流し場，ドアノブなどに長期生存するので院内感染対策が困難．

▶クレブシエラ属菌（肺炎桿菌）

肺炎桿菌（*Klebsiella pneumoniae*）は，腸内細菌の一種のグラム陰性桿菌で，アルコールの多飲者，糖尿病や悪性腫瘍などの基礎疾患を有する患者などでよく肺炎を引きおこします．感染すると粘稠性が高い糸を引く痰が認められ，病状の進行が速く，膿胸や胸膜炎を伴うこともあります．

治療には一般的に第2世代以降のセフェム系やβラクタマーゼ阻害薬配合ペニシリンが用いられます．

J-24 誤嚥性肺炎

▶レファレンス
・ハリソン④：p.1160-1161
・新臨内科⑨：p.60-62

病態 誤嚥性肺炎（aspiration pneumonia）は，唾液などの口腔・咽頭の分泌物や摂取した水分・食物，または胃逆流物を下気道に吸引した場合に引きおこされる肺炎のことを指します．高齢者や脳血管障害の患者に発生しやすく，高齢者がかかる肺炎の70％以上が誤嚥性肺炎です．

なお，気管支の解剖学的特徴から誤嚥性肺炎は右下肺野におこりやすく，肺区域でS^{1+2}，S^2，S^6，S^{10}が好発部位となります．

発症機序 高齢者は加齢に伴う唾液分泌量の低下や基礎疾患の存在などによって，口腔・咽頭，胃内の細菌叢が変化し，病原性細菌が繁殖しやすい傾向にあります．これらを含む口腔・咽頭の分泌物を少量ずつ繰り返し誤嚥し続ける（不顕性誤嚥）ことによって細菌が肺に入り，やがて肺の細菌処理能力を超えて肺炎が引きおこされます．

不顕性誤嚥を繰り返す患者では，喉頭・咽頭粘膜に存在し，咳嗽反射や嚥下反

射に関与する神経伝達物質（<u>サブスタンスP</u>）の減少が指摘されています．さらに，<u>脳血管障害患者（特に大脳基底核領域の脳梗塞患者）</u>では，ドパミン作動性神経の機能が低下して夜間就寝中の咳嗽反射や嚥下反射が著しく低下することがわかっており，これが喉頭・咽頭の分泌物の貯留を招き，不顕性誤嚥を増加させ，肺炎の発症率が高まると考えられています．

Fig. 高齢者（脳梗塞患者）と誤嚥性肺炎

大脳基底核の脳梗塞
ドパミン↓
嚥下反射↓
咳嗽反射↓
サブスタンスP↓
迷走神経
誤嚥性肺炎

One More Navi
高齢者では，夜間就寝時に30分以上嚥下がなされない時間が生じることがある．この間，喉頭・咽頭に溜まった分泌物が不顕性誤嚥の原因となる（市中肺炎もおこしやすい）．

One More Navi
口腔内常在菌は嫌気性菌が主で好気性菌はその1/100なので，誤嚥性肺炎の原因菌同定は喀痰培養では困難．好気性菌では黄色ブドウ球菌が多く，次いでクレブジエラ，エンテロバクター，肺炎球菌，緑膿菌などが原因菌となる．

One More Navi
嚥下機能の評価
嚥下機能評価では次のような検査が行われる．
・反復唾液嚥下テスト
・水飲みテスト
・フードテスト
・嚥下造影検査
・嚥下内視鏡検査

One More Navi
ACE阻害薬ではキニンだけでなくサブスタンスPの分解も抑制されるので予防に有効．

〔**原因**〕発症機序から，通常の肺炎の原因菌（肺炎球菌，インフルエンザ菌，黄色ブドウ球菌など）に加えて，<u>口腔や胃内の嫌気性菌や腸内細菌が原因</u>となります．

〔**治療**〕不顕性誤嚥による肺炎では，嫌気性菌やグラム陰性桿菌の関与が考えられますが，通常は原因菌の同定が困難であるため，エンピリック治療（経験的治療）としてβラクタマーゼ阻害薬配合ペニシリン，またはカルバペネム系，あるいは第3世代セフェム系抗菌薬とクリンダマイシンを用いて治療を行います．

●誤嚥を繰り返す場合には胃瘻造設や気管食道剥離術が検討されるが，いずれも誤嚥を防ぎきることはできない．
●下部食道括約筋を弛緩させるCa拮抗薬，テオフィリン，ベンゾジアゼピン系薬の投与は胃内容物の逆流をおこしやすくする．
●人工呼吸管理を行う際には，患者を仰臥位にすると誤嚥がおこりやすいので，セミファウラー位（上半身を30°挙上）が推奨される．

〔**予防**〕<u>口腔ケア（歯磨き，うがい）や咳反射を亢進させるACE阻害薬の投与</u>は発症リスクを低下させます．また，大脳基底核領域の脳梗塞患者ではドパミンが低下して嚥下反射が弱まることから，抗パーキンソン病薬の投与が予防に有効です．

〔**予後**〕基礎疾患をもつ高齢者では，肺炎の再発を繰り返しやすく，耐性菌の出現や遷延性の増悪から肺膿瘍，さらには膿胸をきたすこともあるなど，予後はよくありません．

国試出題症例
〔国試105-G46〕

● <u>82歳の男性</u>．胸痛を主訴に来院した10日前から右側胸部の痛みを自覚していたが，3日前から発熱が出現したため受診した．最近，<u>食事中にむせることが時々ある</u>．<u>1年前に脳梗塞の既往がある</u>．意識は清明．身長157 cm，体重46 kg．体温38.2℃．呼吸数24/分．脈拍124/分，整．血圧110/66 mmHg．心音に異常を認めない．<u>呼吸音は右下肺野で減弱している</u>．<u>白血球16,500</u>（桿状核好中球4%，分葉核好中球86%，単球5%，リンパ球5%）．CRP 19.2 mg/dL．<u>胸部X線写真で右下肺野に浸潤影を認める</u>．
⇒<u>誤嚥性肺炎</u>を疑い，嚥下機能評価を行う．

関連項目

▶**Mendelson 症候群**

Mendelson 症候群（誤嚥性肺臓炎）は胃逆流物の誤嚥によって引きおこされる肺炎で、酸性度の高い胃液（pH＜2.5）を大量（20 mL 以上）かつ急速に肺に吸引することで2時間以内に化学的に誘発されます．薬物中毒などによる意識障害時の嘔吐でおこりやすく，全身麻酔時にも0.03％の症例でおこります．

呼吸困難，泡沫状の喀痰，頻脈，チアノーゼ，喘鳴，発熱などの症状が急激に出現するのが特徴で，低酸素血症の是正や循環動態の安定化などを目標に治療します（化学性肺炎なので抗菌薬は必須ではない）．治療困難なことも多く予後不良です．

J-25 肺化膿症（肺膿瘍）・膿胸

▶**レファレンス**
・ハリソン④：p.1161
　　　　　：p.1858-1860
・新臨内科⑨：p.8-10

One More Navi
肺結核による膿瘍は乾酪壊死が主体であり，肺化膿症とは区別される．

One More Navi
肺炎では肺組織の構造が保たれており，治癒するとほぼ正常の状態に戻る．しかし，肺化膿症では肺組織が破壊されるため，治癒後も肺嚢胞が残存しやすい．

One More Navi
肺膿瘍は葉間胸膜をまたがることは稀で，1個のことが多い．一方，壊死性肺炎では多房性で辺縁がスムーズでない．

One More Navi
歯周病の合併が多く，口腔内の診察と口腔ケアも重要．逆に歯のない患者では肺癌を疑う．

病態 肺化膿症（pulmonary suppuration）は，細菌性肺炎に伴う肺実質の化膿性炎症によって肺組織が破壊され，組織壊死から肺膿瘍（lung abscess）や空洞（cavity）を生じた状態を指します．空洞は壊死性物質が気管支に自然排泄された後の空間で，液体（膿）が貯留しやすく，胸部X線像で空洞内に液面がみられる鏡面形成（ニボー）を呈します．気管の解剖学的構造から右肺（S^2，S^6）に好発します．

一方，膿胸（empyema，pyothorax）は，化膿性炎症が臓側胸膜にまで及び，胸腔に膿性滲出液が貯留した状態（膿性胸水）を指し，肺化膿症から波及して引きおこされることもあります．

Fig. 肺化膿症と膿胸

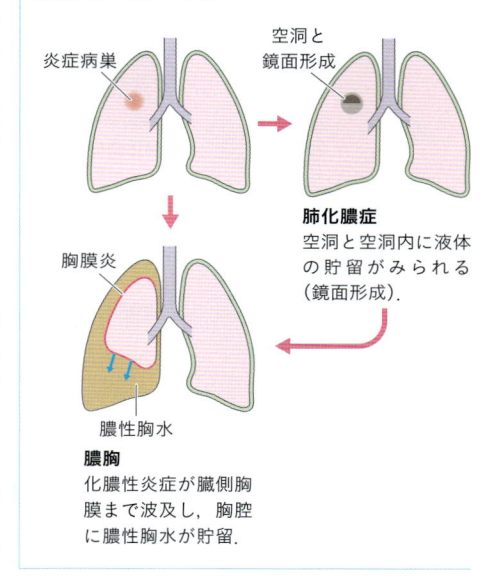

肺化膿症
空洞と空洞内に液体の貯留がみられる（鏡面形成）．

膿胸
化膿性炎症が臓側胸膜まで波及し，胸腔に膿性胸水が貯留．

原因 肺化膿症の原因となる病態には，誤嚥性肺炎，気管支拡張症，肺癌による気道閉塞，肺炎の重症・慢性化，肺癌手術後，歯科治療後，歯周病などがあげられ，嚥下障害（脳血管障害），大酒家（アルコール依存症），糖尿病，免疫低下を有する患者によくおこります．

原因菌は誤嚥性肺炎の起炎菌に類似して，嫌気性菌が多く，同定が困難です．このほかには黄色ブドウ球菌，緑膿菌，大腸菌，クレブシエラ属菌などで，通常は嫌気性菌と好気性菌の混合感染です．また，稀に尿路・胆道感染や皮膚・心内膜炎（三尖弁の疣贅）の感染，血管内カテーテル留置，肺外膿瘍から肺に血行性感染することもあります（多発性に散布される肺化膿症）．

一方，膿胸は横隔膜下の感染巣（横隔膜下膿瘍，肝膿瘍）からの波及や食道穿孔も原因になります（胸水アミラーゼや糖が高い）．

症状・身体所見 悪寒を伴う高熱，咳（ときに喀血），空洞形成時には膿性痰がみられます．嫌気性菌感染では腐敗臭痰が特徴です．病変が胸膜に達すると胸

195

痛を呈することがあり，さらに進行すると体重減少，倦怠感，呼吸困難などが出現することもあります．
聴診所見では，病巣部位での濁音とヤギ音を伴う気管支呼吸音が聴かれます．

🟢 診断

- **胸部X線像**：肺化膿症では 空洞形成や空洞内の鏡面形成（ニボー）を認めます．膿胸では 胸腔に胸水貯留像がみられます．

Fig. 肺化膿症と膿胸の胸部X線所見

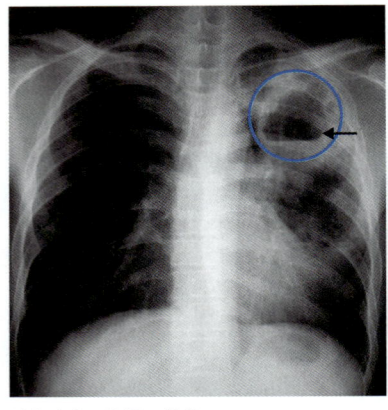

肺化膿症の胸部X線像
左上肺野に空洞と空洞内の液体貯留（ニボー；矢印）を認める．
『medicina』40巻13号，p.2060，2003[15] より

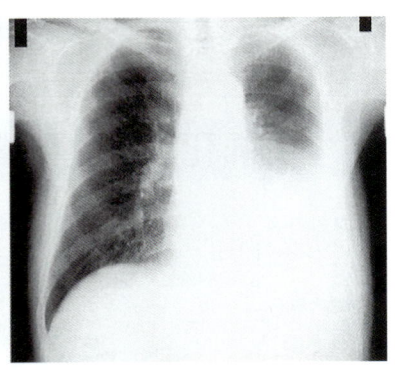

膿胸の胸部X線像
左下肺野に心陰影や横隔膜がみえなくなるほどの透過性低下があり，胸膜腔内の胸水貯留が疑われる．

〔国試102-H31，32〕

- **胸部CT像**：肺化膿症で 葉間をまたがる辺縁不整な浸潤影やニボーを伴う空洞，空洞内部に脱落した壊死組織を認めることもあります．膿胸ではしばしば 胸膜の癒着による限局性の胸水貯留（被包化胸水）や，被包化による多房性胸水を認めることがあり，これらは排膿が難しく難治性です．

- **血液検査**：白血球数の増加（15,000〜20,000/μL）とCRP値の上昇，γ-グロブリンの増加などの炎症性反応がみられます．

- **細菌学的検査**：肺化膿症では，喀痰Gram染色で多数の好中球と病原体を認めますが， 嫌気性菌が主体であるため培養による病原体同定は困難で，臨床的意義は高くありません．このため，喀痰を検体とするよりも 気管支肺胞洗浄液（BALF）など，病巣から直接得られる検体を用いることが推奨されます．
  膿胸では 胸腔穿刺を行い，胸水の性状を確認し，病原体の有無を調べます（喀痰とは違い培養されやすい）．胸腔内に肉眼的に膿を認めたり，胸水Gram染色で陽性ならば膿胸と診断します．

🟢 治療　複数の原因菌が検出されることや，耐性菌が多いことなどからエンピリック治療（経験的治療）として， βラクタマーゼ阻害薬配合ペニシリン系抗菌薬，または第3世代セフェム系抗菌薬とクリンダマイシンやメトロニダゾールの併用，あるいはカルバペネム系抗菌薬を，膿瘍が消失するまで8週間以上投与します．
　一方， 細菌性胸膜炎や膿胸では，まず排膿（胸腔ドレナージ）を行います．多房性膿胸や器質化膿胸（慢性膿胸）や有瘻性膿胸では外科的治療（肺剥皮術）が必要となります．

One More Navi
鑑別疾患
・肺癌
・Wegener肉芽腫症による肺梗塞
・肺真菌症
・肺結核
・肺塞栓症

One More Navi
肺化膿症に肺癌が隠れていることを念頭におく必要がある．

One More Navi
胸水検査
胸水検査では，一般検査（pH，比重），蛋白，LDH，糖，ADA，ヒアルロン酸，白血球分画を調べる．
胸水のpH低下は乳酸とCO₂の蓄積を反映しており，pH<7.2ではドレーン留置が必要．

One More Navi
膿胸は滲出期，線維素膿性期を経て1か月程度で器質化する．一般的に病期が進むほど難治化する傾向にある．
なお，発症から3か月以内の膿胸を急性膿胸と呼び，それ以降を慢性膿胸（結核性・細菌性感染が慢性化したもの）と呼ぶ．

- MRSA 感染が原因の場合にはバンコマイシンを投与する．
- アミノ配糖体系や古いキノロン系抗菌薬（レボフロキサシン，シプロフロキサシン）は嫌気性菌には無効であり，肺化膿症には使えない．
- メトロニダゾールは嫌気性菌をすべてカバーしているわけではないので単剤治療はできない．
- 膿胸の排膿は太めのドレーンを挿入し，排液が 50 mL/日に低下するまで留置する．

国試出題症例
〔国試102-H31, 32〕

- 65歳男性．発熱を主訴に来院した．

現病歴：1週間前から咳嗽と喀痰とを認めていた．3日前から高熱となり，膿性痰が増量し，昨日から呼吸困難も増強したため来院した．

既往歴：5年前から糖尿病を指摘され，食事療法を勧められていたが放置していた．

生活歴：喫煙は 30 本/日を 26 年間．飲酒はビール大瓶 1 本/日を 40 年間．

家族歴：特記すべきことはない．

現症：意識は清明．身長 168 cm，体重 68 kg，体温 39.2℃．脈拍 112/分，整．血圧 138/96 mmHg．左胸部打診で濁音を認める．心音に異常を認めない．左側の呼吸音の減弱を認める．

検査所見：尿所見：蛋白 1＋，糖（−）．血液所見：赤血球 410 万，Hb 13.0 g/dL，Ht 40％，白血球 13,900（好中球 80％，好酸球 5％，好塩基球 1％，単球 4％，リンパ球 10％），血小板 46 万．血液生化学所見：血糖 125 mg/dL，総蛋白 6.2 g/dL，尿素窒素 20.0 mg/dL，AST 53 IU/L，ALT 58 IU/L，LDH 340 IU/L（基準 176〜353），Na 141 mEq/L，K 4.6 mEq/L，Cl 109 mEq/L，Ca 8.4 mg/dL．免疫学所見：CRP 16.9 mg/dL，β-D-グルカン 6.0 pg/mL（基準値 20 以下），胸部X線写真は前掲のとおり．胸腔穿刺液の Gram 染色では黄色ブドウ球菌が検出された（実際の国試では Gram 染色標本が示されている）．

⇒黄色ブドウ球菌が原因の急性膿胸．

J-26 非定型肺炎

▶レファレンス
- ハリソン④：p.1234-1246
- ：p.1076-1080
- 新臨内科⑨：p.1336-1339
- ：p.1331-1332

One More Navi
非定型肺炎（異型肺炎）とは「普通とは違う肺炎」という意味．入院が必要となるような細菌性肺炎と異なり，胸部X線で得られる陰影所見の割には全身状態がよいことからこのように名づけられた．

βラクタム抗生物質（ペニシリン系，セフェム系抗菌薬）が無効で，Gram 染色されないマイコプラズマ，クラミジア，ウイルスなどの非細菌性微生物やレジオネラ属菌が病原となって引きおこされる肺炎を非定型肺炎（異型肺炎）と呼びます．

細菌性肺炎と比べて，①発症が緩徐である，②咳症状が強く喀痰が少ない（乾性咳嗽），③全身倦怠，頭痛，消化器症状（吐気，嘔吐）などの呼吸器外症状がみられる，④血液検査で白血球数の増加が軽度であるといった特徴があり，呼吸器症状は比較的軽度です．一方で，症状に比して胸部X線像では浸潤影が思いのほか広範に及んでいることが多い点も特徴的です．

以下では，非定型肺炎の原因別に解説をしていきます．

J-27 マイコプラズマ肺炎

病態 マイコプラズマ肺炎（mycoplasma pneumonia）は *Mycoplasma pneumoniae*（マイコプラズマニューモニエ）によって引きおこされる肺炎で，成人市中肺炎の原因の 15％ を占めます．人工培

地上で発育可能な最小の微生物で，一般的な細菌とは異なり細胞壁をもたず，限界膜と呼ばれる膜で覆われています．

学童期〜青年期の若年者に多くみられ（5歳以下の乳幼児の感染は稀），高齢者の感染は多くありません．ただし，初回感染よりも2度目以降の感染で肺炎になりやすく，高齢者の急性呼吸不全の原因となることもあります．

発症機序 経気道的に侵入した M. pneumoniae が，菌体先端で気道上皮の線毛細胞に吸着し，細胞内に入らずに線毛上皮を滑走し（表面感染），気管支炎や細気管支炎をおこすので，激しく頑固な咳がおこります（全般性気管支壁肥厚）．

また，菌が産生する過酸化水素によって直接組織障害を引きおこす（粘液性痰が特徴）ほか，菌体成分に対する免疫反応によっても組織障害が引きおこされます．たとえば，菌表面のリポ蛋白が肺胞マクロファージを活性化して，肺胞病変にまで進展します（小葉中心性陰影）．

感染経路 ヒトからヒトに飛沫感染し，家族内や学校，職場などで集団発生することがあります．感染から発症まで2〜3週間と潜伏期が長いことも特徴です．

症状 咳症状は必発で激しい乾性咳嗽で始まり，頑固で遷延化し長期にわたって残存します．また，38〜40℃台の高熱や胸痛がみられます．

診断

・**画像検査**：胸部X線像ではすりガラス陰影や淡い浸潤影（間質性陰影）を呈しますが，それに比して胸部診察所見（聴診所見）に乏しいのが特徴的です．

・**血液検査**：白血球数の増加がみられず，一方で細菌感染のように赤沈亢進，CRP陽性がみられ，菌体成分が引きおこす免疫反応によって寒冷凝集反応が陽性になります．

確定診断はPPLO寒天培地（コレステロールを含む）での菌の分離，ペア血清で抗体価が4倍以上上昇，またはPCR法によるマイコプラズマDNAの検出によります．

Fig. マイコプラズマ肺炎の胸部X線像

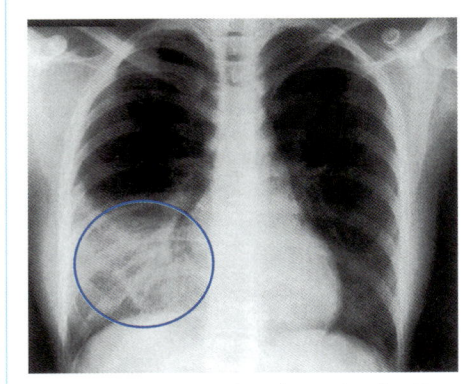

右下肺野にすりガラス陰影（淡い浸潤影）が認められる．
〔国試100-A18〕

治療 M. pneumoniae には細胞壁がないため，βラクタム抗生物質は無効です．自然治癒傾向もありますが，治療薬はマクロライド系抗菌薬（エリスロマイシン）が第1選択で，テトラサイクリン系，ニューキノロン系の抗菌薬も有効です．副作用の関係で妊婦・小児ではエリスロマイシンなどのマクロライド系を使用します．アジスロマイシンの5日間投与も有用です．

予後 一般的には治療に反応し予後良好ですが，重症肺炎（ARDS）に至る例も報告されています．Guillain-Barré症候群，Stevens-Johnson症候群，心筋炎，溶血性貧血，脳炎，髄膜炎，小脳失調，皮膚紅斑など免疫学的機序による合併症があります．

One More Navi

寒冷凝集反応検査
溶血性貧血の原因になる冷式の赤血球抗体（0〜4℃の低温でヒトO型赤血球を凝集させる抗体IgM）を検出する検査．
マイコプラズマ肺炎では赤血球膜との交差反応によって，多クローン性のIgM増加がおき，反応陽性となる．

One More Navi

間質性病変のため，吸気後期にラ音が聴かれる．

One More Navi

血中の特異的なIgMを検出するイムノカードや，マイコプラズマのリボソーム"L7/L12"に固有な領域を識別するモノクローナル抗体を用いたイムノクロマト法（リボテスト）がある．

One More Navi

マクロライド耐性株も存在するので注意．

国試出題症例
〔国試100-A18〕

- 24歳の女性．発熱，咳および倦怠感を主訴に来院した．基礎疾患はなく，ペットは飼っていない．最近の旅行歴もない．職場に同じ症状を先に示した同僚が2人いた．10日前から38.5℃の発熱，咳および倦怠感が出現した．気管支炎と診断されてペニシリン系抗菌薬が4日間，次いでセフェム系抗菌薬が4日間投与されたが発熱は持続し，喀痰は少ないものの，咳が増強してきた．胸背部皮膚に散在する小紅斑を認める．血液所見：赤沈52 mm/L時間，赤血球413万，Hb 12.0 g/dL，白血球5,200，血小板20万．血清生化学所見：AST 60単位，ALT 72単位，CRP 6.2 mg/dL．胸部X線写真は前掲のとおり．
⇒臨床像やβラクタム抗生物質が無効であることからマイコプラズマ肺炎と診断できる．免疫学的機序から発疹を認めることもある（小児に多い）．

J-28 クラミジア肺炎

病態 クラミジア肺炎（chlamydial pneumonia）は，クラミジア属（*Chlamydia*）の細胞内寄生細菌によって引きおこされる肺炎のことを指します．
ヒトに肺炎を引きおこすものには以下の3種類があります．

● ***Chlamydia psittaci* 肺炎（オウム病）**
- 病態：*Chlamydia psittaci*（オウム病クラミジア）はオウムやインコなどの鳥類を宿主とし，これらの羽毛や乾燥した排泄物，分泌物を吸入することでヒトに感染し，肺炎を引きおこします．
- 症状：潜伏期が1〜2週で乾性咳嗽がみられ，ときに血痰も認めます．また，38〜40℃の高熱，頭痛，筋肉痛，全身倦怠感などの全身症状が認められ，徐脈，肝脾腫（肝機能障害），バラ疹（チフス様症状）などもみられ，重症化すると呼吸困難やチアノーゼを呈することもあります．
- 検査所見：血液検査でCRP上昇，赤沈値亢進などの一般的な炎症反応がみられますが，白血球数は正常範囲内であることが多く，一方で好中球の増加（核左方移動）がみられます．肝障害に伴いAST, ALTの上昇を認めることもあります．

● ***Chlamydia pneumoniae* 肺炎**
- 病態：*Chlamydia pneumoniae*（肺炎クラミジア）はヒトを自然宿主とし，ヒトからヒトに飛沫感染して急性呼吸器感染症（咽頭炎，扁桃炎，副鼻腔炎，急性気管支炎，肺炎など）を引きおこします．
- 症状：潜伏期が3〜4週で激しい咳（乾性咳嗽）で始まり，咳は頑固で遷延化します．一方で，38℃以上の高熱となることはあまりありません．また，マイコプラズマ肺炎とは異なり，小児，若年者だけでなく高齢者の感染も多くみられ，高齢者では重症化することもあります．
- 検査所見：CRP上昇，赤沈値亢進などの炎症反応がみられますが，細菌性肺炎と比較すると軽微です．白血球数の増加がないこともあります．

● ***Chlamydia trachomatis* 肺炎（新生児クラミジア肺炎）**
- 病態：*Chlamydia trachomatis*（トラコーマクラミジア）は眼のトラコーマや性感染症（不妊や異所性妊娠の原因となる）を引きおこす病原体で，生後3か月までの新生児・乳児では，分娩時の母子感染によって高率に肺炎を引きおこします．一方，成人での肺炎発症は稀です．
- 症状：通常は発熱を認めず，多呼吸，喘鳴，湿性咳嗽などの呼吸器症状を呈します．

One More Navi
Chlamydia は RNA と DNA をもつのでウイルスではないが，動物細胞内でしか増殖できない．

発症機序

Fig. クラミジアの増殖サイクル

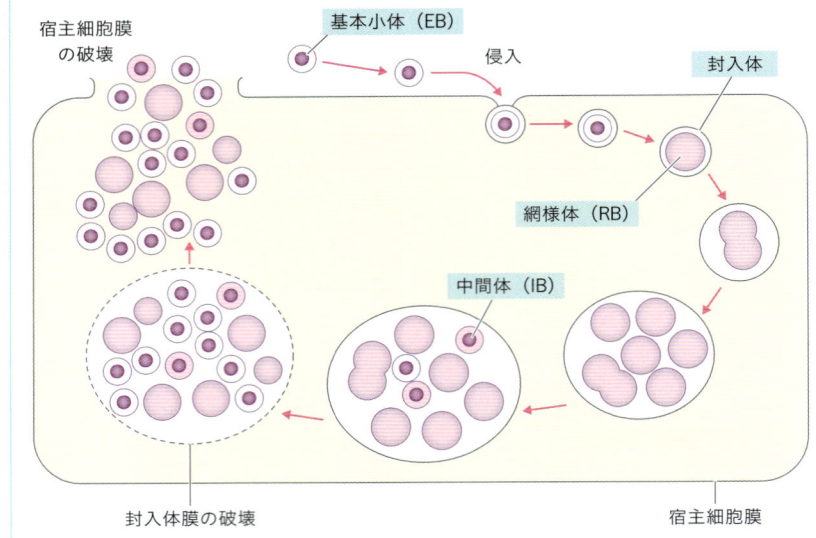

クラミジアの細胞内侵入から
・6〜8時間後：EBがRBに変化し分裂を開始
・20〜24時間後：封入体内に再びEBが出現し，封入体膜の破壊がおこる
・48〜72時間後：宿主の細胞膜を破壊し，隣接する細胞に感染する

感染性はあるものの増殖能をもたない基本小体（elementary body；EB）が宿主細胞に侵入して封入体に取り込まれ，そこで感染性がなく分裂増殖能をもつ網様体（reticulate body；RB）に変化して分裂増殖を繰り返します．そして，分裂の過程で一部が再び感染性のある基本小体（EB）に変化し，宿主の細胞膜を破壊して細胞外に出て隣接する細胞へと感染していきます．

診断

・**画像検査**：胸部X線所見では粒状影やすりガラス陰影などの間質性陰影（あるいは間質性と肺胞性の中間のような混合性陰影）を認めますが，特異的ではありません．

・**免疫血清検査**：抗体価の上昇を認めれば，診断することができます．オウム病はペア血清で抗体価が4倍，あるいは補体結合反応で64倍以上の場合に診断可能です．

治療 テトラサイクリン系抗菌薬が第1選択で，そのほかにはマクロライド系，ニューキノロン系の抗菌薬も効果があります．βラクタム抗生物質，アミノ配糖体系抗菌薬は無効です．

Fig. オウム病クラミジアの胸部X線像

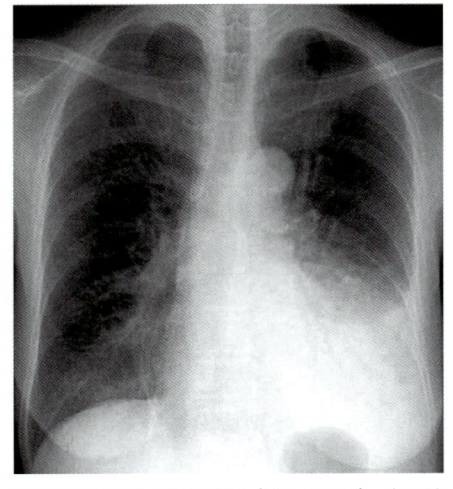

左中肺野にすりガラス陰影（淡い浸潤影），左下肺野に浸潤影が認められる．

（国試 106-A51）

国試出題症例
〔国試106-A51〕

● 54歳の女性．咳嗽と発熱とを主訴に来院した．2日前から38.5℃の発熱と咳嗽があり，市販の総合感冒薬で様子をみていたが改善しなかった．高熱が持続し，咳嗽が増強してきたため受診した．喀痰を認めない．既往歴と家族歴とに特記すべきことはない．2年前から室内でインコを飼っていたが，1週間前に死んだという．意識は清明．体温38.7℃．脈拍88/分，整．血圧122/76 mmHg．呼吸数20/分．SpO₂ 96% (room air)．心音と呼吸音とに異常を認めない．白血球7,300（桿状核好中球20%，分葉核好中球55%，好酸球2%，好塩基球1%，単球5%，リンパ球17%）．CRP 15 mg/dL．胸部X線写真は前掲のとおり．

⇒臨床所見（高熱，咳嗽，徐脈など），胸部X線像とインコを飼育していたというエピソードから Chlamydia psittaci 肺炎（オウム病）が疑われる．白血球数は正常範囲内にあるが，桿状核好中球の増加（核左方移動）を認める．

J-29 レジオネラ肺炎

病態 レジオネラ（Legionella）属菌は水系，湿った土壌中など自然界に広く分布するグラム陰性桿菌で，アメーバなどを宿主とし，その細胞内で分裂・増殖します（蛋白をエネルギー源とする細胞内寄生菌）．ヒトに病原性を有する菌種は20種類以上確認されていますが，レジオネラ肺炎（legionella pneumonia）の半分以上は Legionella pneumophila が原因となって引きおこされます．

患者は若年者には少なく，中年（特にアルコール依存症患者）に多く発生します．日本では市中肺炎の1%を占める程度で，欧米に比べると発生頻度は高くありません（欧米の1/10程度）．

発症機序 レジオネラ属菌は，循環式温泉浴槽，温水プール，給水・給湯設備，医療機器内の水などの人工環境水中に多く生息しており，汚染された水から生じたエアロゾルを吸入することでヒトに感染し，肺炎を引きおこします（ヒトからヒトには感染しない）．夏に多く発生し，20%は集団感染で発症します．

肺胞に侵入したレジオネラ属菌は好中球やマクロファージの貪食を受けますが，これらがもつ殺菌機構に抵抗し，肺上皮細胞やマクロファージのなかで増殖することができます．この性質は細胞内寄生性と呼ばれ，発症機序や治療法を考えるうえで重要です．

症状 潜伏期2～10日で，微熱や軽度の咳を呈する程度のものから，高熱，徐脈（高熱の割には徐脈），筋肉痛，横紋筋融解（高クレアチンキナーゼ血症），下痢・腎障害（低Na血症），肝障害，呼吸困難，意識障害などを伴う劇症肺炎に至るまで症状は多彩です．また，レジオネラが産生するエンドトキシン毒素により，本症は頭痛，傾眠，昏睡，脳炎症状などの精神神経症状を高率で合併します．

症状は急激に進行し，有効な治療が遅れると急性呼吸促迫症候群（ARDS）や多臓器障害から死に至ることもあります．

診断
・**画像検査**：胸部X線では肺野に急速に進行する浸潤影を認め，大葉性肺炎を呈することもあります．また，胸膜炎を合併しやすく，胸水の貯留がみられることもあります．
・**喀痰検査**：塗抹検査では，レジオネラ属菌はGram染色で染色されないため，炎症細胞がみられても原因となる病原体が認められない場合には本症を疑い，

One More Navi

1976年に米国フィラデルフィアで全米在郷軍人大会が開催された際，重症肺炎の集団発生（221人感染，34人死亡）がおこり，これを契機に知られるようになったため，在郷軍人病とも呼ばれる．

One More Navi

レジオネラ属菌は42℃でも増殖可能であるため，循環式温泉浴槽などでも増殖する．

Fig. レジオネラ肺炎の胸部X線所見

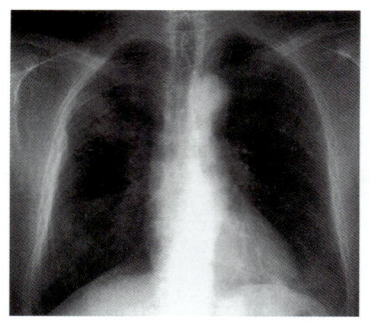

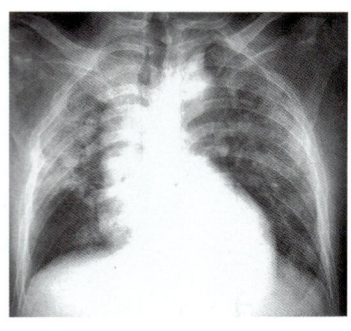

入院時
両肺野にすりガラス状の淡い浸潤影を認める．

入院4日目
ポータブル胸部X線写真．両肺野に広範な浸潤影を認め，入院後，急速に肺炎が進行したことがうかがえる．

〔国試97-A14〕

Gimenez染色を行います．また，培養検査でも通常用いられる培地では発育しないため，BCYE-α培地と呼ばれる特殊な培地で菌分離を行う必要があります．

- **その他の検査**：上記の方法でもレジオネラ属菌を同定できないことは多く，血清抗体価の上昇，PCR法，DNAプローブ法などの検査法によって総合的に診断を行う必要があります．最近では本症の原因として最も多い *L. pneumophila* 血清型Iの抗原を検出できる尿中抗原検出法（検出率85％）が診断に用いられています（ただし，他の菌種や血清型のレジオネラ属菌は検出できない）．

治療 経過が速いため，レジオネラ肺炎を疑う場合には有効抗菌薬の入院投与を診断に先行して開始します．

マクロライド系抗菌薬（特にアジスロマイシン）やニューキノロン系抗菌薬（特に注射薬）が有効で，重症例にはリファンピシンの併用投与を行います．一方，レジオネラ属菌はマクロファージなどでの細胞内増殖であるため，細胞内移行性が悪いβラクタム・モノバクタム抗生物質やクロラムフェニコール，アミノ配糖体系抗菌薬は無効です．

One More Navi
発症後1週目が抗原量のピークとなるため，1回目の検査で尿中抗原陰性の場合でも，その頃に再検査するのがよい．

One More Navi
健康人の死亡率は5％で，免疫不全患者の死亡率は20％．

国試出題症例
〔国試102-I68〕

- 78歳の女性．高熱，咳および喀痰を主訴に来院した．5日前にA温泉旅館に一緒に宿泊した友人10名のうちの1人に同じ症状があると聞き心配になったと言う．胸部X線写真では多発性陰影が認められた．同日，保健所から医療機関に「A温泉旅館の過去1か月間の宿泊客2,540名のうち15名が同じ症状を持っていることが判明し，また患者喀痰と温泉の浴槽水とを調べたところ検出された菌の遺伝子が一致した」との連絡があった．
⇒レジオネラ症（レジオネラ肺炎）が疑われる．

関連項目

▶ポンティアック熱

ポンティアック熱（Pontiac fever）はレジオネラ症の1病型で，レジオネラ肺炎とは異なり，肺炎を伴わず，インフルエンザ様の症状（全身倦怠感，筋肉痛，発熱，悪寒戦慄，頭痛など）を呈します．菌の感染ではなく毒素の吸入による発症なので，多くは対症療法のみで1週間以内に治癒します．病名は1949年に米国ミシガン州のポンティアックで患者が出たことに由来し，当初はリケッチアが原因とされましたが，後にレジオネラ属菌が原因だと判明しました．

J-30 ウイルス性肺炎

ウイルスが原因で引きおこされる肺炎には，①呼吸器そのものを標的とする<u>呼吸器系ウイルス</u>によるものと，②全身感染の一部分として肺炎をきたす<u>系統的ウイルス</u>によるものとがあります．

以下では，代表的なウイルス性肺炎としてインフルエンザ肺炎とサイトメガロウイルス肺炎を取り上げます．

Tab. 肺炎を引きおこす主なウイルス

呼吸器系ウイルス	系統的ウイルス
・インフルエンザウイルス ・アデノウイルス ・RSウイルス ・パラインフルエンザウイルス ・SARSウイルス　など	・サイトメガロウイルス（CMV） ・水痘・帯状疱疹ウイルス（VZV） ・単純ヘルペスウイルス ・麻疹ウイルス　など

▶インフルエンザ肺炎

病態　前述のとおり，<u>インフルエンザウイルス</u>による炎症が下気道にまで進展しておこる<u>一次性肺炎</u>と細菌による<u>二次性肺炎</u>とがあり，<u>一次性のインフルエンザ肺炎は発症の数日後から急速に肺炎が進行します</u>．一方，より頻度が高い<u>二次性肺炎はインフルエンザ症状の1週間後くらいに再び熱発する二峰性の経過をとります</u>．

診断　迅速診断キットでの診断が可能です．ペア血清で抗体価が4倍以上であれば，確定診断できます．二次性肺炎では白血球増加やCRP強陽性になります．

治療　一次性肺炎に対しては抗ウイルス薬で治療を行いますが，早期の投与が必要です．二次性肺炎には原因となった細菌に感受性のある抗菌薬の投与を行います．

▶サイトメガロウイルス肺炎

病態　ヘルペスウイルス科（DNAウイルス）の<u>サイトメガロウイルス</u>（cytomegalovirus；CMV）によって，免疫抑制薬の使用，ステロイド長期投与，悪性腫瘍，後天性免疫不全症候群（AIDS）患者などの<u>免疫不全者に日和見感染で引きおこされる致死的肺炎</u>です．

日本人の90%が成人になるまでに，出生時の垂直感染（産道感染）や母乳，唾液，尿などによる水平感染で抗体陽性となります（<u>ほとんどが不顕性感染</u>）．しかし<u>免疫不全状態では潜伏していたCMVが再活性化して回帰感染</u>を引きおこします．

症状　患者は発熱，乾性咳嗽，呼吸困難を主訴とし，細菌感染を合併していなければ<u>聴診所見で捻髪音（fine crackles）を聴取</u>します．

診断
・**画像検査**：胸部X線像ではびま

Fig. サイトメガロウイルス肺炎の病理所見

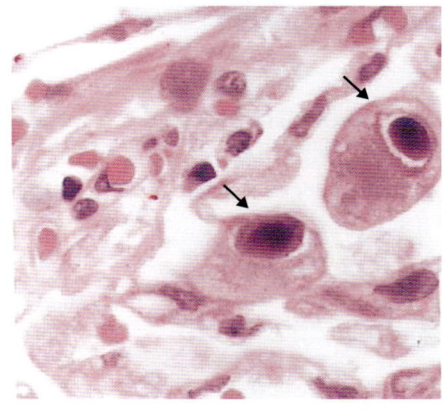

核内封入体を形成した巨細胞がフクロウの目のようにみえる（矢印）．

『標準病理学　第4版』，p68[16] より

One More Navi
細菌による二次性肺炎は，肺疾患をもつ高齢者におきやすく，肺炎球菌，インフルエンザ菌のほか，黄色ブドウ球菌も原因菌となる．

One More Navi
健常者ではノイラミニダーゼ阻害薬を飲んでもインフルエンザ肺炎（一次性肺炎）の発症を予防できない．

One More Navi
CMVは肺炎のほか，肝炎，網膜炎，腸炎などを引きおこす．特にAIDS患者では網膜炎をおこしやすく，放置すると失明する．

One More Navi
AIDS患者で，CD4$^+$細胞数が50/uLを下回るとCMV感染症を発症しやすくなる．

One More Navi
ニューモシスチス，細菌，真菌などによる重複感染がしばしばみられる．

One More Navi

CMV抗原血症検査

末梢血中をモノクローナル抗体で染色してCMV陽性の多形核白血球を検出するCMV抗原血症検査（antigenemia法）では，CMV感染症の症状が出現する以前に陽性になる．15万白血球を数えて15以上陽性であればCMVの活動性が高く，CMVが発症する確率は1/3．CMVのpp65抗原を認識するC7-HRPで検出する．

ん性の間質性陰影（すりガラス陰影）を認め，小結節陰影を伴います．

- **迅速診断**：CMV抗原血症検出法（antigenemia法）や遺伝子増幅法（PCR法）によって行います．
- **病理学的検査**：喀痰や気管支肺胞洗浄液（BALF）での細胞診や肺生検で，感染組織内にフクロウの目（owl's eye）のようにみえる核内封入体（cytomegalo inclusion body）を形成した巨細胞を認めます．

治療　抗ウイルス薬のガンシクロビルを用います．また，CMVに対する高力価の抗体を有する免疫グロブリンの投与を行うこともあります．

- ●副腎皮質ステロイド大量療法の有用性は不明．
- ●ガンシクロビル耐性CMVにはホスカルネットが投与される．また骨髄移植後にはアシクロビルやホスカルネットが予防投与されることがある．

国試出題症例
〔国試105-D37〕

● 53歳の女性．3日前からの発熱を主訴に来院した．2週間前から空咳と労作時の息切れとを自覚していた．6か月前から関節リウマチの診断で抗リウマチ薬と副腎皮質ステロイドとを服用し，症状は安定している．胸部X線写真で異常を指摘されたことはない．意識は清明．体温38.4℃．呼吸数24/分．脈拍96/分，整．血圧122/78mmHg．両側肺野にfine cracklesを聴取する．白血球8,600（桿状核好中球2％，分葉核好中球74％，好酸球3％，単球5％，リンパ球16％）．LD 450 IU/L（基準176〜353）．免疫学所見：CRP 11.8 mg/dL，β-D-グルカン6 pg/mL（基準10以下）．動脈血ガス分析（自発呼吸，room air）：pH 7.40，$PaCO_2$ 35 Torr，PaO_2 76 Torr，HCO_3^- 20.9 mEq/L．受診時の胸部X線写真で両側肺野にびまん性すりガラス陰影を認める．気管支肺胞洗浄液の細胞診にて核内封入体を認める．

⇒サイトメガロウイルス肺炎が疑われる．長期間の副腎皮質ステロイドの服用により免疫不全状態となったことが考えられる．

Assist Navi　非定型肺炎の鑑別

	マイコプラズマ肺炎	クラミジア肺炎 オウム病クラミジア	クラミジア肺炎 肺炎クラミジア	クラミジア肺炎 トラコーマクラミジア	レジオネラ肺炎
感染経路	市中肺炎	鳥-ヒト感染	ヒト-ヒト感染（飛沫感染）	母子感染	汚染された水を発生源とするエアロゾルの吸入
好発年齢	学童期〜青年期	全年齢	全年齢	新生児・乳児	中年以降
診断（検査）	・PPLO寒天培地での分離 ・ペア血清で抗体価が4倍以上 ・PCR法	・鳥類との接触歴 ・ペア血清で抗体価が4倍以上 ・PCR法	・ペア血清で抗体価が4倍以上 ・PCR法	・特異的IgM抗体陽性 ・PCR法	・BCYE-α培地での分離 ・尿中抗原検出法 ・PCR法
治療薬（抗菌薬）	・マクロライド系		・テトラサイクリン系 ・マクロライド系 ・ニューキノロン系		・マクロライド系 ・ニューキノロン系 ・リファンピシン

J-31 肺結核

▶レファレンス
・ハリソン④：p.1166-1182
・新臨内科⑨：p.16-22

結核（tuberculosis；TB）は結核菌（*Mycobacterium tuberculosis*）によって引きおこされる感染症で、肺結核（pulmonary tuberculosis）が全結核の90%以上を占めます（肺外結核は全体の10%以下）。

J-32 病態

One More Navi
日本では2012年に2.1万人が新規発症し、死亡者は2,110人。人口10万対の新登録結核患者数は16.7で、米国の5倍、ドイツの4倍、オーストラリアの3倍と高い。なお、全世界では人口の1/3が結核に感染し、毎年800万人の新規結核患者、300万人の死者が発生している（99%が開発途上国）。

One More Navi
抗酸性の本来の意味は「酸で脱色されにくい」ということで、酸に抵抗して発育するということではない。だが、結核菌は通常の細菌よりも胃酸に強い。

▶結核菌の特徴

*M. tuberculosis*は抗酸菌（*Mycobacterium*）属に属する微生物の1つで、ヒト型結核菌とも呼ばれます。大きさは直径0.2〜0.6μm、長さ1〜10μmのグラム陽性桿菌で、芽胞、鞭毛、莢膜はもちません。主な特徴としては、以下があげられます。

①**細胞内寄生性**：宿主細胞（特にマクロファージ）内で、殺菌機構に抵抗して分裂・増殖することができます。

②**脂質に富む細胞壁**：結核菌の細胞壁は60%が脂肪でできており、疎水性でGram染色では弱くしか染色されません（難染色性）。一方で、一度染色されるとアルコールによって脱色されにくい性質があり、これを抗酸性（acid fastness）と呼びます。

③**好気性**：酸素がある環境を好み、酸素分圧が高い臓器（肺など）で増殖します。

④**遅発育性**：細胞壁が脂質に富んでいて物質が通過するのに時間がかかるため、結核菌の発育は一般的な細菌と比べて遅く、ヒト型結核菌では1回の分裂に24時間を要します。結核菌のこの性質が、感染から発症までのタイムラグを生み、結核の早期発見を難しくする要因となります（培養にも時間がかかる）。

▶感染の概要

●感染経路

One More Navi
くしゃみで飛散する飛沫は直径5μm以上で飛距離は1m。飛沫核は直径5μm以下で感染可能な範囲は2m。

結核菌は飛沫核感染（空気感染）で広がります。これは患者の咳やくしゃみで空気中に飛散した飛沫のなかの結核菌が、飛沫水分の乾燥・蒸発後も飛沫核となって空中を漂うため、飛沫核を吸入し、肺の末梢まで到達して肺胞マクロファージに貪食されると、結核菌がそのなかで増殖を始め、初感染が成立します。

One More Navi
ヒト結核菌はイヌにも感染するので、感染したイヌからヒトにうつることもある。

Fig. 飛沫核感染（空気感染）

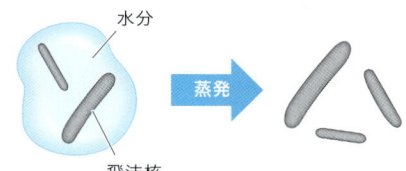

飛沫	飛沫核
直径：5μm以上 落下速度： 30〜80 cm/秒	直径：5μm以下 落下速度： 0.6〜1.5 cm/秒

飛沫核は飛沫よりも落下速度が遅く、長時間空気中に漂うことができる。

●感染の危険度

One More Navi
結核に対する抵抗力には遺伝的な背景もあり、NRAMP-1やビタミンD受容体の遺伝子多型が知られている。人種差もあり、結核は白人よりも黒人やアジア人におきやすい。

排菌患者からの感染のリスクは、患者から排出される菌量と菌に曝露した時間の影響を受けます。

患者の排出する菌量は喀痰の塗抹検査の結果から推定することができ、検鏡での視野中の菌数を10段階の号数で表すGaffky号数や5段階で表す簡易的記載法が用いられます。

Gaffky 1号（G1）でも感染の危険はあり、G9以上では感染の危険が非常に高いことになります。なお、G0（喀痰塗抹検査陰性）でも培養検査で陽性となることが

> **One More Navi**
> **結核発症のリスク因子**
> ・高齢
> ・BCG 未接種
> ・生活の困窮（低栄養，やせ）
> ・糖尿病
> ・アルコール依存
> ・末期腎不全
> ・悪性腫瘍
> ・大手術後（胃切除後など）
> ・免疫抑制剤の使用
> ・HIV 感染　など

あり，感染性を否定することはできません（活動性肺結核の 1/3 は喀痰塗抹検査陰性）．

Tab. Gaffky 号数と簡易表記法

Gaffky 号数	検出菌数（×500倍）	簡易表記
G0	全視野に 0	−
G1	全視野に 1〜4	±
G2	数視野に 1	1+
G5	1視野平均 4〜6	2+
G9	1視野平均 51〜100	3+
G10	1視野平均 101 以上	

J-33　感染後の初期変化と細胞性免疫の成立

▶初期変化群

飛沫核として吸入された結核菌は肺胞に侵入し，下葉末梢に限局性の感染巣（初感染原発巣）を形成します．また，肺胞でマクロファージに貪食された結核菌のうち 30% は殺菌機構に抵抗して細胞内で分裂・増殖し，肺内のリンパ流に乗って肺門や頸部リンパ節などの所属リンパ節に到達し，そこで増殖して病変を形成します（初期リンパ節病変）．初感染原発巣と初期リンパ節病変は，併せて初期変化群（primary complex）と呼ばれます．

> **One More Navi**
> 初感染原発巣はマクロファージによる結節で，胸膜直下 1 cm 以内に好発する．このため，胸水がおこりやすい．

▶細胞性免疫の成立

Fig. 結核感染に対する細胞免疫応答

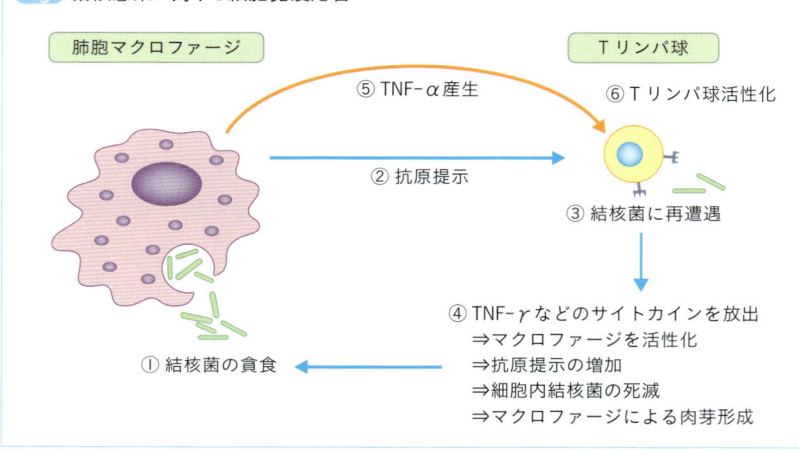

肺胞マクロファージ／T リンパ球
① 結核菌の貪食
② 抗原提示
③ 結核菌に再遭遇
④ TNF-γ などのサイトカインを放出
　⇒マクロファージを活性化
　⇒抗原提示の増加
　⇒細胞内結核菌の死滅
　⇒マクロファージによる肉芽形成
⑤ TNF-α 産生
⑥ T リンパ球活性化

> **One More Navi**
> **TNF-α**
> TNF-α（カケクチン：悪液質誘発因子として同定された）は，細菌のエンドトキシンに反応してマクロファージから産生される炎症性サイトカインで，T リンパ球の活性化のほか，抗腫瘍効果や発熱作用がある（HLA 遺伝子群内にある）．
> 関節リウマチなどの治療薬であるインフリキシマブは，TNF-α の産生をブロックするため，結核のリスクが 25 倍に高まる．

肺胞でマクロファージが結核菌を貪食すると，抗原情報が T リンパ球（Th1）に提示されて感作が成立します．すると，結核菌に再び遭遇した T リンパ球はインターフェロンγ（IFN-γ）など種々のサイトカインを放出して，マクロファージを活性化し，感染巣へと集中させます．増強したマクロファージは結核菌をより強力に貪食・殺菌し，一方で TNF-α を産生して T リンパ球をさらに活性化させます．

上記のような細胞性免疫の働きによって，90% の症例で初期変化群は発病することなく瘢痕化し，やがて石灰化して治癒します．同時に，感染後 3〜6 週間で遅延性アレルギー反応であるツベルクリン反応が陽転します．

▶結核菌による組織変化

結核菌の感染巣では、上記のような細胞免疫の働きのほか、強いアレルギー反応がおこり、組織学的にマクロファージの浸潤などの滲出性病変がみられるようになります。そして、その中心部で乾酪壊死（肉眼的にチーズのように黄色味を帯びた凝固壊死；乾酪は「チーズ」の漢字表記）がおき、壊死巣の周辺にはマクロファージに由来する類上皮細胞やLanghans（ラングハンス）多核巨細胞の集合によって肉芽腫が形成されます。肉芽腫はやがて膠原線維に置き換えられて瘢痕化し、乾酪化から数年で石灰化します。

One More Navi
結核菌細胞膜が高脂肪であるため、乾酪壊死巣はチーズのような黄色味を帯びる。

One More Navi
Langhans 多核巨細胞という名称は、類上皮細胞（マクロファージ）がインターフェロンγによって融合した細胞周縁に馬蹄形に多数の核が存在する巨細胞を Theodor Langhans（1839〜1915；独）が発見したことに由来する。なお、インスリンの Langerhans 島や皮膚の Langerhans 細胞の発見者はドイツの Paul Langerhans（1847〜1888）。

Fig. 結核病巣のH-E染色標本

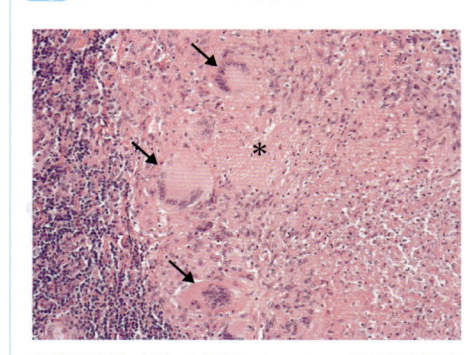

乾酪壊死巣（＊）の周囲に Langhans 多核巨細胞を伴う類上皮細胞性肉芽腫（矢印）がみられる。
（国試107-A53）

J-34 肺結核の発病と進展

Fig. 肺結核の発病と進展

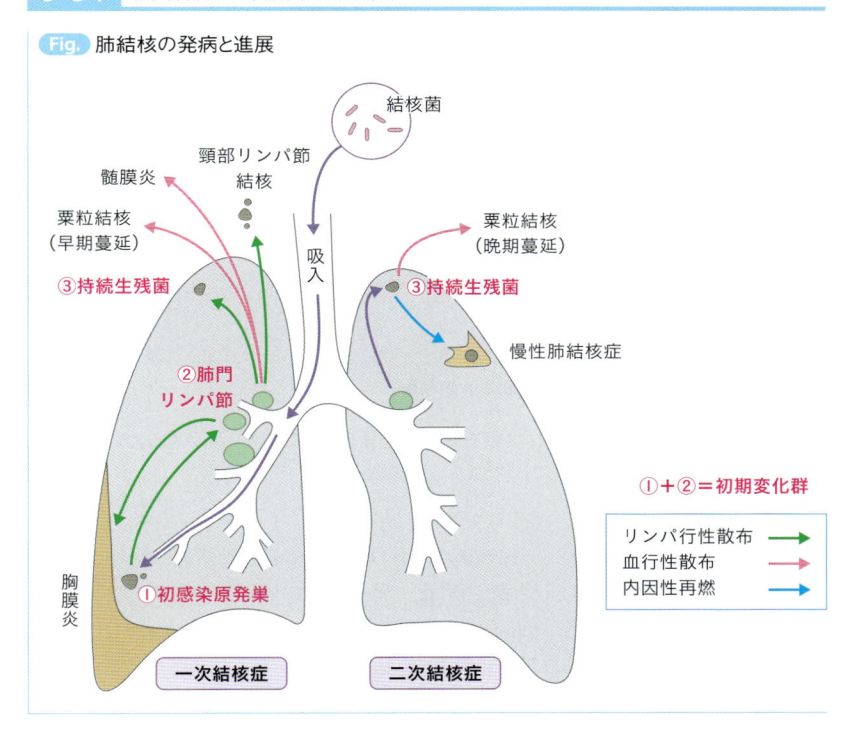

①＋②＝初期変化群

リンパ行性散布 →
血行性散布 →
内因性再燃 →

①初感染原発巣
②肺門リンパ節
③持続生残菌

頸部リンパ節結核、髄膜炎、粟粒結核（早期蔓延）、粟粒結核（晩期蔓延）、慢性肺結核症、胸膜炎

一次結核症　二次結核症

前述のような強固な免疫機構の働きにもかかわらず、感染者の10％程度が初感染後2年以内で結核を発病します（一次結核症）。また、結核菌は初期変化が終息した後も持続生残菌（persister）として体内に留まり、宿主の免疫低下などを契機に再燃します（二次結核症）。日本では結核患者の多くが二次結核症です。

J-35 一次結核症

▶病態

一次結核症（primary tuberculosis）は，初感染が終息することなく初感染原発巣が増悪・拡大して結核を発症したものを指します．

▶特徴（病型）

一次結核症はBCG未接種の乳幼児など結核に対する免疫が未熟な場合におきやすく，リンパ行性や血行性に広がってリンパ腫大や肺外結核をおこすことが多いのが特徴です．一次結核症には以下のような病型が含まれます．

● 初感染原発巣の進展

肺末梢の初感染原発巣そのものが悪化・進展して肺結核が引きおこされます．

● 肺門リンパ節結核

肺門リンパ節病変が悪化・進行した場合を指し，一次結核症の多くがこの病型をとります．病変が進行してリンパ節が乾酪壊死に陥ると気管支内に穿孔をきたし，気管支管内性に広がって結核性肺炎（乾酪性肺炎）を引きおこす原因となります．

胸部X線所見では，肺門部のリンパ節の腫大とその周囲の浸潤影がみられます．

● 粟粒結核

Fig. 粟粒結核の画像所見

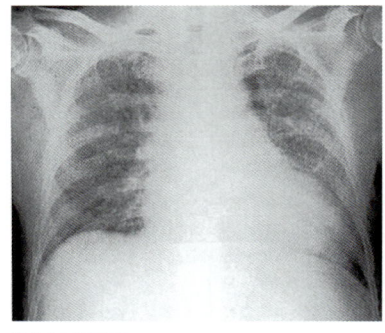

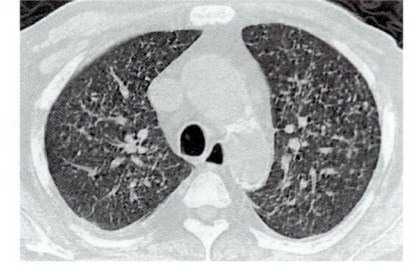

胸部X線写真　　　　　　　胸部CT写真

X線所見，CT所見ともに両肺野にランダムに高密度に分布する粒状影（小結節影）をみとめる．

〔国試103-A27〕

結核菌がリンパ節から大量に肺静脈に流入し，血行性に全身の臓器（肺，肝臓，腎臓，脾臓，骨，関節，髄膜など）に散布されたものを粟粒結核（miliary tuberculosis）と呼びます．胸部X線や胸部CT所見では，全肺野に直径4mm以下の粒状影（小結節）がランダムに高密度に分布します．

● 結核性胸膜炎（特発性胸膜炎）

胸膜直下に生じた初感染原発巣から結核菌がリンパ行性に胸膜腔に進展して胸膜炎を生じたもので，胸膜の炎症に伴い滲出性の胸水を認めることがあります．

胸水貯留に伴う場合には，胸部X線所見で肋骨横隔膜角（C-P angle）の鈍化がみられます．

One More Navi
化学療法のない時代では発症してしまうと死亡率は25〜65%と非常に高かった．

One More Navi
結核病変は免疫減少によるものであり，細胞性免疫が低下したHIV患者では組織破壊は少なく，空洞などもできにくい．一方で，全身に播種しやすく，肺外結核の頻度が50%に上昇する．また発症率や再発率も上昇する．

One More Navi
粟粒結核では全血球数の減少，肝機能異常（肝脾腫），リンパ腫大，無菌性膿尿などがみられる．イソニアジド（INH）による診断的治療を行うこともある．

One More Navi
結核性胸膜炎の胸水は蛋白含有量が多く濃黄色．血性の胸水の場合は悪性腫瘍を疑う．

関連項目

▶ 肺外結核

結核症の 20%（HIV 患者では 50%）は肺以外の臓器に主要病変がある肺外結核で，粟粒結核のほか，結核性リンパ節炎，結核性胸膜炎，脊椎カリエス（結核菌による骨組織の侵食をカリエスと呼ぶ），腎結核，腸結核，副腎結核，結核性髄膜炎などが引きおこされます．

J-36 二次結核症

▶ 病態

二次結核症（secondary tuberculosis）は，初感染の終息後，1年以上の潜伏期間を経て発症する結核症のことを指します．

初感染原発巣や初感染原発巣から血行性，リンパ行性，気管支管内性に転移して形成された二次感染巣内の結核菌の一部が持続生残菌（persister）として病巣中に生き続け，これが加齢，悪性腫瘍，ステロイドや免疫抑制薬，抗癌薬の投与など宿主の免疫力低下に乗じて再び増殖・進展を始めて発病します（内因性再燃）．

▶ 特徴

二次結核症も肺が好発部位で，特に酸素が多くリンパ流が少ない上葉（S¹，S²）や下葉後上区（S⁶）に多く発生します．

遅延性アレルギーによって肉芽腫の中心部に乾酪壊死がおき，乾酪物質が融解すると気道に排出されて肺に空洞を生じます．また，排出された結核菌を含む壊死・融解物が経気道的に空洞の近くの気管支に散布され，新たに核（肉芽腫）を形成すると，それが胸部X線写真や胸部CT像で細気管支周囲に多数の粒状影やこれらをつなぐ分岐状陰影（tree-in-bud appearance）として描出されます（"核"を"結ぶ"ように病勢が進展することから"結核"と名づけられた）．

Fig. 二次結核症の胸部CT所見

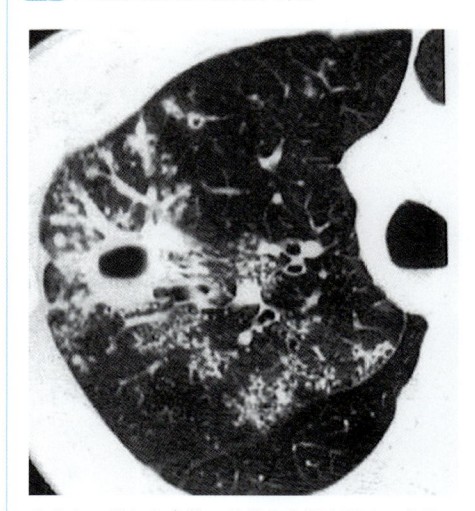

大きさの異なる多数の結節や空洞を認め，多数の粒状影を認められる．粒状影を結ぶ分岐状陰影（tree-in-bud appearance）もみられる．
『標準放射線医学 第7版』p.196[(7)] より

なお，結核の感染者の 90% は強固な結核免疫の働きによって，一生涯結核を発病しません．

J-37 症状・身体所見

▶ 症状

肺結核の典型的な症状として咳，痰，微熱（盗汗），リンパ節腫脹があげられます．

One More Navi

二次結核症で結核になる患者の約半数が 60 歳以上の高齢者．
また，抗結核薬（1951年以降に登場）による治療を 6 か月以上行っていない場合に二次結核症がおこりやすい．治療が完了すれば 3 年以降の再発は稀．
リファンピシンが使用可能になった 1971 年以降の治療では不十分であった可能性もある．

One More Navi

マイコプラズマ肺炎でも気管支に沿った感染による炎症と，免疫的に肺胞マクロファージが活性化されて肺内の炎症が生じるので tree-in-bud 像がみられる．

One More Navi

盗汗とは，睡眠中におこる全身性発汗のことで，健康的な寝汗と区別する目的で使われる用語．他の体液の水分を盗んで汗にしてしまうことから．

> **One More Navi**
> 悪性リンパ腫の症状も，発熱，盗汗，体重減少の三徴候が有名．

> **One More Navi**
> 気管支拡張や気管支炎で拡張した気管支動脈が空洞壁に破裂しておきる喀血(Rasmussen動脈瘤)は死に至る大量出血になる．

> **One More Navi**
> 肺結核により石灰化したリンパ節が気管支内腔へ穿孔すると気管支結石として排出されることがある．

通常の細菌感染では咳や痰が1〜2週間で沈静化するのに対し，結核では咳症状が2週間以上持続します．また，喀痰はときに膿性痰や血痰を伴い，進行した肺結核では血液だけの喀血もみられます．

熱は午後〜夕方に上昇しやすく，多くは37℃台の微熱を呈します．ただし，高齢者では発熱や盗汗，血痰がみられないこともあります．

上記の症状のほかには，3か月以上続く倦怠感，食欲不振，体重減少(消耗)，胸膜炎などによる胸痛を伴うこともあります．

▶身体所見

問診で，結核の曝露歴(ツベルクリン反応陽転)，栄養状態，生活習慣などを患者から聞き取ることも重要です．また，聴診では病変部位の湿性ラ音や，空洞がある場合には空き瓶の口を吹いたときのような音(amphoric sound)が聴かれます．

J-38 診断

胸部X線撮影，胸部CTスキャン，ツベルクリン反応，さらに喀痰塗抹検査，培養検査，PCR法で結核菌を証明して診断を行います．

▶画像検査

結核を疑った場合には，まず胸部X線や胸部CT撮影を行います．

主病巣周囲の浸潤影と散布性に広がる粒状影または結節影(娘病巣)が特徴的です．また，病巣内の壊死物質が気道に排泄され，壁の厚い空洞(cavity)を伴うことがあります．これらの所見は好発部位である肺のS^1，S^2，S^6領域でよくみられます．

▶免疫学的検査法

● ツベルクリン反応検査

ツベルクリン反応(遅延性アレルギー反応)は，結核菌感染の有無を確かめるために有用です．反応陽性は結核アレルギーの成立を意味しますが，BCG既接種者や非結核性抗酸菌の交差反応で偽陽性となり，必ずしも結核感染を意味しません．

一方，ツベルクリン反応が陰性の場合は，通常は結核菌感染を否定できます．ただし，この場合も細胞性免疫が不十分な患者(粟粒結核，結核性胸膜炎，重症結核，急性ウイルス感染症，免疫不全状態，HIV患者，高齢者など)では偽陰性となることがあり，さらに感染後1か月未満では陽転していない患者が多い点にも注意が必要です．

検査は一般診断用PPD(purified protein derivative)液0.1 mLを皮内に接種して，注射部位の発赤径(日本では10 mm以上なら陽性とする)や，硬結径(諸外国では硬結径15 mm以上で活動性結核陽性とする：この判定法ではBCG接種後5年で陰性になる)を測定し，判定を行います(陽性率80%)．PPDの注射後2〜3日で判定のために患者の再来院が必要です．

● インターフェロンγ遊離試験

BCGや一部の非結核性抗酸菌には含まれない結核菌特異抗原を患者の血液に混ぜて培養し，Tリンパ球から遊離されるインターフェロンγ(IFN-γ)を試験管で測定します．これにより，BCG既接種者や非結核性抗酸菌の交差反応で偽陽性が

> **One More Navi**
> 粟粒結核での陽性率は50%でツベルクリン反応陰性でも結核感染を否定できない．

> **One More Navi**
> クォンティフェロン検査
> 検査キットには，クォンティフェロン® TBゴールド(QTF-3G)がある．
> 本検査陽性で非結核性抗酸菌症のMAC症は否定できるが，M. kansasii症は否定できない．

出るツベルクリン反応検査の欠点を補うことができます（ただし，結核の既往者が陽性になるのはツベルクリン反応と同じ）．また，患者の再来院も不要であるというメリットがあります．検査の感度はツベルクリン反応検査と同等です．

関連項目

▶BCG の予防接種

BCG（Bacillus Calmette-Guérin）は，1921 年にフランス・パスツール研究所で強毒の牛型結核菌を継代してつくられた弱毒株の生ワクチンで，生後 6 か月未満の乳幼児全員に接種されます（その後ツベルクリン反応による確認や再接種はしていない）．BCG の接種により感染後の初期変化が血行性に広がりにくくなり，乳幼児期の重篤な結核症である髄膜炎や粟粒結核を 80% 以上防ぐことができます（つまり，BCG は一次結核症の発病を抑制する）．ただし，BCG で結核発病を完全に防げるわけではありません（成人発症抑制は 50%）．

▶喀痰検査

●塗抹検査

早朝痰を日を替えて最低 3 回採取し，得られた検体を Ziehl-Neelsen 法（抗酸菌染色：フクシンで赤く染まる）や蛍光法（低倍率で観察可能なので感度がよい）で染色，検鏡します．喀痰が不十分な場合には，誘発喀痰や胃液採取も行います．

迅速診断が可能ですが，塗抹検査陽性であっても菌の生死や非結核性抗酸菌の鑑別を行うことはできません（すなわち，塗抹検査陽性＝結核ではない）．

しかし，塗抹検査陽性は一般的に菌量が多い（細菌量 10^4/mL 以上）ことを示唆しており，他者への感染のリスクが高いと考えられます．このため，他の検査所見で結核を否定できない場合は，感染拡大のリスクを避ける意味でも患者を入院させて結核の治療を開始し，培養検査の結果も含めて経過観察するのが原則となります．

Fig. 喀痰の Ziehl-Neelsen 染色標本

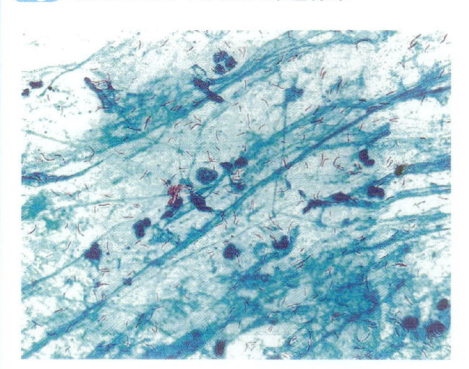

Ziehl-Neelsen 法（抗酸菌染色）で赤く染色された多数の桿菌と炎症細胞を認め，肺結核が疑われる（ただし，この所見のみで肺結核とは確定できない）．
〔国試 102-I73〕

●培養検査

培養検査は菌が少量の場合も検出ができる感度の高い検査法ですが，小川培地で 8 週間，MGIT（mycobacteria growth indicator tube）法の液体培地システムでも菌の検出までに 2 週間以上かかります．薬剤感受性試験のためにはさらに 2〜4 週間の時間が必要となります．

●ナイアシンテスト

非結核性抗酸菌との鑑別のために行われる検査で，コロニーが得られている小川培地に熱水を流し込み，抽出液にテストペーパーを浸して判定します．テストペーパーが変色すれば，ナイアシンテスト陽性であり結核菌感染であると考えられます．

> **One More Navi**
> RFLP解析法（フィンガープリント法）は，菌のDNAを特定の制限酵素で切断すると菌株によって断片の数や長さが異なることを利用した解析法で，検出された菌が由来する菌株の同定，感染経路や集団感染の診断に使われる．

●遺伝子診断法

痰などの臨床検体から抗酸菌が有する遺伝子配列（DNA断片）を増幅させて検出するPCR法と，菌のRNAを増幅させて検出するMTD法とがあります．感度が高く，迅速診断も可能で，最近ではDNAプローブを用いて結核菌を特異的に検出できる結核菌DNA検出キットも使われています．ただし，死菌でも陽性と判定されるため，治療効果の判定に使うことはできません．

▶その他の検査

●気管支鏡検査

気管支肺胞洗浄（BAL）は気管支結核の診断に有用で，肺癌など他の肺疾患との鑑別のために行います．

●生検

肺生検，胸膜生検，リンパ節生検による病理所見で，乾酪性肉芽腫や抗酸菌を証明できれば，診断の確度を高めることができます．なお，非乾酪性肉芽腫であれば，真菌症，梅毒，サルコイドーシスなどが考えられます．

●血液学的・生化学的検査

結核性胸膜炎では胸水中の細胞がリンパ球優位となり，Tリンパ球由来のアデノシンデアミナーゼ（ADA）が高値になります．胸水からの結核菌検出は困難であるため，結核性胸膜炎を疑う場合にはこれらの検査を必ず参照します．

J-39 治療

結核の治療は抗結核薬による化学療法が中心です．治療は抗結核菌作用の増強，副作用の軽減，すみやかな排菌の停止と耐性菌出現防止の観点から，複数の抗結核薬を組み合わせて用いる多剤併用療法を行います．

▶抗結核薬の種類

治療で用いる抗結核薬には以下のようなものがあります．これらの抗結核薬は日本結核病学会の「結核医療基準」の基づき，抗菌力と安全性の観点から①First-line drugs(a)，②First-line drugs(b)，③Second-line drugsの3群に分類されています．なお，以下では抗菌薬の略号を用いて解説をしていきます．

> **One More Navi**
> **抗結核薬発見・開発の歴史**
> 1944年　SM発見
> 1946年　PAS合成
> 1951年　SM，PAS使用
> 1952年　INHの抗結核作用発見，PZA発見(1957年使用)
> 1961年　EB発表(1967年使用)
> 1966年　RFP開発
> 1971年　INH，RFP併用による短期化学療法が日本でも使用可能．

> **One More Navi**
> RFPが使用できない時代，結核の根治は自力であり，1971年以前の治療法では二次性発症の可能性がある．それ以降の治療法で治療を完遂していれば95%は結核を再発しない．

Tab. 結核治療に用いられる薬剤

抗菌力と薬剤の特性	抗結核薬	略号	主な副作用
①**First-line drugs（a）** ・最も強力な抗菌作用を示し，結核治療の軸となる薬剤． ・INHとRFPは結核治療に必須の薬剤． ・PZAは副作用で肝機能障害が出現しやすく，肝障害をもつ患者には禁忌． ・RFPは尿を赤くすることがある．	イソニアジド	INH	末梢神経障害 肝機能障害
	リファンピシン	RFP	肝機能障害 血小板減少 消化器症状
	ピラジナミド	PZA	肝機能障害 発疹 消化器症状 関節痛 高尿酸血症
②**First-line drugs（b）** ・①との併用で効果が期待される薬剤． ・SMは強力だが副作用が強く（特に高齢者の腎機能低下），結核治療の必須薬とはされていない．	ストレプトマイシン	SM	聴神経障害 腎障害 前庭機能障害 難聴
	エタンブトール	EB	視神経障害

Tab. 結核治療に用いられる薬剤（つづき）

抗菌力と薬剤の特性	抗結核薬	略号	主な副作用
③Second-line drugs ・①②よりも抗菌力は劣るが，多剤併用で効果が期待される薬剤．	カナマイシン	KM	聴神経障害 腎障害
	エチオナマイド	TH	肝機能障害
	エンビオマイシン	EVM	聴神経障害 腎障害
	サイクロセリン	CS	精神症状 神経障害

結核菌の状態別に抗結核薬の薬効の強さを以下に示します．
・急速分裂結核菌（細胞内でさかんに分裂・増殖）：INH ≫ SM ＞ RFP ＞ EB
・緩徐分裂結核菌（ゆっくりと分裂・増殖）：PZA ≫ RFP ＞ INH
・休止結核菌（細胞内での分裂を停止した持続生残菌）：RFP ≫ INH

▶薬剤の選択と投与期間

●初回標準治療

薬剤耐性結核感染の疑いのない患者への初回治療では，原則として全例に対してFirst-line drugs（a）のINHとRFPの2剤を軸とし，PZAにEB（ときにSM）を組み合わせた4剤併用療法を2か月間行い，その後，INHとRFPの2剤（ときにEBを加えた3剤）で4か月間治療を行います．

一方，肝障害をもつ患者や80歳以上の高齢者などに対しては，PZAを除く3剤併用で6か月間治療を行い，その後，INHとRFPの2剤で3〜6か月間治療を行います．

●潜在性結核感染

ツベルクリン反応陽性であるものの，明らかな症状や胸部X線での陰影がない（胸部CTでリンパ腫大を呈することはある）潜在性結核感染の場合には，原則としてINHの単剤療法を9か月間行います．この場合は，副作用である末梢神経障害を予防する目的でビタミンB_6を必ず併用します．

●妊婦

妊娠中の場合にはINHとRFPを9か月間投与し，はじめの2か月はEBを併用します（原則としてSM，PZAは使用しない）．

●肺外病変

肺外病変の治療も原則的には上記の方法に準じますが，髄膜炎と脊椎病変だけは9〜12か月と長期の治療を行います．

Fig. 結核患者への標準治療（多剤併用療法）

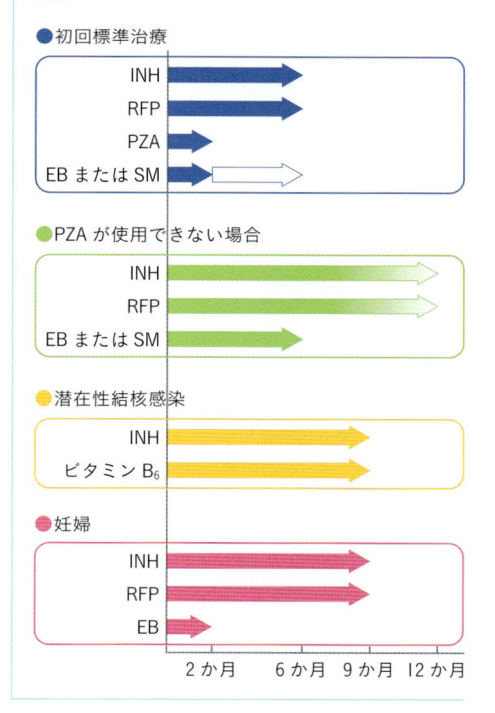

●初回標準治療
INH
RFP
PZA
EB または SM

●PZAが使用できない場合
INH
RFP
EB または SM

●潜在性結核感染
INH
ビタミンB_6

●妊婦
INH
RFP
EB

2か月　6か月　9か月　12か月

One More Navi
アルコール肝障害患者では肝機能障害の副作用がないSM，EBにフルオロキノロンを併用したりするが，この治療法にエビデンスはない．

One More Navi
INHは急速分裂結核菌に最も効果的な殺菌作用を有しており，一方のRFPは休止結核菌（持続性残菌）に有効な滅菌作用をもつ唯一の抗結核薬．

One More Navi
腎不全患者にはEBとPZAの投与間隔をあけて週2〜3回投与にし，腎毒性のアミノグリコシドの使用は避ける．

One More Navi
結核を疑わずにニューキノロン系抗菌薬を使用してしまうと，一時的な症状改善で，結核の診断が遅れるだけでなく，結核菌がキノロン耐性株になる危険がある．

One More Navi
活動性結核の80％以上が潜在性結核感染症から発症するため，潜在性結核感染症の早期治療が重要．

One More Navi
乳汁への抗結核薬の移行は問題にならないので授乳中も内服してよい．
小児では視力検査が十分できないのでEBは使わない．また，体が小さく結核コロニーも小さいことから耐性菌もできにくい．

One More Navi
化学療法を実施して2週で感染性が失われることはモルモットへの感染がおきないことから示されている．治療開始後2週で患者を退院させてもよいが，稀な伝染もありうるので，さらに3週くらいは人混みを避けたほうがよい．

- INH，RFP，PZA は肝機能障害をおこしやすいが，トランスアミナーゼ（AST）200 IU/L までは許容範囲とする．
- RFP は肝ミクロゾーム酵素を誘導して経口血糖降下薬が分解されやすいため，糖尿病患者で血糖が上昇したり，ワルファリンが効かなくなる．
- HIV 患者で抗ウイルス薬投与が必要な場合は，薬物相互作用が問題となるため RFP の代わりにリファブチンの使用を検討する．
- 潜在性結核感染で INH 耐性菌感染が疑われる場合には，RFP の毎週 3 か月投与を行う．

▶薬剤の投与法

結核の再燃や耐性化を招く最大の要因は，服薬の中断による不完全な治療にあり，これを避けるために，看護師，保健師，薬剤師などの医療関係者の前で患者に薬剤を服用してもらう直接服用確認療法（directly observed treatment；DOT）が普及，促進されています．

First-line drugs の内服は DOT で原則 1 日 1 回行い，退院後も DOT の継続が可能であれば週に 2〜3 回服用の間欠療法に切り替えることもできます．

▶外科的治療

外科的治療は，多剤耐性菌，硬化壁空洞，持続排菌例など内科的治療の失敗例や気管支瘻を有する結核性膿胸などで適応となります．

> **One More Navi**
> 標準治療を終えれば，再発率は 1〜2% だが，3〜4 か月で服薬を中断してしまうと再発率が 10〜20% に上昇する．

> **One More Navi**
> 結核性空洞や胸腔内の死腔を押し潰す気胸療法や外科的治療法（胸郭形成術）は，結核の化学療法が有効になるまでは盛んに行われていた．

関連項目

▶多剤耐性結核菌と超多剤耐性結核菌

抗結核薬で最強の INH と RFP の両者に耐性を示す結核菌を多剤耐性結核菌と呼び，多剤耐性結核菌のうち，ニューキノロン（フルオロキノロン）と Second-line drugs 中の注射可能な抗結核薬（アミカシン，カプレオマイシン，カナマイシン）の 1 種類以上に耐性がある菌を超多剤耐性結核菌（広範囲耐性菌）と呼びます．

通常の結核の治癒率は 80% 以上ですが，多剤耐性結核では治癒率が 50% にまで低下し，超多剤耐性結核では化学療法が行えないため 30% 以下となります．

● 問題点

これらは治療薬の不適切な乱用や投薬中断で生き残った結核菌が耐性を獲得したもので，5% にみられる再発も多くは耐性菌によります．多剤耐性結核菌は増殖力が弱いことから，以前はヒト-ヒト感染しないと考えられていましたが，現在では直接感染による結核発症が報告されています．

耐性菌に有効な薬剤を探すのにも時間を要し（薬剤感受性検査に時間がかかる），早期に適切な化学療法が実施できないばかりか，治療が長引いたり，外科的治療が必要になるなど，治療に難渋することも多く，多剤耐性結核菌は臨床現場で大きな問題となっています．

● 治療

Second-line drugs やレボフロキサシン（LVFX），MRSA の治療薬のリネゾリドなどが治療に使われます．また，40 年ぶりの抗結核薬の新薬，デラマニドが唯一の多剤耐性結核の治療薬です（結核菌の細胞壁を構成するミコール酸の生成を阻害する）．

J-40 感染対策

結核はポリオ，ジフテリア，SARS（サーズ）と並んで二類感染症に位置づけられており，診断され次第，ただちに保健所に届出を行う必要があります．

また，本症は空気感染するため，塗抹検査陽性者（すなわち大量排菌者）については感染拡大を防止する観点から独立陰圧換気が可能な病室に個室隔離し，そのまま入院治療を行います．

結核患者（結核疑いも含む）に接する医療者，家族はN95マスクを着用して二次感染を予防します．一方，結核患者には外科用のサージカルマスクを着用してもらい，飛沫の拡散を防止します．

One More Navi
2007年4月から「結核予防法」は廃止され，「感染症法」に統合された．

One More Navi
独立陰圧換気ができない場合は患者を個室に移し，その部屋の空調を停止する．

One More Navi
N95マスクは直径4μm以上の微粒子の通過を99.5%遮断することができる．

Fig. 感染対策で用いるマスクの種類

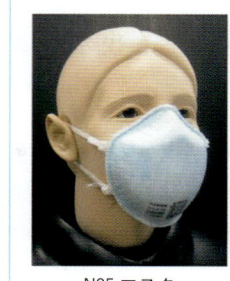

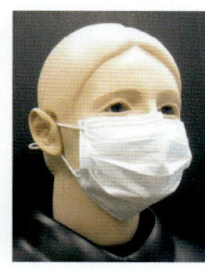

N95マスク — 空気中の飛沫核の吸引を防止 → 医療者・家族が着用

サージカルマスク — 飛沫・飛沫核の空気中への飛散を防止 → 感染者に着用

〔国試107-F17〕

国試出題症例

〔国試104-H21〕
● 62歳の男性．3か月前からの体重減少，夜間の発汗および咳嗽を主訴に来院した．喫煙は50本/日を40年間．飲酒は日本酒5合/日を40年間．路上生活の経験がある．意識は清明．身長175 cm，体重40 kg．体温37.8℃．呼吸数24/分．脈拍104/分，整．血圧140/86 mmHg．聴診で胸部全体にrhonchi（いびき様音）を聴取する．胸部X線写真で両上肺野に浸潤影と空洞を伴う辺縁不整な結節影とを認める．喀痰のGram染色で多数の白血球を認めるが，細菌は認めない．
⇒結核菌への感染が疑われる．

〔国試107-I51〕
● 75歳の女性．咳嗽を主訴に来院した．3週前から咳，痰，全身倦怠感，食思不振および37℃台の微熱が出現し，市販の総合感冒薬で改善しないため受診した．胸部X線写真で右上肺野に空洞を伴う浸潤影と周囲の結節影とを認めた．喀痰の抗酸菌塗抹検査が陽性であったため患者を個室に入院させた．次に何を行うか．
⇒結核菌か否かを診断するためにまずPCR検査を行う．この検査で結核の診断がつけば保健所へのただちに届出を行い，抗結核薬による治療を開始する．

J-41 非結核性抗酸菌症（非定型抗酸菌症）

▶レファレンス
・ハリソン④：p.1190-1193
・新臨内科⑨：p.22-24

病態 抗酸菌属に属する細菌で，結核菌とらい菌以外のものを総称して非結核性抗酸菌（non-tuberculous *Mycobacterium*；NTM），あるいは非定型抗酸菌（atypical *Mycobacterium*）と呼びます．これらは食品，牛乳，飲料水や土，動物などに広く存在している環境常在菌で，結核菌と同様にマクロファージの殺菌機構（リソソームによる分解・消化）に抵抗できる強力な細胞壁をもっています（細胞内寄生性）．

非結核性抗酸菌症（NTM症）は，これらの細菌が引きおこす感染症で，発生頻度は結核を含む全抗酸菌症の10%を占め，経気道や経口感染します．ヒトに対する病原性は結核菌より弱い日和見感染菌であり，二次発症ではありませんが，NTM症はAIDS患者や移植患者のような免疫低下患者だけでなく，慢性閉塞性肺疾患（COPD）などの呼吸器疾患や胃食道逆流症（GERD）などの食道疾患の患者にもよくおこります．腸ではPeyer板のリンパ組織から侵入するのでイレウスをおこすこともあります．

なお，肺結核と異なりヒト-ヒト感染はせず，患者の隔離は必要ありません．

分類
NTMは遅発育菌群（発育に2～3週要するⅠ～Ⅲ群）と迅速発育菌（1週以内に発育するⅣ群）とに分類されます．NTMは140種見つかっており，このうち遅発育菌群は40種程度ですが，ヒトへの感染頻度が高いことが特徴的です．

症状・所見
多くはリンパ節や肺に炎症をおこしますが，AIDSでは全身に播種することもあり，潜伏期は数年にわたることもあります．

● MAC症
M. avium（アビウム）と *M. intracellulare*（イントラセルラーレ）（いずれもⅢ群）は性状が似ていることから，まとめてMAC（*M. avium* complex）と呼ばれ，MAC症はNTM症全体の70%以上を占めます．

弱毒性で感染性はなく，病変の進行は緩徐で咳，痰，発熱などの症状も結核より軽く，空洞を形成しやすく血痰を生じやすいのが特徴です．

最近は，中年以降の女性の中葉舌区に好発する肺MAC症（中葉舌区型）が増加しており，胸部CT像ではこの部位に多発性の小結節影や気管支拡張像がみられます．

Fig. 肺MAC症の胸部CT所見

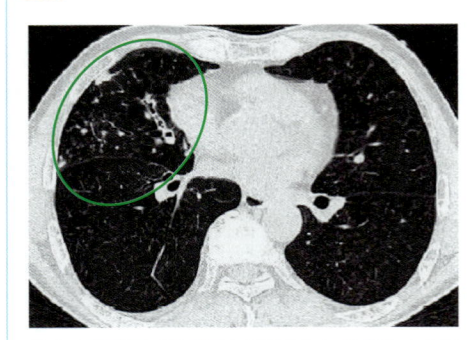

肺の中葉舌区（○で囲んだ部位）に多発性の小結節影と気管支拡張像を呈する．

〔国試 107-D27〕

● *Mycobacterium kansasii* 症
M. kansasii（カンサシ）（Ⅰ群）はNTMのなかで例外的に毒性が強く，肺結核に病態が類似します（肺上葉での空洞形成，クオンティフェロン陽性，化学療法が有効など）．MAC症と違い，男性に多く発生します．全NTM症の20%を占めます．

診断
- **喀痰培養検査**：培養検査でNTMが分離されても，それが起炎菌であるとは限らず，複数回の喀痰培養陽性で判定する必要があります．培養によってコロニーが得られている場合には，ナイアシンテスト（結核菌で陽性，NTMで陰性）やDNAプローブ法で結核菌との鑑別を行います．
- **遺伝子診断法**：核酸増幅法（PCR法）で直接菌を検出することも可能になっています．

治療
MAC症に対してはマクロライド系抗菌薬のみが有効ですが，マクロライド耐性を生じさせないように多剤併用化学療法を1～2年にわたる長期間行います（マクロライド単剤禁忌）．具体的には，クラリスロマイシン（CAM），リファンピシン（RFP），エタンブトール（EB）で初期治療を開始し，難治例にはアミカシン（AMK）を2か月間併用します．ただし，現時点ではMAC症に対する有効な抗菌薬

One More Navi

aviumとは鳥のこと．*M. avium*は土中に多く，肺以外にも感染が広がりやすい．一方で，*M. intracellulare*は病変が肺に限局しやすい．15%に他のNTMとの混合感染がある．

One More Navi

ビクトリア朝時代，公共の場での女性の咳はマナー違反であった．このため，咳を我慢して気道分泌物が貯留し，右中肺，左肺舌区が無気肺となって，肺MAC症をきたすことがあった．この疾患はオスカー・ワイルドの戯曲から「Lady Windermere syndrome」と名づけられ，当時，更年期以降の痩せた長身の女性に多くみられた．

One More Navi

M. kansasii は水中に多く生息している．

One More Navi

初回治療に失敗するとマクロライドに感受性が残っていて治癒できないので，痰の培養陰性が1年続くまで投与する（定期的な痰の培養確認しながら投与を継続する）．

One More Navi
24時間循環風呂などでMACに対する過敏性肺炎がおきるものをHot tub lungと呼び，予後はよい．

は少なく，一般に長期予後は不良です（多くは慢性に経過し，治癒，治療無効，再燃の割合は1/3ずつ）．
　一方，*M. kansasii*症は抗結核薬によく反応することから，結核治療に準じた化学療法を実施します．▶J-39

国試出題症例
〔国試107-D27〕

● 53歳の女性．血痰を主訴に来院した．半年前から咳嗽と喀痰とを自覚していたがそのままにしていた．2週前から血痰があった．発熱はない．毎年の健康診断時に胸部X線写真で異常を指摘されていたが，変化を認めないため治療は受けていなかった．身長150cm，体重37kg．体温36.8℃．脈拍68/分，整．血圧112/66mmHg．呼吸数16/分．SpO₂ 96%（room air）．右前胸部にcoarse cracklesを聴取する．喀痰検査：Ziehl-Neelsen染色でGaffky 3号．血液所見：赤血球356万，Hb 12.1g/dL，Ht 32%，白血球5,700（桿状核好中球15%，分葉核好中球45%，好酸球1%，単球14%，リンパ球25%），血小板22万．CRP 1.0mg/dL．結核菌特異的全血インターフェロンγ遊離測定法〈IGRA〉は陰性．胸部X線写真で気管支拡張所見を認めるが，1年前の健康診断時の所見と変化を認めない．肺野条件の胸部単純CTは前掲のとおり．
⇒非結核性抗酸菌症（特にMAC症）が疑われる．

J-42 肺真菌症

▶**レファレンス**
・ハリソン④：p.1443-1456
　　　　　　：p.1461-1464
・新臨内科⑨：p.1379-1385

One More Navi
真菌症は皮膚表面に発生する表在性真菌症と，肺，脳，心臓などの臓器に発生する深在性真菌症とに大別される．

One More Navi
生活環の大部分，あるいはすべての時期を通じて単細胞の状態で過ごす菌種を酵母と呼び，酵母はカンジダとクリプトコッカスの2つにわかれる．一方，生活環のすべての時期を分岐状の多細胞性構造をとるものを糸状菌と呼び，隔壁のない接合菌糸（ムコール）と隔壁のある糸状菌（アスペルギルスなど）に分かれる．

One More Navi
肺アスペルギローマの好発部位は肺尖部および上肺野．

　真菌（fungus）が原因の肺感染症を肺真菌症（pulmonary mycosis）と呼び，日本ではアスペルギルス，カンジダ，クリプトコッカス，ムコールなどが原因となります．原因真菌は病原性が弱く，多くは日和見感染として発症します．
　なお，治療に抗菌薬を用いると無効であるばかりか，症状を悪化させる原因となることがあります．

J-43 肺アスペルギルス症

　空中を浮遊している*Aspergillus fumigatus*（アスペルギルスフミガーツス）をはじめとするアスペルギルス属の分生子を吸入しておきる真菌症で，ほとんどは肺に病変が形成されます．
　肺アスペルギルス症には，①肺アスペルギローマ（定着型），②侵襲性アスペルギルス症（組織侵入型），③アレルギー性気管支アスペルギルス症（アレルギー型）の3つの病型があります．

▶**肺アスペルギローマ**
病態　結核や気管支拡張症などによって生じた肺内の空洞や囊胞内に分生子が吸入され，定着・発育・増殖し，大きな菌糸塊（菌球；fungus ball）を形成したものを肺アスペルギローマ（pulmonary aspergilloma）と呼びます．
症状　空洞病変の既往がある患者に咳，血痰，微熱などの症状が出現しますが，無症状の場合もあります．
診断
・画像検査：胸部X線やCT像で既存の空洞内に円形の塊状陰影（菌球）を認め，その周囲に半月状の含気層（meniscus sign）を呈します．この塊状陰影は体位

Fig. 肺アスペルギローマの画像所見

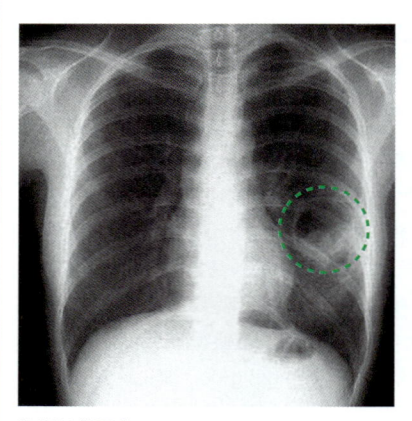

胸部X線写真
左肺中〜下肺野に空洞を認め，空洞内に塊状陰影がみられる．

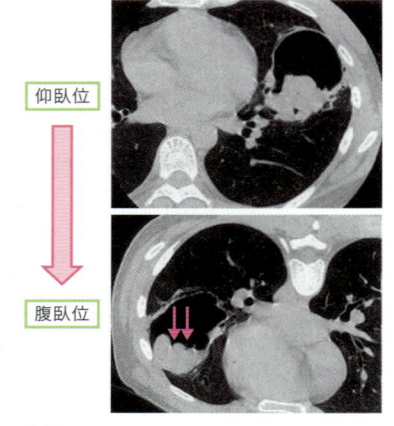

胸部CT
体位によって空洞内を移動する塊状陰影が確認できる．

〔国試 96-A13〕

によって空洞内を動くことがあります．

・**免疫血清検査**：アスペルギルス沈降抗体陽性となります．

治療　外科的切除が根治治療ですが，症状がなければ経過観察を行うこともあります．手術適応がないときには，抗真菌薬のボリコナゾール，イトラコナゾールの内服投与を行います．

関連項目

▶慢性壊死性肺アスペルギルス症

肺アスペルギローマが感染症としての活動性をあまり示さない（鎮静的である）のに対し，同じ病態でも宿主の免疫低下を契機に周囲の肺組織に進展拡大するなど，慢性的な侵襲性を有するものがあり，これを**慢性壊死性肺アスペルギルス症**（chronic necrotizing pulmonary aspergillosis；CNPA）と呼んで区別することがあります．

感染症としての活動性があるため，咳，血痰，発熱，体重減少などの症状を呈し，画像所見では空洞壁の肥厚や空洞周囲の浸潤影などを示します．

治療では，抗真菌薬のボリコナゾール，ミカファンギン，アムホテリシンBが第1選択薬となります．

▶侵襲性肺アスペルギルス症

病態　**侵襲性肺アスペルギルス症**（invasive pulmonary aspergillosis；IPA）は，主に A. fumigatus の胞子の吸入によって経気道的に感染し，免疫機能低下時（好中球機能の低下時）に日和見感染で急激発症する肺アスペルギルス症です．アスペルギルスが血管壁を侵襲し，血管の壊死や肺梗塞をきたします（急性発症で予後不良）．

症状　末梢白血球数が 500/mm^3 以下の場合に発症しやすく，ペニシリン系，セフェム系などの広域抗菌薬に反応しない高熱，咳，血痰，喀血，呼吸困難を呈し，多くは急速に呼吸不全をきたします．

One More Navi

免疫抑制者の痰にアスペルギルスが検出されれば，侵襲性肺アスペルギルス症を疑う（免疫正常者では異物混入の場合が多い）．

One More Navi

β-D-グルカン

真菌の細胞壁を構成する主要な多糖体．免疫血清検査での基準値は11.0 pg/mL以下で，これを超えると真菌症（深在性真菌症）が疑われる．ムコール，クリプトコッカス以外の真菌で陽性になるが，血液製剤（アルブミンやグロブリン）でも陽性になる．

🟦 **診断**

- **画像検査**：胸部X線像で肺門側を頂点とした楔状陰影や多発性の腫瘤様陰影を認め，胸部CTでは **アスペルギルスの侵襲で出血した結節（梗塞巣）の周囲にすりガラス陰影を伴うCT halo sign** を呈します．また，**免疫機能（好中球数）が回復** すると結節影は縮小し，陰影のなかに三日月状の空洞（**air crescent sign**）が出現します．

- **免疫血清検査**：**ガラクトマンナン抗原** が陽性となり，**β-D-グルカン** が検出されます．

Fig. 侵襲性肺アスペルギルス症の胸部CT所見

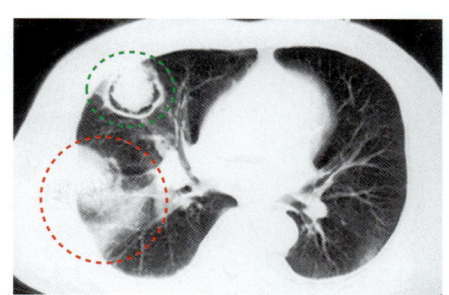

右肺に結節周囲のすりガラス陰影（CT halo sign；赤い○）と三日月状の空洞影（air crescent sign；緑の○）がみられる．

『標準放射線医学 第7版』p.201[18]より

- **生検**：確定診断は肺病変部の生検でアスペルギルスの菌糸を証明することによって行われます．

🟦 **治療** 　発熱性好中球減少症で抗菌薬が無効のときは，真菌が証明されなくてもIPAを疑い，早急に治療を開始する必要があります．

治療は抗真菌薬の **ボリコナゾール** が第I選択薬です．

▶アレルギー性気管支肺アスペルギルス症

アスペルギルスの気管支感染によるアレルギー反応（ときに発熱）から喘息様症状（繰り返す呼吸困難）を呈する疾患です．本症についての詳細は，「K．アレルギー疾患」の章を参照してください． ▶K-13

J-44　肺カンジダ症

🟦 **病態**　肺カンジダ症（pulmonary candidiasis）は，健常人の口腔咽頭，消化管，腟，皮膚などに常在するカンジダ（*Candida*）属によって引きおこされる肺感染症で，原因真菌としては *Candida albicans*（カンジダアルビカンス）が最多です．

好中球減少症などの免疫不全患者で，**Candida属真菌が血行性に播種される播種性カンジダ症** の一部として肺に発症し，このほかに敗血症，髄膜炎，心内膜炎などが引きおこされます

🟦 **症状**　発熱，咳，喀痰などの肺炎症状を呈しますが，肺カンジダ症に特異的な症状はありません．

🟦 **診断**

- **血液培養**：血液培養が陽性であれば確定診断されます．
- **免疫血清検査**：**カンジダ抗原陽性，D-アラビニトールの上昇，β-D-グルカンの検出** などの所見が得られます．
- **遺伝子診断法**：カンジダDNAの遺伝子診断も有用です．

🟦 **治療**　フルコナゾール，ボリコナゾール，アムホテリシンB，またはミカファンギンの点滴静注で治療します．

● 抗菌薬に耐性を有する非*C. albicans*やフルコナゾール耐性*C. albicans*に対してはミカファンギンを使う（ミカファンギンの経口薬はない）．

One More Navi

カンジダ属は，*C. albicans* と非 *C. albicans* に分けることができ，後者には抗菌薬に耐性を有するものがみられる．

One More Navi

D-アラビニトール

カンジダ属の増殖に伴って産生される主要な代謝物であり，深在性カンジダ症では血清中の濃度が上昇する．

J-45 肺クリプトコッカス症

病態 肺クリプトコッカス症（pulmonary cryptococcosis）は，クリプトコッカス属真菌の *Cryptococcus neoformans* を吸入することで感染する外因性の肺感染症です（ヒト-ヒト感染はしない）．*C. neoformans* は直径 5〜20 μm で厚い莢膜をもつ酵母状真菌で，ハトなどの鳥類の糞のなかで増殖し，土壌や室内の湿気の多い場所にも生息しています．本症の原発巣は肺ですが，*C. neoformans* は中枢神経系に親和性をもっているため，しばしば脳・髄膜炎を合併することがあります．

分類 基礎疾患のない健常人に発症する原発性肺クリプトコッカス症と，細胞性免疫不全を基礎疾患とする患者に続発する続発性肺クリプトコッカス症があります．

症状 発熱，咳，喀痰，胸痛などの症状を呈しますが，50% は無症状で健康診断の胸部 X 線検査で偶然発見されることもあります（原発性は無症状の場合が多い）．

診断

Fig. 肺クリプトコッカス症の画像と細胞学的検査所見

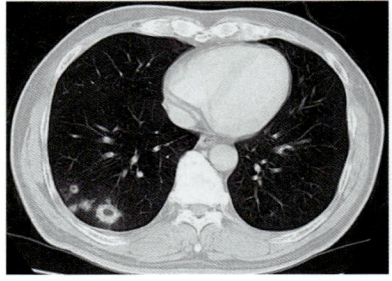

胸部単純 CT
右肺に空洞を伴う多発性の円形陰影を認める．

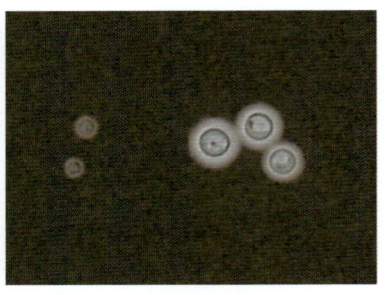

気管支肺胞洗浄液の墨汁染色標本
厚い莢膜を有する球形の酵母状真菌が認められる．

〔国試 107-A28〕

- **画像検査**：胸部 X 線像・CT 像で胸膜直下に孤立性，あるいは多発性の円形陰影と浸潤影を呈し，50% の症例で空洞を伴います．
- **細菌学的検査**：墨汁染色で気管支肺胞洗浄液（BALF）や髄液中に厚い莢膜をもつ酵母状真菌を認めます．
- **免疫血清検査**：莢膜多糖抗原（グルクロノキシロマンナン抗原）が陽性となりますが，β-D-グルカンは検出されません．

治療 原発性肺クリプトコッカス症は無治療でも自然寛解することがありますが，症状がある場合にはフルコナゾールか，イトラコナゾールを投与します．HIV 患者におきるような続発性の場合には，上記にフルシトシンを併用します．

One More Navi
ミカファンギンは肺クリプトコッカス症には無効．

国試出題症例
〔国試 107-D27〕

● 65 歳の女性．全身倦怠感と微熱とを主訴に来院した．1 週前から全身倦怠感を自覚していた．3 日前から 37℃ の微熱が続いているという．5 年前から関節リウマチで抗リウマチ薬と副腎皮質ステロイドとを服用中である．意識は清明．身長 156 cm，体重 46 kg．体温 37.4℃．脈拍 92/分，整．血圧 120/70 mmHg．呼吸数 14/分．SpO₂ 97%（room air）．心音と呼吸音とに異常を認めない．血液

所見：赤血球 446 万，Hb 13.0 mg/dL，Ht 39%，白血球 7,300（桿状核好中球 20%，分葉核好中球 46%，好酸球 1%，好塩基球 1%，単球 10%，リンパ球 22%），血小板 16 万．CRP 2.6 mg/dL．胸部 X 線写真で右側下肺野に多発結節影を認める．肺野条件の胸部単純 CT と気管支肺胞洗浄〈BAL〉液の墨汁染色標本は前掲のとおり．

⇒肺クリプトコッカス症が疑われる．血清抗原検査でグルクロノキシロマンナン抗原を確認する．

J-46 肺ムコール症（肺接合菌症）

病態 肺ムコール症 (pulmonary mucormycosis) は，接合菌門接合菌網ムコール目ムコール科に属する 4 菌属 (*Absidia*, *Mucor*, *Rhizomucor*, *Rhizopus*) によって引きおこされる外因性の真菌症で，肺接合菌症 (pulmonary zygomycosis) とも呼ばれます．

病型には肺型，消化管型，播種型，鼻脳型，皮膚型があり，多くは経気道的に感染しますが，経皮，経口での感染もあります．免疫状態が極めて不良な患者に発症し，血管侵襲のために急性壊死性炎や出血性梗塞をおこすことがあります．

症状 肺型（肺ムコール症）は好中球が減少した患者でおこりやすいとされ，咳，呼吸困難，胸痛，喀血，血痰など侵襲性肺アスペルギルス症に類似した症状を呈します．一方，鼻脳型は糖尿病性ケトアシドーシスの患者に多いとされ，顔面疼痛，眼瞼下垂，眼球突出，視力障害，鼻根部膨隆，黒色滲出物（壊死組織）が見られます．

診断 病巣から検体を採取して接合菌を分離するか，病理学的に接合菌を検出します．

治療 アムホテリシン B 投与で治療します（ボリコナゾールは無効）．皮膚ムコール症や鼻脳ムコール症には外科的切除も行われます．

One More Navi
各病型の主な症状
- 肺型：咳，呼吸困難，胸痛，喀血，血痰
- 鼻脳型：顔面疼痛，眼瞼下垂，眼球突出，視力障害，鼻根部膨隆，黒色滲出物（壊死組織）
- 消化管型：下痢，腹痛，下血
- 播種型：感染した臓器の症状
- 皮膚型：境界が顕著な黒色の皮膚壊死

J-47 ニューモシスチス肺炎

病態 ニューモシスチス肺炎 (*Pneumocystis* pneumonia) は，*Pneumocystis jiroveci* が，宿主の免疫不全に乗じて肺胞内で増殖し，肺炎を引きおこす日和見感染症です．

免疫低下の原因としては，CD4 陽性細胞（CD4$^+$）数が 200/μL 以下の HIV 感染者 (AIDS)，リンパ球系白血病，免疫抑制薬・抗癌薬投薬中，膠原病（ステロイド，抗 TNFα 抗体），ステロイド中等量以上長期投与などがあげられ，AIDS の約半数は本症で発症します．

感染初期には，肺胞内に多量の菌体がいても炎症細胞浸潤は軽微で，組織への侵入もないことから臨床症状も軽微です．しかし，ある程度進行すると浸潤細胞や滲出液が肺胞内に充満してガス交換が阻害され，急激に重篤な肺炎をきたします（胸部陰影もかなり進行してから明らかになる）．

症状 免疫不全が進行した患者に乾性咳嗽や微熱，全身倦怠感などの初期症状が現れ，やがて進行性の労作性呼吸困難（チアノーゼ）や高熱が出現してきます．また，細気管支の閉塞（チェックバルブ機構）によって末梢肺胞に囊胞を生じると気胸を合併します．

診断
- 画像検査：初期の胸部 X 線や CT 像では，肺門部から両側肺野に広がるすりガラス状～斑状の間質性陰影（間質性肺炎像）を呈し，進行すると全肺野の胸膜直

One More Navi
P. jiroveci は以前は原虫に分類されていたが，現在は真菌の一種とされている．宿主内の生存環境に合わせて栄養体 (trophozoite) と囊子 (cyst) の 2 型をとるなど，原虫と似た生活環を有する．

Fig. ニューモシスチス肺炎の胸部CTと細胞診所見

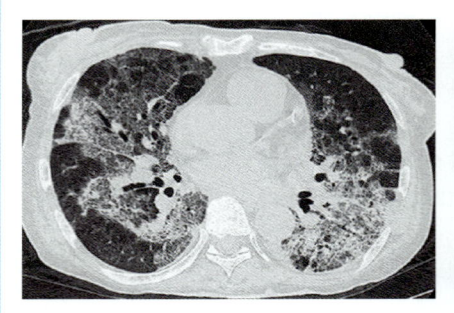

胸部単純CT像
肺門部から両側肺野に広がるすりガラス陰影がみられる．
〔国試106-D31〕

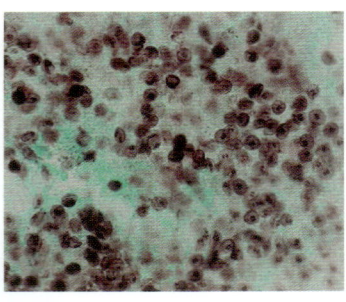

細胞診所見（Grocott染色標本）
青く濃染される *P. jiroveci* の囊子がみられる．
〔国試101-A13〕

下にまで均等で比較的濃厚な陰影が広がります．

- **血液ガス分析**：動脈血酸素分圧（PaO_2）＜70 Torrとなり，O_2 の拡散障害によってA-aDO_2 の開大がみられます．なお，一酸化炭素拡散能（D_LCO）が正常であれば，本症は否定されます．
- **免疫血清検査**：*P. jiroveci* の囊子（cyst）の細胞壁の構成成分にはβ-D-グルカンが含まれていることから，ほぼ全例でβ-D-グルカンが検出されます．また，間質性肺疾患のマーカーであるKL-6（シアル化糖鎖抗原KL-6）も上昇します．
- **病理学的・微生物学的検査**：確定診断は，誘発喀痰か，それが陰性の場合は気管支鏡での気管支肺胞洗浄（BAL）や経気管支肺生検（TBLB）で採取した検体をGrocott染色し，*P. jiroveci* を証明します．

One More Navi
メトトレキサートなどの薬剤性肺線維症はβ-D-グルカンが陰性なのでニューモシスチス肺炎と鑑別できる（しかし，KL-6は薬剤性肺線維症でも上昇する）．

Assist Navi 肺真菌症の鑑別

	肺アスペルギルス症		肺カンジダ症	肺クリプトコッカス症	肺ムコール症	ニューモシスチス肺炎
	肺アスペルギローマ	侵襲性肺アスペルギルス症				
感染経路	外因性感染	内因性感染（日和見感染）	内因性感染（日和見感染）	外因性感染	外因性感染	内因性感染（日和見感染）
特徴	空洞病変の既往がある患者に発生	免疫機能（特に好中球）の低下時に発生	免疫不全時に血行性に播種されて発症	しばしば脳炎・髄膜炎を合併	免疫の著しい低下時に経気道感染	AIDS患者の約半数が本症で発症
画像所見	・空洞内の塊状陰影 ・meniscus sign	・CT halo sign ・air crescent sign		孤立性，多発性の円形陰影・浸潤影		間質性肺炎像
診断（検査）	・アスペルギルス沈降抗体陽性	・ガラクトマンナン抗原陽性 ・β-D-グルカンの検出	・カンジダ抗原陽性 ・D-アラビニトール上昇 ・β-D-グルカンの検出	・BALFの墨汁染色で酵母状真菌検出 ・グルクロノキシロマンナン抗原陽性	・接合菌の分離/検出	・PaO_2＜70 Torr ・A-aDO_2開大 ・β-D-グルカンの検出 ・KL-6上昇
治療薬	・ボリコナゾール ・イトラコナゾール	・ボリコナゾール	・フルコナゾール ・ボリコナゾール ・アムホテリシンB ・ミカファンギン	・フルコナゾール ・イトラコナゾール	・アムホテリシンB	・ST合剤

・**遺伝子診断法**：PCR法による遺伝子診断法も行われますが，感度が高すぎることから疑陽性が多いという難点があります（Grocott染色の感度はPCR法の半分程度）．

治療　本症の疑いが強い場合は確定診断を得られなくても β-D-グルカン陽性の時点で治療を開始します．

治療は第1選択薬である **ST合剤**（スルファメトキサゾール・トリメトプリム合剤）の内服か，第2選択のペンタミジンの点滴静注を行います．AIDS患者ではHIV治療での菌体破壊から免疫反応がおこり，呼吸困難が増悪する場合があり，炎症を抑える目的でステロイドを併用することがあります．

また，AIDS患者や臓器移植後の免疫抑制剤投与中の患者に対しては，予防的にST合剤の内服やペンタミジンの吸入を行うことを考慮します．

One More Navi
ペンタミジンには *Candida albicans* に対する抗真菌活性がある．その一方で，膵β細胞損傷（高血糖）やSU剤と同じくKチャネル抑制から低血糖もおこり得る．なお，ST合剤とペンタミジン静注の効果は同等．

- ST合剤には消化器症状，発熱，発疹，骨髄抑制などの副作用がある．骨髄抑制時には葉酸の投与も行う．
- ペンタミジンは腎障害，カリウム上昇，肝障害，低血糖，白血球減少，QT延長など強い副作用がある（吸入で気管支攣縮）．
- 本症での死亡率はHIV感染者で20%．非HIV感染者ではさらに高い．

国試出題症例
〔国試101-A13〕

- 58歳の男性．発熱を主訴に来院した．3か月前から37℃台の微熱，全身倦怠感および食思不振を自覚し，体重が5kg減少した．1週前から乾性咳嗽と息切れとが出現し，増悪してきた．3日前から38℃を超す弛張性の発熱が連日続いている．多数のパートナーとの性的接触があった．意識は清明．身長165cm，体重53kg．体温38.7℃．脈拍84/分，整．血圧130/80 mmHg．心雑音は認めない．両側背部に吸気時の軽度の coarse crackles を聴取する．腹部は平坦で，肝・脾を触知しない．皮膚所見も正常である．血液所見：赤血球331万，Hb 9.9 g/dL，Ht 29%，白血球5,300（桿状核好中球5%，分葉核好中球40%，好酸球14%，好塩基球0%，単球13%，リンパ球28%），血小板14万，CD4陽性細胞数 213/μL（基準800〜1,200）．LDH 380 IU/L（基準176〜353）．CRP 9.8 mg/dL．動脈血ガス分析（自発呼吸，room air）：pH 7.50，PaO_2 63 Torr，$PaCO_2$ 32 Torr．胸部X線写真で左肺に淡い浸潤影を認める．気管支鏡下肺胞洗浄液細胞診所見（Grocott染色標本）は前掲のとおり．
⇒**ニューモシスチス肺炎**．ST合剤内服による治療を開始する．

J-48　寄生虫性肺疾患

▶レファレンス
・ハリソン④：p.1536
・新臨内科⑨：p.24-27

J-49　肺吸虫症

病態　肺吸虫症（paragonimiasis）は，日本では**ウェステルマン肺吸虫**（*Paragonimus westermani*）と**宮崎肺吸虫**（*Paragonimus miyazakii*）の2種類の病原寄生虫によって引きおこされます．

感染経路は，モクズガニ，サワガニやこれらのカニを摂取したイノシシの生肉をヒトが食すことで，川魚料理を出す料亭などで器，まな板，包丁などを介して感染することもあります．

One More Navi

プラジカンテルは20年以上前から住血吸虫治療薬として使われている．吸虫の細胞膜のCaチャネルをリン酸化して開き，透過性を上昇させる．

症状 病原寄生虫を摂取して半年以降に症状がでます．幼虫の移行に伴う腹膜炎，胸膜炎，気胸がおこります．また，肺寄生に伴って咳，痰，血痰，胸痛などの症状もみられますが，重症化しません．好酸球の多い胸水もみられます．

診断 喀痰，糞便，気管支肺胞洗浄の回収液（BALF）のなかから，虫卵を検出して診断を行います．免疫血清検査として，皮内反応（VBS反応）や補体結合反応も診断に有用です．

治療 肺吸虫症には**プラジカンテル**の2日間投与が極めて有効です．

K

免疫・アレルギー性疾患

Preview

K-01	気管支喘息	p.226
K-02	病態・病因	p.227
K-03	発生機序	p.228
K-04	病理所見	p.230
K-05	分類	p.230
K-06	症状・身体所見	p.231
K-07	検査所見	p.232
K-08	治療	p.233
K-09	好酸球性肺炎	p.236
K-10	単純性好酸球性肺炎（Löffler症候群）	p.236
K-11	急性好酸球性肺炎	p.236
K-12	慢性好酸球性肺炎	p.237
K-13	アレルギー性気管支肺アスペルギルス症	p.238
K-14	過敏性肺炎	p.240
K-15	サルコイドーシス	p.243
K-16	ANCA関連血管炎	p.245
K-17	多発血管炎性肉芽腫症（Wegener肉芽腫症）	p.245
K-18	好酸球性肉芽腫性多発血管炎（Churg-Strauss症候群）	p.246
K-19	Goodpasture症候群	p.247
K-20	免疫が関係するその他の呼吸器疾患	p.248
K-21	Langerhans細胞組織球症	p.248
K-22	肺胞蛋白症	p.248
K-23	原発性肺アミロイドーシス	p.250

Navi 1　アレルギー反応による気道炎症，気流制限，気道過敏性亢進

気管支喘息（喘息）はよくみられる慢性疾患の1つですが，致死性疾患としての一面もあり，注意が必要です．

▶ K-02〜03 ではアトピー型喘息を中心に病態・病因と発生機序を解説していきます．

▶ K-05 ではアトピー型喘息に加えて，アトピー素因によらない非アトピー型喘息についても触れます．

▶ K-08 では喘息への薬物療法を長期管理療法（controller）と急性発作時の治療（reliever）とに分けて解説していきます．

Navi 2　好酸球の異常増多と肺浸潤

好酸球の異常増加を伴う肺浸潤を特徴とする好酸球性肺炎（PIE症候群）について，これに分類される疾患を取り上げていきます．

Navi 3　免疫・アレルギーが関与するその他の呼吸器疾患

▶ K-14 では有機・無機性の粉塵を反復吸入することにより生じるアレルギー性肺炎として，過敏性肺炎を取り上げます．

▶ K-15 では多臓器の肉芽腫形成や全身性の微小血管炎が特徴の全身性疾患であるサルコイドーシスについて解説します．

▶ K-16〜19 ではANCA（抗好中球細胞質抗体）が関与する血管炎を取り上げていきます．

K-01　気管支喘息

▶レファレンス
・ハリソン④：p.1822-1834
・新臨内科⑨：p.28-37
・標準小児⑧：p.289-295

One More Navi
喘息は小児に多い（親の喫煙によることも多い）が，成人発症も珍しくない．高齢者喘息では心不全や肺気腫と紛らわしいことがある．

気管支喘息（bronchial asthma）は気道の慢性炎症性疾患のことで，発作性に種々の呼吸器症状（喘鳴，息切れ，胸部圧迫感，咳嗽，喀痰）が繰り返し出現することが特徴です．単に喘息と呼ぶこともあります．

喘息は生涯罹患率5%とよくみられる慢性疾患の1つです．多くは発作後に自然あるいは治療によって症状の改善をみますが，日本でも毎年2,000人程度が喘息発作で死亡しており，致死性疾患としての一面もあります．近年では，罹患率に増加傾向がみられ，特に小児患者は年々増加しています（小児の6〜10%，成人の3%が喘息患者）．

K-02 病態・病因

▶病態

　気管支喘息の基礎には①気道炎症，②可逆性の気流制限（気道閉塞），③気道過敏性亢進の3つの病態があります．

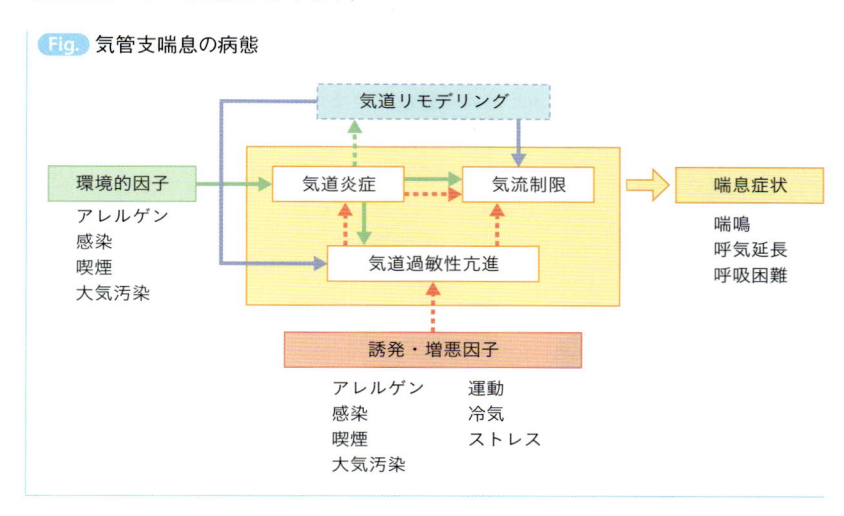

Fig. 気管支喘息の病態

●気道炎症
　吸入された抗原（アレルゲン）に曝露した生体が引きおこすアレルギー性炎症で，気道に好酸球を中心とした炎症細胞の浸潤がみられ，気道上皮が傷害されて慢性炎症が引きおこされます．炎症によって気道の線維化，平滑筋の肥厚，非可逆的な構造変化などの気道リモデリングがおこることもあります．

●気流制限（気道閉塞）
　アレルゲンに結合した肥満細胞（mast cell）が放出する化学伝達物質をきっかけとして，気管支平滑筋の攣縮や気管支粘膜の浮腫，気道粘液分泌の亢進がおきて気道が閉塞し，気流制限をきたします（即時型喘息反応）．さらに，気流制限は回復した後にアレルゲンがなくても再発することがあります（遅発型喘息反応）．
　この気流制限は可逆性で自然に，あるいは治療で改善します．しかし，気道リモデリングが進むと非可逆性・難治性となることがあります．

●気道過敏性亢進
　慢性的な気道炎症により，喘息患者の気道は健康な人では反応しない程度の弱い刺激（誘発・増悪因子）に対しても過敏に反応するようになり，さらなる気道炎症と気道閉塞をきたしやすくなります．この状態を気道過敏性亢進と呼びます．

▶病因
　気管支喘息を引きおこす原因には環境因子と遺伝的素因（多遺伝子）があり，この2つの因子が相互に作用しあって気道炎症，平滑筋機能異常，粘液産生の増加といった異常反応を引きおこします．

●環境因子
　アレルギー反応を引きおこすアレルゲンには，室内塵，ダニ，動物の毛や上皮，真菌，花粉，昆虫類，アスピリンやβ遮断薬といった薬剤などがあげられ，加えて，喫煙，大気汚染，呼吸器感染症（ウイルス感染）などが発症を促進すると考えられています．

One More Navi
男児の喘息が多いが，これは成人で治りやすい．一方，女児の喘息は成人になっても続きやすく，成人では女性患者のほうがやや多い．

One More Navi
喘息による気流閉塞は可逆性だが，喘息患者では加齢による呼吸機能低下が加速する（特に喫煙者）．

One More Navi
アレルゲンとなるダニは，ヤケヒョウヒダニとコナヒョウヒダニの2種類で，じゅうたん，ソファー，クッション，寝具などに潜んでいる．

One More Navi
胃食道逆流症（GERD）の胃酸刺激も喘息発作の誘因となる．肥満者に喘息が多いのはGERDによる可能性もある．また，心理的原因も喘息発作や喘息の慢性化に関与している．

● 遺伝的素因

微量な抗原に対して特異的な抗体（IgE）をつくりやすい遺伝的素因のことをアトピー素因と呼び，喘息の発症因子として重要です．アトピー素因がある，すなわち吸入した抗原に対する特異的IgE抗体を証明できる喘息はアトピー型喘息 ▶K-05 と呼ばれ，小児喘息の9割以上がこのタイプの喘息に属します．

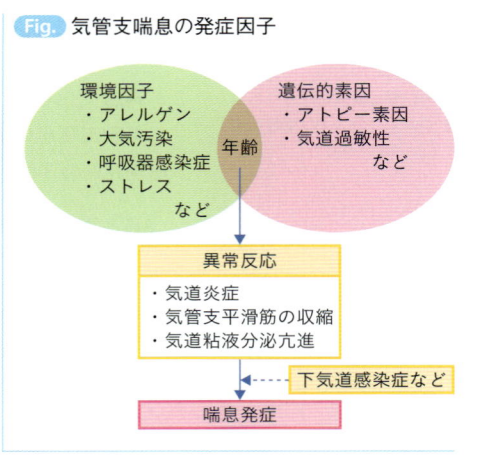

Fig. 気管支喘息の発症因子

環境因子
・アレルゲン
・大気汚染
・呼吸器感染症
・ストレス など

遺伝的素因
・アトピー素因
・気道過敏性 など

年齢

異常反応
・気道炎症
・気管支平滑筋の収縮
・気道粘液分泌亢進

↓ ←--- 下気道感染症など

喘息発症

関連項目

▶ 衛生仮説

近年のアレルギー疾患増加の背景には衛生状態の改善があるとする学説．乳幼児期に多様な細菌に曝露しているとと防御反応としてインターフェロンγ（IFN-γ）などを産生して細胞性免疫を促進するTh1細胞が優勢となる一方，衛生的な環境で暮らしていると肥満細胞や好酸球を活性化するTh2細胞が優勢となり，このTh1/Th2バランスの乱れや制御性T細胞の不全が喘息を含むアレルギー疾患の素地となっているとするものです．現に，農場など多様な細菌が存在する環境で育った小児にはアレルギーや喘息が少ない反面，大事に（衛生的に）育てられた長男・長女の有病率が高いことが指摘されています．また，喘息有病率は先進国や温暖地で高く，開発途上国や寒冷地（菌が増えにくい）では低くなります．ただし，この説では都市部で有病率が高い理由を説明することが困難という見解もあります．

One More Navi
好酸球やリンパ球などが活性化しておきる遅発型反応による炎症は，慢性化しやすいという特徴がある．

One More Navi
各種インターロイキンの働き
IL-4, IL-5, IL-13：IgEの産生と好酸球の増多を導く．
IL-5, IL-9：好酸球の分化や成熟を促す．
IL-3, IL-4, IL-9：肥満細胞を活性化させる．
IL-8：好中球を遊走，活性化させる．
IL-4, IL-9, IL-13：粘液過分泌，粘液細胞の過成長を促進．
IL-4, IL-13：線維芽細胞の成長を促す．
IL-5, IL-9：上皮化線維化を増強．

K-03 発症機序

▶ 免疫反応の時間的な反応相

IgEを介した免疫反応に伴う喘息（アトピー型喘息）は，下記のような機序で発症しますが，免疫反応にはアレルゲン被曝後15〜30分で始まり，1〜2時間で治まる即時型喘息反応と，被曝後3〜8時間に始まる遅発型喘息反応があります．そして，この2つの反応が繰り返されることで炎症が慢性化し，気道の状態が悪化していきます．

▶ 発症機序

● 即時型喘息反応

①空気中の抗原（アレルゲン）が吸入され，気管支粘膜に付着する．
②粘膜下の肥満細胞（mast cell）に結合している特異的IgE抗体にアレルゲンが捕捉される．
③肥満細胞からヒスタミンなどの化学伝達物質が放出される．
④放出された化学伝達物質により，血管透過性の亢進，気管支平滑筋収縮，粘液分泌の亢進などの反応が引きおこされる（Ⅰ型アレルギー反応）．
⑤肥満細胞で血小板活性化因子（platelet activation factor；PAF）やサイトカイン（IL

One More Navi

同じ受容体につくIL-4とIL-13はマウスでは重要で，IL-4欠損で喘息発作がおきず，IL-13投与で発作がおきる．ヒトでも重症喘息に抗IL-5抗体（メポリズマブ）や抗IL-13抗体（レブリキズマブ）が有効で，IL-4受容体αサブユニットモノクローナル抗体デュピルマブが増悪リスクを減らす．しかし，強力な抗ヒスタミン薬は無効であった．

One More Navi

樹状細胞やマクロファージはヘルパーT細胞（Th細胞）に抗原を提示し，Th1細胞とTh2細胞のどちらを優勢に分化させるかを促して，炎症を促進したり抑制したりしている．

One More Navi

抗IL-5モノクローナル抗体は喘息や花粉症での好酸球性気道炎症を著明に改善する．

One More Navi

喘息の増悪時にはリンパ球，特にTh2細胞が増加する．Th2細胞が産生するIL-5はさらに好酸球を活性化する．

One More Navi

リンパ球を標的にした治療法として免疫抑制療法（シクロスポリン，メトトレキサート）があるが，効果よりも副作用のほうが大きい．

One More Navi

システインをもつシステイニルロイコトリエンCys-LTs（LTC4, D4, E4）は肥満細胞，好酸球，マクロファージでつくられ，気道平滑筋収縮が強力．一方，好中球でつくられるLTB4は主に化学遊走因子．発作時に尿中LTB4が3倍高値になる．

One More Navi

遅発型喘息反応は気管支拡張薬では十分抑制されず，抗炎症作用をもつステロイド薬やロイコトリエン拮抗薬で抑制可能．即時型喘息反応時にステロイド薬の点滴をするのは遅発型喘息反応を予防するため．

Fig. アトピー型喘息の発症機序（遅発反応を中心に）

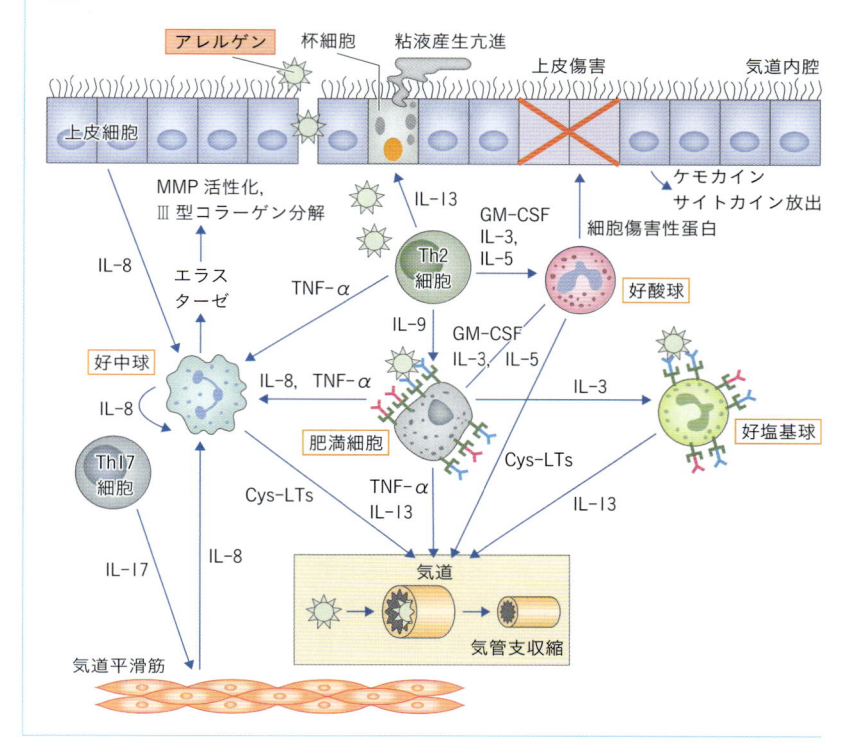

-4，IL-5など）が産生され，好酸球や好中球が粘膜に集合し，活性化する．

※即時型喘息反応では，症状として皮膚，鼻，肺，消化器のかゆみ，くしゃみ，喘鳴，急性の腹痛などが出現します．

● 遅発型喘息反応

⑥好酸球，好中球の粘膜下への浸潤がおこり，続いて好塩基球，単球，マクロファージ，Tリンパ細胞（Th2細胞）が浸潤する．

⑦好酸球からロイコトリエンや細胞傷害性蛋白が放出され気管支粘膜を直接的に傷つける．

⑧細胞膜のリン脂質からロイコトリエン（Cys-LTs），PAF，プロスタグランジンなどが合成され，再び気道平滑筋の収縮，血管透過性の亢進がおこり，気道上皮細胞の傷害が進む（Ⅲ型アレルギー反応）．

⑨気道粘膜の上皮細胞が剥離し，アレルゲンの侵入が容易になる．さらに，自律神経末端が露出し刺激を受けやすくなる（気道過敏性亢進）．

※遅発型喘息反応では，症状として皮膚の浮腫，発赤，硬結がみられるほか，持続性の鼻閉，気道閉塞に伴う喘鳴などを呈します．

● アレルギー反応の慢性化

上述のような免疫反応を繰り返すうちに，炎症細胞である好酸球の生存延長や自己産生がおこり，気道炎症は慢性化していきます．そして，傷害された上皮細胞の異常修復により非可逆的な線維化，気道壁や粘膜下細胞の肥厚，平滑筋の肥大や過形成などが生じます（気道リモデリング）．なお，気道リモデリングは多くの場合，気道閉塞増大，可逆性低下など，重症化の原因になっていますが，上皮下線維化のように過度の気管支収縮からの気道閉塞を防止している有益な変化もあります．

K-04 病理所見

気管支喘息の病理学的特徴としては，㋐気道粘膜下への炎症細胞の浸潤と気道壁の肥厚，上皮下の線維化，粘液細胞（杯細胞）の増殖，気道平滑筋の肥厚などの所見がみられ，㋐粘液の過分泌による粘液栓の形成がみられることもあります．

㋐アトピー型喘息の活動期には特に好酸球の浸潤が強くみられ，喀痰検査で検出される好酸球の数と気道過敏性には相関があります（好酸球が多いと増悪しやすい）．

一方，最近になって気道に好酸球がほとんどみられず，代わりに好中球の浸潤が目立つタイプの気管支喘息が報告されており，ウイルス感染による喘息増悪や職業性物質によって引きおこされる喘息（職業性喘息）などでは，発症に好中球がかかわっている可能性が指摘されています．

Fig. 気管支喘息の病理所見

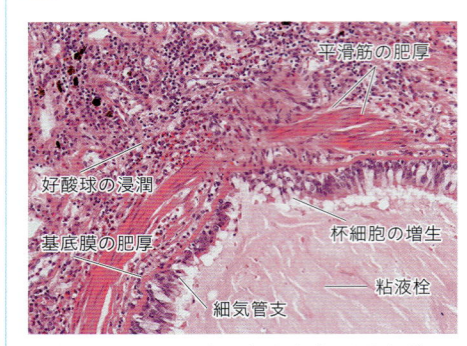

好酸球の浸潤，平滑筋や気道壁（上皮基底膜）の肥厚，杯細胞の増生，粘液の過分泌に伴う粘液栓が確認できる．

『標準病理学 第5版』，p.411[19] より

> **One More Navi**
> 杯細胞は正常の30倍にまで増加し，過剰な分泌物は粘液栓を形成して窒息死の原因となる．

> **One More Navi**
> 好酸球の増加は活動期にみられるため，状態が安定している患者の好酸球を喀痰検査で調べても有益ではない．

> **One More Navi**
> 喀痰中に好酸球の集積がみられる場合には，ステロイド治療によく反応するが，好中球がみられる場合は気管支拡張薬やステロイドへの反応が悪い．

K-05 分類

気管支喘息は㋐アトピー素因の有無によってアトピー型と非アトピー型に分類することができます．

▶アトピー型喘息

気管支喘息のうち，㋐抗原特異的IgEの証明や皮膚反応検査などによって，抗原が明らかであり，血清総IgE値が高値を示すものをアトピー性喘息と呼びます．㋐小児喘息の大多数，成人でも50〜70%がこの病型に属します．

原因抗原としてはダニ（ヒョウヒダニ）が最も多く，ペットの毛や上皮，真菌なども原因となります．また，㋐アトピー性皮膚炎をよく合併することも特徴的です．

> **One More Navi**
> 20歳以下ではアトピー型喘息が60%を占めるが，50歳以上では24%に低下する．ただし，50歳以上でもアトピー型喘息がないわけではない点に注意．

▶非アトピー型喘息

㋐特定のIgE抗体を証明できない喘息で，気道感染後や職場での粉塵や刺激物への慢性的な曝露，アスピリンなどの薬剤服用や運動などの刺激を契機に発症するものを指します．患者の多くにIgEの増加や家族歴がみられないことから，アトピー素因とは別の経路での発症が考えられています．

患者の㋐多くが成人発症で，小児期に発症した喘息と比べて寛解は稀です．

● 運動誘発喘息

㋐運動の直後に喘息発作がおこるもので，過換気による気道の冷却や乾燥で粘液の浸透圧亢進がおこり，肥満細胞（mast cell）からヒスタミンが放出されることが原因と考えられています．

> **One More Navi**
> 運動誘発喘息には膜安定化作用でヒスタミン放出を抑制するクロモリン吸入が有効．

● アスピリン喘息

非ステロイド性抗炎症薬（NSAIDs）のシクロオキシゲナーゼ阻害作用によって相

> **One More Navi**
>
> アスピリン喘息は血小板凝集抑制目的のアスピリン100 mg 以下でも発作が誘発される．80％ でステロイド薬が必要な重症喘息発作をおこし，1/4 は人工呼吸器を要する．アセトアミノフェンでおこるものは 5％ 程度と少ない．コハク酸エステルのステロイド薬（ソル・メドロール，ソル・コーテフ）は発作を誘発するので，治療ではリン酸エステルのステロイド薬をゆっくり点滴する．また，不注意や誤りで NSAIDs が投与されることを避けるため，病状説明書や患者カードを携帯させる．

対的にロイコトリエン合成が増加して誘発される喘息で，アレルギー性疾患の家族歴や既往歴はなく，血清 IgE や好酸球は正常です．内服後数時間で鼻水，眼瞼浮腫，顔面紅潮から喘息発作が始まり，よく重篤な発作をきたします．30～40 歳台の女性に多い病型で，若年者で重症化しやすい傾向があります．鼻ポリープ，副鼻腔炎，嗅覚異常などを伴うことがあります．

● **職業性喘息**

労働環境で職業性の粉塵や刺激物に曝露することで引きおこされる喘息で，小麦粉，そば粉，酵母，杉，ホヤ（かき貝），塗装溶媒（トルエンジイソシアネート），各種金属などを取り扱う職場で発生することがあります．ピークフローメーターで就業時と非就業時の最大呼吸流速を比較して診断します．

K-06 症状・身体所見

▶ **症状**

突然出現する呼吸困難，喘鳴，咳嗽を 3 主徴とし，典型的にはこれらすべてが同時に出現しますが，1 つの症状のみを呈し，他を欠くこともあります．

● **呼吸困難**

胸部圧迫感を伴うことがあり，気道閉塞を反映して呼気の延長や肺の過膨張もみられます．また，肺の過膨張によって奇脈（吸気時に収縮期血圧が 10 mmHg 以上下がる）を呈することもあります．

Fig. 喘鳴がおこるメカニズム

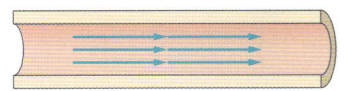

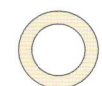

寛解期
呼気が抵抗なくスムーズに呼出される．

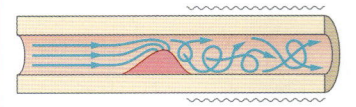

発作時
粘液貯留などで気道が閉塞し，呼気時に気道内で乱気流が発生する．これが気道壁を振わせて，喘鳴となる．

> **One More Navi**
>
> **奇脈**
> 正常でも収縮期血圧は吸気時に多少は下がる．しかし，それが 10 mmHg 以上となる場合を奇脈と呼ぶ．

● **喘鳴**

気道の閉塞と粘液貯留によって呼気時に気道内で乱気流が発生し，安静換気時にもヒューヒューという笛音（wheezes）を呈し，聴診器なしでも聴くことができます．

● **咳嗽**

繰り返しおこる咳嗽で，粘性痰（ときに膿性痰）を伴います．

> **One More Navi**
>
> 気道閉塞の評価は，喘鳴の程度や呼吸補助筋の動員の程度，肺過膨張の有無などの所見から行う．

▶ **喘息症状の特徴**

喘息の症状には以下のような特徴があります．

- **発作性・間欠性**：症状がない寛解期があり，発作に伴う症状は一時的である．
- **日内変動**：1 日のうちで夜間や早朝に症状が悪化することが多い．
- **季節性・気候性**：季節の変わり目（特に秋口）に増悪することがある．また，曇天や雨天時に悪化することもある．
- **合併症**：アレルギー性鼻炎，アトピー性皮膚炎，花粉症，蕁麻疹などを合併することが多い．鼻汁分泌の増加（鼻炎），副鼻腔炎，鼻ポリープを認めることもある．

> **One More Navi**
>
> 夜間は副交感神経優位でアセチルコリンによって気道流量が 10％ 減少する．喘息患者ではこれが 50％ も減少するため夜間に発作がおこりやすい．逆に日中の喘息様症状は肺気腫などを疑う（肺気腫であれば気管支拡張薬の吸入でも 1 秒率が 70％ に低下する）．月経中にも発作がおこりやすい．

関連項目

▶**咳喘息**

咳喘息 (cough variant asthma) は喘鳴や呼吸困難を欠き，咳嗽だけを唯一の症状とする喘息で，慢性咳嗽の原因疾患として注目されています．なお，典型的な喘息の既往がある患者は，症状が咳嗽のみでも咳喘息と診断することはできません．

鎮咳薬は無効ですが，吸入ステロイド薬で症状が改善し，早期からの吸入で典型的な喘息への移行を食い止めることもできます．

K-07　検査所見

▶**呼吸機能検査**

発作時には気道閉塞に伴って1秒量 ($FEV_{1.0}$) や1秒率 ($FEV_{1.0}\%$) の低下がみられます（閉塞性障害）．また，ピークフローメーターでの測定で最大呼気流速 (peak expiratory flow；PEF) の低下もみられます．しかし，これらは可逆性で寛解期には改善します．喘息では通常，拡散障害は認められません．

なお，ピークフローメーターは患者が簡単に自己測定できることから，早期に喘息悪化の兆しを捉えるのに有用です（PEFのベストスコアを20〜50%下回る場合には中等度の気道閉塞，50%以上低下する場合は重症の気道閉塞の疑い）．重症の急性増悪を経験した患者では毎日起床時にPEFの測定を行うことが推奨されます．

● **気道可逆性検査**

他疾患との鑑別のために気道可逆性の有無を調べる検査で，$FEV_{1.0}$ の低下がみられる患者に気管支拡張薬（短期作動性 β_2 刺激薬）を吸入してもらい，10〜20分後にもう一度 $FEV_{1.0}$ を測定します．気管支拡張薬の吸入後に $FEV_{1.0}$ が12%以上かつ200 mL以上改善する場合には，気道可逆性があると判断できます．

● **気道過敏性検査**

喘息発作の寛解期など $FEV_{1.0}$ の低下がみられないときに行う検査で，患者にメサコリンやヒスタミンなどの気管支収縮薬を吸入してもらい（小児では運動負荷による誘発を行う），$FEV_{1.0}$ 低下の有無を調べます．

$FEV_{1.0}$ の低下が認められない（検査陰性）場合には喘息を否定できます．

▶**アレルギー検査**

血液検査では好酸球数や血清総IgE値の増加がみられます．血清総IgEの増加はアトピー素因を示唆しており，アトピー型喘息が疑われます．この場合，抗原特異的IgEの測定（RAST検査）や皮膚反応テストでアレルゲンの同定を行います．

▶**喀痰検査／呼気中NO濃度測定**

発作時の喀痰検査での好酸球増加は，喘息に特有の好酸球性気道炎症を示唆する所見として重要です．喀痰検査での好酸球数の変化は，喘息のモニターや増悪を予見するうえでの指標にもなります．

また，呼気中の一酸化窒素 (NO) 濃度の上昇は気道粘膜への好酸球浸潤の程度と相関があり，喘息悪化の指標として有用です．なお，呼気中NO濃度はステロイド薬の吸入で低下するため，患者が吸入を遵守しているかのモニターとしても使えます．

One More Navi
気管支喘息では拡散能 (D_LCO) は正常．COPDでは低下する．

One More Navi
画像検査
多くの場合，胸部X線像は正常像を呈するが，CT像では気管支壁肥厚，小葉中心性陰影，空気とらえ込み現象 (air trapping) がみられることがある．

One More Navi
喫煙者，COPD，アレルギー性鼻炎，ウイルス感染後の患者では気道過敏性が亢進しており，メサコリン試験が陽性となることがある．

One More Navi
メサコリン吸入で $FEV_{1.0}$ が20%以上低下する用量は正常では16 mg/mLだが，喘息ではこの半分以下でも低下する．

One More Navi
喀痰好酸球増加は咳喘息やアレルギー性鼻炎，COPDでもみられる．

K-08 治療

▶治療目標

　治療目標は夜間，早朝の咳嗽や呼吸困難など喘息発作がおこらないように症状をコントロールして再燃を防止し，睡眠の中断をはじめとする日常生活への障害を取り除くことにあります．そのため，喘息の病因である気道炎症，気道閉塞，気道過敏性亢進を引きおこす因子（抗原曝露や過労，喫煙など）を回避，除去することはもちろん，薬物療法によって炎症を抑制し，気道閉塞を改善することが行われます．

　また，長期の経過のなかでは喘息の急性増悪による喘息死を回避することや治療薬による副作用を最小限にすること，慢性炎症に伴う非可逆的な気道リモデリングを進展させないことなども重要な目標となります．

▶喘息患者の重症度分類

　喘息患者の治療にあたっては，患者が未治療の状態でどの程度の重症度を呈していたかを4つに分類し，それぞれの段階に合わせた治療法が選択されます．喘息患者の重症度は以下のように分類されます．

Tab. 喘息の重症度分類

	症状の頻度	症状の程度	夜間症状の頻度
軽症間欠型	週1回未満	・軽度で時間も短い	月2回未満
軽症持続型	週1回以上（毎日ではない）	・月1回以上日常生活や睡眠が妨げられる	月2回以上
中等症持続型	毎日	・週1回以上日常生活や睡眠が妨げられる ・短時間作動性吸入β_2刺激薬がほとんど毎日必要	週1回以上
重症持続型	毎日	・日常生活が制限される ・治療下でもしばしば増悪	しばしば

▶薬物治療

　薬物治療は長期の管理療法（controller）と急性発作に対する治療（reliever）に分けて考えることができます．

●長期管理療法（controller）

　以下の薬剤によって，重症度に応じた治療を開始します．

・**吸入ステロイド薬（ICS）**：喘息管理の中心的な抗炎症薬で，重症度に応じて投与量を段階的に増量します．早期からの吸入で気道リモデリングを防止できますが，高用量では副作用に注意が必要です．

・**長期作動型β_2刺激薬（LABA）**：強力な気管支拡張薬で，効果が12時間以上持続します（吸入剤や添付剤などがある）．単剤で用いると不整脈などをおこしやすいため，必ずICSと併用で用います．なお，ICS／LABA配合剤も市販されています．

・**キサンチン系薬（テオフィリン）**：ホスホジエステラーゼを阻害して細胞内cAMPの濃度を増大させ，気管支平滑筋を拡張させる薬剤で，抗炎症作用も有しています．ただし，本薬は治療域が狭く，薬物相互作用が多いという欠点もあるため，血中濃度のモニターが必要です（テオフィリン血中濃度を5〜15μg/mLに保つ）．

・**ロイコトリエン受容体拮抗薬（LTRA）**：抗炎症作用と気管支拡張作用を併せもつ抗アレルギー薬で，軽度〜中等度の長期管理で用いることがあります．

One More Navi

喘息発作の誘因として，日本人ではアルコールの摂取もあげられる．アルコールはアセトアルデヒドに代謝され，これがヒスタミンを遊離して気管支収縮から喘息発作がおきる．日本人はアルデヒドデヒドロゲナーゼ（ALDH）の活性が低く，ALDH-2の変異があるとアルコール摂取後30分以内に発作がおきる．この酵素は異型狭心症にも関係しているという報告もある．

One More Navi

軽症持続型を呈する症例に対しては低用量の吸入ステロイドの連用が基本．

One More Navi

テオフィリンは血中濃度が20μg/mLを超えると特に小児で副作用（悪心，嘔吐，動悸，頻脈，不穏，痙攣）がでやすい．

One More Navi

LTRAは抗ヒスタミン薬と異なり「眠気」はないが，下痢などの消化器症状の副作用が強い．

- **LTRA以外の抗アレルギー薬**：喘息治療で用いられる抗アレルギー薬の第1選択はLTRAで，それ以外の抗アレルギー薬（化学伝達物質遊離抑制薬，抗ヒスタミン薬，トロンボキサン合成阻害薬，サイトカイン阻害薬）は，追加治療で用いられます．
- **その他の薬剤**：重症の喘息患者に対しては，上記の薬剤に加えて抗IgE抗体製剤（オマリズマブ）や経口ステロイド薬を追加することがあります．

> ● 吸入ステロイド薬を低用量で継続することで，発作が減り重症化や喘息死も減る．
> ● LTRAはイライラなどの精神症状がありえる．
> ● 抗IgE抗体製剤（オマリズマブ）は2〜4週おきの皮下注射は増悪を防ぐ．ただし，1本7万円と高額であり，アレルゲンタイプの喘息のみ有効で，治療をやめると効果がなくなる．薬剤に対するアレルギー反応（アナフィラキシー）がありえるので最初の注射後2時間は病院内で観察する．
> ● その他の治療法として舌下に抗原を反復投与する減感作療法などがあるが，鼻アレルギーに対するほど効果的ではない．
> ● 喫煙は吸入ステロイド薬の効果を減弱させるほか，テオフィリンクリアランスの上昇などを引きおこし，喘息に対する治療の応答性を低下させる．

One More Navi
喘息の非薬物治療
気管支鏡を用いてラジオ波の熱により気道平滑筋を焼灼し，筋収縮を弱める気管支熱形成術（bronchial thermoplasty）がある．

One More Navi
コントロール状態の評価法
以下の項目中いずれかに該当すればコントロールが不十分，3つ以上の項目が該当すればコントロール不良とする．
① 喘息症状が週1回以上
② 発作治療薬使用が週1回以上
③ 運動を含む活動制限がある
④ 最大呼気流速（PEF）がベストスコアの80%未満
⑤ PEFの日内変動が20%以上
⑥ 増悪による入院，救急受診，予定外受診が年1回以上
※増悪が月1回以上の場合は，他の項目に該当しなくてもコントロール不良とする．

One More Navi
治療を開始し，患者の状態が軽症間欠型相当に維持されている場合には，ステップアップせずに現在の治療内容を強化して対応する．

● **コントロール状態の評価**

治療開始後1〜3か月で効果判定を行い，コントロール状態が不良であれば薬剤の増量や追加を行い（**ステップアップ**），逆にコントロール良好であれば，患者が耐えられる範囲で薬の減量を行います（**ステップダウン**）．

Tab. 喘息の治療ステップ

		ステップ1	ステップ2	ステップ3	ステップ4
未治療での患者重症度		軽症間欠型	軽症持続型	中等症持続型	重症持続型
長期管理薬	基本治療 ICS	（低用量）	低〜中用量	中〜高用量	高用量
	LABA LTRA テオフィリン	ICS＋LABA or 単剤療法 ・LTRA単剤 ・テオフィリン	ICS＋単剤	ICS＋単剤 or ICS＋複数併用	ICS＋複数併用
	その他（管理不良で追加）				抗IgE抗体製剤 経口ステロイド
	追加治療	LTRA以外の抗アレルギー薬			
発作治療		吸入SABA			

ICS：吸入ステロイド薬　　LABA：長期作動型β_2刺激薬
LTRA：ロイコトリエン受容体拮抗薬　　SABA：短期作動型β_2刺激薬

● **急性発作時の治療（reliever）**

急性発作時には，まず発作の程度を評価し，それに応じた治療を行います．

Tab. 喘息発作の程度

発作の程度	患者の状態	検査値 PEF	SpO$_2$	PaO$_2$	PaCO$_2$
小発作	・苦しいが臥位になれる ・文章を話せる	80%以上	96%以上	正常	<45 Torr
中発作	・起座呼吸となる ・文節しか話せない	60〜80%	91〜95%	>60 Torr	<45 Torr
大発作	・身動きがとれない ・単語しかしゃべれない ・意識障害，失禁	60%未満 200 L/分以下 ※重篤では測定不能	90%以下	≦60 Torr	≧45 Torr

- **小発作時**：即効性がある**短期作動型β_2刺激薬（SABA）**の吸入治療を行います．テオフィリンの点滴静注も有効ですが，すでにテオフィリンによる治療が行われ

One More Navi
喘息発作の誘発因子
アルコールはアセトアルデヒド濃度の上昇により，ヒスタミン遊離を介して喘息症状を悪化させる．
食品・食品添加物のサリチル酸塩，食品保存料，グルタミン酸Na，メタ重亜硫酸塩で喘息発作が誘発されることがある．

One More Navi
中発作に対して適切な治療を行ったにもかかわらず，1時間以内に反応がみられない場合には大発作時に準じた治療（入院治療）を行う．

ている場合には中毒症状が出現しないように血中濃度に留意します．

- **中発作時**：SABAの吸入を20〜30分おきに反復します（脈拍が130/分以下に保たれるようモニターする）．さらに必要に応じてステロイド薬の経口あるいは点滴投与を行い，PaO_2，SpO_2の低下に応じた酸素投与も行います．
- **大発作時**：入院治療が必要となり，ステロイド薬の経口・点滴投与を持続的に行います．なお，酸素吸入にもかかわらず，PaO_2が50 Torrを下回る場合や急激な$PaCO_2$の上昇（45 Torr以上）を呈する場合には，集中治療室（ICU）での管理を要し，気管挿管，人工呼吸が必要となります．

- 気管支喘息の発作時には，気道分泌を抑制して喘息状態を増悪させることから抗ヒスタミン薬は好ましくない（抗コリン作用もある）．
- 吸入SABAは高用量単回投与よりも低用量を反復投与（携帯用吸気で1回に1〜2パフ）したほうが有効．
- SABAの吸入は最初の1時間は20分おきに計3回行い，以後1時間ごとを目安に改善するまで行う．しかし著明な振戦や動悸が出現したらすぐに中止する（脈拍130/分以下に保つ）．吸入できないときは筋肉内注射や皮下注射が有効．
- 中発作以上で吸入SABAにアミノフィリン点滴静注を併用することもある．アミノフィリンは水に溶けにくいテオフィリンを水溶性にしたもので，体内ではテオフィリンとして存在する．したがって，発作前にテオフィリンが使われていた場合には，治療時にアミノフィリンの減量が必要．
- 吸入抗コリン薬はSABAとの併用で気管支拡張効果を増強するため，中発作以上で追加投与が考慮される．
- アドレナリンは気道平滑筋を弛緩させ，毛細血管を収縮させる作用があり，中発作以上で用いられる．0.1%皮下注射を1回0.1〜0.3 mLを20〜30分ごとに反復投与して脈拍を130回/分以下に維持する．
- ロイコトリエン受容体拮抗薬（LTRA）は急性期には有用ではないが，アスピリン喘息では内服可能であれば，ただちにLTRAを内服させる．

国試出題症例

〔国試106-D34〕
- 40歳の女性．喘鳴を主訴に来院した．9週前に発熱，咽頭痛，咳嗽および喀痰が出現し，自宅近くの医療機関で治療を受けて改善した．2週前から夜間に喘鳴が出現したが，睡眠が妨げられるほどではなかった．喫煙歴はない．身長160 cm．体重52 kg．体温36.2℃．脈拍64/分，整．血圧106/62 mmHg．呼吸数16/分．SpO_2 98%（room air）．心音に異常を認めない．強制呼気時に背部でwheezesを聴取する．白血球7,200（桿状核好中球8%，分葉核好中球45%，好酸球16%，好塩基球1%，単球6%，リンパ球24%）．血液生化学所見：IgG 1,610 mg/dL（基準960〜1,960），IgA 232 mg/dL（基準110〜410），IgM 82 mg/dL（基準65〜350），IgE 540 IU/mL（基準250未満）．CRP 0.3 mg/dL．心電図と胸部X線写真とに異常を認めない．

⇒気管支喘息．SABAでコントロールできなければICSで発作予防する．

〔国試103-D45〕
- 30歳の男性．突然の呼吸困難を主訴に来院した．今朝から感冒様症状があり市販薬を服用した．服用30分後から強い息切れが出現した．1年前から間欠的に夜間・早朝の息切れと咳とを自覚していた．胸部全体にwheezesを聴取する．

⇒アスピリン喘息．市販薬を含めNSAIDsの使用を中止する必要がある．鼻ポリープ，副鼻腔炎の合併症が多いため，診察では鼻腔の観察も行う．

〔国試100-A14〕
- 35歳の女性．夜間の咳，喀痰および喘鳴を主訴に来院した．症状は2か月前から出現し，ほぼ毎日あり，時に呼吸困難を伴った．タバコの煙などを吸い込んだ後，急に症状が悪化することもある．胸部聴診ではwheezesを聴取

する．スパイロメトリ：%VC 98%，FEV₁.₀% 66%．喀痰検査では好酸球の増加を認める．
⇒気管支喘息（中等症持続型）．

K-09 好酸球性肺炎

▶レファレンス
・ハリソン④：p.1837-1838
・新臨内科⑨：p.37-40

好酸球性肺炎（eosinophilic pneumonia）は，肺血管や肺組織（しばしば末梢血中）に多数の好酸球が分布してアレルギー反応を引きおこす肺疾患の総称で，PIE 症候群（pulmonary infiltration with eosinophilia syndrome）とも呼ばれます．
好酸球が異常に増加する原因は多くの場合不明ですが，ペニシリンやカルバマゼピンなどの薬剤で引きおこされる場合や，寄生虫（寄生虫の幼虫が血中から肺に移行する）・真菌感染が原因である場合など，原因が明らかとなることもあります．
以下では代表的な好酸球性肺炎について，解説していきます．

One More Navi
マウスの好酸球は，ヒトとは異なり脱顆粒（抗原と接触したときにヒスタミンや酵素など細胞傷害性物質を放出すること）しない．このことがこの領域の研究を困難にしている．

K-10 単純性好酸球性肺炎（Löffler 症候群）

病態 単純性好酸球性肺炎（simple pulmonary eosinophilia）は，画像検査での一過性，移動性の浸潤影と末梢血中の好酸球増多を特徴とする好酸球性肺炎で，最初の報告者に因んで Löffler 症候群とも呼ばれます．

病因 1/3 は原因不明ですが，寄生虫や薬剤が原因になる場合もあります．寄生虫が原因のものでは，胃や小腸で孵化した蠕虫（特に回虫）の幼虫が血行性に肺に移行し，それがきっかけで好酸球の異常増加がみられるようになります．

症状 微熱や軽い呼吸器症状をおこしますが，1か月以内に自然に回復します．

検査所見
・血液検査：末梢血中の好酸球の増多を認めます．
・画像検査：肺の一側あるいは両側に末梢優位の浸潤影を認め，この浸潤影は経過中に消失したり，新たに出現したり，移動したりします．
・寄生虫検査：寄生虫感染が原因の場合には便中の虫卵を検出したり，寄生虫に対する抗体価の上昇で診断されます．

治療 無治療でも1か月以内に自然に改善します．寄生虫感染がある場合には抗寄生虫薬を使用します．

関連項目

▶**熱帯性好酸球性肺炎**
糸状虫のフィラリア感染後，フィラリアの仔虫であるミクロフィラリアが血中に出現し，これに対する強いアレルギー反応で高熱や喘息発作が引きおこされます．血液や白濁した尿からミクロフィリアが検出され診断されます．

K-11 急性好酸球性肺炎

病態・病因 1週間以内に急性発症した原因不明（特発性）の好酸球性肺炎のことで，発熱と高度な低酸素血症を伴い，数時間〜数日の経過で急性呼吸不全に至ります．
患者は喘息やアレルギー疾患の既往がない若年者（特に男性）に多く，禁煙者

236

One More Navi
急性呼吸促迫症候群（ARDS）に似た症状を呈し，またARDSの誘因になる．

の喫煙再開や新しい薬剤の投与直後に発症することがあるため，喫煙や薬剤との関連が指摘されています．

症状 急性の経過（1週間以内）で，発熱，乾性咳嗽，呼吸困難，胸部痛などを呈します．

検査所見

Fig. 急性好酸球性肺炎の画像所見

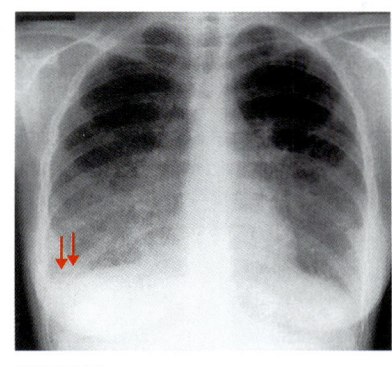

胸部X線像
両肺のすりガラス陰影とともに，胸水貯留を示す肋骨横隔膜角（C-P angle）の鈍化がみられる（矢印）．

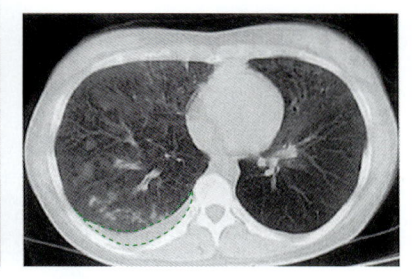

胸部単純CT像
両肺にすりガラス陰影を認め，右下葉背側部には胸水が描出されている（緑色の囲み）．
(国試102-A52)

One More Navi
1981年，スペインで変性菜種油を摂取した2万人に毒性油症候群 (toxic oil syndrome) が発生した．これは急性期には好酸球増加を伴う肺浸潤がおこり，慢性期には肺高血圧，強皮症，肝障害をきたす疾患で，これにより1,799人が死亡した．

- **画像検査**：胸部X線像では両側肺にびまん性の浸潤影を認め，胸水を伴うこともあります．胸部CT像では，すりガラス陰影，小葉間隔壁の肥厚などを認めます．
- **気管支肺胞洗浄**：BALF中に25%以上の好酸球分画（好酸球%）の増加を認めます．一方，血液検査では末梢血中の好酸球に増加がみられないことがあります．
- **病理検査**：肺胞腔内の硝子膜形成や好酸球，リンパ球の浸潤がみられます〔びまん性肺胞障害（DAD）パターン〕．

One More Navi
急性好酸球性肺炎では，末梢血中の好酸球が必ずしも増加するとは限らない（遅れて出現することもある）ため，診断に際しては気管支肺胞洗浄や肺生検で好酸球増多を確認する必要がある．
Th2細胞からのIL-5が好酸球を活性化させる．

治療 ステロイド薬によく反応し，多くは1週間程度で劇的に改善する予後良好な疾患です（再発も稀）．一方，急速な呼吸不全に進行する例ではステロイド薬の大量投与が必要です．

国試出題症例
〔国試102-A52〕

20歳の女性．咳を主訴に来院した．3日前から乾性咳嗽が出現し，2日前から発熱，頭痛および前胸部痛があった．抗菌薬の投与を受けたが改善しなかった．18歳からアレルギー性鼻炎を指摘されている．10日前から喫煙を始めた．ペットは飼育していない．意識は清明．身長154cm，体重48kg．体温36.9℃．脈拍104/分，整．血圧120/80mmHg．胸部両側下部にcoarse cracklesを聴取する．尿所見：蛋白（−），糖（−）．血液所見：赤血球394万，Hb 13.8g/dL，Ht 42%，白血球12,200（桿状核好中球12%，分葉核好中球24%，好酸球56%，単球1%，リンパ球7%），血小板37万．気管支肺胞洗浄液中の好酸球が80%を占めている．胸部X線写真と胸部単純CTは前掲のとおり．
⇒急性好酸球性肺炎．ステロイド薬で治療を行う．

K-12 慢性好酸球性肺炎

病態・病因 数週〜数か月の経過でゆっくりと進行・重症化する原因不明（特発性）の好酸球性肺炎です．頻度としては最も多くみられる病型で，特に中年女性に

K 免疫・アレルギー性疾患

K-09
K-10
K-11
K-12

多くみられます（非喫煙者にも多い）．患者の半数に喘息やアレルギー性疾患の既往があり，活動期にはIgEの増加などアトピー素因が示唆される所見を呈します．

症状 発熱，乾性咳嗽，喘鳴（wheezes），呼吸困難，体重減少などを呈します．ときに命にかかわるような息切れをきたす場合もあります．

検査所見

> **One More Navi**
> 急性好酸球性肺炎とは異なり，末梢優位の浸潤影をきたし，アトピー素因があるため再発しやすい．

Fig. 慢性好酸球性肺炎の画像・病理所見

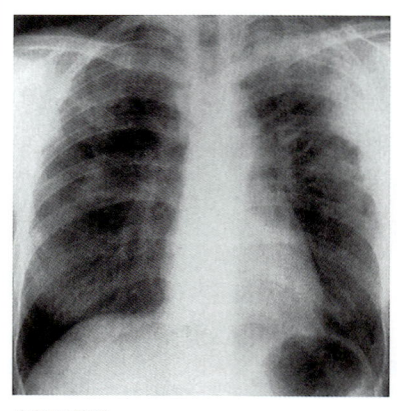

胸部X線像
両肺に肺区域に一致しない末梢優位の浸潤影を認める（肺門部や中間領域に陰影はない）．

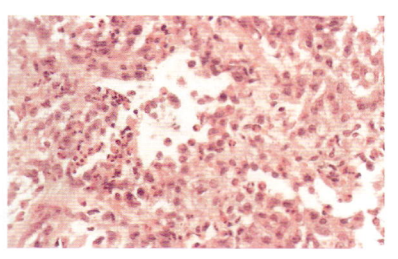

肺生検組織 H-E 染色標本
H-E 染色で染色された好酸球が多数みられる．

〔国試94-F5〕

- **血液検査**：末梢血中の好酸球増加（30%以上），CRP上昇，血清総IgE値上昇がみられます．
- **画像検査**：胸部X線像，CT像では両側肺に肺区域に一致しない末梢優位の浸潤影を認め，ときに陰影が経過中に移動することがあります．
- **気管支肺胞洗浄**：BALF中に好酸球分画（好酸球%）の40%以上の増加を認めます．
- **病理検査**：肺胞隔壁や肺胞腔内に好酸球の浸潤がみられ，軽度の線維化も呈します〔器質化肺炎（OP）パターン〕．

治療 ステロイド薬の内服を3か月以上行います（一部は一生涯継続）．ステロイド薬の減量や中止によって半分の症例で再発があるため，減量は半年〜1年かけてゆっくり行います．なお，喘鳴を呈する場合には喘息の治療を行います．

国試出題症例
〔国試94-F5〕

- 32歳の女性．3日前から咳に加えて黄色粘稠痰，発熱および呼吸困難が出現したので来院した．2年前から時々夜間に咳の発作があり，6か月前から日中にも咳を自覚するようになった．白血球 5,700（桿状核好中球3%，分葉核好中球34%，好酸球29%，好塩基球1%，単球4%，リンパ球29%）．来院時の胸部X線写真と肺生検組織H-E染色標本は前掲のとおり．
⇒慢性好酸球性肺炎．

K-13 アレルギー性気管支肺アスペルギルス症

病態 アレルギー性気管支肺アスペルギルス症（allergic bronchopulmonary aspergillosis；ABPA）は，気管支や肺でアスペルギルスが原因のアレルギー反応が

One More Navi
ABPAは肺アスペルギルス症の1つ．肺アスペルギルス症には①肺アスペルギローマ（定着型），②侵襲性肺アスペルギルス症（組織侵入型），③ABPA（アレルギー型）の3つの病型がある．

One More Navi
喀痰に含まれる茶褐色の粘液栓子の成分は，気管支内のアスペルギルスとその代謝産物，アレルギー反応で生じた粘液，好酸球など．

おこり，喘息様症状と好酸球増加を伴う一過性の肺浸潤を繰り返す疾患のことで，PIE症候群の1つとされています．類似の病態はアスペルギルス属以外の真菌（カンジダ属，ペニシリウム属，ムコール属など）でもみられ，これらを含めてアレルギー性気管支肺真菌症と呼ぶこともあります．

病因 空気中を浮遊しているアスペルギルス属の分生子を吸引し，これが気管支に持続生息します．すると，アトピー素因を背景としてアスペルギルス抗原に対する抗体産生（IgE，IgG）が行われ，これによって引きおこされるⅠ型，Ⅲ型アレルギー反応によって発症します．

症状 多くは発作性の呼吸困難，咳，喀痰，発熱，胸痛など，喘息と同様の所見を呈します．喀痰は粘性痰で，ときに茶色がかった粘液栓子を含む場合があります．

一方で，喘息様症状を認めず，発熱や全身倦怠感などの全身症状を呈することもあります．

検査所見

Fig. 慢性好酸球性肺炎の画像・病理所見

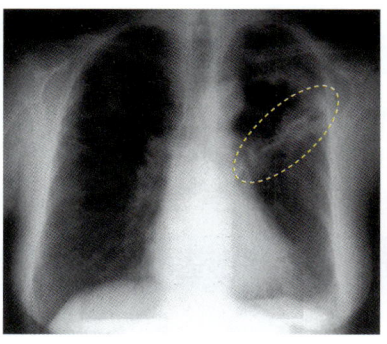

胸部X線像
左上肺野と左下肺野に浸潤影がみられ，中心性気管支拡張もみられる（○囲み）．

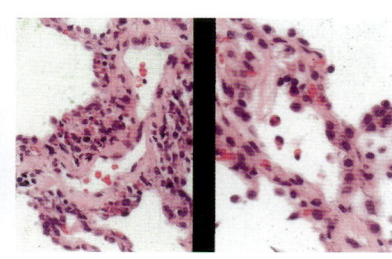

気管支肺生検組織のH-E染色標本
肺胞壁への好酸球・リンパ球の浸潤がみられ，壁肥厚もみられる．

（国試104-E53）

- **血液検査**：末梢血の好酸球増加や血清IgEの上昇がみられます．
- **喀痰検査**：好酸球増加がみられ，培養によって*Aspergillus fumigatus*など原因となった真菌の発育が認められます．
- **画像検査**：胸部X線像・CT像で，感染部位に反復し，移動性がある浸潤影がみられます．また，アスペルギルスの胞子は2～3.5μmと大きく，中枢気管支で捕捉されやすいことから，比較的太い気管支が拡張する中心性気管支拡張所見を呈することが特徴的です．進行した症例では間質の線維化所見もみられます．
- **アレルギー検査**：RAST検査でアスペルギルスに対する特異的IgE抗体が検出されます．また，アスペルギルス抗原を皮内注射すると，Ⅰ型およびⅢ型アレルギー反応が陽性となります（注射後15～30分と6～8時間の二相性反応）．

治療 アレルギー反応に伴う炎症を治める目的でステロイド薬の経口投与を数か月間継続します．また，抗真菌薬（イトラコナゾール）の併用が有効で，16週継続投与します．

国試出題症例
〔国試104-E53〕

- 36歳の女性．2日前から出現した呼吸困難と茶褐色の喀痰とを主訴に来院した．半年前から時々喘鳴を伴う呼吸困難と咳嗽とが発作性に出現し，自宅近くの診療所で気管支拡張薬と副腎皮質ステロイド吸入薬とを処方されていた．意識は清明．体温37.0℃．脈拍96/分，整．血圧114/68 mmHg．全肺野にwheezes を聴取する．赤沈30 mm/1時間．血液所見：赤血球390万，Hb 11.2 g/dL，Ht 37%，白血球11,000（桿状核好中球3%，分葉核好中球41%，好酸球28%，好塩基球1%，単球2%，リンパ球25%），血小板32万．血液生化学所見に異常を認めない．胸部X線写真と経気管支肺生検組織のH-E染色標本は前掲のとおり．

⇒アレルギー性気管支肺アスペルギルス症．IgG と IgE 抗体の値が高くなる．

関連項目

▶好酸球性肉芽腫性多発血管炎（Churg-Strauss 症候群）
　好酸球性肉芽腫性多発血管炎も PIE 症候群の1つですが，発症機序に抗好中球細胞質抗体（ANCA）が関係することから，ANCA 関連血管炎の項の中で後述します．　▶K-18

K-14 過敏性肺炎

▶レファレンス
・ハリソン④：p.1834-1837
・新臨内科⑨：p.40-43

病態　過敏性肺炎（hypersensitivity pneumonitis）は，細菌や真菌，動物や昆虫の異種蛋白質，化学物質など，抗原性を有する有機性・無機性の粉塵を反復吸入することにより発症するアレルギー性肺炎で，びまん性肉芽腫性間質性肺炎，あるい

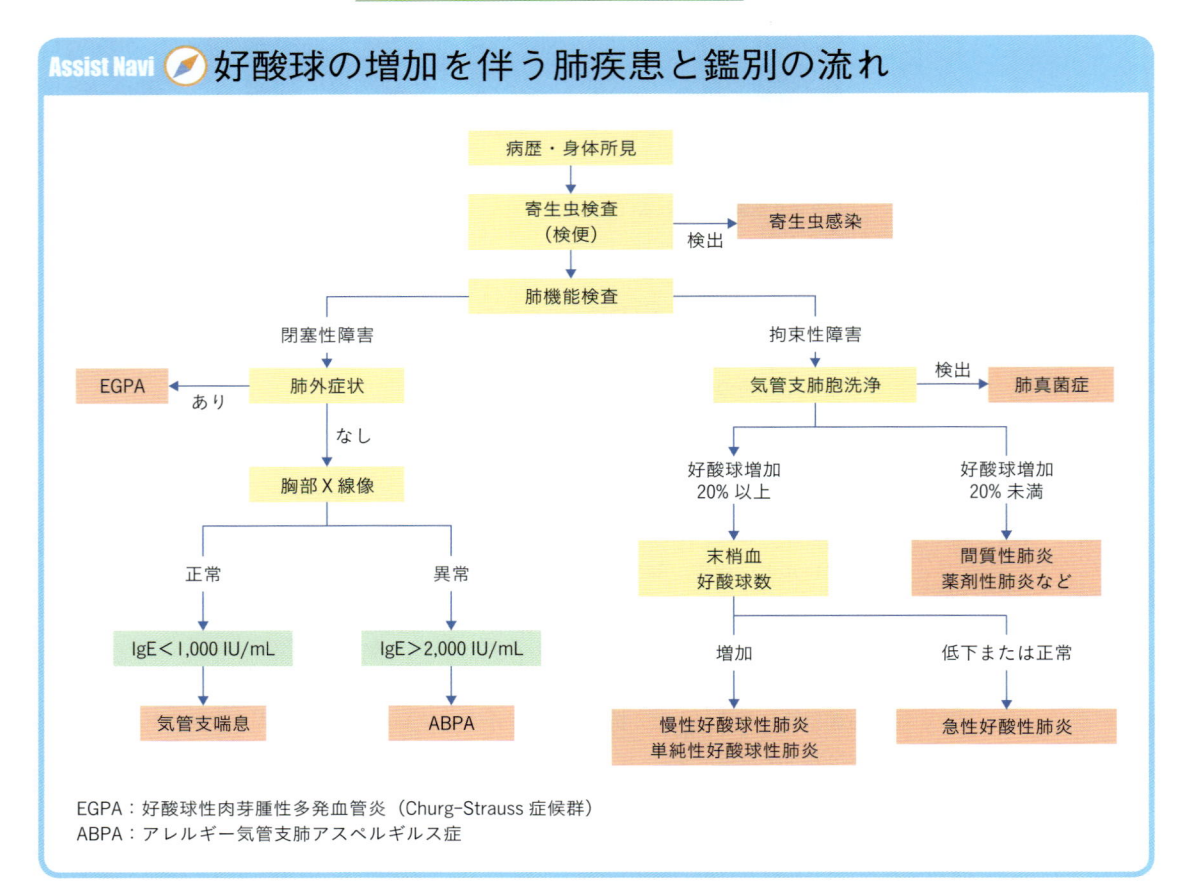

Assist Navi　好酸球の増加を伴う肺疾患と鑑別の流れ

病歴・身体所見
↓
寄生虫検査（検便） →検出→ 寄生虫感染
↓
肺機能検査

【閉塞性障害】
- 肺外症状 あり → EGPA
- 肺外症状 なし → 胸部X線像
  - 正常 → IgE＜1,000 IU/mL → 気管支喘息
  - 異常 → IgE＞2,000 IU/mL → ABPA

【拘束性障害】
- 気管支肺胞洗浄 →検出→ 肺真菌症
  - 好酸球増加 20%以上 → 末梢血好酸球数
    - 増加 → 慢性好酸球性肺炎／単純性好酸球性肺炎
    - 低下または正常 → 急性好酸球性肺炎
  - 好酸球増加 20%未満 → 間質性肺炎／薬剤性肺炎など

EGPA：好酸球性肉芽腫性多発血管炎（Churg-Strauss 症候群）
ABPA：アレルギー気管支肺アスペルギルス症

は外因性アレルギー性肺胞炎とも呼ばれます．早期に診断して抗原から隔離しないと，進行して線維化や肺気腫化を引きおこしてしまいます．

病因　多くは真菌，好熱性放線菌，鳥類の糞などが原因となりますが，化学物質（イソシアネートなど）への曝露でもおこります．日本で発生する主な過敏性肺炎の種類と特徴を以下に示します．

● 夏型過敏性肺炎
日本で発生する最多の過敏性肺炎で，全体の7割を占めます．高温多湿な夏季に関東から西日本でみられ，湿気が多く日当たりが悪い環境の住宅でよく発生します．原因抗原としては，真菌（*Trichosporon* 属）などがあげられます．

● 換気装置肺炎
原因抗原である細菌や真菌，アメーバなどに汚染された空調設備や加湿器の使用によって引きおこされる過敏性肺炎で，空調病，加湿器肺などとも呼ばれます．過敏性肺炎の5%ほどを占め，地域差はありません．

● 農夫肺
農業者や畜産業者におこり，地域的には北日本に多く発生します．過敏性肺炎の5%ほどを占め，枯れ草に生えたカビ（好熱性放線菌）などが原因抗原となります．

● 鳥飼病
鳥の飼育や羽毛の取扱い業者に多く発生する過敏性肺炎で地域差はありません．過敏性肺炎の5%ほどを占め，鳥類の排泄物（糞，唾液，尿など）が原因抗原となります．

発症機序
過敏性肺炎はⅢ型およびⅣ型アレルギー反応によって引きおこされます．

Fig. 過敏性肺炎の発症機序

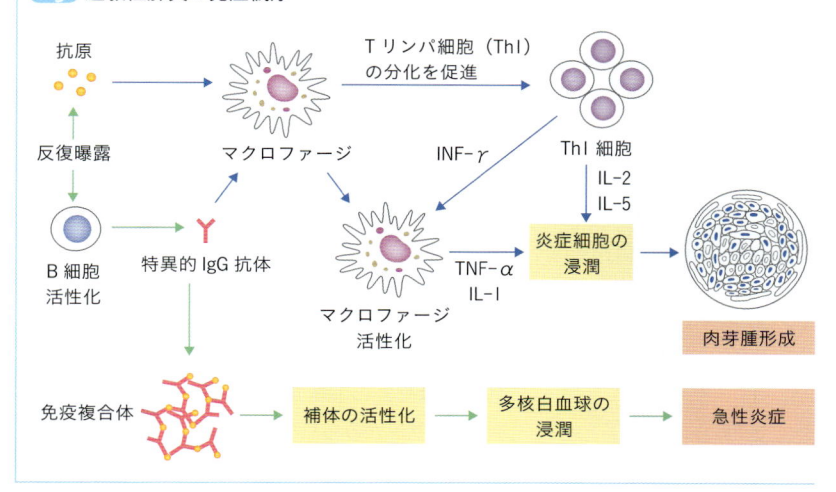

①抗原粉塵を反復して吸引するうちに，これらに感作されてIgG抗体が産生される．
②再度抗原を肺に吸入したときに抗原と抗体が結合した免疫複合体（immune complex）を形成する．
③免疫複合体が組織に沈着し，さらに補体を活性化することで細気管支から肺胞に及ぶ炎症と組織傷害をおこす（Ⅲ型アレルギー反応）．
④引き続いて，抗原に感作されたTリンパ球が肺胞隔壁に集積・浸潤する．
⑤リンパ細胞性の肉芽腫病変が形成される（Ⅳ型アレルギー反応）．

症状　抗原の種類や曝露量，病態に関与する白血球の種類（好中球か，リンパ球

One More Navi
夏型過敏性肺炎は湿気の多い台所で働く主婦に多い．

One More Navi
過敏性肺炎は喫煙者に少ないが，これはニコチンの気道免疫抑制作用，リンパ球よりマクロファージが気道に増えること，慢性的に気道クリーニングが刺激されていることなどが理由である．

One More Navi
小児では鳥抗原への過敏がおきやすい．小児でも繰り返す発熱性呼吸器症状や間質性肺炎では過敏性肺炎を疑い，抗原曝露の問診を行う．

One More Navi
通常反復抗原曝露ではTh1（CD8$^+$）リンパ球が増加し，CD4$^+$/CD8$^+$は1未満になる（サルコイドーシスでは1以上，急性型で発症することが多い農夫肺でも1以上）．単回抗原刺激では好中球が浸潤してきて48時間後にピークになる．48〜72時間にかけてマクロファージやCD4$^+$リンパ球が浸潤してくる．繰り返されるとマクロファージが分泌するIL-12や，IL-12によって誘導されたTh1細胞が分泌するIL-12, IFN-γ，TNF-α，TNF-βによって肉芽が形成されてくる．

241

かなど）によって，臨床経過が異なり，急性型，亜急性型，慢性型に分類されます（オーバーラップすることも多い）．

● 急性型
原因抗原を短期間かつ大量に吸引した場合におこり，曝露後4〜12時間後に微熱，悪寒，倦怠感，頭痛，関節痛，筋痛など，風邪様の症状が突然おこります．また，乾性咳嗽，呼吸困難，胸圧迫感などの呼吸器症状もみられます．一方，原因物質の除去によって1〜2日で，比較的容易に症状は消失します．農夫肺の多くは急性型で発症します．

● 亜急性型
中等量以下の原因抗原を間欠的に長期間吸入し続けることでおこると考えられており，乾性咳嗽と呼吸困難が数週間かけて出現し，徐々に発熱，労作性呼吸困難，全身倦怠感，食思不振，体重減少などが出現してきます．夏型過敏性肺炎や鳥飼病の多くは亜急性型の経過をとります．

● 慢性型
原因抗原に長期にわたって曝露し続けることでおこると考えられますが，抗原曝露との関連ははっきりしません．症状は乏しいものの徐々に進行し，最終的に肺の線維化をきたし呼吸不全となります．

身体所見
聴診で捻髪音（fine crackles）を聴取します．慢性型ではばち指を呈することもあります．

検査所見
● 血液検査
CRPの上昇，赤沈亢進，好中球の増加がみられます．血清KL-6，SP-Dの上昇（活動性の指標）や，血清（BALFにも）に菌，カビ，鳥糞に対する特異抗体IgGが検出されます．

● アレルギー検査
ツベルクリン反応は陰性化します．また，特定抗原に対する沈降抗体の検出は，原因の特定と診断に有用です．環境誘発試験として，帰宅負荷（一時的に入院してもらい症状が改善した後に元の環境に帰宅してもらう）や特異抗原の吸入で症状を誘発できれば診断できます．

● 画像検査
- 胸部X線像：急性・亜急性型で両側の中下肺野にびまん性のすりガラス陰影を認めます．慢性型では肺野の容積減少（肺萎縮）や線状影がみられます．
- 胸部CT像（HR-CT）：急性・亜急性型で両肺にびまん性のすりガラス陰影を呈し，また，境界不明瞭な小粒状影（1〜5mm大）が小葉中心性に分布することが特徴的です．一方，慢性型では線維化やそれに伴う牽引性気管支拡張像を呈し，重症化すると蜂巣状影（蜂巣肺）・肺萎縮を呈します．

Fig. 過敏性肺炎（亜急性型）のCT画像

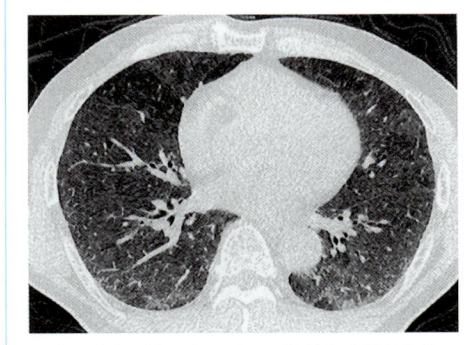

両肺にびまん性のすりガラス陰影と小葉中心性に分布する小粒状影が認められる．

〔国試 103-A24〕

One More Navi
急性型の過敏性肺炎はウイルス感染に似ていて，繰り返す風邪と誤診されやすい．逆にゆっくり発症する亜急性型・慢性型は原因が同定が難しく，本症を疑うことが重要．

One More Navi
過敏性肺炎の診断にあたっては，住居環境，職業歴，画像から本症を疑うことが最も重要．

One More Navi
血清中に特異的IgGとIgA抗体の上昇がみられるが，これは抗原への曝露の既往を示しており，必ずしも原因とは限らない．同様の理由から皮内反応検査も有用ではない．II型肺胞上皮細胞，呼吸細気管支上皮細胞でつくられるシアル化糖鎖抗原（KL-6）の血清やBALFでの上昇は病勢のバイオマーカーになる．

One More Navi
農夫肺の多くは急性型で発症するのでCD4$^+$が主体になる．

● 気管支肺胞洗浄

急性期（抗原曝露後24時間以内）では，BALF中の好中球分画（好中球%）が一時的に増加しますが，それ以降ではリンパ球分画（リンパ球%）が著明に増加します．なお，リンパ球の$CD4^+/CD8^+$比は夏型過敏性肺炎で低下し，農夫肺では上昇します．好酸球はみられません．

● 呼吸機能検査

肺活量が減少して拘束性障害をきたし，拡散能（D_LCO）も低下します．ときに閉塞性障害が併存し，混合性障害を呈します．

● 経気管支肺生検

経気管支肺生検（TBLB）では，Tリンパ球の肺胞隔壁への集積・浸潤（胞隔炎）と，類上皮細胞やリンパ球などから構成される肉芽腫病変（間質性肺炎）が多く認められます．また，1/3の症例でMasson体と呼ばれる線維芽細胞と毛細血管が主成分のポリープ状の突起物が細気管支や肺胞管内にみられます．

Fig. 経気管支肺生検組織H-E染色標本

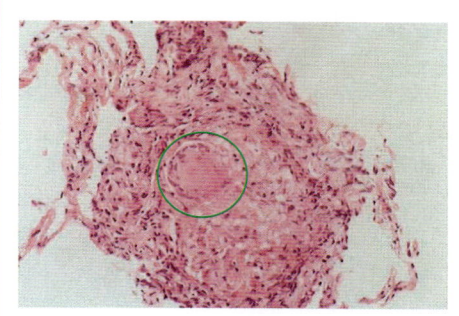

肺胞壁へのTリンパ球の浸潤と，類上皮細胞やリンパ球からなる多核巨細胞を認める（○囲み）．
〔国試103-A24〕

治療　原因抗原の除去が最も重要で，抗原隔離をするだけでも症状が改善します．環境対策は重要で，Trichosporon属は日当たりが悪く湿気の多い場所，畳，マット，空調機器のなかで増殖するので，日当たりや通気に配慮するように指導します．また，農夫肺や鳥飼病では防塵マスクの着用や配置転換の検討も行います．

重症例や慢性型の過敏性肺炎に対してはステロイド薬の投与を行います．線維化が進行している場合には免疫抑制薬の使用や肺移植の検討も必要です．

> **One More Navi**
> UIP様の線維化病変は非可逆性だが，肉芽腫は抗原曝露がなくなれば消失する．

> **One More Navi**
> 入院によって症状が改善すれば過敏性肺炎の診断だけでなく治療にもなるので，入院は必須．抗原との接触（吸入）がないと1〜2日で症状が改善するが，完治するまでには数週かかる．

国試出題症例〔国試103-A24〕

● 63歳の男性．労作時呼吸困難を主訴に来院した．7月末から咳と呼吸困難とが出現するようになった．その後出張で約1か月自宅を離れた．その間症状は消失した．自宅に戻ったところ，咳と呼吸困難とが再度出現した．喫煙歴はない．意識は清明．身長163cm，体重60kg．体温37.8℃．脈拍84/分，整．血圧132/78mmHg．心音に異常を認めない．呼吸音にfine cracklesを聴取する．腹部，四肢および神経系に異常を認めない．血液所見：赤血球439万，Hb 13.5g/dL，Ht 40%，白血球9,000．血液生化学所見：総蛋白7.1g/dL，アルブミン3.9g/dL．動脈血ガス分析（room air）：pH 7.43，PaO_2 76 Torr，$PaCO_2$ 37 Torr，HCO_3^- 25mEq/L．胸部CTと経気管支肺生検組織のH-E染色標本は前掲のとおり．

⇒過敏性肺炎（夏型過敏性肺炎）．

K-15 サルコイドーシス

▶レファレンス
・ハリソン④：p.2425-2432
・新臨内科⑨：p.43-48

病態　サルコイドーシス（sarcoidosis）は，両側肺門リンパ節，肺，眼，皮膚，唾液腺，心臓，神経，筋肉などの多臓器に類上皮細胞と多核巨細胞からなる非乾酪

性肉芽腫の形成や、全身性の微小血管炎をみる原因不明の全身性疾患です．急性型と慢性型があります．

症状 全身倦怠感や発熱，呼吸困難が徐々におきてきますが，無症状のことも多く，健診時の胸部X線検査で両側肺門部のリンパ腫脹を指摘されるなどして発見されることもあります．

自覚症状としては、両眼性の霧視や視力低下といった眼症状が多く，次いで咳嗽や軽度の呼吸困難，喘鳴などの呼吸器症状が多くみられます．結節性紅斑などの皮膚症状を呈することもあります（日本では稀）．症状が進行してくると眼，皮膚，唾液腺，心臓，神経，筋肉に関係した多彩な症状を呈するようになります．

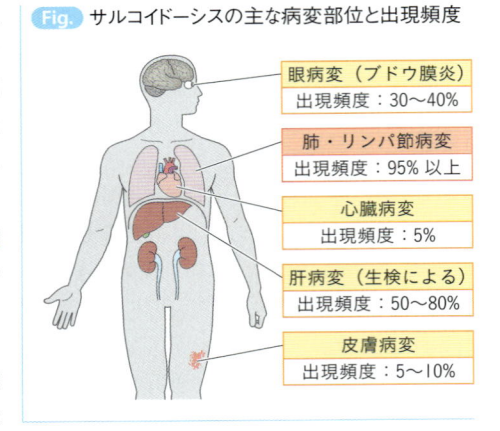

好発年齢は20歳台と40歳台以降の二峰性を示し，20歳台では男女差はありませんが，40歳以降では女性に多くみられます．小児でおこることもありますが，3/4は自然治癒します．

Fig. サルコイドーシスの主な病変部位と出現頻度

- 眼病変（ブドウ膜炎）出現頻度：30～40%
- 肺・リンパ節病変 出現頻度：95%以上
- 心臓病変 出現頻度：5%
- 肝病変（生検による）出現頻度：50～80%
- 皮膚病変 出現頻度：5～10%

検査所見

● **血液検査**

肉芽腫を形成するマクロファージ由来の類上皮細胞がアンジオテンシン変換酵素（ACE）とビタミンDを産生することから，活動期には、血清ACEの上昇（感度50%）および血清ビタミンD値の上昇（高Ca血症，高Ca尿症）がみられます．

● **アレルギー検査**

70%の症例で細胞性免疫の低下がみられ，これに伴い、ツベルクリン反応が陰性化します．一方で，体液性免疫は亢進しており，末梢血中のB細胞および γ-グロブリンは高値となります．

● **画像検査**

・**胸部X線像**：両側肺門リンパ節腫脹（bilateral hilar lymphadenopathy；BHL）が特徴的で，肺野病変として間質性浸潤影を認める場合もあります．なお，胸部X線所見によってサルコイドーシスは，0期（正常），Ⅰ期（BHLのみ），Ⅱ期（BHL＋肺野病変），Ⅲ期（肺野病変のみ），Ⅳ期（肺線維化）に分類されます．

・**胸部CT像（HR-CT）**：縦隔条件でBHLがX線像より詳細に確認できるほか，肺野条件で小葉辺縁性（経リンパ管性）に分布する肺野病変をより高頻度に

Fig. サルコイドーシスの胸部X線所見

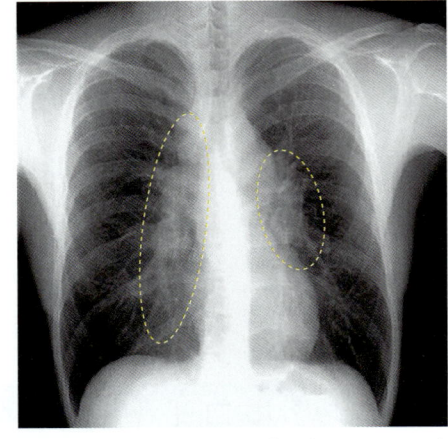

両側肺門部にリンパ節腫大（BHL）を示唆する陰影が認められる．

（国試 106-I57）

One More Navi

原因不明の疾患だが，にきびの原因菌である*Propionibacterium acnes*の関与が日本では疑われている．看護師や消防士に集団発生することがあり，職業上の抗原曝露もありうる．また，自己抗体による可能性もある．

One More Navi

アジア人には本症は少なく自然寛解例が多い．アジア人では目，心臓に病変がおきやすい．

One More Navi

ブドウ膜炎，両側耳下腺腫脹，顔面神経麻痺を主徴とするHeerfordt症候群で発症することもある．

One More Navi

抑制性T細胞の活性が上昇しているために細胞性免疫が低下し，十分にTNF-αなどのサイトカインを抑制できないために肉芽腫がおきる．樹状細胞の機能低下もある．なお，ステロイド薬の投与ではこの免疫寛容が逆転する．

One More Navi

胸部X線像が正常でも病理学的所見では非乾酪性肉芽腫形成がみられる（病変がないわけではない）．

One More Navi

リンパ管に沿って病変が進展し，心臓では刺激伝導系が侵され，致死的な心室性不整脈を引きおこす．

> **One More Navi**
> CD4⁺ が IL-2 と IFN-γ を分泌して病変が始まる．マクロファージの IL-12 によって CD4⁺ が Th1 細胞に分化して肉芽腫形成する．したがって，サルコイドーシスは常に CD4⁺ 優位．

- 捉えることができます．
- ガリウムシンチグラフィ：^{67}Ga シンチグラフィで肺門部を中心に ^{67}Ga の著明な集積を認めます．また，他の罹患部位にも ^{67}Ga の集積がみられます．

● 気管支肺胞洗浄
BALF 中のリンパ球分画（リンパ球 %）が増加し，CD4⁺/CD8⁺比は上昇します．

● 呼吸機能検査
進行例では肺の線維化などに伴い肺活量が減少し，拘束性障害をきたします．また，拡散能（D_LCO）も低下します．

治療・予後 60% 以上の症例は自然寛解するため軽症例では経過観察とします．一方，30% は慢性や進行性の経過をとり，ステロイド薬での治療が必要となります．心臓病変（脚ブロックや房室ブロックからの洞不全症候群）や中枢神経病変（脳神経，特に顔面神経の障害），肺の線維化病変をきたす例では予後不良となります．

> **One More Navi**
> 経過観察中に心電図異常（完全房室ブロック，頻発性心室期外収縮，心室頻拍など）が出現することがある．

国試出題症例 〔国試 106-I57〕

- 30 歳の男性．2 週前から続く発熱と両眼の霧視とを主訴に来院した．意識は清明．身長 170 cm，体重 54 kg，体温 37.2℃．脈拍 84/分，整．血圧 144/72 mmHg．呼吸数 16/分．咽頭に異常を認めない．両側の頸部と左腋窩とに無痛性のリンパ節腫脹を認める．心音と呼吸音とに異常を認めない．腹部は平坦，軟で，肝・脾を触知しない．細隙灯顕微鏡検査で両眼に虹彩炎を認める．眼底検査で両眼に真珠の首飾り状の硝子体混濁を認める．胸部 X 線写真は前掲のとおり．
⇒サルコイドーシス．眼病変としてブドウ膜炎を合併している．

K-16 ANCA 関連血管炎

▶レファレンス
- ハリソン④：p.2408-2421
- 新臨内科⑨：p.48-54

ANCA 関連血管炎とは，血液中に IgG 型の自己抗体である抗好中球細胞質抗体（anti-neutrophil cytoplasmic antibody；ANCA）が出現する血管炎の総称です．
ANCA は間接蛍光抗体法による染色パターンの違いから，PR3-ANCA（c-ANCA）と MPO-ANCA（p-ANCA）に分類されます．

- PR3-ANCA（c-ANCA）：PR3（proteinase-3）を抗原とする ANCA で，間接蛍光抗体法では好中球の細胞質が染色されます．多発血管炎性肉芽腫症（Wegener 肉芽腫症）でみられる ANCA です．
- MPO-ANCA（p-ANCA）：ミエロペルオキシダーゼ（MPO）を抗原とする ANCA で，間接蛍光抗体法では好中球の核周囲が染色されます．好酸球性肉芽腫性多発血管炎（Churg-Strauss 症候群）などでみられる ANCA です．

K-17 多発血管炎性肉芽腫症（Wegener 肉芽腫症）

病態 多発血管炎性肉芽腫症（granulomatosis with polyangiitis；GPA）は，①気道の肉芽腫性炎症，②小〜中血管（毛細血管，細静脈，細動脈，小動脈）の壊死性血管炎，③壊死性糸球体腎炎（半月体形成性糸球体腎炎）による急速進行性腎炎の 3 つを病理学的特徴とする血管炎で，高率に PR3-ANCA が陽性となることから ANCA 関連疾患の 1 つとされています．Wegener 肉芽腫と呼ばれていた疾患ですが，2012 年から名称が変更されました．

> **One More Navi**
> 1939 年にドイツの病理学者 Wegener が，鼻と肺の肉芽腫，全身の血管炎，壊死性半月体糸球体腎炎の 3 剖検例を発表した．しかし，Wegener がナチスの協力者であったこともあり，病名が変更された．

> **One More Navi**
> 上気道症状，肺症状，腎症状の3つがすべて揃う場合を全身型，どれか2つの症状のみの場合を限局型と呼ぶ．

> **One More Navi**
> 腎炎ではフィブリノイド壊死性動脈炎，びまん性壊死性半月体形成性糸球体腎炎，尿細管周囲毛細血管炎がみられる．

症状 上気道感染をきっかけにして発病したり，細菌感染で再発したりすることが多く，発熱，全身倦怠感，食欲不振などの症状とともに，上気道症状，肺症状，腎症状の3徴がみられます．

- **上気道症状**：膿性鼻漏，鼻出血，副鼻腔炎，化膿性中耳炎，咽喉頭潰瘍などの症状に加えて，眼症状（視力低下，眼球突出，結膜炎，強膜炎）を呈します．進行例では鼻背部が陥没した鞍鼻をきたすこともあります．
- **肺症状**：血痰，咳嗽，呼吸困難をきたします．肺胞出血は毛細血管の炎症や壊死が原因で引きおこされます．
- **腎症状**：血尿，蛋白尿がみられ，急速に進行する腎不全により浮腫や高血圧をきたします．

多くは最初に上気道症状が出現し，次いで肺症状，最後に腎臓を含めた全身性の血管炎に伴う多臓器障害を呈します．

検査所見 血中ANCAが陽性となります．大半（80～95%）はPR3-ANCAが陽性となりますが，MPO-ANCA（5～20%）が陽性の場合もあります．血中PR3-ANCA値は病勢と相関があり，本症の活動度や重症度を評価するうえで，値の推移が参考になります．

治療 できるだけ早期に診断を行い，上気道，肺，腎の壊死性肉芽腫性血管炎の初期の段階で大量のステロイド薬（プレドニゾロン）と免疫抑制薬（シクロホスファミドまたはメトトレキサート）の併用による寛解導入療法を開始することが大切です．なお，治療中には感染予防のためにST合剤を併用します．

寛解導入後は免疫抑制薬をシクロホスファミドからアザチオプリンもしくはメトトレキサートに変更し，低用量のステロイド薬との併用で維持療法を行い，再発を防止します．

> **One More Navi**
> 寛解導入療法
> 初期の段階で寛解を達成するために行う強力な治療のこと．寛解後は長期予後を改善するために維持療法が行われる．

- 本疾患は元来極めて予後不良の疾患であったが，発症早期の免疫抑制療法により高率に寛解導入できるようになった．
- 抗CD20モノクローナル抗体のリツキシマブによる寛解導入もある．

K-18 好酸球性肉芽腫性多発血管炎（Churg-Strauss症候群）

病態 好酸球性肉芽腫性多発血管炎（eosinophilic granulomatosis with polyangiitis；EGPA）は，遷延性の気管支喘息やアレルギー性鼻炎で発症し，3～9年後に末梢血中の好酸球増加および全身性の壊死性血管炎（中小血管）と血管内外の肉芽腫形成を生じる疾患です．Churg-Strauss症候群と呼ばれていましたが2012年に名称が変更されました．

> **One More Navi**
> 本症はアレルギー性肉芽腫性血管炎（allergic granulomatous angiitis；AGA）と呼ばれることもある．

全身性血管炎に伴って多臓器障害がおこることが特徴で，肺障害のほか，多発性単神経炎，多発関節炎，冠動脈病変，皮膚発疹，消化管潰瘍，腎症がみられます．

症状 気管支喘息やアレルギー性鼻炎の症状が先行し，経過中に末梢血中の好酸球が増加してきて，肺や消化器に病変がみられるようになります．次いで，血管炎に伴う全身症状（発熱，体重減少，全身倦怠感など）とともに，多発性単神経炎，消化器の炎症や出血，皮膚の紫斑，関節炎，筋炎，腎炎など多彩な症状を呈します．また，血管炎症状と同時に気管支喘息やアレルギー性鼻炎（2/3に合併）がみられることもあり，喘息は血管炎とともに重症化します．

> **One More Navi**
> 多発性単神経炎は本症の80%以上にみられる．

そのほか，心筋障害（好酸球性心筋炎が多く，冠動脈疾患もある）による心不全や突然死もおこりえます．静脈血栓症の合併もよくあります．

One More Navi
①喘息・鼻アレルギー，②肺好酸球浸潤，③肺外好酸球浸潤と血管炎の順に進行する．③まで進む前（特に心筋障害が出現する前）までに診断することが重要．

One More Navi
MPO-ANCA の上昇は中小動脈の血管炎症候群に高率で認められ，本症でも陽性率が高い．

検査所見
- **血液検査**：末梢血好酸球の増加，血清 IgE の上昇，リウマチ因子陽性などがみられます．また，半数の症例で MPO-ANCA (p-ANCA) が陽性となります（これが診断のきっかけになることもある）．
- **気管支肺胞洗浄**：BALF 中に好酸球増加がみられます．
- **画像検査**：胸部 X 線像では斑状の浸潤影や無気肺の所見を呈し，胸水を伴うこともあります．

治療
ステロイド薬の投与が有効です．重症例に対しては免疫抑制薬の併用も行われます．また，多発性単神経炎に対しては γ-グロブリン大量投与療法を行うこともあります．心筋炎もステロイドで改善することがあります．

K-19 Goodpasture 症候群

病態
Goodpasture 症候群は，腎臓の糸球体基底膜（GBM）と共通の抗原性を有する肺胞基底膜に抗基底膜抗体（抗 GBM 抗体）が沈着して引きおこされる自己免疫疾患で，急速進行性腎炎と肺胞出血がおこります．

発症機序
本症候群の肺出血は肺胞基底膜のⅣ型コラーゲンのα3 鎖に抗 GBM 抗体が結合して基底膜が破綻することにより発生します（Ⅱ型アレルギー反応）．肺胞毛細血管内皮細胞は有窓構造をもつ腎糸球体血管内皮細胞と異なり，通常は内皮細胞によって血中の抗体とは隔絶されています（そのため免疫反応はおこらない）．しかし，喫煙や感染，酸化ストレスなどによって内皮細胞が傷害されるとバリアが破壊されて基底膜の抗原が露出し，血中の抗 GBM 抗体との反応がおこると考えられています．

One More Navi
1919 年スペイン風邪を研究していた米国の病理医 Ernest William Goodpasture が，インフルエンザ感染 6 週後に血痰を伴う進行性の糸球体腎炎で死亡した 18 歳男性を報告した．ただし，1965 年に抗 GBM 抗体が明らかになる前の報告なので本症なのか疑問視されている．

One More Navi
上皮組織の裏打ち構造である基底膜には主にⅣ型コラーゲン（三重らせん分子）が含まれる．

症状
全身症状として発熱，全身倦怠感，食欲不振，体重減少，関節痛，筋肉痛などが出現します．また，90% の症例では血痰・喀血，咳嗽，呼吸困難などの呼吸器症状が初発症状となります．これらに引き続いて 2 週～数か月後に肉眼的血尿（約半数にみられる）や乏尿（ときに無尿）など急速進行性腎炎（血清クレアチニンの上昇）の症状が出現します．腎不全や鉄欠乏性貧血による全身倦怠感も伴います．

One More Navi
70% は肺と腎に病変があり，肺だけも 10% ある．残りは肺出血を伴わずに急速進行性糸球体腎炎のみが生じ，抗 GBM 抗体型腎炎と呼ばれる．

検査所見
- **一般検査**：尿検査で高度の蛋白尿を認め，顕微鏡的血尿（尿沈渣で赤血球の増加，白血球，赤血球円柱の出現）は必発です．喀痰検査や BALF 中には，マクロファージが赤血球を貪食して形成される担鉄細胞がみられます．
- **画像所見**：喀血などの症状がなくても胸部 X 線像で肺胞内出血を反映した斑状影，浸潤影を呈することがあります．
- **血液検査**：90% 以上に酵素免疫測定法（ELISA）で血清中の抗 GBM 抗体が検出されますが病勢と相関しません．また，25% の症例で MPO-ANCA が陽性となり，ANCA が糸球体基底膜の障害を誘因して抗 GBM 抗体が産生されたことが示唆されます（PR3-ANCA が陽性の場合もある）．
- **呼吸機能検査**：拘束性障害を呈します．なお，拡散能（D_LCO）は通常は低下しますが，肺出血をおこすと D_LCO は著明に上昇します（肺出血のサイン）．
- **腎生検**：腎臓の組織所見では糸球体の壊死性病変（半月体形成）がみられ，蛍光抗体法では糸球体係蹄壁に沿って線状に沈着（linear pattern）した抗 GBM 抗体（IgG）と C3 が認められます．

One More Navi
1999 年より血清中の抗 GBM 抗体の測定が保険収載された．

One More Navi
肺出血時の D_LCO 上昇は肺胞内のヘモグロビンにより一酸化炭素の結合能が増加するためにおこるアーチファクト．

治療
ステロイド薬を中心とした免疫抑制療法と血漿交換療法を組み合わせた

> **One More Navi**
> 本症候群は無治療だと90%以上が死亡する．

治療によって肺出血は比較的コントロールされますが，治療開始時に高度の腎障害がある（血清クレアチニン値が高い）場合の腎予後は不良です．重症例ではステロイドパルス療法や免疫抑制薬（シクロホスファミド）の併用が勧められます．

これらの治療によって疾患をコントロールできれば再発は稀であり，免疫抑制療法も中止することができます．

> **国試出題症例**
> 〔国試98-I18〕

● 61歳の男性．血痰を主訴に来院した．1か月前から全身倦怠感があり，食欲が低下していた．2日前から尿量が少なくなり，下腿に浮腫が出現した．今朝から尿が赤くなり，血痰が出るようになった．体温37.8℃．脈拍104/分，整．血圧182/108 mmHg．皮膚に出血斑は認めない．両肺に coarse crackles を聴取する．下腿に浮腫を認める．尿所見：肉眼的血尿，蛋白2＋，糖（－），潜血3＋．血液所見：赤血球250万，Hb 7.8 g/dL，Ht 23%，白血球8,500，血小板21万．血清生化学所見：総蛋白6.8 g/dL，アルブミン4.9 g/dL，尿素窒素72 mg/dL，クレアチニン5.5 mg/dL，尿酸9.2 mg/dL，Na 141 mEq/L，K 5.9 mEq/L，Cl 102 mEq/L．CRP 3.2 mg/dL．抗基底膜抗体陽性．

⇒ Goodpasture 症候群．

K-20 免疫が関係するその他の呼吸器疾患

▶レファレンス
・新臨内科⑨：p.51-52
　　　　　　：p.55-58

> **One More Navi**
> 液性抗原を処理してT細胞に情報を伝達し免疫反応に関与する Langerhans 細胞（樹状細胞）は単球マクロファージ由来．

> **One More Navi**
> Letterer-Siwe 病は1歳未満で発症する Langerhans 細胞が広範に浸潤した先天性悪性腫瘍．
> Hand-Schüller-Christian 病の大多数は非喫煙者に発症する．

> **One More Navi**
> PAPはサーファクタントホメオスタシス異常がある症候群で，先天性の肺胞蛋白症ではサーファクタントB（SP-B）の変異やGM-CSF受容体の一部が欠損していることが報告されている．

K-21 Langerhans 細胞組織球症

【病態】 1953年から好酸球性肉芽腫症，Hand-Schüller-Christian 病，Letterer-Siwe 病の3疾患を総称して histiocytosis-X と呼ばれていた疾患群を，1987年から Langerhans 細胞の増殖により組織傷害をきたす原因不明の希少疾患として Langerhans 細胞組織球症（LCH）と呼ぶようになりました．

　本症は成人と小児で病態や病巣分布が異なり，成人では肺病変が主体で，喫煙に伴う反応性増殖（肉芽腫形成性免疫反応）が病態であると考えられているのに対し，小児では肺外病変（骨，皮膚）が多く，単クローン性増殖が主体です．

【発症機序】 タバコ煙によって細気管支周辺に Langerhans 細胞が肉芽腫状に浸潤・増殖し，これによって細気管支が破壊されると空気とらえ込み現象（air trapping）によって嚢胞状になった胸膜直下の肺胞が破裂し，気胸を呈します．

【症状】 乾性咳嗽，息切れ，喀痰，胸痛が2/3にあり，1/4は無症状で，健診などで胸部異常影を指摘されて発見されます．また，15%は自然気胸で発見されます．

　肺外病変として尿崩症や骨病変（頭蓋骨に多い）を伴うこともあり，尿崩症合併では多飲，多尿を呈します．

【検査所見】 胸部X線やCT像（特にHR-CT像）で，両側対称性に上肺野優位の嚢胞性陰影や結節影を認めます．肺容量は正常で，胸水はありません．

【治療】 自然寛解するものから呼吸不全によって死亡するものまで，予後には幅があります．治療では禁煙が最も重要です．ステロイド薬の効果は限定的です．

K-22 肺胞蛋白症

【病態】 肺胞蛋白症（pulmonary alveolar proteinosis；PAP）は肺胞腔内に肺サーフ

ファクタント（DPPC，SP-A，SP-D など）が異常に貯留する稀な疾患で，原因別に原発性（先天性），続発性（感染後，免疫不全，血液悪性腫瘍），特発性（原因不明だが自己抗体によるものが多い）に分けられます．このうち特発性肺胞蛋白症が最も多く，全体の 90% を占めます．

発症機序　肺胞マクロファージは肺胞腔内のサーファクタント蛋白を貪食・分解し，余分を除去する働きをしています．しかし，何らかの原因で顆粒球マクロファージコロニー刺激因子（GM-CSF）に対する抗 GM-CSF 抗体が産生されると，マクロファージの増殖・分化が障害され，サーファクタントが分解されずに肺胞腔内に貯留して発症します．

症状　男性に多く，労作性呼吸困難，乾性咳嗽，疲労感，体重減少，微熱がみられ，ゼラチン状の塊となった喀痰が認められることもあります．一方で無症状のことも少なくありません．聴診所見で半分にラ音を認めますが，それ以外に異常はありません．

検査所見

Fig. 肺胞蛋白症の画像所見

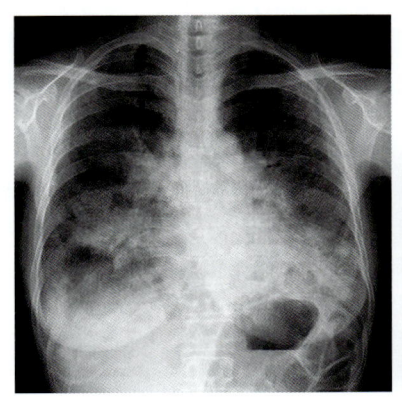

胸部 X 線所見
陰影が肺門部から末梢に向かって蝶形に広がっている．

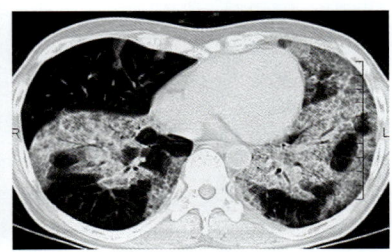

胸部 CT 所見
両肺に網目状陰影（メロン皮状あるいは敷石状）がみられる．

（国試 105-I63）

- **血液検査**：病勢を反映する血清マーカー（活動性の指標）として KL-6 や LDH の上昇があげられます．また，血清や BALF 中で抗 GM-CSF 抗体が検出されることがあります（病勢と相関せず，10% は検出されない場合もある）．
- **気管支肺胞洗浄**：BAL では牛乳様の白濁した洗浄液が得られます．
- **画像所見**：胸部 X 線像で肺水腫を示す蝶形陰影（butterfly shadow）を呈することが特徴的です．胸部 CT 像ではメロン皮状，もしくは不揃いの敷石状（crazy-paving appearance）と呼ばれる網目状の陰影を呈します．
- **呼吸機能検査**：拡散能（D_LCO）の低下がみられます．進行例では拘束性障害を呈します．
- **肺生検**：病理診断で肺胞内にリポ蛋白の蓄積を認めれば確定診断できます．

治療　1/4 は自然治癒します．一方，重篤な症例では気管内チューブを用いて定期的な全肺洗浄が必要です．GM-CSF 吸入療法が有効な場合もあります．しかし，ステロイド薬の投与は，二次感染（ノカルジア，マイコバクテリア）をきたしやすいので禁忌です．

One More Navi

GM-CSF 欠損マウスが PAP を呈することから 1994 年に PAP の病態が明らかになった．サーファクタントを分解する酵素の誘導に PU.1 転写因子が必要で，GM-CSF は α鎖β鎖のヘテロダイマーの受容体についてマクロファージに PU.1 を誘導する．PU.1 はマクロファージの最終成熟にも必要．1999 年に BALF 中の抗 GM-CSF 抗体が見つかって自己免疫疾患の側面が明らかになった．

One More Navi

抗 GM-CSF 抗体は軽症でも検出されることがあり，診断に有用なマーカーだが，病勢とは相関しない（非中和抗体も測定されているため）．

One More Navi

肺胞蛋白症の BALF 所見

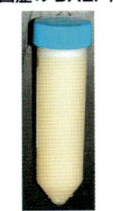

BALF は白濁し，牛乳様の色を呈している．

（国試 105-I63）

国試出題症例
〔国試 105-I63〕

● 60歳の女性．ₚ1か月前から労作時の息切れを主訴に来院した．ₚ6か月前から咳嗽を自覚していた．体温 36.7℃．呼吸数 20/分．脈拍 92/分，整．血圧 138/76 mmHg．聴診で両側下肺野に fine crackles を聴取する．血液所見：赤血球 420万，Hb 14.2 g/dL，Ht 42%，白血球 5,800，血小板 28万．疫学所見：CRP 0.3 mg/dL，CEA 2.3 ng/mL（基準 5 以下）．血液生化学検査に異常を認めない．胸部 X 線写真，胸部 CT および気管支肺胞洗浄液の写真は前掲のとおり．
⇒ 肺胞蛋白症．治療として全身麻酔下での全肺洗浄を行う．

K-23　原発性肺アミロイドーシス

病態　アミロイドーシスはアミロイド蛋白（βシートを形成する線維状蛋白でCongo-red 染色で染まる）が多臓器の結合組織に浸潤して沈着する原因不明の全身性疾患です．特にアミロイドの沈着が肺におきたものを**肺アミロイドーシス**（pulmonary amyloidosis）と呼び，アミロイド蛋白が肺組織だけに限局的に沈着する場合（**原発性肺アミロイドーシス**）と，全身性アミロイドーシスの肺病変として肺にアミロイドの沈着をきたす場合とがあります．

なお，肺組織に沈着するアミロイド蛋白は，免疫グロブリン由来の**アミロイド L**（AL）がほとんどで，そのほかには急性期血清蛋白由来の**アミロイド A**（AA）もあります．

病理所見　アミロイドは血管周囲性に沈着し，結節内にしばしば石灰化や骨化を認めることがあります．また，病理学的にはアミロイド沈着の周囲組織にはリンパ球，形質細胞，異物型巨細胞の浸潤を伴います．

症状　多くは無症状で経過します．気道にアミロイドの沈着をきたすタイプ（気管・気管支型）では咳嗽，喘鳴，血痰，喀血などの気道症状が出現しますが軽微です．一方，肺実質の小葉間隔壁や血管周囲などにアミロイドの沈着をきたすタイプ（びまん性肺胞隔壁型）では，気道狭窄に伴う呼吸困難が出現します．結節（末梢性で石灰化することもある）や腫瘤を形成することもあり，PET 陽性になるため，癌との鑑別に針生検が必要となります．

診断　腎症状や皮膚症状などから本疾患が疑われる場合には肺生検を行って確定診断を下します．

治療　確立された治療法は存在せず，気管・気管支型の場合には経過観察でもよいことがあります．

One More Navi

アミロイド L（AL）の多くは λ 鎖で，心臓，腎臓，末梢神経，消化管，肝臓などに沈着しやすく，腎障害や心障害，神経障害，消化器症状，肝障害などを引きおこす．肺への沈着は 1/3 の症例で多発性骨髄腫や B 細胞リンパ腫の合併がみられる．
一方，アミロイド A（AA）は，関節リウマチなどの自己免疫性疾患や結核などの炎症性疾患に伴って消化管や腎臓などに沈着し，下痢や蛋白尿，腎不全などを引きおこす．

One More Navi

κ 鎖は Congo-red に染まりにくく，また偏光でも birefringence 複屈折しない．肺にのみ蓄積することが多く，nonamyloidotic monoclonal IgG deposition disease（NAMIDD）という．

L

異常呼吸

Preview

L-01	過換気症候群　p.252
L-02	肺胞低換気をきたす疾患　p.254
L-03	肺胞低換気症候群　p.254
L-04	神経疾患に伴う肺胞低換気　p.256
L-05	睡眠時無呼吸症候群（SAS）　p.257

Navi 1　「呼吸調節」と「換気」の異常

呼吸（外呼吸）は呼吸調節，換気，ガス交換の3つの働きで維持されています．
このうち，何らかの原因で「呼吸調節」あるいは「換気」に異常を生じる疾患を取り上げていきます．

▶ L-01 では過呼吸に伴って生じる病態として過換気症候群を取り上げます．
▶ L-02～04 では中枢神経，末梢神経，筋，気道，胸郭などの異常によって肺胞低換気をきたす疾患を取り上げていきます．
▶ L-05 では睡眠時に無呼吸発作が出現する病態について解説していきます．

L-01　過換気症候群

▶レファレンス
・ハリソン④：p.1892
・新臨内科⑨：p.94-95

One More Navi
分時換気量増加（hyperpnea）は過激な運動の後などの呼吸亢進で酸素が足りない場合におきる．頻呼吸（tachypnea）は呼吸回数の増加のこと．

One More Navi
尿管結石などの激痛で過呼吸となり，過換気症候群が引きおこされることもある．

One More Navi
低酸素は強力な呼吸刺激だが，長く続くと過換気は弱まっていく（高山やチアノーゼ性先天性疾患など）．

One More Navi
発作自体は，30～60分程度で自然に軽快するが，「死ぬのではないか」という不安が強いと数時間続く場合もある．

One More Navi
患者がしばしば深いため息をつく場合，見逃されやすい．

病態・原因　1回換気量と呼吸数がともに増加した過呼吸（多呼吸）▶C-20 の状態では，換気量の増大によってCO_2の排出が増加するため，㉟動脈血中の二酸化炭素分圧（$PaCO_2$）が低下します．これにより㉟血液pHは上昇し，呼吸性アルカローシスをきたします．

過呼吸は種々の基礎疾患に付随してみられますが，特に㉟器質的な疾患が存在しないにもかかわらず換気が亢進することがあり，これを過換気症候群（hyperventilation syndrome）と呼びます．

過換気症候群は㉟精神的な不安や緊張などの心理的要因が誘因となることがありますが，誘因が不明である場合も少なくありません．

発生機序　過換気によって$PaCO_2$が低下すると，血液のアルカリ化で息苦しさを感じるようになり，延髄の反射によって呼吸が停止します（血中のCO_2を増加させて$PaCO_2$を正常化しようとする）．しかし，大脳皮質はこの呼吸停止を異常と捉え，さらに呼吸を促進させようとするため，過呼吸（過換気）がおこります．

症状　過換気による呼吸器症状に加え，㉟呼吸性アルカローシスに伴って生じる電解質異常（低Ca血症，低K血症，低P血症）から多彩な二次症状をきたします．

● 呼吸器症状

患者は過換気によって㉟胸内苦悶感や（呼吸筋の疲労からも）呼吸困難感などの症状を呈し，この不安感からさらに過呼吸をきたすという悪循環に陥ることがあり

Tab.　過換気の主な原因疾患

低酸素血症	高地，心シャント，肺疾患　など
呼吸器疾患	肺炎，気胸，肺塞栓症，気管支痙攣，喘息，気道異物，毒性物質の吸入，横隔膜麻痺，胸郭異常　など
心血管疾患	急性心筋梗塞，乳頭筋機能不全・断裂，心不全，心原性肺水腫，心タンポナーデ，低血圧　など
代謝性疾患	アシドーシス，甲状腺機能亢進，肝不全（プロゲステロンやアンモニアが呼吸刺激），貧血，発熱，敗血症　など
精神・神経疾患	不安障害による過呼吸，脳幹部の病変，くも膜下出血　など
薬剤性	サリチル酸塩，キサンチン製剤，β刺激薬，プロゲステロン，エチレングリコール（アシドーシス）　など

ます．

● 循環器症状

・動悸・血圧上昇：交感神経（β作用）の亢進により動悸や血圧上昇がみられます．

・心筋虚血：アルカローシスによって冠動脈の痙攣がおこり，心筋虚血をきたして狭心症や心筋梗塞と似た胸痛を訴えることがあります．また，血液 pH の上昇によって酸素解離曲線が左方偏位することから，ヘモグロビンと O_2 が解離しにくくなり，これが心筋虚血に拍車をかけます．

・心電図の変化：心電図上で T 波の逆転（陰転化）や QT 間隔の延長，ST 低下などの変化がみられます．

● 感覚異常・運動器症状

アルカローシスによって血清中の Ca イオンとアルブミンとの結合率が上昇するため，生理活性のあるイオン化 Ca の濃度が低下し，低 Ca 血症をきたします．これにより手足や口腔周囲のしびれ感といった感覚異常や全身のテタニー様筋痙攣，手指の硬直（Trousseau 徴候），筋力低下などの運動器症状が出現します．

● 精神・神経症状

アルカローシスは脳血管の攣縮も引きおこし，脳血流量の低下からめまいや眠気，耳鳴り，失神などの症状が出現することがあります．また，呼吸困難に伴う不安感や死の恐怖からパニック発作をおこす場合もあります．

検査

● 血液ガス分析

$PaCO_2$ が 30 Torr 以下に低下し，PaO_2 の上昇，血清 pH の上昇（7.5 以上）などがみられます．なお，本症は症状が似ている急性肺塞栓症との鑑別が問題となりますが，過換気症候群では A-aDO$_2$ の開大がみられないことが鑑別点として重要です．

● 過換気誘発試験

深い呼吸を 1 分間に 30 回以上 3 分以上行い，症状が誘発されれば陽性であり，本症候群と診断できます．

治療

● 発作時の対応

患者の不安感や緊張を取り除くことが重要です．

5 L 以上の容量の紙袋などに口・鼻をあて，呼気を 2〜3 分間再呼吸させて血中の CO_2 濃度を上げるペーパーバッグ法も有効ですが，袋内の酸素低下には注意が必要です（口・鼻に袋を密着させると外気の酸素を遮断してしまう）．

鎮静が必要な場合には抗不安薬の筋注も考慮されますが，過換気からの回復過程で呼吸抑制による低換気がおこりやすく，低酸素血症の危険があります．

● 非発作時の管理

非発作時には発作を誘因する心理・社会的因子の除去を行うようにします．また，薬物療法として抗不安薬や抗うつ薬，β遮断薬の投与を検討します．

> ● ペーパーバッグ法は袋に穴を開けたとしても窒息の危険があるため救急現場では禁忌．
> ● ペーパーバッグ法を実施する場合には，1 回の呼吸で 10 秒くらいかけて吐くなど呼吸をゆっくりするように促す．
> ● 発作時には低濃度 CO_2 の吸入も有効．

One More Navi
稀に発作が不整脈や心筋虚血を誘発して死に至るケースもある．

One More Navi
比較的若年女性に多く，パニック障害に過換気発作を合併していることもある．しかし，中年以降の発症も決して少なくはない．

One More Navi
$PaCO_2$ が 1 Torr 低下するごとに脳血流量が 2% 低下する．しかし，これは数時間で元に戻る．

One More Navi
$PaCO_2$ 低下に加え，HCO_3^- も低下している場合には腎性代償がおきていることが示唆され，過換気が慢性的に続いている可能性がある．

国試出題症例
〔国試103-A48〕

- 14歳の女子．呼吸困難のため搬入された．母親と口論した後に胸内苦悶を訴え，次第に呼吸が荒くなった．不安様顔貌を示している．両手足のしびれを訴え，両手の手指は硬直している．
  ⇒過換気症候群．血液ガス分析ではアルカローシスを示す．

L-02 肺胞低換気をきたす疾患

▶レファレンス
- ハリソン④：p.1890-1892
- 新臨内科⑨：p.95-97

L-03 肺胞低換気症候群

病態・原因 肺胞低換気症候群 (alveolar hypoventilation syndrome) とは，肺胞換気量の低下から慢性的な高二酸化炭素血症（$PaCO_2$ >45 Torr），PaO_2 の低下，呼吸性アシドーシスを呈する病態のことを指します．これらは覚醒時には正常か軽度であることが多く，睡眠時に増悪することが特徴です．

Tab. 肺胞低換気の主な原因疾患

中枢神経疾患	原発性肺胞低換気症候群（PAHS） 中枢性肺胞低換気症候群（CAHS） 脳血栓（脳幹梗塞）・脳出血 脳炎 など
末梢神経・筋疾患	重症筋無力症 筋萎縮性側索硬化症（ALS） 筋ジストロフィー ポリオ後症候群 など
肺気道疾患	慢性閉塞性肺疾患 陳旧性肺結核 閉塞型睡眠時無呼吸症候群 など
胸郭異常	強度の側弯症 など

肺胞低換気を招く原因は，中枢神経疾患（呼吸中枢の異常），末梢神経疾患，呼吸筋疾患，胸壁（胸郭，横隔膜）の異常などさまざまですが，明らかな器質的疾患が存在しないこともあり，これを原発性肺胞低換気症候群 (primary alveolar hypoventilation syndrome；PAHS) と呼びます．

発生機序

One More Navi
PAHSは20〜50歳台の男性に好発．難病に指定されているが，診断基準をすべて満たす患者数は日本で40人程度と稀である．遺伝子（PHOX2B）の関与も指摘されている．頸動脈小体を破壊された動物は同様の病態を呈する．

Fig. 肺胞低換気症候群の発生機序

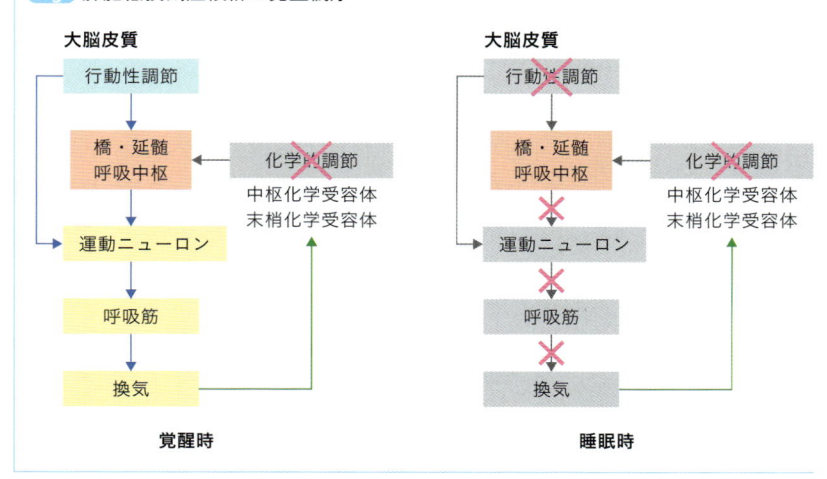

大脳皮質 → 行動性調節 → 橋・延髄 呼吸中枢 ← 化学的調節（中枢化学受容体／末梢化学受容体）→ 運動ニューロン → 呼吸筋 → 換気

覚醒時　　　　　　　睡眠時

One More Navi
呼吸性アシドーシスがあると代償性に血漿の HCO_3^- 濃度が上昇する．脳幹部の化学受容体は $PaCO_2$ の変化を脳脊髄液のpH変化で感知するため，HCO_3^- 濃度上昇は化学受容体の働きを鈍らせる．

肺胞低換気は呼吸の化学的調節（化学刺激に対する呼吸調節系の反応）が欠如または低下することによって引きおこされます．すなわち，頸動脈小体などの末梢化学受容体（PaO_2 低下を感知）や中枢化学受容体（$PaCO_2$ 上昇を感知）からのシグナ

> **One More Navi**
> 正常であれば，呼吸促迫刺激はPaCO₂上昇＞pH低下＞PaO₂低下の順で強い．

> **One More Navi**
> CO₂は脳の血管を拡張し，脳浮腫を引きおこす（頭痛）．

> **One More Navi**
> CO₂ナルコーシスでは羽ばたき振戦や皮膚の紅潮，発汗，高血圧をきたす．

ルの低下によって，呼吸中枢による呼吸調整が抑制されることで肺胞低換気が生じます．なお，日中覚醒時には呼吸調節系の反応低下を大脳皮質からの行動性呼吸調節で補うことが可能ですが，意識がない睡眠時には行動性調節が失われるため，肺胞低換気が増悪します．

症状 起床時の頭痛，倦怠感や無気力，日中の傾眠傾向などを呈します．一方で，徐々に発症するのでPaO₂が40 Torrに低下していても呼吸困難感を訴える患者は多くありません（発見されにくい）．また，慢性的な低酸素血症で肺血管抵抗が上昇して循環器系への負荷（右心負荷）が高まり，多血症やうっ血性心不全，肺性心をきたすこともあります．患者が鎮静薬投与などでCO₂ナルコーシスに陥ると意識障害をきたすこともあり，これが本症候群の発見のきっかけとなることもあります．

検査

● 血液ガス分析

肺胞低換気によってPaCO₂は上昇し（＞45 Torr，典型的には50～70 Torr），呼吸性アシドーシスを呈します（ただし，覚醒時にはPaCO₂は正常）．肺胞気酸素分圧（P_AO₂）が低下するのでPaO₂も低下します．しかし，A-aDO₂は正常です（低換気で換気/血流のミスマッチがおきるとA-aDO₂は開大する）．

● ポリソムノグラフィ検査

ポリソムノグラフィ検査（polysomnography；PSG）は，睡眠時の脳波，眼球運動，胸壁・腹壁の動き，心電図，筋電図，いびき音，酸素飽和度（SpO₂），体位センサーなどを連続的に記録する検査です．肺胞低換気症候群ではPSGで次項の睡眠時無呼吸のパターンをしばしば合併しますが，低換気や不規則呼吸が主体で無呼吸低呼吸指数（apnea hypopnea index；AHI）は軽度です．

> **One More Navi**
> **無呼吸低呼吸指数**
> 1時間あたりの無呼吸と低呼吸の合計回数のことで，睡眠時無呼吸の重症度を示す．

> **One More Navi**
> アセタゾラミドによる代謝性アルカローシス治療やプロゲステロン投与が呼吸刺激することもある．

治療 呼吸抑制をおこす睡眠薬（ベンゾジアゼピン系の抗不安薬）の使用は禁忌です．治療では鼻マスクによる非侵襲的陽圧換気法（NPPV）が有効であり，行動性呼吸（自発呼吸）が低下する夜間のみNPPVを装着します．なお，酸素のみの投与は呼吸刺激を低下させて低換気を悪化させます．

関連項目

▶ **肥満低換気症候群（Pickwick症候群）**

肥満低換気症候群（obesity hypoventilation syndrome）とは，高度肥満者（BMI≧30）にみられる肺胞低換気症候群のことを指し，肥満，傾眠，痙攣，チアノーゼ，周期性呼吸（Cheyne-Stokes呼吸），多血症，右室肥大，右心不全の8徴候を呈します．

治療は睡眠時無呼吸症候群に準じますが，減量が重要となります．

▶ **オンディーヌの呪い**

延髄の化学受容体や脳幹部の呼吸中枢の異常により，睡眠時に無呼吸となる中枢性肺胞低換気症候群のことで，原発性肺胞低換気症候群とほぼ同義に用いられることもあります．オンディーヌの呪い（Ondine's curse）という名は，水の精であるOndineを裏切って，眠ると呼吸が止まる呪いをかけられた騎士の民話（ドイツ民話）に由来しています．

L-04 神経疾患に伴う肺胞低換気

　急性の神経筋疾患によって肺胞低換気から呼吸不全が引きおこされることがあり，原因疾患として，Guillain-Barré症候群（60%），重症筋無力症（20%），筋萎縮性側索硬化症（ALS）（10%），横紋筋融解症（2%）などがあげられます．

　これらの疾患によって呼吸筋や呼吸筋への神経刺激が障害を受けると換気運動が低下して急性呼吸不全が引きおこされます．これらの疾患では急性呼吸不全は最も一般的な合併症であり，死亡のリスクとなります．

　脳病変では呼吸中枢の障害によっても肺胞低換気が引きおこされます．

▶Guillain-Barré症候群

病態　発症の2週間前に急性上気道炎，消化器症状などがみられ，ウイルスや細菌に対してつくられた抗糖蛋白抗体が末梢神経の髄鞘（ミエリン）に炎症をおこして神経症状が発現します．

症状・検査　下肢筋力低下と深部腱反射消失が対称性に出現し，2週間かけて上行していきます．髄液所見で蛋白細胞解離を呈します．呼吸筋筋力低下やそれに伴う肺炎の合併で，25〜50%の症例で人工呼吸器が必要な呼吸不全になります．

治療　球麻痺（嚥下障害，構音障害，咀嚼障害）に進行しやすいので挿管しないと誤嚥の危険があります．抜管はステロイド（有効ではない），免疫グロブリンの大量静注や血漿交換で治療を開始してから行います．

▶重症筋無力症

病態　アセチルコリン受容体またはそれに関連した蛋白（筋特異的チロシンキナーゼ；MuSK）への自己抗体によって，神経筋接合部が傷害されておきます．

症状　20%では初発症状がクリーゼ（呼吸筋，咽頭筋の脱力により呼吸不全が生じた状態）で，急性呼吸不全を生じます．65%では眼瞼下垂や複視，25%で球麻痺症状，20%で四肢の筋力低下が初発症状です．筋力低下は，夕方や疲労時に増強して休息で回復するなど日内変動を伴います．

治療　対症療法として抗コリンエステラーゼ薬を用います．経過中に症状が急激に悪化することをクリーゼ（crisis）と呼び，本症自体の増悪による筋無力症性クリーゼと，コリンエステラーゼ阻害薬の過剰投与によるコリン作動性クリーゼ（発汗，流涎，流涙，気道内分泌増加などのムスカリン様症状を伴う）とに分けられますが，多くは両者の混合型です．呼吸不全の治療はGuillain-Barré症候群と同様です．

▶筋萎縮性側索硬化症（ALS）

病態　上位および下位運動ニューロンが進行性に変性・脱落していきます．

症状　緩徐進行性の筋力低下を片側性に認め，上位ニューロン障害のために深部反射が亢進し，筋萎縮が進行します．舌の筋肉も萎縮するため，嚥下障害などの球麻痺症状が出現し，呼吸筋筋力低下だけでなく，誤嚥（唾液分泌），窒息（咳が弱いので）が急性呼吸不全を引きおこす原因となります．肺活量が予後と相関します．

治療　夜間の呼吸不全がおきてくるとNPPVが必要になります．進行してNPPVが無効になれば，気管切開による長期人工呼吸器管理の選択が問題になります．

One More Navi

末梢神経の髄鞘はSchwann細胞（再生する）でつくられており，一方，中枢神経の髄鞘はオリゴデンドロサイト（乏突起膠細胞）でつくられている．このため，中枢神経は障害されない．

One More Navi

各疾患によって神経筋疾患・障害の進行速度は異なる．
緩徐進行性の疾患
・ポリオ後症候群（ポストポリオ症候群）
・高位脊髄損傷
・脊髄性筋萎縮症
・筋ジストロフィー
・ステロイドミオパチー
・多発性硬化症
・両側性の横隔膜麻痺
・遺伝性感覚運動ニューロパチー
やや進行が速い疾患
・Duchenne型筋ジストロフィー
・筋萎縮性側索硬化症（ALS）
進行が速い疾患
・Guillain-Barré症候群
・重症筋無力症
・多発性筋炎

One More Navi

唾液分泌は抗コリン薬，唾液腺放射線照射，ボツリヌス毒注射で抑制する．

L-05 睡眠時無呼吸症候群（SAS）

▶レファレンス
- ハリソン④：p.1893-1895
- 新臨内科⑨：p.97-101

One More Navi
OSAS は肥満が原因の場合も多い（咽頭部に脂肪が蓄積する）が，30% には肥満がない．アジア人は白色人種よりも肥満が少ないにもかかわらず，SAS 患者は多い．また，いびきも必要条件ではあるが十分条件ではなく（上気道の筋肉がしっかりしていれば発症しない），いびきの常習者は OSAS の予備軍といえる．

One More Navi
肥満低換気症候群（Pickwick 症候群）は OSAS の重症型．

One More Navi
更年期前の発症は稀であり，誤診の可能性もある．更年期でもホルモン補充を行っている場合には発症しにくい．男性の有病率は 3〜8%，女性の有病率は 1〜5%．

病態 睡眠時無呼吸症候群（sleep apnea syndrome；SAS）とは，一晩 7 時間の睡眠中に 10 秒以上の気流停止（無呼吸発作）が REM と non-REM 睡眠にわたって 30 回以上出現することを指し，病態によって以下の 3 つのタイプに分類されます．

● 閉塞型（末梢型）

閉塞型睡眠時無呼吸症候群（obstructive sleep apnea syndrome；OSAS）は睡眠時に上気道が閉塞・狭小化して引きおこされるもので，口・鼻の気流は停止した状態となりますが，無呼吸の間も胸壁と腹壁の運動は維持されます（上気道の狭小化によっていびきが発生し，それが突然止まるのが OSAS の特徴）．ただし，無呼吸状態の間の胸壁と腹壁の動きは逆向きになります（奇異性運動）．

● 中枢型

中枢型睡眠時無呼吸症候群（central sleep apnea syndrome；CSAS）は延髄の呼吸中枢の異常によって引きおこされるもので，REM 期を中心として睡眠中に呼吸筋への刺激が消失して胸壁と腹壁の動きがなくなり無呼吸状態となります．
Cheyne-Stokes 呼吸は CSAS の一種で，心不全などによる脳循環の遅延や化学受容体の感受性の変化によって引きおこされる 10 分間以上にわたって持続する漸増漸減の不連続な呼吸パターンを示します．

● 混合型（複合型）

混合型睡眠時無呼吸症候群（mixed sleep apnea syndrome；MSAS）は CSAS で始まり，後半になって OSAS へと移行するもので，無呼吸状態がしばらく続いた後で胸壁や腹壁の運動が出現してきます．OSAS の 1 つとして分類されることもあります．

Fig. 睡眠時無呼吸症候群の分類（睡眠ポリグラフィによる）

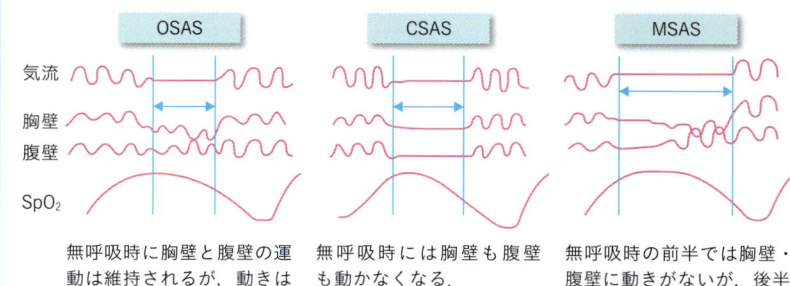

OSAS	CSAS	MSAS
無呼吸時に胸壁と腹壁の運動は維持されるが，動きは逆向き（奇異性運動）	無呼吸時には胸壁も腹壁も動かなくなる．	無呼吸時の前半では胸壁・腹壁に動きがないが，後半から運動が出現する．

病型としては OSAS が最も多く（全体の 9 割），200 万人（人口の約 2%）に日中過眠の症状があります．本症候群は 40〜50 歳台の男性に多く発生し，女性では閉経後に発症してきます．

原因 上気道の閉塞・狭小化によって無呼吸，低呼吸がおこります．肥満による気道の脂肪沈着や扁桃肥大，巨舌症，鼻中隔彎曲症，アデノイド，小顎症，鼻炎，副鼻腔炎，鼻茸など種々の形態的異常が原因になる場合と，上気道開大筋のトーヌス（筋緊張）低

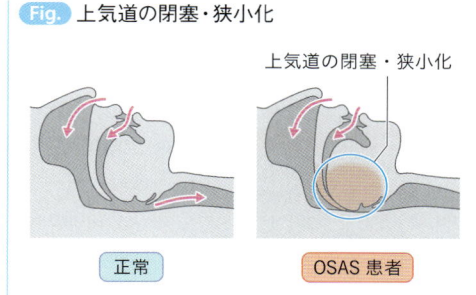

Fig. 上気道の閉塞・狭小化

正常 ／ OSAS 患者

One More Navi
二次性の SAS として甲状腺機能低下症や先端巨大症などの内分泌疾患がある．女性では多嚢胞性卵巣症候群もある（男性ホルモン上昇）．

One More Navi
小児の場合，昼間の倦怠感，頭痛，寝起きの悪さ，長い昼寝，夜間の異常体動，集中力の欠如，学力の低下などの症状を呈する．

One More Navi
心房細動では必ず SAS を疑うべきである．

One More Navi
上気道狭窄は diving reflex（血管収縮，徐脈）をおこす．

One More Navi
間欠的な低酸素血症で活性酸素が生じ，血小板機能亢進や凝固亢進がおこる．

One More Navi
OSAS の 40％ が糖尿病になり，糖尿病の 23％ が OSAS である．

One More Navi
無呼吸指数（AI）が 20 以上では明らかに生命予後が悪い．

One More Navi
日中の眠気の定量評価には，Epworth の眠気テスト（ESS）が用いられる．うとうとする（数秒〜数分眠ってしまう）状況ごとに点数化して合計する．

One More Navi
酸素飽和度低下指数（ODI）はベースラインの SpO_2 から 3％ 低下した 1 時間あたりの回数で，15 回以上で OSAS を疑う．

One More Navi
CPAP は C. E. Sullivan（シドニー大学）によって OSAS 治療に導入された（1981 年）．

下など機能的異常で引きおこされる場合とがあります．

上気道の閉塞は仰臥位でおこりやすく，アルコールの摂取や睡眠薬の服用は呼吸中枢の機能と上気道の筋緊張を低下させるため，無呼吸・低呼吸を増悪させます．

症状 いびきは OSAS に必発の症状で，これによって発見されることもあります．また，患者は睡眠中に「無呼吸 → 覚醒反応 → 呼吸再開 → 無呼吸……」のサイクルを繰り返します．このため，深い睡眠が妨げられ，中途覚醒や昼間の眠気（日中過眠），記憶力の低下などの症状を呈し，交通事故や労働災害をおこしやすくなります．起床時の頭痛・頭重感，抑うつ状態や性格変化，性欲低下，インポテンツなどが出現することもあります．

Tab. 睡眠時無呼吸症候群の主な症状

昼間（覚醒時）	睡眠時
日中過眠（居眠り）	いびき
起床時の頭痛	無呼吸
記憶力・集中力の低下	異常な呼吸パターン
性格変化	中途覚醒
性欲低下	異常体動
労作性呼吸困難	夜間頻尿・尿失禁

このほか，無呼吸・低呼吸による低酸素血症，高二酸化炭素血症から血管攣縮，肺性心（多血症，肺高血圧，右心不全），不整脈（特に心房細動）といった循環器症状を呈するほか，心房内圧の上昇から心房性 Na 利尿ペプチド（ANP）の分泌が増加し，夜間頻尿にもなります．さらに，無呼吸中の吸気努力によって食道内圧が大きく変動するようになり，これが原因で胃食道逆流症（GERD）をきたすこともあります．

合併症 睡眠中の著しい低酸素血症，高二酸化炭素血症は重要臓器にさまざまな障害を引きおこすため，高血圧，多血症，肺高血圧症，不整脈，心筋梗塞，脳卒中，糖尿病，突然死といった合併症が引きおこされます．

検査

● ポリソムノグラフィ検査

ポリソムノグラフィ検査（polysomnograph；PSG）では睡眠中の 10 秒以上の気流停止を無呼吸とし，①7 時間の睡眠中に 30 回以上の無呼吸がある場合，あるいは ②睡眠 1 時間あたりの無呼吸の回数を表す無呼吸指数（apnea index；AI）が 5 以上である場合に，日中過眠の症状などと合わせて検討し，SAS と診断します．

また，SAS の重症度判定には睡眠 1 時間あたりの無呼吸と低呼吸を合わせた回数を表す無呼吸低呼吸指数（apnea hypopnea index；AHI）が用いられ，AHI＞5 を SAS とし，軽症（AHI＜15），中等症（15≦AHI＜30），重症（AHI≧30）で判定を行います．

● 簡易ポリソムノグラフィ検査

自宅でもポリソムノグラフィ検査が行えるように簡易化された検査法で，脳波と眼球運動の記録は省略されます．このため，この検査では睡眠障害の判定はできず，正確な重症度判定も不可能ですが，睡眠覚醒障害をきたす疾患（SAS や周期性四肢運動障害）の診断には有用な検査です．寝返りやベッド上での起き上がりが可能で，トイレに行くこともできます．

治療 中等〜重症（AHI≧20）の患者については，自覚症状がなくても治療を行います（保険適用）．それ以下でも自覚症状があるときには治療を開始します．

● 上気道閉塞の解除

最も一般的な治療法は人工呼吸器を用いた持続的気道陽圧法（continuous positive airway pressure；CPAP）で，通常は鼻マスクを介する経鼻的持続的気道陽圧法（nasal CPAP）を行います．これは鼻マスクから陽圧を加えた空気を気道に送り込んで上気道の閉塞を防ぎます．軽症例では口腔内装置（マウスピース）を装着して

下顎や舌を前方にスライドさせて上気道を広げます（下顎が上顎より少し前方に固定）．

● **薬物療法**

治療には呼吸中枢刺激薬であるアセタゾラミドを用いることがあります（有効性の証明はない）．

● **外科的治療**

極度の鼻閉や扁桃肥大などに対しては，耳鼻科での口蓋垂軟口蓋咽頭形成術（uvulopalatopharyngo-plasty；UPPP）が適用になります．

● **その他**

肥満者については食事療法によって体重を減少させることも重要です．寝酒（ナイトキャップ）や睡眠薬も症状を悪化させます．軽症例では側臥位睡眠が勧められます．

Fig. CPAPによる上気道閉塞の解除

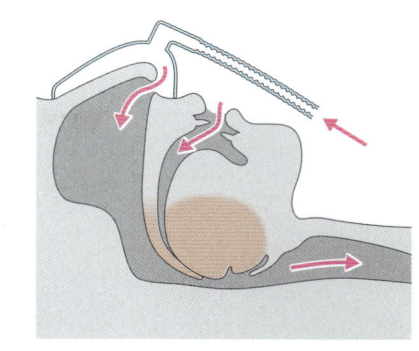

鼻マスクを介して気道に陽圧をかけ，上気道の閉塞を解除する．

- CPAPによる急激な肺伸展が呼吸抑制を引きおこすため，OSASの治療中にCSASがおきてくることがある．
- 口蓋垂軟口蓋咽頭形成術（UPPP）は口蓋垂と扁桃を切除し，軟口蓋，口蓋弓を含む中咽頭部の過剰粘膜を切除・短縮縫合して上気道を拡大させる手術．内科的治療の効果が期待できない場合に選択されるが，術後に咽頭痛や鼻に飲料が逆流するなどの危険が生じる．

国試出題症例〔国試105-G57〕

- 52歳の男性．就寝中のいびきを主訴に来院した．会社で日中の居眠りが多く，最近，注意力の低下を自覚している．妻にいびきがひどいことを指摘され受診した．飲酒はビール1,000 mL/日を18年間．身長165 cm，体重90 kg．ポリソムノグラフィにて無呼吸指数52（基準5未満）．

⇒閉塞型睡眠時無呼吸症候群（OSAS）．睡眠中に経鼻的持続的気道陽圧法（nasal CPAP）を行い，体重を減らすように指導する．また，寝る直前の飲酒をやめ，飲酒する場合は就寝の数時間前までに終えるように指導する．

M
肺循環障害

Preview

M-01	肺うっ血，肺水腫	p.262
M-02	肺血栓塞栓症（PTE）	p.263
M-03	病態	p.263
M-04	発症機序	p.263
M-05	症状・身体所見	p.264
M-06	検査	p.265
M-07	治療	p.266
M-08	肺動脈性肺高血圧症（PAH）	p.268
M-09	肺性心	p.270
M-10	肺動静脈瘻（PAVF）	p.272

Navi 1　肺毛細血管のうっ血，そして，毛細血管から水分が漏出！

本項では肺毛細血管領域の血液量が増大した状態である肺うっ血と，血管外に水分が漏出した状態である肺水腫とを解説していきます．

Navi 2　静脈血栓が引きおこす危険な病態

肺血栓塞栓症（PTE）は，血栓が肺動脈を閉塞して肺高血圧やときに急性右心不全に伴うショックを引きおこすなど，注意が必要な疾患です．そこで，病態から診断，治療まで丁寧に解説していきます．

Navi 3　肺高血圧による右心系負荷の増大

▶M-08では肺動脈性肺高血圧を取り上げ，肺高血圧がおきるメカニズムと特徴を整理していきます．
▶M-09では肺高血圧に右心不全が合併した病態として肺性心を解説します．

M-01 肺うっ血，肺水腫

▶レファレンス
・ハリソン④：p.237-238
・新臨内科⑨：p.155-156

One More Navi
呼吸器には肺水腫を防ぐ仕組みとして以下のような機能が備わっている．
・肺リンパ系による排水
・血管内への吸収
・縦隔への輸送
・胸腔への輸送
・肺胞上皮細胞の高い水透過性（AQP5）
・サーファクタントによる肺胞表面の低張性
・肺胞や気道の能動輸送

One More Navi
肺水腫ではⅡ型肺胞上皮や肺胞マクロファージの増加がみられ，慢性化すると線維化，器質化，石灰化，骨化がみられる．

病態　肺うっ血（pulmonary congestion）とは肺毛細血管領域の血液量が増加した状態のことを指します．一方，肺の血管外に水分が漏出して過剰に貯留した状態を肺水腫（pulmonary edema）と呼び，漏出液が増加し，これを吸収する肺血管やリンパ管などの排水機構の働きが間に合わなくなって引きおこされます．
肺胞内に漏出液が貯留するとガス交換障害を生じるため，緊急事態となります．

分類　肺水腫には，以下の2つのタイプがあります．

●血行動態型肺水腫

肺水腫で多いのは，肺毛細血管内圧が上昇して水分が血管外へと漏出する血行動態型肺水腫です．原因としては左心不全に伴う心原性肺水腫が多く，虚血性心疾患，弁膜疾患，心筋障害，高血圧性心疾患，不整脈などでも引きおこされます．

●透過性亢進型肺水腫

肺毛細血管内圧には変化がないものの，血管内皮細胞の機能障害などによって水分が血管壁を通過しやすくなって引きおこされるのが透過性亢進型肺水腫です．

・急性呼吸促迫症候群（ARDS）による肺水腫：透過性亢進型肺水腫を引きおこす原因としてARDSは最多で，肺への直接的な傷害により肺水腫をきたします．
・高地肺水腫：2,500 m以上の標高に急に到達して発症する肺水腫で急性高山病とも呼ばれます．高地到着後12〜72時間以内に発症し，頭痛，不眠，胸痛，咳，痰，血痰，呼吸困難，起座呼吸などの症状が出現します．急激に肺血管抵抗が上昇

するので右心系負荷を示す心電図を呈します．酸素投与と低地への移送で治療します．

- **神経原性肺水腫**：視床下部の交感神経刺激によって血圧，肺動脈，肺静脈の血圧が急激に上昇するためにおきる肺水腫で，頭部外傷，髄膜炎，脳卒中など急性かつ重症の中枢神経系障害に伴って発症します．
- **再膨張性肺水腫**：気胸などで脱気した肺が，急に再膨張することで発症する肺水腫です．
- **重症感染症肺水腫**：敗血症などによるサイトカイン（TNF-α，IL-1，IL-8）の放出で引きおこされる肺水腫です．
- **薬剤性肺水腫**：パラコート肺などで発症する肺水腫です．

症状・身体所見 急激な呼吸困難，浅く速い呼吸，頻脈，血圧上昇などをきたします．進行すると起座呼吸，冷や汗，チアノーゼ，ピンク色の血性痰，血圧低下，意識障害が出現します．胸部聴診では水泡音（coarse crackles）が聴かれます．

検査

● **胸部X線検査**

気管支周囲の間質肥厚やすりガラス陰影，蝶形陰影，Kerley B line，心陰影拡大などがみられます．

● **肺動脈楔入圧**

肺水腫が心原性であるか否かの鑑別には，Swan-Ganzカテーテルを用いた肺動脈楔入圧（PAWP）の測定が有用で，心原性肺水腫（血行動態型肺水腫）ではPAWPが18 mmHg以上となります．

治療 全身管理が必要であり，肺水腫の原因への治療を行います．

心原性肺水腫の治療では心臓にかかる前負荷を軽減させる目的で利尿薬や血管拡張薬（硝酸薬）を用いることが有効で，NPPVによって呼吸筋を休ませることも心機能を改善させる助けとなります（NPPVで挿管を回避できることもある）．

One More Navi

ピンク色の血性痰は肺底部の血管が静水圧の上昇で一部破れることで発生する．しかし，蛋白漏出がおきるほど広範ではない．

One More Navi

心原性肺水腫の鑑別にはBNP，トロポニンの測定も有用．
心原性肺水腫では
- BNP＞500 pg/mL
- トロポニンは上昇（心筋壊死がなくても，細胞質のトロポニンが膜を透過して血中で上昇）

M-02 肺血栓塞栓症（PTE）

▶レファレンス
- ハリソン④：p.1879-1886
- 新臨内科⑨：p.109-112

One More Navi

肺動脈で一次的に血栓が形成された場合は肺血栓症と呼ぶ．

One More Navi

肺塞栓から肺組織末梢に出血性壊死を生じた場合を肺梗塞と呼び，血痰や胸痛（胸膜が刺激される）が強い．肺の中枢側は気管支動脈があるため梗塞を起こしにくく，肺梗塞は肺動脈と気管支動脈の二重支配がない末梢組織でおこる．

M-03 病態

肺血栓塞栓症（pulmonary thromboembolism；PTE）は，深部静脈血栓などの塞栓子が肺動脈を閉塞することにより急性・慢性の肺循環障害をおこす病態で，無治療での死亡率は10%以上です（治療すれば1%）．

血栓が肺動脈を閉塞すると末梢への血流が途絶えるだけでなく，血小板からトロンボキサンA₂やセロトニンといった血管平滑筋の収縮作用をもつ物質が放出されるため，肺血管抵抗が増大します．肺動脈の閉塞が全体の20%未満であれば，血管拡張や右心室の収縮力増強，心拍数の増加などの代償によって肺血圧は正常に保たれますが，30%を超えると肺高血圧をきたします．さらに，閉塞が50%以上になると代償不能となって，右房圧の急激な上昇（急性右心不全）から心拍出量の低下，全身血圧の低下（ショック）に至ります．

M-04 発症機序

90%以上は下肢や骨盤腔に形成された静脈血栓が遊離し，静脈の流れにのって

> **One More Navi**
> **肺血栓塞栓症の危険因子**
> ・肥満
> ・加齢（60歳以上）
> ・長期臥床
> ・骨折・外傷
> ・術後状態
> ・妊娠・産褥期
> ・薬剤（経口避妊薬，エストロゲン製剤，抗癌薬）
> ・先天性/後天性血栓性素因（抗リン脂質抗体症候群，プロテインC欠損症，プロテインS欠損症，アンチトロンビンⅢ欠損症）
> ・炎症性腸疾患
> ・カテーテル留置
> ・血栓性静脈炎
> ・静脈瘤
> ・血管炎症候群（Behçet病）
> ・ネフローゼ症候群
> ・男性
> ・脱水　など

> **One More Navi**
> 術後では安静解除から動き始める時期に発生しやすい．

> **One More Navi**
> 肺血栓塞栓症を繰り返す例の1/6に癌がみつかる．50歳未満の発症や家族歴は先天性凝固阻害因子欠損症を疑う．

> **One More Navi**
> 海外で原因として多い第Ⅴ因子ライデン変異が日本ではないのでDVTが少ない（1/6）．しかし，人工関節置換後のDVTは海外と同様に多い（25～50%）．予防に術後24時間後にエノキサパリン，フォンダパリヌクスあるいはヘパリンを使用する．

> **One More Navi**
> Homans徴候陽性で鑑別が必要となる疾患は以下のとおり．
> ・蜂窩織炎
> ・関節炎
> ・筋障害
> ・神経痛
> ・Baker嚢胞（膝窩嚢胞）破裂など

> **One More Navi**
> PTEで呼吸困難を伴わない例は27%ある．

肺に到達して塞栓症を引きおこします．本症が静脈血栓塞栓症（venous thromboembolism；VTE）と呼ばれることがあるのは，このためです．

静脈血栓の好発部位は膝より上の下肢で，特に右総腸骨動脈が左総腸骨静脈を圧迫するので左下肢に多く発生します．

なお，血栓以外では脂肪，空気，腫瘍，胎盤，骨髄などが塞栓子となる可能性があります．

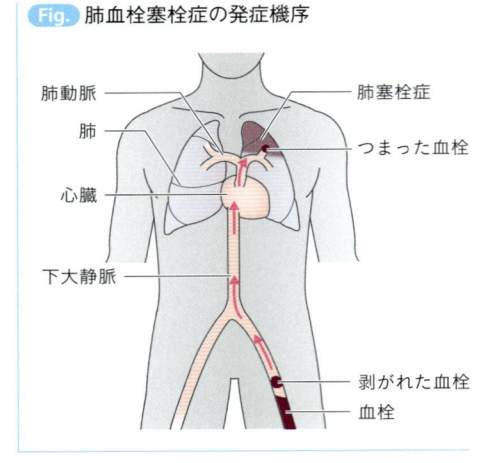

深部静脈血栓は，①静脈血流のうっ滞，②血液凝固能の亢進，③静脈壁（血管内皮）の障害の3つの因子によって生じ（Virchowの3因説），先天性凝固異常，手術，出産，外傷，癌，長期臥床などが誘因となります．

なお，肺血管床は線溶能が高く，ほとんどの血栓は1週間程度で溶かされて血流は徐々に回復していきます（1～2か月かけて改善し，6週以内に肺動脈は正常化）．しかし，何らかの原因によって血栓が溶けずに器質化することがあり，これによって慢性的に肺動脈が閉塞することを慢性肺血栓塞栓症と呼びます．

片麻痺，心疾患，悪性腫瘍は肺血栓塞栓症の三大基礎疾患です．

Fig. 肺血栓塞栓症の発症機序

（肺動脈，肺，心臓，下大静脈，肺塞栓症，つまった血栓，剥がれた血栓，血栓）

M-05 症状・身体所見

▶症状

PTEは深部静脈血栓症（deep vein thrombosis；DVT）の二次的合併症であることから，下肢の静脈血栓と肺血栓塞栓症の症状の両方について述べていきます．

●下肢静脈血栓の症状

下肢に腫脹，疼痛，発赤，熱感が出現します．また，腓骨静脈，脛骨静脈，膝窩静脈，ヒラメ静脈など下腿の深部静脈に血栓を生じた場合，膝を曲げて足首を強く背屈すると腓腹筋痛が生じるHomans徴候（Homans' sign）がみられます．なお，Homans徴候は特異度が低い所見であるため他疾患との鑑別が必要となりますが，症状のみで鑑別を行うことは必ずしも容易ではありません．

Fig. Homans徴候

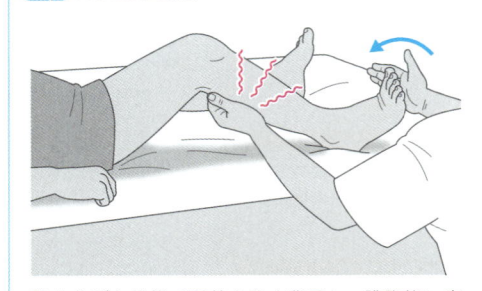

膝を曲げた状態で足首を強く背屈し，腓腹筋に痛みを生じれば陽性．

●肺血栓塞栓症の症状

PTEは，①呼吸困難のみ（25%），②胸膜痛もしくは血痰（60%），③循環不全（10%）の3つの症状群に分けられます．

急性肺血栓塞栓症で肺動脈平均圧が40 mmHg以上となるような広範囲の肺動脈閉塞が生じた場合，急性右心不全からショック状態（低血圧）となり，突然の呼

> **One More Navi**
> 呼吸数20回/分以上の頻呼吸がPTEで最もよくある徴候．

> **One More Navi**
> **鑑別を要する疾患**
> ・呼吸困難：喘息，うっ血性心不全，肺炎，術後無気肺，COPD増悪，過換気症候群
> ・胸痛：心筋梗塞，大動脈解離，気胸，胸膜炎，肋骨骨折
> ・頸静脈怒張や血圧低下：心タンポナーデ，肺高血圧症，縦隔病変

吸困難，頻呼吸，頻脈が高頻度にみられます．また，肺梗塞に伴う胸膜痛や心筋虚血による狭心痛が2/3でみられ，失神や心停止で発症することもあります．このほかには，咳嗽，血痰（肺梗塞の疑い），下肢の腫脹や疼痛，38℃台の発熱をきたすこともあります．

一方，慢性肺血栓塞栓症では労作性呼吸困難や易疲労性などの症状が徐々に増強していき，肺高血圧や換気不全を呈するようになります．

▶身体所見
心音の聴診ではⅡ音の肺動脈成分（ⅡP）の亢進が聴かれ，また，右室負荷を反映して三尖弁逆流音なども聴取されます．肺梗塞をきたすと水泡音（coarse crackles）が聴かれることもあります．

M-06 検査

▶胸部X線像
肺動脈幹や主枝の拡大や肺紋理の局所的な乏血を認め，胸水を呈することもあります．しかし，呼吸症状に比べて肺野が正常であることが多く，浸潤影や肺梗塞に典型的とされる楔状陰影（Hampton hump）を認めない例も少なくありません．

> **One More Navi**
> 動脈血ガス分析では呼吸性アルカローシスを伴う低二酸化炭素血症を呈し，過換気症候群と紛らわしいが，本症ではA-aDO$_2$が開大し，PaO$_2$が低下する．

▶血液検査
血栓症を合併している場合にはDダイマーとFDP（フィブリン分解産物）の上昇を認めます．肺炎や心不全などでもDダイマーは上昇するので特異度は高くありませんが，血栓症のリスクがない患者でDダイマーの増加もみられなければ，深部静脈血栓症を否定することができます．

なお，LDH上昇，血清ビリルビン上昇，AST（GOT）正常を急性肺血栓塞栓症の三徴とすることがありますが，これらすべてが揃うことは稀です．

▶心電図
①V$_1$〜V$_3$誘導での陰性T波，②右軸偏位，③右房の肥大・拡張を示す異常P波（肺性P波），④右脚ブロックなど，右心負荷所見を呈します．

> **One More Navi**
> **肺性P波**
> P波が2.5mVより高くなり，尖った波形となる異常．第Ⅱ，第Ⅲ，aV$_F$誘導でみられる．右心負荷所見の1つ．
> >0.25 mV Ⅱ

▶造影CT
造影CTはPTEの診断で最も有用な検査（確定診断のゴールドスタンダード）で，造影ヘリカルCTでは肺動脈の血栓や造影欠損を描出できます．また，検出器が多列化したマルチスライスCTでは，同時に下肢や骨盤腔に形成された深部静脈血栓が描出されることもあります（マルチスライスCTがない場合には下肢エコーで深部静脈血栓を検索する）．

Fig. 肺血栓塞栓症の胸部造影CT所見

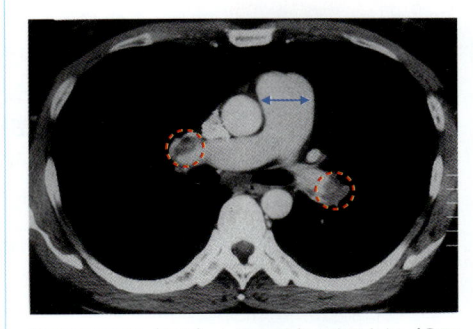

肺動脈の拡張（矢印）と肺動脈内の造影欠損（○囲み）を認める．

（国試99-G17）

▶その他の画像検査

●心エコー

典型的には右室拡大が認められます．なお，急性肺血栓塞栓症では慢性の変化である右心肥大は認められません．

●肺動脈血管造影

血流途絶や造影欠損，肺動脈の完全・不完全閉塞，拡張，蛇行，局所血流異常などがみられます．ただし，本検査は侵襲性が高いため，診断のみを目的とする場合には必ずしも必要ではありません．

●肺換気・血流シンチグラフィ

肺換気は正常であるにもかかわらず，肺血流の欠損像を呈します．

One More Navi
肺血流シンチグラフィの感度は50％以下で，診断不確定になりやすい．

関連項目

▶肺血栓塞栓症の鑑別

肺血栓塞栓症の診断は他の疾患を除外することで行うことが多く，必ずしも簡単ではありません．しかし，本症はその可能性を疑うことが診断への第一歩となります．

鑑別は検査を行う前に，以下のWells（ウェルズ）スコアなどで本症である確率を評価してから行うようにします．

Tab. Wellsスコア

症状・臨床所見	点数
・深部静脈血栓症の症状がある	3.0
・他の疾患より肺塞栓症が疑わしい	3.0
・心拍数が100回/分以上	1.5
・4週間以内の手術か3日以上の安静状態（臥床）がある	1.5
・肺塞栓症や深部静脈血栓症の既往	1.0
・血痰	1.0
・癌（6か月以内に治療か終末期）	1.0

総得点　＜2.0：低確率（肺塞栓の確率は3.6％）　2.0〜6.0：中等度（確率は20.5％）
　　　　＞6.0：高確率（66.7％）

Wellsスコアが高い場合には，PTEを疑って検査を行います．一方で，スコアが低く，かつDダイマーの増加がみられない場合についてはPTEを否定することができます（他の疾患を検索する）．

M-07 治療

本症では，できるだけ早期に治療開始の判断をして対応することが予後を改善する鍵となります．

▶急性肺血栓塞栓症の治療

●血圧が安定している場合

症状や検査からPTEが疑われ，患者の血圧が安定している場合には，確定診断ができなくても，禁忌がなければヘパリンによる抗凝固療法を開始します（最低5日間は持続静注）．また，この間にワルファリンの経口投与も開始し，3か月間継続します（ワルファリンは薬効の発現までに数日かかるため，開始時はヘパリンと併用する）．

One More Navi
麻痺などによる長期臥床や長時間の手術を行う場合には，弾性ストッキングや空気式圧迫装置を用いて血液のうっ滞を防ぎ，深部静脈血栓症を予防する．

抗凝固療法が無効である場合や禁忌の場合には下大静脈フィルター（一時型）を用いて，新たな血栓が肺動脈を閉塞することを防ぎます．

Fig. 下大静脈フィルターの留置

下大静脈フィルター
血栓

下大静脈の血栓部位を造影検査で確認し，それより上流にX線透視下でカテーテルを進めて収納されているフィルターを留置する

● ショックを呈する場合

人工呼吸，輸液，昇圧薬などによってまずは呼吸循環不全の改善と循環動態の安定化を図ります．さらに，組織型プラスミノーゲンアクチベータ（t-PA）による線溶療法で血栓溶解を行います．ただし，線溶療法は脳出血（2％）や深部静脈血栓を遊離させて肺塞栓症を悪化させるリスクも伴うことから，適応は広範囲の肺動脈閉塞が認められる症例や右心不全例（心原性ショック），血行動態が不安定な症例に限定されます．

線溶療法の無効例や禁忌例にはカテーテルを用いた血栓吸引術（血栓除去術）を行います．

▶慢性肺血栓塞栓症の治療

生涯にわたる抗凝固療法（ワルファリン）や下大静脈フィルター（永久型）が考慮されます．肺高血圧の合併例では肺血栓内膜摘除術が行われます．

One More Navi

出産前後の母体死亡の主要原因である羊水塞栓症は，分娩進行中に羊水が母体の静脈に流入，羊水中の上皮細胞や胎脂が肺の分岐した動脈を閉塞しておきる（羊水はトロンボプラスチン活性があるのでフィブリンも形成される）．妊娠中では肺血栓塞栓症の1/9の頻度で羊水塞栓症がおこる．
そのほか，肺動脈に詰まるものとしては，骨折24〜48時間後におきる脂肪組織や癌細胞，真菌，空気などがある．

国試出題症例
〔国試99-G17〕

● 40歳の男性．文筆業．突然の呼吸困難と胸痛とのため救急車で搬送された．本日は一日中机に向かい原稿を書いていた．原稿が出来上がり，椅子から立ち上がった直後に呼吸困難と胸痛とが出現した．身長156 cm，体重85 kg．脈拍120/分，整．血圧90/50 mmHg．意識軽度混濁．顔面蒼白．血液所見：白血球2,500，血清FDP 50 μg/mL（基準10以下），Dダイマー15.0 μg/mL（基準1.0以下）．CK 40単位（基準10〜40）．CRP 3.1 mg/dL．胸部造影CTは前掲のとおり．

⇒肺血栓塞栓症．

M-08 肺動脈性肺高血圧症（PAH）

▶レファレンス
- ハリソン④：p.1800-1804
- 新臨内科⑨：p.112-114

One More Navi
正常肺動脈圧は 22/9 mmHg（平均圧 15 mmHg）．肺動脈圧が 30/15 mmHg 以上，または平均圧で 25 mmHg（運動時は 30 mmHg）以上が肺高血圧と定義される．

One More Navi
PAH は若い女性に多い．高齢になると左心系障害を合併するので PAH の診断が難しくなる．

One More Navi
病理学的所見では末梢の小肺動脈のオニオンスキン病変（onion skin lesion）や筋線維芽細胞や血管内皮細胞が内腔に向かって重層増殖したもの）や叢状病変（plexiform lesion；側副血管によるもの）が特徴．

One More Navi
ダナポイント分類（2008 年）
1. 肺動脈性肺高血圧症（PAH）
   1.1 特発性（IPAH）
   1.2 遺伝性（HPAH）
   1.3 薬物/毒物誘発性
   1.4 各疾患に伴う PAH
      1.4.1 膠原病
      1.4.2 HIV 感染
      1.4.3 門脈圧亢進症
      1.4.4 先天性心疾患
      1.4.5 住血吸虫症
      1.4.6 慢性溶血性貧血
   1.5 新生児遷延性肺高血圧症
2. 左心疾患による肺高血圧症
3. 呼吸器疾患・低酸素症による肺高血圧症
4. 慢性血栓塞栓性肺高血圧症
5. 原因不明・複合的要因による肺高血圧症

病態
肺高血圧（pulmonary hypertension；PH）とは，安静時の肺動脈平均圧が 25 mmHg 以上であることを指し，加えて左房圧（＝肺動脈楔入圧；PAPW）が正常（＜12 mmHg）である場合には，肺毛細血管よりも前（すなわち肺動脈領域）に原因があると考えられるため，肺動脈性肺高血圧（pulmonary arterial hypertension；PAH）と呼ばれます．

従来，基礎となる心肺疾患がない肺高血圧は原発性肺高血圧症と呼ばれていましたが，現在では，これを特発性肺動脈性肺高血圧（IPAH）と遺伝性肺動脈性肺高血圧（HPAH）とに分け，さらに強皮症などの膠原病や門脈圧亢進症，先天性心疾患など，病理像や臨床像が似ているものを含めて肺動脈性肺高血圧症（PAH）とする分類（ダナポイント分類）が一般的になっています．

Fig. 肺動脈性肺高血圧症の病態

肺動脈平均圧≧25 mmHg 肺動脈楔入圧＜12 mmHg	肺動脈平均圧≧25 mmHg 肺動脈楔入圧≧12 mmHg
前毛細血管性高血圧症	後毛細血管性高血圧症
肺動脈性肺高血圧	左心疾患に伴う肺高血圧

発症機序
当初は低酸素性肺血管攣縮が PAH の原因と考えられていましたが，最近では肺動脈の血管平滑筋におこる細胞の異常増殖が原因であると考えられており，この異常増殖を引きおこす遺伝子異常（*BMPR2* の変異）も発見されています．すなわち，遺伝的素因として BMPR2 の変異があると，細胞のアポトーシスが障害されて血管肥厚の原因となるほか，K チャネルの障害で細胞内に多量の Ca が流入したり，セロトニン輸送体の増加で細胞内セロトニンが増えたりするなどし，これが平滑筋細胞の増殖を助長するというメカニズムが明らかになっています．また，エンドセリン-1 やその受容体の増加，内皮の傷害も病態に関与しています．

これらの機序によって肺血管抵抗の上昇（肺高血圧）がおこると，右心系に圧負荷がかかり，右心肥大をきたします．さらに進行すると右心が機能不全（右心不全）に陥り，心拍出量の低下（組織の酸素化障害）や呼吸不全を引きおこします．

Fig. 肺高血圧症の進展と血管の変化

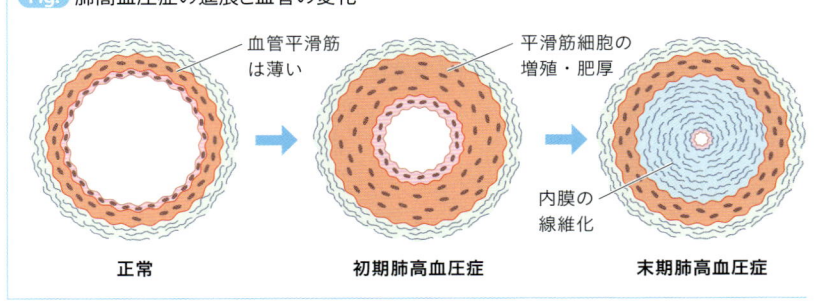

正常 → 初期肺高血圧症 → 末期肺高血圧症（血管平滑筋は薄い／平滑筋細胞の増殖・肥厚／内膜の線維化）

症状・身体所見
労作時呼吸困難を呈することが多く，動悸や胸痛，運動時の失神（運動時に脳血流が減少するため）をきたすことも少なくありません．咳，痰（血痰）がみられることもあります．

身体所見では心収縮期に胸骨左縁で右心室の隆起が触知されます．また，

Raynaud症状（皮膚の蒼白化，チアノーゼ，手足の冷感など）がみられ，進行して右心不全になると肝腫大や頸静脈怒張，下腿浮腫もおきてきます．ただし，PAHでばち指がみられることは稀です．

聴診ではⅡ音の肺動脈成分（ⅡP）の亢進や拡張期の肺動脈弁逆流音（Graham Steell雑音），三尖弁逆流による全収縮期雑音（Rivero-Carvallo徴候）が聴かれます．

検査

● 胸部X線像

肺動脈幹もしくは肺動脈の陰影である左2弓の突出を呈し，右肺動脈下行枝の拡大（18 mm以上）と末梢での急激な狭小化や蛇行もみられます．また，心拡大なども認められます．

Fig. 肺動脈性肺高血圧症の胸部X線所見

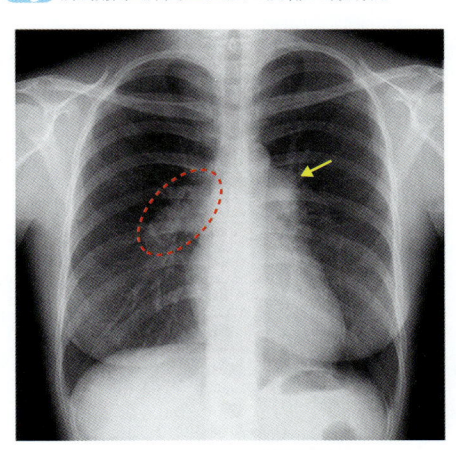

左2弓の突出（矢印）と右肺動脈下行枝の拡大（○囲み）を呈している．

（国試107-A30）

● 心電図・心エコー

心電図では右軸偏位，肺性P波，右室肥大など右心系への負荷所見を呈します．また，心エコーでは右心内腔の拡大と右室肥大がみられます．

● 血液検査

心不全の重症度を示すマーカーであるヒト脳性Na利尿ペプチド（BNP）は，PAHでも右心負荷を反映して上昇します．BNPの上昇は予後に相関し，またBNPの低下によって治療効果を判定することが可能です．

● 右心カテーテル

Swan-Ganzカテーテルを用いた右心カテーテル法で，肺動脈圧と肺動脈楔入圧を測定し，肺動脈平均圧≧25 mmHg，肺動脈楔入圧＜12 mmHgでPAHと確定診断することができます．なお，カテーテルを用いて吸入硝酸薬，アデノシン，プロスタサイクリンなどの薬剤反応の検討を行うことも可能です．

治療

● 右心負荷の軽減

右心不全症状を合併する場合には，安静，塩分制限，利尿薬の投与などによって右心負荷の軽減を図ります．

● 抗凝固療法

肺動脈での二次性血栓症によって肺血管がさらに収縮することがないようにワルファリンなどによる抗凝固療法を行います（特に多血症の場合に行う）．

● 酸素療法

肺動脈の弛緩と組織低酸素症の改善を目的として酸素投与を行います．このため，PAHではPaO₂の値によらず在宅酸素療法が適応となります．

● 肺血管拡張療法

肺血管抵抗を低下させる目的で，Ca拮抗薬やプロスタグランジンI₂（PGI₂），エンドセリン受容体拮抗薬，ホスホジエステラーゼ5（PDE5）阻害薬などの血管拡張薬の投与を行います．

One More Navi
肺血流シンチグラフィは正常か，多発性の血流分布減少がみられる（慢性肺血栓塞栓症では区域性や大きな血流欠損がみられるので鑑別できる）．

One More Navi
右房圧と心係数は生存率に相関する．

One More Navi
吸入硝酸薬，アデノシン，プロスタサイクリンなどを負荷して平均肺動脈圧が10 mmHg以上低下，40 mmHg以下となれば薬剤反応陽性と考える．

One More Navi
利尿薬は右心室による左心室の圧迫を解除して心拍出量を増加させる．

One More Navi
抗凝固療法の有用性は限られており，出血のリスクと天秤にかける必要がある．

> **One More Navi**
> PAHは予後が平均2.8年で，1年以内に15%が死亡する予後不良な疾患だったが，PGI₂の持続静注によって5年生存率が60%にまで改善された．

> **One More Navi**
> チロシンキナーゼ阻害薬イマチニブは肺静脈増殖性閉塞に有用な可能性がある．

> **One More Navi**
> PAHの治療では，肺移植，心肺移植も考慮される．

特に PGI₂（エポプロステノール）の持続静注は予後の改善に有効で，投与の際には血圧が低下する副作用に留意しながら，少量から開始し数日かけて徐々に投与量を増加させていきます．

- 血管反応性がある場合にはCa拮抗薬が第Ⅰ選択（ただし，Ca拮抗薬は全身の血管も拡張させ，心収縮力を抑制する作用もあるため，心拍出量が減って失神を引きおこす危険がある）．
- 血管拡張薬は同時に平滑筋増殖も抑制する作用がある．
- PGI₂の投与法にはエポプロステノールの静注点滴とベラプロストの経口投与がある．
- エンドセリン受容体拮抗薬は，エンドセリン（血管収縮や平滑筋の増殖肥大，炎症促進，線維化促進作用がある）の取り込みを阻害し，血管平滑筋を弛緩させる．ボセンタン，アンブリセンタンなどがある．
- PDE5阻害薬は血管内皮の一酸化窒素（NO）を増加させて平滑筋を弛緩させる．
- 運動療法も有用だが，過度な運動は病態を悪化させる．

● **その他の注意点**

酸素濃度の低い高地（1,000 m以上）では，肺高血圧が悪化するおそれがあるため高所への旅行や滞在は避けるように指導します．また，飛行機に搭乗する場合には酸素吸入を行います．このほか，過度な運動や妊娠も病態を悪化させる原因となるため避けるようにします．

国試出題症例
〔国試107-A30〕

28歳の女性．労作時の息切れと動悸とを主訴に来院した．生来健康で，中学と高校では陸上部に所属していた．1年前に第1子を出産した頃から，自宅の階段を昇る時に息切れと動悸とを感じるようになった．次第に症状が強くなり，1週前に急いで階段を昇った時に眼の前が暗くなったため，心配になり受診した．既往歴と家族歴とに特記すべきことはない．意識は清明．脈拍80/分，整．血圧 98/66 mmHg．SpO₂ 94%（room air）．両側の頸静脈の怒張を認める．呼吸音に異常を認めない．心臓の聴診でⅡ音の亢進を認める．血液所見：赤血球 480万，Hb 14.7 g/dL，Ht 46%，白血球 8,500，血小板 17万．胸部X線写真は前掲のとおり．心電図では右心系への負荷所見（第Ⅱ誘導での肺性P波，V₁誘導のR波増高，V₅, ₆誘導の深いS波など）を呈する．
※実際の国家試験では心電図の波形が示されているが，本書では割愛する．
⇒特発性肺動脈性高血圧症（IPAH）．

M-09 肺性心

▶**レファレンス**
- 新臨内科⑨：p.273-276
- ハリソン④：p.1667-1668

> **One More Navi**
> 右室肥大がなくても右心不全になる肺性心もある（右室拡大で三尖弁逆流がおき悪化）．

病態 肺性心（pulmonary heart disease／cor pulmonale；CP）とは，肺高血圧と右心不全が合併した病態のことで，肺疾患や低酸素血症によっておきる場合と定義されます．急激な肺動脈閉鎖による急性肺性心と慢性的な経過で肺高血圧と右心不全を呈する慢性肺性心に分けられます（単に肺性心というときには慢性肺性心を指す）．なお，肺性心の原因として慢性閉塞性肺疾患（COPD）は最多の疾患です．また，進行した肺疾患の1/4に肺高血圧症が合併しており，予後を悪化させる原因となっています．

発生機序 肺性心は①低酸素性肺血管収縮反応が広範囲におこり，肺全体の血管抵抗が可逆的に増加して発生する場合（アシドーシスで増強）と，②慢性的な低酸素状態によって肺血管に非可逆的なリモデリングがおきて発生する場合があり

One More Navi
COPDによるCO₂上昇は血管拡張による末梢血管抵抗を低下させ、心拍出量を増大させる。

One More Navi
CO₂上昇によるアシドーシスは心筋収縮力を抑制して右心不全をおこしやすくする。

One More Navi
後毛細血管性の肺高血圧である左心不全や、先天性心疾患に伴うEisenmenger症候群も肺高血圧を呈するが、成立機序や病態が異なるため、肺性心の原因には含めない。

One More Navi
換気障害型肺性心は可逆的な低酸素性肺血管収縮反応（HPV）が関与するので肺動脈圧は変動しやすい（CO₂高値にもかかわらずHPVはおきる）。一方で肺血管型肺性心は肺動脈圧が常に高く、著しく高値になることがある。

One More Navi
換気障害型肺性心では循環血液量の増加から右心系に容量負荷がかかり、右室拡大から右室肥大をきたす。
一方で肺血管型肺性心は、肺血管抵抗の増大に伴い、右心系に圧負荷がかかり、右室肥大から拡大が生じる。

One More Navi
肺線維症では線維化と血管のリモデリングが共通のメディエーターでおきている（エンドセリン、トロンボキサンA₂、PDGF、TGF）。

Fig. 肺性心の発生機序

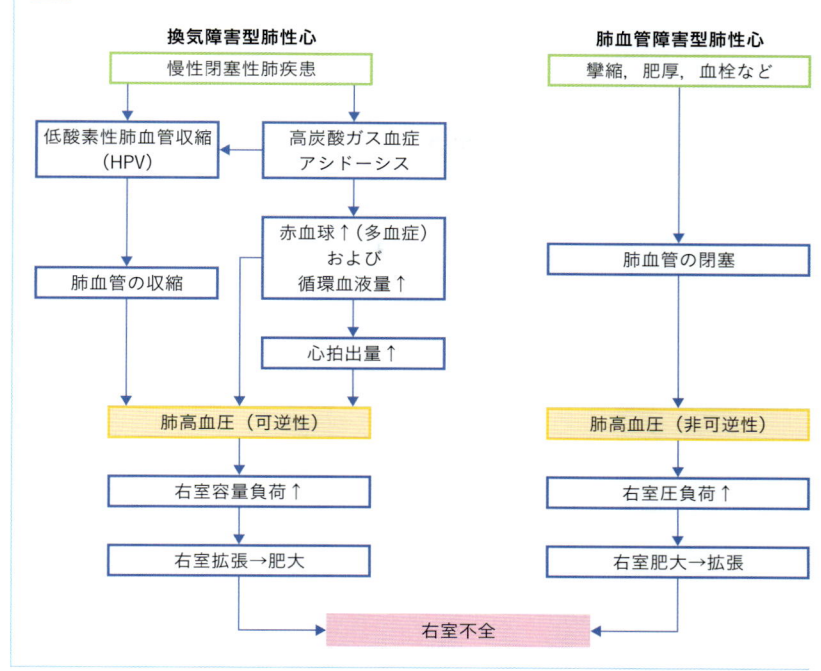

換気障害型肺性心
慢性閉塞性肺疾患
→ 低酸素性肺血管収縮（HPV）
→ 高炭酸ガス血症アシドーシス
→ 赤血球↑（多血症）および循環血液量↑
→ 心拍出量↑
→ 肺血管の収縮
→ 肺高血圧（可逆性）
→ 右室容量負荷↑
→ 右室拡張→肥大
→ 右室不全

肺血管障害型肺性心
攣縮、肥厚、血栓など
→ 肺血管の閉塞
→ 肺高血圧（非可逆性）
→ 右室圧負荷↑
→ 右室肥大→拡張
→ 右室不全

ます。

①の肺性心はCOPDなどの肺疾患や胸郭疾患に伴う換気障害でおこりやすく、これを**換気障害型肺性心**（あるいは呼吸不全型肺性心）と呼びます。一方、②の機序は肺血栓塞栓症や原発性肺高血圧症など肺血管の障害によることが多く、このタイプを**肺血管障害型肺性心**と呼びます。

このほか、肺血管床の減少、気道抵抗と肺胞内圧上昇による肺血流障害も肺性心を引きおこす要因となります。

症状・身体所見 代償期には労作時の呼吸困難や全身倦怠感、食欲不振などを呈するほか、原因疾患にもとづく症状が前面に出ます。**進行して右心不全に至ると頸静脈怒張、腹部膨満（肝脾腫大、腹水）、下腿浮腫などの症状が出現し、心拍出量の低下からチアノーゼや立ちくらみ、失神などの症状も呈します。**

聴診では**Ⅱ音の肺動脈成分（ⅡP）**が亢進し、Ⅲ音（拡張期の心室への容量負荷増大を反映）およびⅣ音（拡張期の心室への圧負荷を反映）が聴かれるようになります。また、右室拡大に伴って三尖弁と肺動脈弁の閉鎖不全がおこり、**拡張期の肺動脈弁逆流音（Graham Steell雑音）と全収縮期に及ぶ三尖弁逆流音（Rivero-Carvallo徴候）**が聴かれます。

検査
● **胸部X線像**
肺動脈と右心室の肥大・拡張を反映して、**心陰影の拡大（左2号の突出）**を呈します。また、右肺動脈下行枝の拡大と末梢での急激な狭小化や蛇行がみられます。

● **心電図**
右軸偏位、肺性P波、右室肥大、不完全右脚ブロックなど**右心系への負荷所見**を呈します。

- ●心エコー

　右心内腔拡大と右室肥大，心室中隔扁平化や左室への偏位がみられます．

- ●右心カテーテル

　肺毛細血管楔入圧は18 mmHg以下で，平均肺動脈圧は換気障害型では20 mmHg以上，血管閉塞型では25 mmHg以上となります．

治療　呼吸不全に対する治療のほか，右心不全を悪化させないように塩分制限や利尿薬によって前負荷を軽減させます．なお，低酸素血症（特にREM睡眠での低換気時）は夜間におきやすいので注意が必要です．

| Fig. | 右心内腔の拡大（右室肥大） |

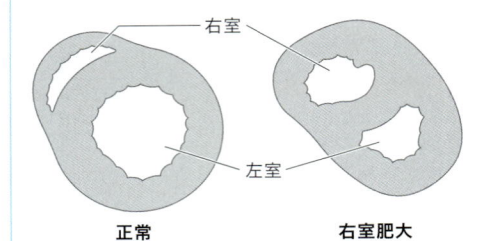

右室断面は正常の場合，三日月型をしているが，右室肥大では右室が左室のように丸みを帯びた形になる．

- ●血管拡張薬は低酸素性肺血管収縮反応を解除するが，これによって低酸素の肺胞への血流が増加して低酸素血症をかえって悪化させることもある．
- ●低酸素血症や低K血症（利尿薬でおこりやすい）の患者に強心薬のジギタリスを用いるとジギタリス中毒をおこしやすい．
- ●ジギタリス中毒では，①消化器系（食欲不振，悪心・嘔吐，下痢），②視覚異常（キラキラ，黄視）③神経系（めまい，頭痛，失見当識，錯乱，せん妄）④不整脈（高度徐脈，二段脈，多源性心室性期外収縮，発作性心房性頻拍）などの症状が出現する．
- ●多血症の患者では，瀉血（静脈を切開して血液を流出させること）によって心拍出量や冠循環が改善することもある．

M-10 肺動静脈瘻（PAVF）

▶レファレンス
・新臨内科⑨：p.133-135
・標準外科⑬：p.339

病態　肺動静脈瘻（pulmonary arteriovenous fistula；PAVF）とは，肺動脈と肺静脈が毛細血管を介さずに直接つながった状態のことで，遺伝性出血性毛細血管拡張症（Rendu-Osler-Weber症候群）の半分に合併します．瘻を通して肺動脈から肺静脈に酸素化されていない血液が流れる（右→左短絡）ため，進行性の低酸素血症をきたします．

　肺動静脈瘻の1/3は多発性で，肺下葉に多く発生します（立位で短絡血液量が増加する）．多くは先天性ですが，外傷などでおこる場合もあります．流入動静脈が各1本の単発型（simple type）と，それぞれ複数の動静脈をもつ多発型（complex type）とに分類されます．

症状・身体所見　多くは無症状ですが，肺血流の短絡（シャント）によって一過性の脳虚血発作をおこすことがあります．短絡量が多いと全身倦怠感，呼吸困難，チアノーゼ，ばち指などを呈し，また，軽度の低酸素血症でも多血症になります．肺動静脈瘻が破綻すると，胸腔内出血や血痰や喀血を引きおこすこともあります．

　聴診では拡張期雑音や連続性雑音を聴取し，深吸気で静脈還流量が増大して増強します．

合併症　サイズにかかわらず静脈側にできた血栓が瘻を通って動脈側に抜けると，塞栓子となって脳梗塞（27%）を引きおこすことがあります（奇異性脳血栓症）．また，細菌が静脈から動脈に入って脳膿瘍（13%）を引きおこすこともあります．したがって，これらの合併症が引きおこされる前に早期に診断することが重要と

One More Navi
脳膿瘍などの重篤な合併症を避けるため，歯科治療前には予防的な抗菌薬投与を行う．

なります.

検査

Fig. 肺動静脈瘻の画像診断

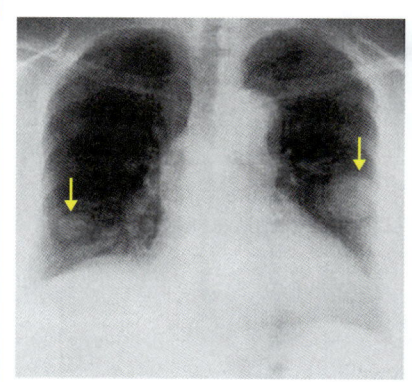

胸部 X 線像
両側肺野に結節状陰影を認める（矢印）.

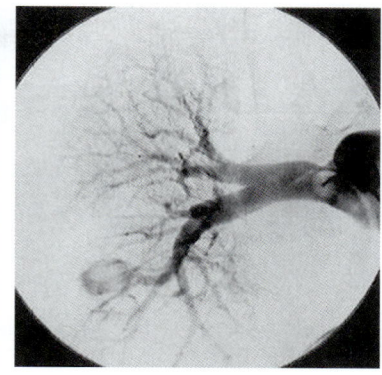

右肺動脈造影
流入動脈に続く動静脈瘻が造影によって描出される.

〔国試 99-A14〕

● **胸部 X 線像**
　肺動脈と肺静脈の吻合部が円形または類円形の結節（腫瘤状）陰影として描出されます.

● **肺動脈造影**
　確定診断のために肺動脈造影が行われることもありますが，多くはコイル塞栓術の際に行われます.

● **造影 CT**
　造影 CT では，結節病変に流入・流出する拡張，屈曲，蛇行した血管が捉えられます. ただし，1 スライスで流入動脈と流出動脈が同時に描出されることは稀であるため，連続した断層像で診断を行うか，ヘリカル CT などで三次元に再構築した画像を用いることが有用です.

治療
　肺動静脈瘻が発見された場合には，放置すると脳梗塞や脳膿瘍といった致死的合併症を引きおこす危険性があるため，症状の有無にかかわらず，輸入動脈径が 3 mm 以上であれば治療を行います.

Fig. 肺動静脈瘻の胸部造影CT像

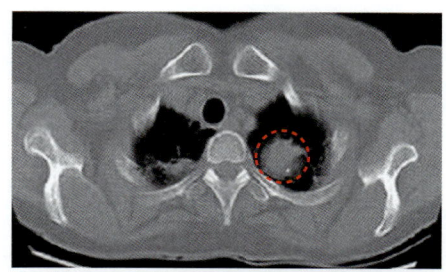

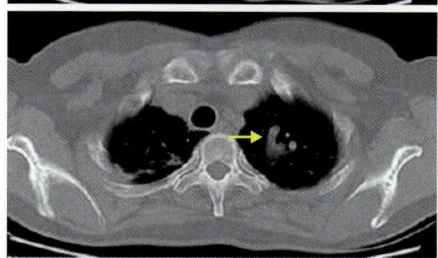

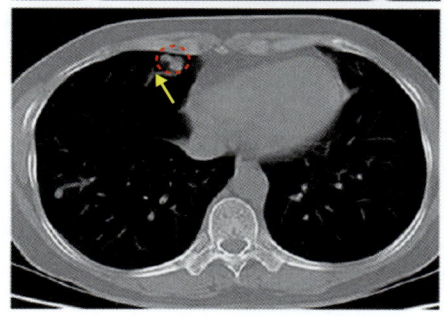

複数の結節病変（○囲み）とこれに連なる拡張した肺血管影（矢印）が認められる.

〔国試 106-A32〕

One More Navi
妊娠は瘻孔を広げる危険性があるほか，破裂の原因となるため，避けるようにする.

M 肺循環障害

M-10

273

One More Navi
コイル塞栓術は動脈径が2 mm以下の場合は困難．

● **コイル塞栓術**
治療はカテーテルを用いた血管内治療で行われ，金属性のコイルを瘻の直前の流入動脈に留置するコイル塞栓術を行います（ただし，この手技には熟練を要するため専門施設での施行が望ましい）．

● **外科手術**
カテーテル治療が困難な場合には，外科治療（肺葉切除，部分切除，瘻孔閉鎖術など）が選択されます．

関連項目

▶ **遺伝性出血性毛細血管拡張症（Rendu-Osler-Weber 症候群）**
多臓器に血管奇形が発生する常染色体優性遺伝の遺伝性疾患です．肺，脳，肝臓に動静脈奇形（nidus と呼ばれる異常毛細血管を介して動静脈の短絡）や動静脈瘻をきたし，皮膚粘膜の上皮下にある菲薄な毛細血管が拡張して，これが損傷すると容易に出血します．
endoglin 遺伝子の変異が原因の1型（重症型）と ALK-1 遺伝子の変異が原因の2型（血管内皮細胞に発現）とがあり，肺動静脈瘻や脳動静脈奇形は1型に多く，肝動静脈瘻は2型に多い傾向があります〔TGF-β のⅠ型レセプターの ALK-1（activin receptor-like kinase）とⅢ型レセプターである endoglin は血管新生に関与している〕．

One More Navi
nidus は nest（巣）のことで，病巣をあらわす．

国試出題症例
〔国試106-A32〕

● 58歳の女性．頭重感を主訴に来院した．10年前から時々洗顔時に鼻出血をきたすことがあったが，そのままにしていた．3か月前からふらつきを自覚するようになった．1週前から頭重感を自覚し，次第に増悪してきたため受診した．32歳時に喀血したことがある．父と弟も，若年のころから鼻出血を繰り返していたという．意識は清明．身長 156 cm，体重 55 kg．体温 36.6℃．脈拍 92/分，整．血圧 108/80 mmHg．呼吸数 14/分．SpO_2 92%（room air）．眼瞼結膜に貧血を認めない．舌尖に小出血斑の点在を認める．心音と呼吸音とに異常を認めない．神経学的所見に異常を認めない．血液所見：赤血球 498万，Hb 14.9 g/dL，Ht 42%，白血球 5,200（桿状核好中球 10%，分葉核好中球 42%，好酸球 2%，好塩基球 1%，単球 6%，リンパ球 39%），血小板 22万，PT 115%（基準 80〜120）．CRP 0.2 mg/dL．動脈血ガス分析（自発呼吸，room air）：pH 7.42，$PaCO_2$ 32 Torr，PaO_2 62 Torr，HCO_3^- 20 mEq/L．心電図に異常を認めない．胸部X線写真で両側肺野に異常陰影を認める．胸部単純CTは前掲のとおり．
⇒肺動静脈瘻（遺伝性出血性毛細血管拡張症）．

N

肺腫瘍

Preview

N-01	肺腫瘍	p.276
N-02	原発性悪性肺腫瘍（原発性肺癌）	p.277
N-03	腺癌	p.278
N-04	扁平上皮癌	p.279
N-05	大細胞癌	p.280
N-06	小細胞癌	p.280
N-07	症状	p.283
N-08	診断	p.284
N-09	治療	p.286
N-10	転移性肺腫瘍	p.290
N-11	良性肺腫瘍	p.291

Navi 1 悪性腫瘍での死亡原因，第1位

原発性悪性肺腫瘍（原発性肺癌）の組織型とその特徴をまとめたうえで，肺癌特有の症状や診断の流れ，治療の概要を解説していきます．

▶ N-03〜06 で主要な組織型として腺癌，扁平上皮癌，大細胞癌，小細胞癌の4つを取り上げていきます．

▶ N-07 では肺癌によって引きおこされるさまざまな症状と，肺癌の10％におこる腫瘍随伴症候群について解説していきます．

▶ N-08 では肺癌の診断を局在診断→確定診断→病期診断の流れに即して述べていきます．病期診断ではTNM分類に基づいた病期の判定について解説します．

▶ N-09 では非小細胞癌と小細胞癌とに分けて，肺癌の治療を解説します．

Navi 2 肺には転移がおこりやすい

全身からの血液を受け，大循環静脈系のフィルターとしての役割もある肺は，悪性腫瘍の転移がおこりやすい臓器でもあります．

▶ N-10 で転移性肺腫瘍について解説します．

N-01 肺腫瘍

肺腫瘍（lung tumor）は肺に発生した腫瘍の総称で，周辺組織への浸潤や遠隔臓器への転移をきたす悪性のもの（悪性肺腫瘍）と，増殖はするものの浸潤や転移はしない良性のもの（良性肺腫瘍）とに分けられます．

さらに，悪性肺腫瘍（肺癌）は，肺胞，気管，気管支などの肺組織に由来して発生する原発性悪性肺腫瘍と，他臓器からの転移による転移性肺腫瘍とに分けることができ，原発性悪性肺腫瘍のほとんどは上皮細胞（体表や管腔臓器の表面を覆う細胞）に発生し，肉腫などの非上皮性腫瘍は1％未満と稀です．

One More Navi
大腸癌や腎癌などの悪性腫瘍の既往があれば転移性肺癌を疑う（特に多発性）．

One More Navi
癌罹患率は大腸，胃，肺の順（2013年）．癌死は肺，胃，大腸の順（2013年）．男性では肺癌，女性では大腸癌（結腸＋直腸）が癌による死亡原因の1位．

- 肺腫瘍のスクリーニングでは，胸部X線撮影と喀痰細胞診，低線量ヘリカル（スパイラル）CTが行われる．
- 直径8mm以下（石灰化も）は良性だが，10mm以上は悪性を疑う．2年以上不変なら良性．PET-CTでは1cm以上の病変を検出可能．
- 良性か悪性かの最終的な確定診断は，喀痰細胞診，気管支鏡検査，経皮的肺穿刺法（CTガイド下肺針生検）や開胸生検で行う．

N-02 原発性悪性肺腫瘍（原発性肺癌）

▶レファレンス
- ハリソン④：p.639-653
- 新臨内科⑨：p.114-121
- 標準外科⑬：p.346-361

One More Navi
喫煙指数
Brinkman指数とも呼ばれる．喫煙指数が400を超えると肺癌の危険群とされ，800を超えると高危険群とされる．長期喫煙者の10%に肺癌がおきる．なお，女性は発癌への感受性が高い．

One More Navi
心筋梗塞の場合，喫煙によるリスクは3年の禁煙で低下するが，肺癌は遺伝子異常によるものなので禁煙しても数十年後までリスクが残る．

One More Navi
肺癌の20%は非喫煙者にもおきるが，EGFR遺伝子の変異が多い．

One More Navi
50歳以上で肺癌は急激に増加する．

One More Navi
間質性肺炎の15%に肺癌を合併し，肺癌の5%に間質性肺炎が合併する．

原発性悪性肺腫瘍（primary malignant tumor of the lung）とは，気管支・肺実質から発生した上皮性悪性腫瘍のことで，**悪性腫瘍による日本人の死亡原因の第1位（年間7万人が罹患し6万人が死亡）**であり，**全癌死の18%を占める疾患**です．

▶原因

肺癌の原因はさまざまですが，特に**喫煙との因果関係が強く，喫煙指数（1日の喫煙本数×喫煙年数）が800以上の重喫煙者**では，非喫煙者に比べて肺癌となるリスクが80倍になります．日本は男性の喫煙率が先進国中で最も高く，また最近は若い女性の喫煙率が上昇を続けているなど，個人レベルでの喫煙対策が不十分な状況にあります．

Tab. 肺癌の主な危険因子

喫煙	喫煙指数>400：危険群 　　　　>800：高危険群 ※受動喫煙でもリスクは2倍になる
職業性曝露	砒素，アスベスト，クロム，クロロメチルエーテル，ニッケル　など
大気汚染	ディーゼル排ガス　など
放射線被曝	医原性被曝　など
肺疾患の既往	石綿肺，珪肺，結核，慢性閉塞性肺疾患（COPD），間質性肺炎　など
その他	遺伝子異常，家族歴（2.5倍）　など

喫煙のほか，肺癌の主な危険因子は表のとおりです．特に，**アスベスト（石綿）への曝露歴も確認すること**が重要です．

▶分類

●発生部位による分類

腫瘍の発生部位が区域気管支より中枢側にある場合を**肺門型**（または**中枢型**），末梢にある場合を**肺野型**（または**末梢型**）と呼びます．上述の病理組織分類で**扁平上皮癌と小細胞癌は肺門型（中枢型）に多く，腺癌と大細胞癌は多くが肺野型（末梢型）を呈します．**

●病理組織による分類

原発性悪性肺腫瘍（原発性肺癌）は多彩な組織像を示しますが**①腺癌，②扁平上皮癌，③大細胞癌，④小細胞癌の4種類が主要な組織型として重要**です．

なお，①〜③の組織型は臨床的に診断や治療法に共通点があることから，**非小細胞肺癌**（non-small-cell lung cancer；NSCLC）と総称し，**小細胞肺癌**（small-cell lung cancer；SCLC）と区別することがあります．

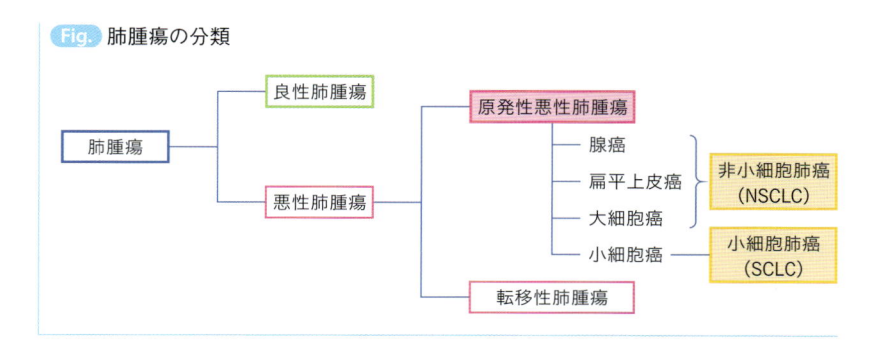

Fig. 肺腫瘍の分類

```
                  ┌─ 良性肺腫瘍
肺腫瘍 ─┤
          │                      ┌─ 腺癌        ┐
          │       ┌─ 原発性悪性肺腫瘍 ─┼─ 扁平上皮癌  ├─ 非小細胞肺癌（NSCLC）
          └─ 悪性肺腫瘍 ─┤        └─ 大細胞癌    ┘
                  │                      └─ 小細胞癌 ──── 小細胞肺癌（SCLC）
                  └─ 転移性肺腫瘍
```

One More Navi
右の組織型のほかに，カルチノイド，腺様嚢胞癌，粘表皮癌などもある．

それぞれの組織型の特徴について，次項以降で述べていきます．

N-03 腺癌

腺癌（adenocarcinoma）は，肺の線毛上皮細胞や肺胞上皮細胞などの腺細胞に発生する癌のことを指し，全肺癌の50%以上を占め，日本で最多の組織型です（近年増加傾向にある）．特に女性の肺癌の70%を占めます（男女比は2：1）．

病理所見 腺癌は組織学的には腫瘍細胞が上皮性に配列して腔を形成する腺腔構造を示し，粘液産生をみることもあるものと定義されています．

好発部位 気管支・肺胞系を中心とした末梢肺野に好発し，多くの場合，腫瘍細胞は肺胞から小葉へと進展します．

腺癌はさらに①腺房型，②乳頭型，③細気管支肺胞上皮型，④粘液産生充実型に分類されますが，最も多い組織型はこれらが2種類以上混在する⑤混合型です．

画像所見

Fig. 肺腺癌の画像所見

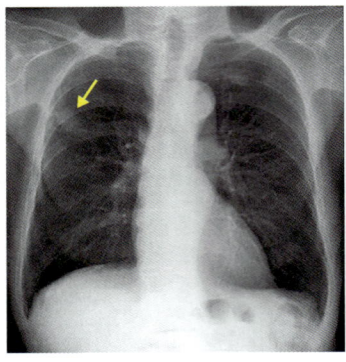

胸部X線像
右上肺野に限局性の淡い濃度上昇を認める（矢印）．

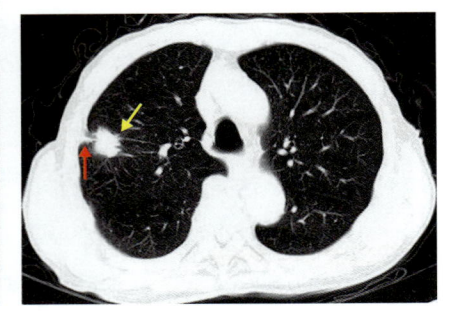

胸部CT像
結節影の辺縁に毛羽立ったような棘状突起がみられ（黄色い矢印），胸膜陥入像もみられる（赤い矢印）．

（国試106-D44）

- **胸部X線像**：末梢肺野に限局性の淡い濃度上昇を認めます．なお，肺腺癌は胸膜を浸潤しやすく，胸膜炎（癌性胸膜炎）として発見されることもあります．
- **胸部CT像**：限局性の孤立性結節影（coin lesion）や腫瘤影がみられ，病巣内部の線維化によって周囲の肺組織が引っ張られてできる棘状突起（spiculation）や胸膜陥入像（pleural indentation），血管・気管支の収束像などの特徴的所見を呈します．

血液検査 腫瘍マーカーのCEA（癌胎児性抗原）とSLX（シアリルLewis-X抗原）が陽性となります．

予後 腫瘍が比較的小さいうちから血行性，リンパ行性に転移することが知られており，予後はやや不良です．癌性胸膜炎（胸水）や癌性リンパ管症に進展すると手術できません．

関連項目

▶細気管支肺胞上皮型腺癌

腺癌の亜型の1つである細気管支肺胞上皮型は，腫瘍細胞が細気管支と肺胞の正常な上皮細胞に置き換わるように増殖していくタイプの腺癌で，粘液産生性のものと粘液非産生性のものとがあります．

One More Navi
フィルター付き低ニコチンのタバコによって肺深く発癌物質を吸いこむため，女性に腺癌が増加しているという．

One More Navi
肺胞Ⅱ型上皮細胞やClara細胞から発生する異型腺腫様過形成は腺癌の前癌病変とされる．

One More Navi
CTやPETで縦隔てリンパ節転移の有無を診断する．ただし，肺胞上皮癌やカルチノイド腫瘍はPETで陰性になりやすい．

多くは粘液非産生性であり，胸部X線像では腫瘤影を形成せず，肺炎のような濃度上昇（浸潤影）を呈します．一方，粘液産生性の場合には経気道的に進展するため，多発性の腫瘤や大葉性肺炎様の陰影を呈し，また，大量の喀痰（漿液性）を伴うことがあります．

N-04 扁平上皮癌

扁平上皮癌 (squamous cell carcinoma) は，肺門部の主気管支や葉気管支に多く発生し，気管支上皮（重層扁平上皮）を浸潤して進展していく癌を指します．喫煙との関連性が強くあり，喫煙歴の長い男性に好発します．扁平上皮癌の頻度は全肺癌の30%程度です．

病理所見 生検によって得られた癌組織中に，細胞間橋 (intercellular bridge) や角化 (keratinization) と呼ばれる所見を呈し，さらに癌細胞巣の中心部に同心円状の角化を呈する癌真珠 (cancer pearl) と呼ばれる所見を呈することもあります．

Fig. 扁平上皮癌の病理所見（H-E染色標本）

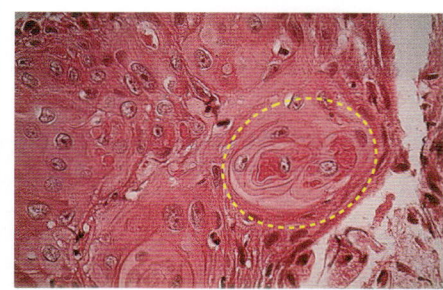

扁平上皮癌の角化巣が同心円状に集簇し，真珠の玉のような癌真珠（○囲み）を呈する．
〔国試 99-H8〕

好発部位 肺門型と肺野型があります．肺門型では増殖した腫瘍細胞が気管支内腔にポリープ状に突出し，内腔狭窄や閉塞を引きおこすことがあります．この場合，肺の末梢部に二次的な無気肺をきたします．一方，肺野型では肺の末梢部に多結節状の腫瘤が形成され，その中心部の壊死によって空洞が形成されます（気管支の浄化作用の障害から閉塞性肺炎をおこすこともある）．

なお，肺尖部に生じた扁平上皮癌はしばしば胸膜側に進展して肺に隣接する組織を浸潤し，Pancoast症候群と呼ばれる特徴的症状を引きおこすことがあります．

画像所見

Fig. 扁平上皮癌の画像所見

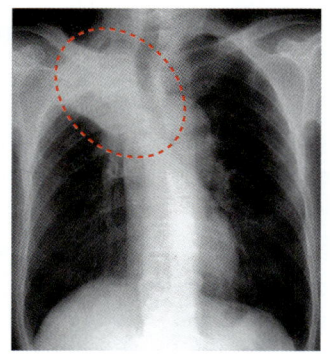

胸部X線像
右上肺葉に無気肺がみられる．肺門部に発生した腫瘍が気管支内腔を閉塞して，生じたものと考えられる．

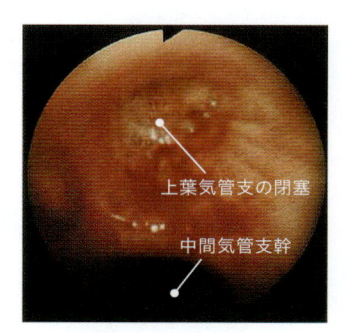

気管支鏡写真
上葉気管支が腫瘍によって閉塞していることがわかる．
〔国試 99-H8〕

One More Navi
細胞間橋
正常な扁平上皮にもみられる上皮細胞間を橋渡しするような突起上構造の接着装置（デスモゾーム）．扁平上皮癌では癌細胞同士を接合している．

One More Navi
肺癌の10%は扁平上皮癌が腺癌または小細胞癌と混在する．

One More Navi
Pancoast症候群は米国の放射線医であるHenry Pancoastが1924年に報告した．癒着しているので手術は難しく，術前に放射線や抗癌薬でまず治療すると，術後の5年生存率は50%．

- **胸部 X 線像**：肺門型の場合，腫瘍は胸部 X 線では発見しにくく，特に腫瘍が小さいときには異常陰影を呈さないこともあります．ただし，腫瘍が気管支内腔を狭窄・閉塞している場合には，二次性に無気肺像を呈することがあります．腫瘍が大きくなると肺門部に腫瘤性陰影がみられます．
　　一方，肺野型の場合には肺末梢部に比較的明瞭な腫瘤陰影が認められ，腫瘍内部は壊死による不整，もしくは空洞形成を呈します．
- **気管支鏡検査**：気道内腔を狭窄・閉塞する腫瘍を直接観察することができます．なお，末梢型では気管支鏡での生検が困難であることもあるため，経胸壁針生検を考慮します．

血液検査　腫瘍マーカーの SCC（扁平上皮癌関連抗原）や CYFRA（サイトケラチン 19 フラグメント）が陽性となります．

予後　扁平上皮癌の転移速度は比較的遅く，完全に切除できれば治癒も期待できることから，予後は比較的よいといえます．また，扁平上皮癌には放射線治療も有効です．

関連項目

▶ **Pancoast 症候群**

　肺尖部に生じた胸壁外浸潤癌を Pancoast 腫瘍と呼び，肺扁平上皮癌が最多ですが，乳癌や甲状腺癌なども含まれます．肺尖部の直上には C8，T1 の神経根や上腕神経叢，頸部交感神経節があり，これらが浸潤されることで，①肩から上肢にかけての電撃痛，感覚障害，上肢の筋萎縮といった症状と，②交感神経障害による眼瞼下垂，縮瞳，眼瞼狭小，病側顔面の発汗低下といった Horner 症候群（ホルネル）が出現し，③反回神経障害（嗄声）もおこります．
　Pancoast 腫瘍によって引きおこされるこれらの症候を Pancoast 症候群と呼びます．

N-05 大細胞癌

　大細胞癌（large cell carcinoma）は，大型の細胞が特定の細胞配列を示さない，すなわち腺癌や扁平上皮癌のような組織学的特徴をもたない非常に未分化な悪性上皮性腫瘍のことで，全肺癌の 5％ 程度を占めます．

好発部位　中枢から末梢までの気管支で発生しますが，多くは亜区域気管支よりも末梢に発生し，気管支内腔にポリープ状に突出して周囲肺組織を圧排し増殖します．

画像所見　大細胞癌は充実性の癌胞巣を形成するため，胸部 X 線では辺縁が明瞭な類円形の孤立性腫瘤陰影を呈します．増殖速度が速いため，発見時には巨大な腫瘤（＞径 3 cm）を形成していることが少なくありません（扁平上皮癌のような二次性の変化像は少ない）．

予後　増殖の速度が非常に速いため，発見時にはすでに転移がみられることもあります．したがって，予後はやや不良です．

N-06 小細胞癌

　小細胞癌（small cell carcinoma）は，小型で細胞質に乏しい未分化な癌細胞が密に増殖して癌胞巣が形成されるもので，悪性度の高い組織型です．重喫煙者の男

One More Navi
大細胞癌は未分化だが核小体が目立つ．これに対して小細胞癌は核小体が目立たない．

One More Navi
大細胞癌ではサイトカイン産生のために発熱や白血球増加がおきることがある．

One More Navi
小細胞癌患者の 99％ が喫煙者であり，小細胞癌は喫煙との関連性が極めて強い．

One More Navi
喫煙との関連が強い小細胞癌と扁平上皮癌の遺伝子変異は似ている（P53, RB など）．小細胞癌と扁平上皮癌が混在することもある．

One More Navi
神経内分泌腫瘍はカルチノイドとして19世紀後半に報告されたが，ホルモン産生症状を有する機能性（症候性：消化器に多い）とホルモン産生症状のない非機能性（非症候性）に大別される．高分化なカルチノイドと低分化の小細胞癌・大細胞癌がある．

One More Navi
ホルモン産生によって，副腎皮質刺激ホルモン（ACTH）による Cushing 症候群や抗利尿ホルモンによる低 Na 血症（SIADH），また，自己抗体によって Lambert-Eaton 症候群（LEMS）などの傍腫瘍症候群を合併する．

One More Navi
抗アポトーシス分子である BCL2 が 90% にみられ，増殖が盛んだが，ネクローシス（細胞壊死）がよくおきる．

One More Navi
脳に転移すると頭痛や嘔吐，手足の麻痺，視力障害がおきる．

One More Navi
ProGRP は腎不全では血中に蓄積して偽陽性になる．

性に発生しやすく，全肺癌の 15% 程度を占め，近年やや増加傾向にあります．

　進展速度が非常に速いことから，2/3 の症例では発見時に遠隔臓器や肺門縦隔リンパ節への転移がみられ，これらは**進展型**（extensive disease；ED）と呼ばれます．一方，1/3 の症例は**限局型**（limited disease；LD）と呼ばれ，同側肺門リンパ節，鎖骨上窩リンパ節，両側縦隔リンパ節などに腫瘍が限局していることから，放射線治療の適応があります．

　なお，小細胞癌は神経内分泌細胞としての特性を有しており，他の組織型とは異なる特異な病態を示します．

病理所見　細胞質に乏しく円形または紡錘形の核が目立つ（**核/細胞質比（N/C 比）が高い**），小型の腫瘍細胞が密にみられます．

好発部位　肺門部の比較的太い気管支の上皮基底膜近辺に発生することが多く，気管支粘膜下に沿って長軸方向に浸潤増殖して縦隔リンパ節と一塊になります．なお，著明な縦隔リンパ節腫大をきたしやすい小細胞癌では，上大静脈が圧迫されやすく，これによって**上大静脈症候群**と呼ばれる特徴的な症状を引きおこすことがあります．

Fig. 経気管支肺生検組織像（H-E 染色標本）

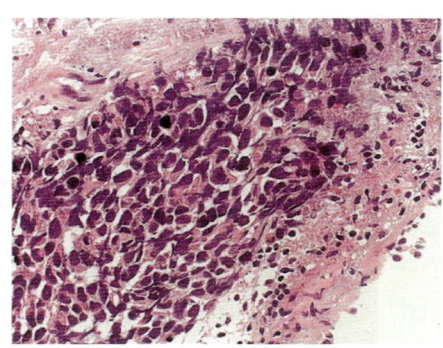

N/C 比が高い（細胞質に乏しい）小型の癌細胞がみられる．
（国試 104-E58）

画像所見

Fig. 小細胞癌の画像所見

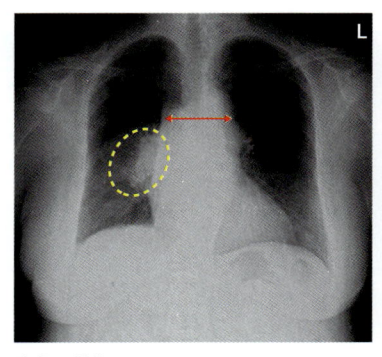

胸部 X 線像
右肺門部に異常陰影がみられ（○囲み），縦隔の拡大も認める（矢印）．

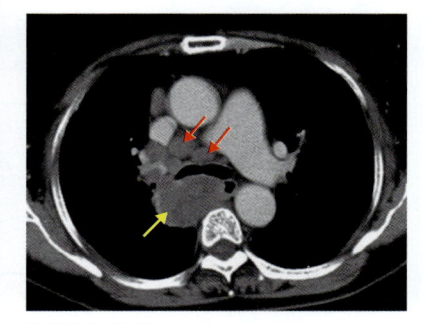

胸部造影 CT 像
右肺門部の腫瘍陰影（黄色い矢印）と縦隔リンパ節腫大（赤い矢印）を認める．
（国試 107-A29）

　胸部 X 線像では肺門近くの気管支や縦隔リンパ節の腫大により，肺門部に片側性の腫瘤陰影がみられます．また，胸部 CT 像では肺門部の気管支や肺動脈に沿って異常陰影が認められ，病初期から縦隔リンパ節の腫大がみられます．

血液検査　腫瘍マーカーでは，**NSE**（神経特異的エノラーゼ；解糖系酵素の一種）や **ProGRP**（ガストリン放出ペプチド前駆体）が陽性となります．

予後　化学療法や放射線療法への反応性が高い（80% 寛解）ため，これらの治療

が行われますが，進行が速く，進展型（ED）は予後不良です（20%は寛解）．

関連項目

▶上大静脈症候群

縦隔リンパ節に転移した腫瘍が上大静脈を圧迫して引きおこされる上半身浮腫や呼吸困難症状のことを上大静脈症候群と呼びます．これは上大静脈の狭窄によって心臓への還流障害が引きおこされて生じるもので，顔面・頸部・上肢の浮腫，気が遠くなる，頭重感（うつむくと悪化），胸壁の静脈拡張，赤みを帯びた皮膚などがみられ，稀に呼吸障害，咳嗽，嚥下障害，言語障害，チアノーゼなどを呈します．胸部X線像では縦隔の拡大や右肺門部の拡大がみられます．

通常は緊急事態ではありませんが，上大静脈の閉塞に伴う心拍出量低下で，呼吸困難，頻脈，チアノーゼがおきると緊急事態となります．

抗癌薬に反応しない時はステントを入れて治療します．

Fig. 縦隔リンパ節腫大による上大静脈の圧迫

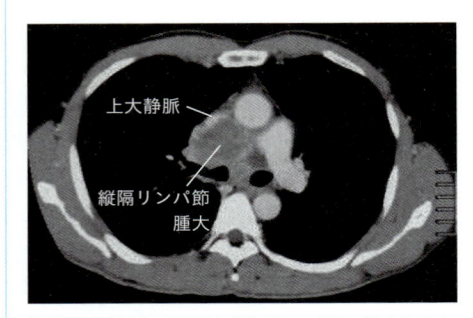

胸部造影CT像で高度な縦隔リンパ節の腫大とこれにより圧迫された上大静脈がみられる．

〔国試105-I62〕

Assist Navi 原発性悪性肺腫瘍（原発性肺癌）の組織型

	非小細胞肺癌			小細胞肺癌
	腺癌	扁平上皮癌	大細胞癌	小細胞癌
発生頻度	50%以上（最多）	30%程度	5%程度	15%程度
好発部位	末梢肺野	肺門部に多い	末梢肺野に多い	肺門部に多い
喫煙との関係	あり	強い	あり	非常に強い
病理所見	・腺腔構造	・細胞間橋 ・角化（癌真珠）	・未分化な大型の細胞	・未分化な小型の細胞 ・N/C比が高い
画像所見	・棘状突起 ・胸膜陥入像，胸水 ・血管・気管支収束像	・肺門型：二次性無気肺 ・肺野型：空洞形成	・辺縁が明瞭な孤立性腫瘤陰影	・縦隔リンパ節の腫大 ・肺門部の異常陰影
転移の頻度	中等	少ない	多い	非常に多い
腫瘍マーカー	・CEA ・SLX	・SCC ・CYFRA		・NSE ・ProGRP
治療法	手術			化学療法 放射線療法
予後	やや悪い	ややよい	やや悪い	非常に悪い

N-07 症状

▶原発巣による症状

　肺癌では，全身倦怠感，食欲不振，体重減少，発熱などの全身症状が出現するほか，原発巣の進展に伴って，咳嗽，喀痰，血痰（ときに喀血），喘鳴，胸痛，背部痛，呼吸困難などの呼吸器症状が出現してきます．これらの呼吸器症状は腫瘍の発生部位によって頻度や出現する時期が異なります．

●肺門型腫瘍

　肺門部に腫瘍が発生した場合，気管支の狭窄などに伴って比較的早期から咳や喀痰，喘鳴，無気肺（ときに閉塞性肺炎）の症状が出現します．また，腫瘍細胞の浸潤で気管支粘膜がびらんや潰瘍をおこして出血し，血痰がみられることもあります．

●肺野型腫瘍

　咳，喀痰，血痰などの症状は少なく，無症状であることもあります（健診時の胸部X線像で発見されることが多い）．一方で，胸膜への浸潤がある場合には，早期から胸痛や背部痛をきたすことがあります．

▶隣接臓器への圧迫，浸潤で生じる症状

　腫瘍によって反回神経が浸潤されると声帯麻痺による嗄声が生じます．また，上大静脈症候群（小細胞癌に多い），Pancoast症候群（肺尖部の扁平上皮癌に多い）などの特徴的な症状をきたすことがあります．心膜が浸潤されると心膜液の貯留をきたすこともあります．

　肺末梢部に生じた腫瘍が胸膜に浸潤した場合には，胸痛や背部痛を生じ，胸膜炎から胸水貯留をきたすこともあります．

▶遠隔転移による症状

　肺癌が転移をおこしやすい臓器は肺，脳，骨，肝臓，副腎などで，副腎は肺からの転移の50%を占めて最多です．脳に転移すると頭痛や嘔吐，手足の麻痺，視力障害などがおこります．骨転移では病的骨折，肝転移では肝腫大や黄疸などの症状が出現します．

▶腫瘍随伴症候群

　肺癌の10%の症例で腫瘍の直接浸潤や転移，治療の副作用では説明できないさまざまな症状が出現することがあり，これを腫瘍随伴症候群（paraneoplastic syndrome）と呼びます．腫瘍が産生するホルモン様物質や自己抗体に対する免疫反応が原因で，以下のような症状が引きおこされます．

●骨関節症状

　肺癌（特に扁平上皮癌）に合併して，ばち指が出現することがあります．

●神経筋症状

　腫瘍と神経組織の共通抗原に対する免疫反応の結果，以下のような症状が引きおこされることがあります．悪性腫瘍のなかでも肺癌（特に小細胞癌）に合併します．

- Lambert-Eaton症候群（LEMS）：下肢近位筋の筋力低下や自律神経障害を伴うことがあります．
- 亜急性小脳変性症：四肢の失調，構音障害，眼振などの症状が亜急性の経過で出現し，歩行不能となります．

One More Navi

閉塞性肺炎
気管支の狭窄などで肺末梢部の含気が低下し，そこに炎症性の滲出物や漏出物が貯留して無気肺，さらに感染が引きおこされた状態．

One More Navi

癌性心膜炎での心嚢液貯留は徐々におきるので心膜伸展による代償から無症状のこともある．しかし，心タンポナーデになれば緊急事態．

One More Navi

原因不明の神経筋症状や電解質異常は，腫瘍随伴症候群である可能性があり，肺癌を疑う．

- **傍腫瘍性神経障害症候群**：亜急性の経過で，感覚・運動障害，筋力低下，脳神経麻痺，運動失調，記憶障害，精神症状，痙攣などの多彩な神経症状が出現します．

● ホルモン様物質の産生に伴う症状

腫瘍細胞によって産生される種々のホルモン様物質により，肺癌に付随して以下のような症状が出現することがあります．

- **高血糖，低K血症，代謝性アルカローシス**：腫瘍から産生された副腎皮質刺激ホルモン（ACTH）によって副腎皮質からのコルチゾール分泌が亢進して引きおこされます．小細胞癌に多く合併し，Cushing症候群（満月様顔貌，色素沈着）やカルチノイド症候群をきたすこともあります．
- **低Na血症**：腫瘍から産生される抗利尿ホルモン（ADH）によって腎臓からの水分の再吸収が亢進して引きおこされます．この症状はADH不適合分泌症候群（SIADH）と呼ばれ，小細胞癌に多く合併します．
- **高Ca血症**：腫瘍で産生された副甲状腺ホルモン関連ペプチド（PTHrP）がPTH受容体に結合して，骨吸収を亢進して引きおこされます．扁平上皮癌に多く合併します．
- **女性化乳房**：腫瘍からのヒト絨毛性ゴナドトロピン（hCG）によって，男性の肺癌患者におこります．大細胞癌に多く合併します．

N-08 診断

健康診断や有症状患者の受診で肺癌を疑う場合には，①局在診断，②確定診断，③病期診断の流れに沿って，肺癌の診断と病期の分類を行います．

▶局在診断

肺癌が疑われる場合には，腫瘍病巣の発見を目的として画像検査（胸部X線・CT検査），喀痰細胞診，腫瘍マーカーなどの検査を行い，腫瘍の存在および発生部位を特定します．

▶確定診断

肺癌の確定診断には生検によって採取した検体の病理診断が不可欠です．病変の発生部位によって検体採取の方法は異なります．

● 肺門部の病変

喀痰細胞診によって診断がつく場合もありますが，気管支鏡下での擦過細胞診などが行われます．

● 肺末梢部の病変

経気管支肺生検（TBLB）や経皮的肺生検（CTガイド下，またはX線透視下で針を

Fig. 肺癌診断の流れ

スクリーニング
↓
局在診断
・画像検査（胸部X線，CT）
・喀痰細胞診
・腫瘍マーカー
↓
確定診断

肺門部病変	肺末梢部病変
・喀痰細胞診 ・気管支鏡下生検	・気管支鏡下生検 ・経皮的肺生検 ・胸腔鏡　・開胸

↓
病期診断
・胸部：胸部造影CT
・腹部：腹部CT/腹部エコー
・頭部：頭部CT/MRI
・骨：骨シンチグラフィ
・全身：PET

One More Navi

カルチノイド症候群
神経内分泌細胞由来の腫瘍がセロトニンやプロスタグランジンその他の生理活性物質を分泌するため（血中セロトニン上昇），下痢，腹痛，血圧低下，浮腫などをおこす．顔面紅潮，下痢，喘鳴が三徴である．

One More Navi

肺癌の腫瘍マーカー
肺癌の腫瘍マーカーには以下のようなものがある．
・CEA：組織型にかかわらず腫瘍マーカーとして有用
・SLX：腺癌に特異性が高い．
・CYFRA，SCC：扁平上皮癌に特異性が高い．
・ProGRP，NSE：小細胞癌に特異性が高い．
・ICTP：骨転移マーカーとして有用．
肺癌の検索にはCEA，CYFRA，ProGRPが有用．

用いて検体を採取）を行います．しかし，これらの方法で確定診断ができない微小病変の場合には胸腔鏡や開胸による肺生検も検討されます．

- **胸水貯留がある場合**
  胸腔穿刺によって胸水を採取して細胞診を行います．
- **頸部リンパ節腫脹がある場合**
  リンパ節の経皮的生検，または穿刺吸引による細胞診を行います．

▶**病期診断**

- **非小細胞癌の場合（TNM分類）**

生検の結果，肺癌の確定診断がなされ，組織型が非小細胞癌（NSCLC）であった場合には，進行度を以下の3つの因子に基づいて評価し，病期診断を行います．肺癌はこれら3つの因子の組み合わせによってⅠ～Ⅳ期までの病期に分類されており，これをTNM分類と呼びます．

・T（tumor）因子：肺癌本体の広がり（大きさ）
・N（node）因子：リンパ節転移の有無と広がり
・M（metastasis）因子：他臓器への転移（遠隔転移）の有無と広がり

Tab. 肺癌の進展度（TNM分類）

T（tumor）因子

T0：腫瘍を認めない
Tx：細胞診のみ陽性
Tis：上皮内癌
T1：腫瘍の最大径≦3 cmで主気管支に及んでいない
　・T1a：腫瘍の最大径≦2 cm
　・T1b：2 cm＜腫瘍の最大径≦3 cm
T2：3 cm＜腫瘍の最大径≦7 cm，または≦3 cmでも以下のいずれかに該当
　　①主気管支に及ぶが気管分岐部より≧2 cm離れている
　　②臓側胸膜に浸潤
　　③肺門まで連続する無気肺か閉塞性肺炎があるが一側肺全体には及んでいない
　・T2a：3 cm＜腫瘍の最大径≦5 cm，あるいは≦3 cmで胸膜浸潤あり
　・T2b：5 cm＜腫瘍の最大径≦7 cm
T3：以下のいずれかに該当
　　①腫瘍の最大径＞7 cm
　　②胸壁，横隔膜，横隔神経，縦隔胸膜，心嚢のいずれかに直接浸潤
　　③分岐部より2 cm未満の主気管支に及ぶが分岐部には及ばない
　　④一側肺に及ぶ無気肺や閉塞性肺炎
　　⑤同一葉内の不連続な副腫瘍結節
T4：以下のいずれかに該当：悪性胸水（心嚢水），椎体浸潤
　　①大きさを問わず縦隔，心臓，大血管，気管，反回神経，食道，椎体，気管分岐部に浸潤
　　②同側の異なった肺葉内の副腫瘍結節

N（node）因子	M（metastasis）因子
N0：所属リンパ節への転移がない N1：同側の気管支周囲，同側肺門，肺内リンパ節への転移（原発腫瘍の直接浸潤を含める） N2：同側縦隔，気管分岐部リンパ節への転移 N3：対側縦隔，対側肺門，同側・対側の前斜角筋，鎖骨上窩リンパ節への転移	M0：遠隔転移がない M1：遠隔転移がある ・M1a：対側肺内の副腫瘍結節，胸膜結節，悪性胸水（同側・対側），悪性心嚢水 ・M1b：他臓器への遠隔転移

なお，TおよびN因子の病期診断には胸部造影CTが有用であり，M因子の検索では，腹部臓器への転移には腹部CTや腹部エコー，脳転移には頭部CTやMRI，骨転移には骨シンチグラフィ，そのほか全身の検索には陽電子放出断層撮影（PET）やPETとCTを組み合わせたPET/CTなどが用いられます．

　　　　　　　※　　　※　　　※

検索の結果を以下の表に当てはめて肺癌の病期を判定します．肺癌の病期は0

～Ⅳ期まであり，Ⅰ～Ⅲ期では病期がさらにAとBに分けられています（Bがより進行）．

One More Navi

病期決定のポイント
Ⅰ期：リンパ節転移があってはいけない（N0）．腫瘍の大きさが3cm以下ならⅠA期，5cm以下ならⅠB期．
Ⅱ期：腫瘍が大きくてもリンパ節転移がない（N0）なら病期はⅡ期．リンパ節転移があっても縦隔リンパ節まで浸潤していなければ（N1），腫瘍の大きさでⅡAとⅡBを分ける．
Ⅲ期：浸潤が縦隔リンパ節に及ぶ（N2）．縦隔リンパ節の対側にまで浸潤が進む（N3）とⅢB期
Ⅳ期：遠隔転移がある（M1）．

One More Navi

病期がAとBに分かれているのは術後の成績に差があるため．
Ⅰ期の術後5年生存率はⅠA期で73％，ⅠB期で58％．
Ⅱ期の5年生存率はⅡA期で46％，ⅡB期で36％である．

Tab. 肺癌の病期分類

病期	進行度	T因子	N因子	M因子
潜伏癌		TX	N0	M0
0期		Tis		
ⅠA期	早期の肺癌	T1aまたはT1b		
ⅠB期	比較的早期の肺癌	T2a		
ⅡA期	比較的早期の肺癌	T1aまたはT1b	N1	
		T2a		
		T2b	N0	
ⅡB期	比較的早期の肺癌	T2b	N1	
		T3	N0	
ⅢA期	局所進行肺癌	T1aまたはT1b	N2	
		T2aまたはT2b		
		T3		
		T3	N1	
		T4	N0	
		T4	N1	
ⅢB期	局所進行肺癌	any T	N3	
		T4	N2	
Ⅳ期	進行肺癌	any T	any N	M1aまたはM1b

● 小細胞癌の場合

組織型が小細胞癌（SCLC）である場合には，発見時にはすでに全身に病巣が進展していることを念頭に置きつつ，限局型（LD）か進展型（ED）かを診断します．

N-09 治療

肺癌の治療は組織型（小細胞癌か，非小細胞癌か）と病期によって決定されます．肺癌に対する治療法としては主に手術（外科療法），放射線療法，化学療法などがあげられます．

▶非小細胞癌の治療

組織型が非小細胞癌（NSCLC）と診断された場合には，前掲の病期分類別に治療法を検討します．

● 手術（外科療法）

肺癌治療の第Ⅰ選択は手術（肺葉切除と肺門・縦隔リンパ節郭清）であり，腫瘍が外科的に切除できるか否かの検討がなされます．病期Ⅰ～Ⅱ期とⅢA期の一部が手術の対象となりますが，N3以上のリンパ節転移や遠隔転移，心臓・大血管への浸潤がある場合，または患者の全身状態（performance status；PS）が不良な場合には対象から除外します．

Ⅰ期への手術では5年生存率が60～80％と比較的予後良好であるのに対して，ⅢA期では切除例の30％に転移が生じ，5年生存率も43％とあまり高くありません．

One More Navi

肺癌手術の原則は肺葉切除術だが，1％の死亡率がある．N2のリンパ節転移がある場合に肺門・縦隔リンパ節郭清が行われる．

One More Navi

病期Ⅰ～Ⅱ期は手術が第Ⅰ選択だが，Ⅳ期は化学療法や放射線治療の併用療法．

> **One More Navi**
> **術後の5年生存率**
> ・Ⅰ期：80％
> ・Ⅱ期：60％
> ・Ⅲ期：40％
> ・Ⅳ期：10％未満．
> 術後6か月おきにCTによる経過観察を行う．

Tab. 非小細胞癌に対する治療選択

	病期						
	ⅠA期	ⅠB期	ⅡA期	ⅡB期	ⅢA期	ⅢB期	Ⅳ期
手術	○	○	○	○	△※1		
放射線療法	△※2	△※2	△※2	△※2	○	○	
化学療法		△※3	△※3	△※3	○	○	○

※1：遠隔転移や心臓・大血管への浸潤がない場合のみ，患者の全身状態が不良な場合を除く
※2：手術が行えない症例に対して放射線療法を行う
※3：手術後，必要に応じて補助的に術後化学療法が行われる

● 放射線療法

　全身状態不良などの理由から手術が行えないⅠ〜Ⅱ期の患者に対しては肺癌の局所制御を目的として放射線療法を行うことがあります．また，リンパ節転移の広がり方によって手術不能と判断されたⅢA期，ⅢB期の肺癌に対しては，化学療法との組み合わせで放射線療法が行われます．なお，Ⅳ期の肺癌では治療の中心は化学療法になりますが，脳や骨などの遠隔転移巣に対して放射線治療を行うことがあります．

> ● 最近は腫瘍だけにエネルギーを集中させて放射線を照射する定位放射線照射（SRT）が肺癌にも応用されている．
> ● 病期Ⅰ期で5cm以下の腫瘍は手術に加えて放射線治療を併用する．
> ● 骨転移による疼痛や上大静脈症候群には放射線療法を優先する．
> ● 脳転移がある場合はガンマナイフ（頭蓋内の腫瘍に対する定位放射線照射）も考慮する．

● 化学療法

　非小細胞癌に対する抗癌薬治療の効果は小細胞癌より劣りますが，病期Ⅳ期の肺癌では生存期間の延長と癌に伴う症状の緩和を目的とした化学療法が治療の中心となります．全身状態良好なⅣ期肺癌患者に行われる標準的化学療法は，プラチナ製剤（シスプラチン，カルボプラチン）と第3世代抗癌薬（イリノテカン，ドセタキセル，パクリタキセル，ビノレルビン，ゲムシタビン）の2剤併用療法か，第3世代抗癌薬の2剤併用療法です．
　ⅠB期〜ⅡB期の手術例で，必要に応じて補助的に術後化学療法が行われるほか，ⅢA期，ⅢB期では放射線療法との組み合わせで化学療法を行うこともあります．

> **One More Navi**
> **プラチナ製剤**
> 白金製剤とも呼ばれ，DNA鎖と結合して架橋を形成し，DNA複製を阻害することで抗腫瘍効果を発揮する．嘔吐，骨髄抑制，末梢神経障害，腎障害が強い．

> **One More Navi**
> **第3世代抗癌薬の特徴**
> ・イリノテカン：下痢が強い
> ・タキサン系：腎毒性や消化器症状がない．
> ・ビノレルビン：血管炎以外の毒性がない．
> ・ゲムシタビン：放射線感受性増加（放射線療法併用禁忌）．

> ● ⅠB期の腺癌の切除後，補助的術後化学療法ではUFT（テガフール・ウラシル）が推奨されている（2年間内服）．
> ● 第3世代抗癌薬の有効性は従来の抗癌薬とそれほど変わらない．
> ● 化学療法では，腫瘍細胞と同時に正常組織もダメージを受けるため，白血球（好中球）の減少，血小板の減少，貧血，嘔気や嘔吐，感覚異常や筋力低下を伴う末梢神経障害など，さまざまな副作用が出現する．
> ● 腺癌に有効なペメトレキセドを扁平上皮癌に使用すると肺出血をおこしやすくなるなど，組織型の診断は重要．
> ● 再発予防目的の術後化学療法は6か月以内3〜4サイクル行うが確立していない．分子標的薬は有用ではない．

● 分子標的治療

　分子標的治療とは，腫瘍細胞の増殖，転移，浸潤のメカニズムにかかわる特定の分子を標的とする非小細胞癌の新しい治療法のことで，全身状態（PS）が比較的

One More Navi
確定診断時に使った組織や細胞を用いて遺伝子変異を検査する．EGFR 遺伝子変異は，日本の非小細胞肺癌の 30% に認められ，アジア系の人種，女性，非喫煙者，腺癌に多い．EGFR 遺伝子変異のない腺癌に EML4-ALK 融合遺伝子（5%）があるが，若い患者に多い．

One More Navi
分子標的薬治療による生存期間中央値は 3.5 年で 1 年近く延長した．

One More Navi
分子標的薬には強力な抗癌作用はないので，Ⅳ期に殺細胞性抗癌薬と併用して延命を図る．経口の低分子薬と注射の抗体製剤がある．

良好な Ⅳ 期肺癌患者に対して，上皮成長因子受容体チロシンキナーゼ阻害薬（EGFR-TKI），未分化リンパ腫キナーゼ阻害薬（ALK 阻害薬）などが用いられます．なお，分子標的薬には独特の副作用があります．

Ⅳ 期の非小細胞癌では腫瘍細胞の遺伝子検査を行い，特定の遺伝子変異が認められる場合には，分子標的薬の使用を検討します．

・EGFR-TKI：EGFR 遺伝子に変異がある肺癌（腺癌が多い）に有効な分子標的薬で，ゲフィチニブとエルロチニブがあります．腫瘍細胞の増殖や浸潤に関係する上皮成長因子受容体（EGFR）の活性化を阻害して，癌の進展を抑え込みます．

・ALK 阻害薬：ALK 遺伝子異常（EML4-ALK 融合遺伝子の発現）が認められる肺癌に有効な分子標的薬で，クリゾチニブがあります．

- EGFR-TKI には骨髄抑制の副作用はないが下痢と皮疹がよくあり，また致命的な肺線維症（間質性肺炎）がおきることがある．慢性間質性肺炎がある患者に対しては，EGFR-TKI は禁忌．
- クリゾチニブ耐性がある場合にはセリチニブを用いる．
- このほかの分子標的薬としては，抗 VEGF モノクローナル抗体の血管新生抑制作用のベバシズマブがある（脳転移には禁忌：脳出血のリスク）．

● その他の治療

進行癌には気管支鏡レーザーによる局所療法や気管支ステント挿入などを行うこともあります．また，全身状態が不良の症例に対しては緩和医療（緩和ケア）の実施も考慮します．

▶ 小細胞癌の治療

組織型が小細胞癌（SCLC）である場合，すでに全身への転移が生じている可能性が高いことから，治療では化学療法を中心とした全身療法が選択されます．

● 限局型小細胞癌（LD-SCLC）の治療

限局型の場合には，化学療法と放射線治療の併用療法を行います．治療によって標的となるすべての腫瘍病変が消失した場合（完全奏効；CR）も，再発率が高い（特に脳での再発が多い）ため，再発防止を目的とした予防的全脳照射を行います．

- 手術可能例（5%）では 5 年生存率 40%．手術できない限局型の 50% 生存期間は 20 か月．5 年生存率 25%．再発すると 50% 生存期間は 4 か月．
- 放射線治療は 1 日 2 回以上の照射を行う多分割照射法で行う．

● 進展型小細胞癌（ED-SCLC）の治療

進展型では化学療法が第 1 選択となります．また，原発巣と縦隔リンパ節に対して放射線照射を追加することもあります．

- 化学療法はプラチナ製剤（シスプラチン）と，エトポシドかイリノテカンの併用を 4〜6 サイクル行う．
- 化学療法と放射線治療を併用した場合の平均生存期間は 1 年半（95% 再発）．2 年以上のちには 80% が脳に再発する．
- 予防的全脳照射は生存期間の延長に寄与するが，認知症などの合併症をおこすことがある．
- 50% 生存期間は 10 か月．2 年生存率 10%，3 年以上の生存率は 1% 以下で極めて予後不良．

国試出題症例

〔国試106-D44〕

- 69歳の男性．飲食店経営者．人間ドックで胸部X線写真の異常陰影を指摘されたため来院した．58歳から高血圧症のため内服治療中である．喫煙は20本/日を40年間．意識は清明．身長164cm，体重70kg．体温36.8℃．脈拍72/分，整．血圧148/72mmHg．呼吸数12/分．頸部リンパ節と鎖骨上リンパ節とを触知しない．心音と呼吸音とに異常を認めない．腹部は平坦，軟で，肝・脾を触知しない．血液所見：総蛋白7.9g/dL，アルブミン4.6g/dL，尿素窒素12mg/dL，クレアチニン0.8mg/dL，総ビリルビン1.0mg/dL，AST 51IU/L，ALT 38IU/L，LD 217IU/L（基準値176〜353）．免疫学所見：CRP 0.1mg/dL．CEA 8.3ng/mL（基準5以下）．肺機能検査所見：%VC 92%，FRV$_{1.0%}$ 75%．心電図に異常を認めない．気管支鏡検査で右B^{3}から擦過細胞診を行いクラスV陽性（腺癌）と判定された．精査の結果，所属リンパ節転移と遠隔転移とを認めなかった．胸部X線写真で右上肺野の結節影と左第一肋軟骨の石灰化とを認めた．胸部X線写真と胸部単純CTは前掲のとおり（直径3cm以下の腫瘤）．第I選択になる治療法は何か．
- ⇒細胞診での確定診断は肺腺癌であり，画像所見からTNM分類はT1N0M0で病期はIA期であることがわかる．したがって，治療は手術（肺葉切除と縦隔リンパ節郭清）が選択される．補助化学療法は有用ではない．

〔国試101-A16〕

- 67歳の女性．咳嗽を主訴に来院した．1か月前から，夕方から夜にかけて咳嗽が出現し，近医で鎮咳薬の投与を受けたが改善しない．喫煙20本/日を40年間．意識は清明．身長156cm，体重45kg．体温36.5℃．脈拍64/分，整．血圧128/98mmHg．心音と呼吸音とに異常を認めない．尿所見：蛋白（−），糖（−），潜血（−）．血液所見：赤血球348万，白血球5,300，血小板38万．血清生化学所見：AST 31IU/L，ALT 24IU/L．CRP 0.8mg/dL．胸部X線写真と胸部造影CTは以下のとおり．入院後の精査で扁平上皮癌と診断されたが，胸郭外病変はない．全身状態は良好である．最も適切な治療法は何か．

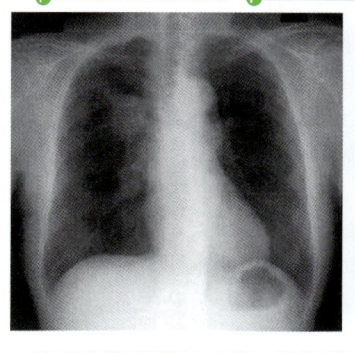

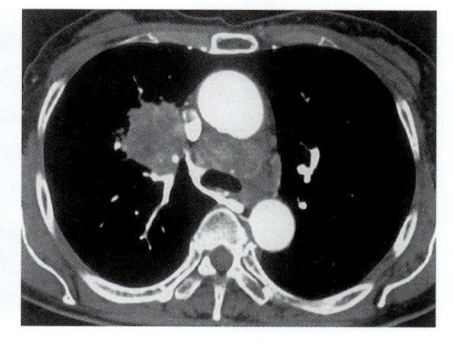

- ⇒確定診断は扁平上皮癌．画像所見から腫瘍の大きさは7cm以下（T2），対側縦隔への浸潤あり（N3），遠隔転移はなし（M0）で，TNM分類はT2N3M0で病期はIIIB期．患者の全身状態が良好であることから，治療は化学療法と放射線治療の併用療法が選択される（IIIB期は根治手術できない）．

〔国試107-A29〕

- 60歳の女性．咳嗽を主訴に来院した．6か月前に人間ドックで異常なしと診断されたが，1か月前から咳嗽が出現し，改善しないため受診した．喫煙は20本/日を40年間．意識は清明．身長158cm，体重57kg．体温36.2℃．脈拍64/分，整．血圧134/82mmHg．呼吸数20/分．SpO$_2$ 96%（room air）．頸部リ

ンパ節を触知しない．心音と呼吸音とに異常を認めない．血液所見：赤血球 418 万，Hb 12.9 g/dL，Ht 40％，白血球 4,600，血小板 15 万．血液生化学所見：総蛋白 7.5 g/dL，アルブミン 3.5 g/dL，AST 30 IU/L，ALT 28 IU/L．胸部 X 線写真，胸部造影 CT は前掲のとおり．Papanicolaou 染色による喀痰細胞診で N/C 比が高い小型の腫瘍細胞を認める．最も適切な治療法は何か．

※実際の国家試験では喀痰細胞診標本が示されているが本書では割愛する．

⇒急速に進行する経過と画像所見，喀痰細胞診の結果から限局型の肺小細胞癌（LD-SCLC）と診断できる．LD-SCLC の治療では化学療法と放射線治療の併用療法を行う．

N-10 転移性肺腫瘍

▶レファレンス
・新臨内科⑨：p.121-122
・標準外科⑬：p.362-364

病態 転移性肺腫瘍（metastatic pulmonary tumor）は，他臓器に発生した悪性腫瘍が肺に転移巣を形成したものを指します．

肺は全身からの血液を受ける臓器であり，大循環静脈系のフィルターとしての役割も果たしていることから，全身臓器に発生した多くの悪性腫瘍が血行性に転移します．すべての癌が肺に転移する可能性を有していますが，原発巣の頻度も反映して乳癌，肺癌，腎臓癌，肝癌，大腸癌，胃癌などからの転移が多くみられます．また，大腸癌や腎臓癌はリンパ行性に肺に転移することもあります．

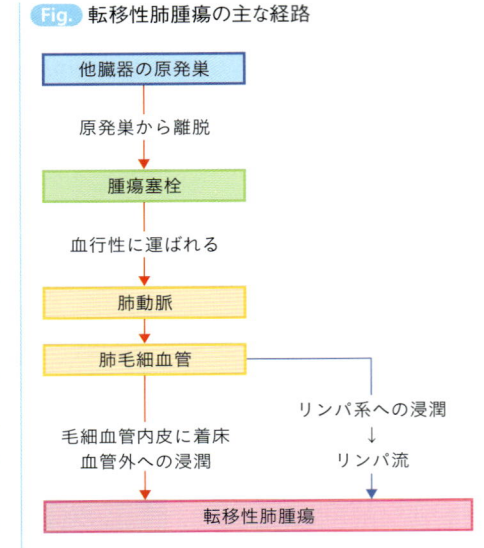

Fig. 転移性肺腫瘍の主な経路

他臓器の原発巣
↓ 原発巣から離脱
腫瘍塞栓
↓ 血行性に運ばれる
肺動脈
↓
肺毛細血管 → リンパ系への浸潤
↓ 毛細血管内皮に着床　↓ リンパ流
　血管外への浸潤
転移性肺腫瘍

One More Navi
肺は大静脈に入った癌細胞をフィルターして脳などへ転移しにくくしている．原発性肺癌は発見後半年で脳に転移するのに対し，乳癌では 5 年かかるのはこのためである．

One More Navi
肺に転移しやすい乳癌細胞はケモカイン受容体（CXCR4 や CCR7）を発現しており，肺にはこれらに結合するリガンド（CXCL12 や CCL21）があるため癌細胞が生き延びやすい．

One More Navi
唾液腺癌，甲状腺癌，副腎癌，メラノーマ，肉腫は肺に転移しやすい．特に甲状腺癌は多発性小結節病巣を形成する．

One More Navi
孤立性の結節陰影の 50％ は原発性肺癌，30％ は転移性肺癌，20％ は良性腫瘍という報告がある．

One More Navi
腫瘍による肺塞栓で亜急性肺性心になることもある．乳癌，肝癌，膵臓癌で多い．

転移性肺癌はしばしば，肺内，脳，骨，肝臓，副腎にも広がります．

症状 多くは無症状ですが，気管支壁に転移すると咳，血痰，喘鳴，息切れなどの症状がみられます．

画像所見 血行性の転移癌では下肺野に多発性の結節影を認めることが多く，特に他臓器に癌の既往がある場合は転移性肺腫瘍を疑います（原発癌の発見時点ですでに肺に小さな転移巣があったと考えられる）．

胸水の貯留（肋骨横隔膜角の鈍化）や肺門リンパ節の拡大で発見されることもあります．

治療 原発巣に有効と考えられる抗癌薬を用いて化学療法を行います．また，原発巣の腫瘍が完全にコントロールされており，少数の転移巣が肺だけに認められる場合には，外科手術を選択することもあります．

しかし，転移性肺腫瘍の多くは末期癌であり，ラジオ波による狭窄部解除など，症状を緩和する治療が主体となります．

● 胚芽腫，神経芽腫，絨毛癌，悪性リンパ腫，骨肉腫，小細胞癌などの腫瘍は抗癌薬に高い感受性を有しているため，積極的に化学療法を行う．
● 疼痛緩和を目的として放射線治療を行うことがある．

●乳癌や前立腺癌の肺転移癌に対してはホルモン療法が有効.

N-11 良性肺腫瘍

▶レファレンス
・ハリソン④：p.653-654
・新臨内科⑨：p.122-124

One More Navi
20 mm 未満の結節影の 90% が良性である.

One More Navi
過誤腫は構成成分の違いから軟骨性と非軟骨性に分類される. 80% が軟骨性.

One More Navi
辺縁が分葉状だと通常, 原発性・転移性肺腫瘍を疑う（肺癌の notch sign）. また高圧撮影では石灰化がはっきりしない（低圧撮影のほうが見えやすい）.

One More Navi
硬化性血管腫は術前に悪性と鑑別するのは非常に困難で（転移や再発もある）, 気管支動脈造影所見が唯一の異常所見であることもある. 拡張した血管腫のみのこともある（メロン皮様の網状走行とは限らない）.

One More Navi
良性肺腫瘍には過誤腫, 硬化性血管腫のほか, 乳頭腫, 腺腫, 線維腫, 軟骨腫, 淡明細胞腫, 奇形腫, 炎症性偽腫瘍などの種類がある.

【病態】 良性肺腫瘍（benign lung tumor）とは, 肺内の気管支, 血管, 胸膜などの組織に発生する比較的に稀な良性の腫瘍（頻度は全肺腫瘍の 5% 以下）のことを指します. 悪性肺腫瘍との鑑別が問題となりますが, 画像のみでは鑑別が困難であるため胸腔鏡下で腫瘍を摘出し, 病理組織診断によって確定診断を行います.

【分類】
● 過誤腫
　良性肺腫瘍のうち約 50% を占めるのが過誤腫（hamartoma）で, 軟骨, 平滑筋, 腺様構造の上皮性組織, 結合組織など肺の正常組織から構成されています. 男女比では男性に 2〜4 倍多く発生します.
　胸部 X 線像では, 末梢肺野に境界明瞭な腫瘤陰影として描出され, 辺縁が分葉状です（結節内部での成長の違いによる）. 腫瘍内部は不均等で石灰沈着が見られることもあります.

● 硬化性血管腫
　硬化性血管腫（sclerosing hemangioma）は肺胞上皮細胞が血管を巻き込みながら増殖する良性腫瘍（良性腫瘍の 20% 程度を占める）のことで, 肺胞内に突出して出血し, 血痰や咳を引きおこすことがあります（炎症性の部分もある）. ただし, 多くは無症状で経過します. 男女比は 1：7 で, 特に中年女性に多くみられます.
　気管支動脈造影では, 腫瘍内の分岐拡張した血管腫に造影剤が貯まるため特徴的なマスクメロン皮様の網状走行がみられます（10% の頻度）. 造影 CT でも強く造影されます.

【治療】 直径が 5 mm 以下のもので, 目立った発育がみられない場合は経過観察を行います. 腫瘤による気道の閉塞や咳, 血痰などの症状を呈する場合には手術を行うこともあります. また, 悪性との鑑別がつかない場合は手術により腫瘍を切除します.

O

気管支，肺，胸郭の形態・機能異常

Preview

O-01	気管支拡張症	p.294
O-02	肺嚢胞症	p.297
O-03	気腫性嚢胞	p.297
O-04	気管支性肺嚢胞	p.299
O-05	無気肺	p.299
O-06	気道異物	p.301
O-07	発育形態異常	p.303
O-08	肺分画症	p.303
O-09	肺低形成	p.304
O-10	胸郭変形	p.304
O-11	呼吸器の外傷	p.305
O-12	気管・気管支損傷	p.306
O-13	肺挫傷	p.306
O-14	胸壁損傷	p.307

Navi 1 気道クリアランスの低下から，気管支が非可逆的に拡張

気道クリアランスの低下 → 気道の慢性的な炎症や繰り返す肺炎 → 反復的に気管支壁が損傷 → さらに気道クリアランスが低下……という悪循環から非可逆的な気管支拡張がおこります．

Navi 2 肺内にできる壁厚1mm以下の異常空間

▶ O-03 ではブラ・ブレブを中心とした気腫性嚢胞を取り上げます．気胸の原因となり，肺癌に高率に合併する病態として重要です．

▶ O-04 の気管支性肺嚢胞は胎児期の気管支発生過程で生じる先天性異常です．

Navi 3 肺炎に進展する前に早期の原因究明と治療が必要！

無気肺は肺の含気量が減少し，肺容積が縮小した状態のことを指しますが，発生機序にはいくつかのパターンが存在します．

▶ O-05 では無気肺の発生機序を整理し，診断と治療について解説していきます．

O-01 気管支拡張症

▶レファレンス
- ハリソン④：p.1856-1858
- 新臨内科⑨：p.125-128
- 標準小児⑧：p.407-409

One More Navi
気管支拡張症が感染によっておきたのか，感染に罹りやすい宿主が原因のものなのかを明らかにすることが重要．喫煙などによる慢性気管支炎だけで気管支拡張症にはならない．

病態 気管支拡張症（bronchiectasis；BE）とは，何らかの原因によって比較的中枢の太い気道の気管支壁が破壊され，非可逆的に拡張した病態のことを指します．病変の好発部位は中葉・舌区と両側下葉です．

発生機序 本来，気管支には線毛上皮細胞の線毛運動や杯細胞，気管支腺から分泌される粘液によって外部から侵入した病原体や異物を排除する気道クリアランス機能が備わっています．しかし，これらの働きが妨げられると，感染症に罹りやすくなったり，気道が慢性的な炎症をきたしやすくなったりして気管支壁が繰り返し傷つけられる状態となります．これが非可逆的な気管支拡張を引きおこし，さらに気道の浄化作用を低下させて細菌などが繁殖しやすい環境（細菌のコロナイゼーション）をつくり出して気管支炎や肺炎に罹りやすくなるという悪循環を招く原因となります．

　このような機序をもたらす原因には後天性のものと先天性のものとがあります．

● **後天性気管支拡張症（下気道感染症）**

　気管支拡張症の多くは，気管支-肺胞系の発達が盛んな小児期（特に乳幼児期）

One More Navi
気管支拡張症は抗菌薬やワクチンによって減少しているが，非結核性抗酸菌症によるものは増加している（アスペルギルス症も合併）．

One More Navi
線毛で除去される緑膿菌は特にバイオフィルムを形成しやすく，生体防御機構や抗菌薬に抵抗性をもちやすい．

One More Navi
内臓の位置は原始結節の線毛運動による細胞外液（羊水）の左への流れ（ノード流）によって決定する．また，ノード流を感知する機構も重要である．
スイスの内科医である Manes Kartagener（1897-1975）が1933年に報告した．

One More Navi
嚢胞性線維症は日本を含む東南アジアでは非常に稀な疾患だが，白色人種では出生児2,500人に1人の頻度で発生する．汗のCl濃度が60 mEq/Lより高ければ本症と診断される．

One More Navi
嚢胞性線維症患者にはコレラの下痢が軽いという利点（？）がある．

One More Navi
喀痰量は気管支拡張症の重症度の指標とすることができる．
軽症：10 mL/日以下
中等症：10～150 mL/日
重症：150 mL/日以上

One More Navi
tramは英国で路面電車のこと（米国ではstreetcar）．

One More Navi
網状輪状影や蜂巣状影は間質性肺炎でみられるものとは違った機序で出現する点に注意．

に麻疹や百日咳などの破壊力の強い気道感染症に罹患することで，気管支の正常な発達が妨げられて引きおこされます．また，成人でも肺炎や気管支炎，肺結核，肺化膿症，じん肺，無気肺，気管支肺アスペルギルス症に続発することがあります．

なお，反復する下気道感染症の基礎には無γグロブリン血症やIgA欠損などの免疫不全，結合組織異常のMarfan（マルファン）症候群や外分泌腺障害をおこす膠原病のSjögren（シェーグレン）症候群が存在することもあります．

● 先天性気管支拡張症

- **Williams-Campbell（ウィリアムズ キャンベル）症候群**：気管支軟骨の発達が悪く（気管支軟骨の先天性量的欠損），その部位に嚢胞性の気管支拡張がみられる先天性疾患のことで，拡張した気管支の末梢では気道形成が未熟です（末梢気道のバルーン化）．他臓器の先天異常と合併することもあります．

- **線毛機能不全症候群**（immotile cilia syndrome；ICS）：原発性線毛ジスキネジー（primary ciliary dyskinesia；PCD）とも呼ばれ，*DNAI1*，*DNAH5* 遺伝子異常によって線毛運動に関係する部位であるダイニン腕が先天的に欠損する常染色体劣性遺伝疾患のことで，気管支でも線毛の機能不全が生じて気管支拡張症を引きおこします．
気管支拡張症，内臓逆位（右胸心），慢性副鼻腔炎を三主徴とする Kartagener（カルタゲナー）症候群 は本症候群の亜型とされます（日本人には稀）．また，線毛機能不全症候群の類似疾患には気管支拡張症，慢性副鼻腔炎，閉鎖性無精子症（男性不妊）を三徴とする Young（ヤング）症候群（常染色体劣性遺伝疾患）があります．

- **嚢胞性線維症**（cystic fibrosis）：Cl チャネルの1つである CFTR をコードする遺伝子の異常によって，全身の外分泌腺（肺，膵臓，肝臓，消化管，汗腺，精巣など）で粘液分泌障害を引きおこす常染色体劣性遺伝の疾患です．粘液分泌障害で痰の粘性が高まると気道を閉塞して肺炎を繰り返すようになり，気管支に拡張性変化が生じます（50％に合併し，上葉に多いのが特徴）．

症状・身体所見
多くは持続性の湿性咳嗽を伴う wet type で，起床時に多量の膿性痰（黄色い粘稠痰），血痰，体重減少などもみられ，拡張した気管支への持続感染によって繰り返し肺炎をきたすこともあります．また，気道分泌物の貯留によって閉塞性障害による低酸素血症をきたすこともあります．

身体所見では聴診で病変部に分泌物による粗い吸気中期の水泡音（coarse crackles）や喘鳴（wheezing）が聴かれ，経過が長い症例ではばち指やチアノーゼがみられることもあります．

一方，少数ですが上葉に発生した気管支拡張症は重力によって排液されやすいため，咳や喀痰を認めず無症状で経過する dry type を呈することもあります（ただし，血痰や喀血を伴うことがある）．

合併症
気管支拡張症は副鼻腔炎を高率で合併することも特徴的です．そのほか，大量喀血，肺性心を合併することもあり，抗菌薬が出現する以前にはアミロイドーシスや臓器膿瘍（脳膿瘍など）を合併することもありました．

診断

● 画像検査

- **胸部X線像**：中葉と舌区から両側下肺野にかけて，肥厚した気管支壁がレール状に並行する線状影（tram line）を呈します（側面像でよくみえる）．また，拡張した気管支内に分泌液が貯留した像（gloved finger sign）もみられます．進行すると肺底部に嚢胞が多発します（網状輪状影や蜂巣状影）．

- **胸部CT像**：気管支の拡張，壁肥厚，分泌物による気管支内腔の充填像（mucoid

Fig. 気管支拡張症の画像所見

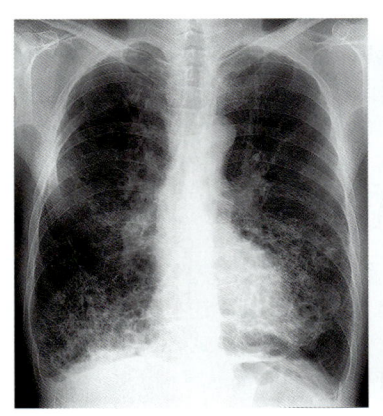

胸部X線像
下肺野を中心として多数の嚢胞状陰影（網状輪状影）がみられる．
『標準放射線医学　第7版』p.215[20] より

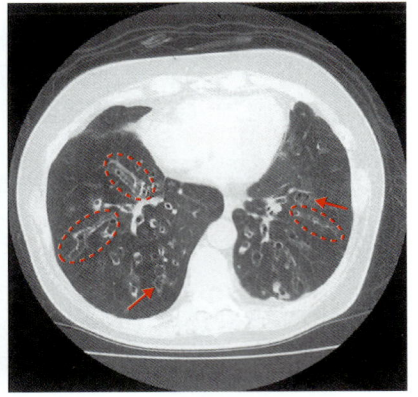

胸部CT像
気管支の拡張と壁肥厚（○囲み）がみられ，多発性の空洞も認める（矢印）．
〔国試 102-A50〕

impaction）や，多発性空洞と貯留物による水平線（ニボー像）がみられます．

● その他の検査

・血液検査：気道感染の急性増悪時には白血球の増加，CRPの上昇，赤沈亢進といった炎症所見を呈します．

・サッカリンテスト：粘液線毛運動が正常かを判定するための検査で，鼻腔内に付着させたサッカリン（人工甘味料）が鼻の線毛運動によって咽頭に送られ，甘味を感じるまでの時間を測定します．なお，炎症があっても線毛運動が抑制されて時間が延長するため，本検査が陽性であっても線毛機能不全症候群と診断することはできません（正常ならば否定はできる）．

治療　①気道内の分泌物への対処，②感染症合併の防止，③血痰・喀血への対応が基本的な治療となりますが，自覚症状のない dry type は経過観察を行います．

● 気道内分泌物の除去

痰などの分泌物が気管支に貯留すると細菌のコロナイゼーションの温床となるため，これを取り除く必要があります．すなわち，去痰薬で痰をきれやすくし，吸入療法や理学療法の体位ドレナージで喀痰排出を促します．また，気道分泌物の産生抑制作用を期待してマクロライド系薬（エリスロマイシン）を少量長期間投与することもあります（抗菌薬として用いるわけではない）．
▶H-09

● 感染症合併の防止

多量の膿性痰がみられる場合（感染の増悪時）には肺炎の合併が考えられるため，喀痰培養を行って原因菌を同定し，感受性のある抗菌薬を用いて治療を行います．原因菌としてはインフルエンザ菌，肺炎球菌などがよく検出されますが，感染を繰り返している重症例では緑膿菌が検出されることが多くなります（黄色ブドウ球菌のこともある）．

● 血痰・喀血への対応

血痰が継続する場合や喀血がみられる場合には止血薬の投与や気管支鏡で出血部位を確認して止血を行います．大量喀血をきたす場合には，抗菌薬による治療と並行して，気管支動脈造影による気管支動脈塞栓術を行うこともあります．また，止血困難例では肺切除術も考慮されます．

One More Navi

NSAIDs 吸入による消炎は喀痰量を減少させる効果があったが，吸入ステロイドは無効であった．

One More Navi

止血薬には以下のものが用いられる．
①凝固系促進薬：ビタミン K₁
②線溶系抑制薬：トラネキサム酸（トランサミン）はプラスミンによるフィブリン分解を阻害する．
③酵素製剤：血管内ではなく局所投与のトロンビンはフィブリノゲンからフィブリンへの生成を促進する．
なお，血管強化薬のカルバゾクロム（アドナ）のエビデンスはない．

● その他の治療

低酸素血症を伴う場合には在宅酸素療法を考慮します.

国試出題症例
〔国試102-A50〕

● 58歳の女性. 呼吸困難を主訴に来院した. 若いころから運動時の息切れがあった. 呼吸困難は少しずつ増強している. 湿性咳嗽を認める. 意識は清明. 体温36.7℃. 脈拍83/分, 整. 血圧120/68 mmHg. 心音に異常を認めない. 胸部両側にcoarse cracklesを聴取する. 血液所見：赤血球429万, Hb 12.9 g/dL, Ht 39％, 白血球9,600. CRP 2.1 mg/dL. 動脈血ガス分析（自発呼吸, room air）：pH 7.45, PaO_2 59 Torr, $PaCO_2$ 45 Torr. 胸部X線写真は右のとおり. 胸部単純CTは前掲のとおり.

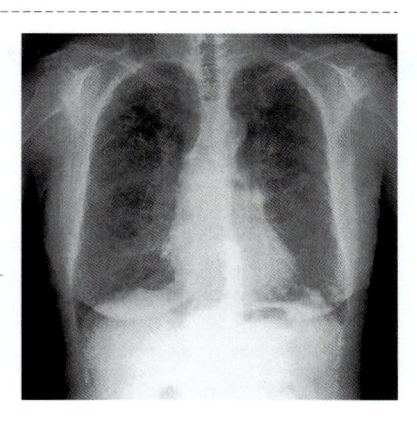

⇒気管支拡張症.

O-02 肺嚢胞症

▶レファレンス
- 新臨内科⑨：p.128-131
- 標準小児⑧：p.406-407
- 標準外科⑬：p.343-344

One More Navi
嚢胞は原因不明が多く, 先天性か後天性かの区別も難しい.

肺嚢胞症（pulmonary cysts and bullae）は, 肺内に腫瘍や炎症など肺の直接破壊によらない嚢胞（cyst）と呼ばれる厚さ1 mm以下の薄い壁に囲まれた異常空間が出現したものを指し, 感染症や悪性腫瘍などによって肺組織が破壊されて形成された空洞（cavity）とは区別されます（空洞は壁厚4 mm以上）.

O-03 気腫性嚢胞

病態 気腫性嚢胞（emphysematous bullae and blebs）とは, 肺組織が直接的に破壊されることなく肺内に形成される嚢状構造の異常空間で, 以下の病変がこれに属します.

One More Navi
ブラは肺気腫によく合併する.

● ブラ

One More Navi
ブラとブレブを肉眼的に区別するのは不可能で, また臨床的にも区別する意味がない（同じような原因でおきて, 同じような転帰をとる）.

ブラ（bulla）とは, 肺胞壁（胞隔）が破壊されて融合したためにできた肺実質内の含気空間のことを指します. 肺尖や上葉に発生する場合が多く, 巨大化したり, 多発したりすることも稀ではありません.

One More Navi
Birt-Hogg-Dubé（BHD）症候群
1977年にカナダで発見された常染色体優性遺伝疾患. ①20代から多発性肺嚢胞（繰り返す気胸）, ②中高年に腎癌発生（両側性, 多発性）, ③顔面頭頸部皮疹（fibrofolliculoma）を特徴とする. 癌抑制遺伝子folliculin異常による.

特に直径10 cm以上になったブラを巨大肺嚢胞（giant bulla）と呼び, 労作性呼吸困難などをきたすことがあります. また, 健常な肺を圧排して進行した巨大肺嚢胞

Fig. ブラとブレブ

ブラ	ブレブ
内弾性板　外弾性板	内弾性板
肺胞の破壊	内弾性板の破壊

が，片肺の2/3以上を占めるに至ったものを vanishing lung ▶E-24 と呼び，周囲の肺組織が虚脱して気流制限が生じることから呼吸機能障害を引きおこすこともあります（呼吸器疾患の既往がない比較的若年の喫煙男性に多い）．

● ブレブ

ブレブ（bleb）とは，臓側胸膜を形成する内弾性板と外弾性板の間に内弾性板破壊のため空気が入りこんで生じた空間のことを指し，ブラと同様に多くは肺尖や上葉に発生します．

● ニューマトセル

ニューマトセル（pneumatocele）はチェックバルブ機構による空気とらえ込み現象（air trapping）で肺胞が異常に膨張して生じた含気空間のことを指し，ブラとは異なり肺胞壁（胞隔）の破壊はみられません．好発部位は肺の中心部で，多くは乳幼児に発生し，急速に出現して自然に消滅することが特徴的です．

症状　無症状であることが多く，健診などで偶然発見されます．嚢胞が多発した場合や巨大化した場合には労作性呼吸困難が生じます．

合併症

・気胸：ブラ，ブレブともに気腔を覆う膜は非常に薄く，破れると空気が胸腔に漏れ出して気胸を引きおこす原因となります．▶P-06
・肺癌：気腫性嚢胞は肺癌の合併頻度が高いため，注意深い観察が必要です．▶N-02
・感染症：頻度は高くありませんが，ブラ内に感染巣が形成され，感染症を合併することもあります（中高年までにブラが巨大化すると感染をおこしやすい）．

診断　胸部X線像では境界鮮明な肺紋理がない真っ黒な領域として描出され，周囲の肺組織を圧排して進展することから外側に向かって凸状の境界面を示します．
　胸部CT像でも境界明瞭な無血管領域や円形陰影が認められます．

治療　無症状であれば経過観察を行います．しかし，ブラが巨大化する場合や気胸を繰り返すブレブに対しては外科的切除術や縫縮術を行います．

> **One More Navi**
> ニューマトセルの語源は pneumato（空気）＋ cele（腫瘍）．

> **One More Navi**
> ブレブは肺外に突出して壁が薄いため，ブラよりもブレブのほうで気胸がおこりやすい．

> **One More Navi**
> CTのほうが小さな病変を検出しやすく，感染の合併も発見しやすい．

関連項目

▶気腫性嚢胞と自然気胸の胸部X線像上の鑑別点

気腫性嚢胞（特に巨大肺嚢胞）▶P-07 と自然気胸は，胸部X線像で似たような透過性亢進がみられますが，治療法が異なるため鑑別が必要となります．

一般に，巨大肺嚢胞は気腔が正常な肺組織を圧排して広がるため，X線上の無血管領域が外側に向かって凸状になるのに対し，自然気胸は肺内の空気が胸腔内に漏れ出して発生するため，胸壁と並走するように臓側胸膜の線状影が描出され，それより外側に無血管領域がみられます．

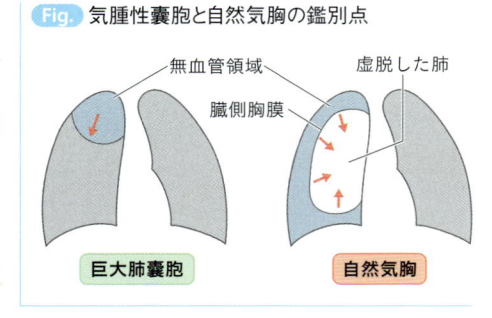

Fig. 気腫性嚢胞と自然気胸の鑑別点

無血管領域　虚脱した肺　臓側胸膜

巨大肺嚢胞　　自然気胸

298

O-04 気管支性肺嚢胞

病態 気管支性肺嚢胞（bronchogenic cysts）は，胎児期の気管支の発生過程で胚芽が過剰または異所性に発生し，肺内に嚢胞が形成される先天性異常のことを指します．嚢胞は内腔が気管支上皮細胞で覆われている点が特徴的で，気管支と交通しておらず，多くは分泌細胞由来の粘液が貯留しています．

発生部位により，肺内（特に下葉）に生じる肺内気管支性嚢胞と，後縦隔に発生する縦隔気管支性嚢胞とに分類されることがあります．

症状 ほとんどが無症状ですが，嚢胞が巨大化して隣接する器官を圧排するようになると，中枢気道の圧迫で呼吸困難，食道の圧迫で嚥下障害，気管支の圧迫で下気道感染症や無気肺などの症状が出現してきます．

嚢胞内に感染が生じた場合には，膿瘍が形成され，感染が胸腔にまで及んで膿胸をきたすこともあります．また，感染によって気管支との間に瘻孔を生じると血痰や喀血を認めることもあります．

診断 嚢胞内が粘液で満たされている場合には，胸部X線像で腫瘤状陰影を呈します．気管支との交通がある場合には嚢胞内にニボー像が描出されます．

治療 嚢胞内に感染がおきると重篤化しやすいため，診断がなされれば原則的に外科的切除を行います．

O-05 無気肺

▶レファレンス
・新臨内科⑨：p.142-144
・標準放射⑦：p.170-172

One More Navi
atelectasisという語の成り立ちは，a（否定）＋tel（完全）＋ectasis（拡張）．すなわち，不完全な肺の拡張を意味する．特定の肺葉や肺区域が虚脱することが特徴．

One More Navi
中葉舌区症候群
右中葉と左舌区に至る気道は走行が長く，周囲にリンパ節があるため腫大すると閉塞しやすい．このため，右中葉と左舌区は反復性無気肺をおこしやすく，中葉舌区症候群と呼ばれる．中葉舌区症候群の原因としては，肺癌，結核，慢性炎症などがある．気管支拡張を認めることもある．

病態 無気肺（atelectasis）とは，肺の含気量が減少して肺の容積が縮小した状態のことを指し，肺拡張不全あるいは肺虚脱とも呼ばれます．

発生機序 無気肺がおこる機序は気管支の閉塞による閉塞性無気肺と，それ以外の要因が原因となる非閉塞性無気肺とに大別することができます．

Tab. 無気肺の種類

	閉塞性無気肺	非閉塞性無気肺		
	吸収性無気肺	圧迫性無気肺	粘着性無気肺	瘢痕性無気肺
シェーマ ※黒い部分が虚脱肺				
発生機序	多くは気道の閉塞	外部からの肺胞の圧迫	サーファクタントの分泌低下・希釈化	周囲肺の線維化，瘢痕化
原因疾患	粘液栓，腫瘍，異物など	胸水，気胸，肺内外の占拠性病変など	肺梗塞，肺炎，ARDSなど	肺結核，肺線維症，じん肺など

●閉塞性無気肺

閉塞性無気肺（obstructive atelectasis）は気管支が閉塞し，閉塞部位より末梢のガスが血液に拡散して吸収されることで発生します（このため吸収性無気肺とも呼ばれる）．

気管支の閉塞は，粘液栓，腫瘍，異物など気管支内部の異常で引きおこされるほ

One More Navi
右の機序による肺虚脱は，気道の閉塞がなくてもおきえる．たとえば，高濃度酸素投与では吸入するガス中の窒素の割合が小さいため，酸素が吸収されると肺胞に気体が残らず，虚脱がおきる．吸収性無気肺という用語が用いられるのはこのため．

One More Navi
無気肺の原因で気管支結核と癌は見落としてはならない．

One More Navi
粘液塞栓は喘息やアレルギー性気管支肺アスペルギルス症でみられる．

か，気管支外からの圧迫（リンパ節腫大や左房拡大など）によってもおこります．

また，区域気管支よりも末梢の気道は肺胞壁に隣接する肺胞同士を交通する肺胞孔（Kohn 小孔）▶A-10 が開いているため，無気肺になりにくい構造をしていますが，炎症によって生じた滲出物によって孔が塞がれると無気肺がおこります．

Tab. 閉塞性（吸収性）無気肺の主な原因

気道内腔の閉塞	・気管支内異物 ・粘液塞栓 ・気管支内腔の腫瘍（肺癌）
気管支外方からの圧迫	・リンパ節腫大：肺癌，結核，悪性リンパ腫 ・心血管系の拡張・肥大：大動脈瘤，左房肥大 ・縦隔腫瘍 ・肺実質の病変：悪性腫瘍，囊胞性肺疾患 ・胸膜炎
気管支疾患	・気管支結核 ・外傷性気管支断裂 ・気管支内結石

● 非閉塞性無気肺

・圧迫性無気肺（compression atelectasis）：胸水や気胸によって肺が圧迫され，ガスが押し出されて肺容積が減少したものを指します．肺を圧迫する原因としては，肺内外の占拠性病変（腫瘍，大動脈の拡張，心拡大など）も考えられます．

・粘着性無気肺（adhesive atelectasis）：肺サーファクタントには小さな肺胞の虚脱を防ぐ働きがありますが，何らかの原因でサーファクタントの分泌不足や希釈化が生じ，肺虚脱がおきたものを指します．肺梗塞，肺炎，急性呼吸促迫症候群（ARDS）▶I-13 などでみられます．

・瘢痕性無気肺（cicatrization atelectasis）：肺の炎症によって線維化や瘢痕化がおこり，肺容積が減少したものを指します．肺結核，肺線維症，じん肺などでみられます．

● その他の特殊な無気肺

・円形無気肺（round atelectasis）：瘢痕性無気肺の一種で，末梢肺が炎症によって肥厚した臓側胸膜側に折れ込まれ，胸膜に癒着して無気肺が形成されます．胸部X線上では肺癌との鑑別を要しますが，病変から肺門に向かう気管支や血管による円弧状の陰影（comet tail sign）など特徴的な画像所見を呈します．

・荷重部無気肺（gravity-dependent atelectasis）：長期臥床中に重力で背部の胸膜直下に板状に無気肺が生じるもので，荷重部の肺胞が小さいことと，サーファクタントの減少が発生に関係しています．術後の呼吸不全の原因にもなります．

・板状無気肺（plate-like atelectasis）：横隔膜の運動が不十分であるために肺胞低換気が生じて引きおこされる無気肺を指します．胸部X線像では肺底部に横隔膜に平行して水平な帯状陰影を呈し，腹部手術後や肥満者，横隔膜の挙上がある患者にみられます．

合併症 長期（数か月）にわたって無気肺の状態が続いた場合，感染がおこりやすくなり，肺組織の破壊や器質化によって非可逆的変化（元どおりに膨らまない）をきたすこともあります．

症状・身体所見 無気肺自体では息切れ以外の症状はみられませんが，多くは無気肺の原因となる疾患の症状（咳，痰，胸痛など）や感染症などの合併症に伴う症状がみられます．また，閉塞部分が広範囲で急激な場合には，胸部圧迫感，胸痛，呼吸困難などが現れ，重症ではショックに陥ります．

聴診では気道狭窄があれば喘鳴が聴かれ，肺虚脱領域では呼吸音が減弱します．また，声音振盪の低下もみられます．

上記の所見から無気肺が疑われる場合には，原因の精査が必要です．

診断 胸部X線で確定できます．肺の縮小のために葉間裂，縦隔，肺門，気管が

One More Navi
胸部X線像で，無気肺は縦隔や気管が病側に偏位する．一方，大量の胸水貯留では縦隔や気管は健側に偏位する．

One More Navi
無気肺の胸部X線所見は正面像と側面像の2方向から撮影する．無気肺はX線上で肺葉単位の特徴的な所見を呈する．
無気肺のX線所見については▶E-21（p.98）の図を参照．

偏位したり，横隔膜が挙上したり，肋間腔が狭くなる所見を呈します．また，含気がなくなって特徴的な領域性の均等影が出現しますが，エアブロンコグラムはみられません．進行すると索状影を呈することもあります．

健常側の肺は代償性過膨張をおこします．

治療 無気肺は放置しておくとよく肺炎を引きおこすため，早期の治療が必要となります．

● 閉塞性無気肺の治療

気道内分泌物によって閉塞がおきている場合は，深呼吸や強い咳によって排痰を促し，粘稠な痰には去痰薬を用います．自力での喀出が困難な場合には気道吸引も考慮します．また，気道内に異物がある場合には，気管支鏡を用いて異物を取り除きます．気道を圧迫する病変に対しては，ステント挿入，手術，放射線療法，化学療法，レーザー療法などで閉塞を緩和します．

● 非閉塞性無気肺の治療

原疾患の治療を行います．胸水や気胸がある場合はドレナージを行い，その他の占拠性病変による圧迫性無気肺は外科的療法を行います．

● 手術後の無気肺予防

術前の禁煙や術後の深呼吸，規則的な咳，早期の体動が重要です．また，鼻カニューレやフェースマスクを用いた持続気道陽圧（CPAP）で呼気時の気道や肺胞の虚脱を防止します．

Fig. 右上葉の無気肺

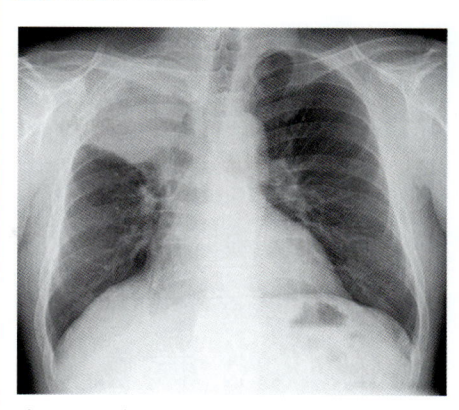

肺扁平上皮癌によって生じた右上葉の無気肺．気管が右に偏位していることがわかる．
〔国試107-B55～57〕

One More Navi
全身麻酔を用いた手術では線毛運動が抑制されて無気肺を発症することがある．

O-06 気道異物

▶レファレンス
・標準救急⑤：p.36-37
・標準小児⑧：p.409-410

One More Navi
乳幼児ではボタン型電池の誤飲も多い．ボタン型電池は飲み込んで3時間後から組織傷害を引きおこす．

病態 外来の異物（固形物）を誤嚥して気道に迷入すると，喘鳴や無気肺をきたして感染がおきたり，窒息によって死に至ることもあります．

異物が鼻腔，咽頭，喉頭にある場合を上気道異物，気管，気管支にある場合を下気道異物と呼び，下気道異物は乳幼児と高齢者に好発します．乳幼児ではピーナッツやこんにゃく入りゼリー，餅の誤嚥が多く，高齢者では嚥下機能の低下に伴って歯科関連異物の迷入がよくみられます（ピーナッツはふやけると摘出が難しくなったり，油脂から遊離脂肪酸が生じて血管内皮細胞を傷害して化学性肺炎をおこすこともある）．

なお，気道異物で救急車要請がなされた例では死亡例が救命例を上回ることから，予防が重要となります（乳幼児や高齢者は窒息しないように見守る必要がある）．

症状・身体所見 咳，喘鳴，喘息様症状，発熱などの気道症状を呈しますが，ピーナッツなどが片側気管支のみを閉塞する場合には無症状のこともあります．なお，窒息していると声が出せないため，患者は自分の喉を親指と人指し指で掴むような窒息サイン（choking sign）で人に知らせようとします．

聴診では患側の呼吸音の減弱を認めます．なお，発声不能，弱い咳，吸気時の

One More Navi
気道異物を放置して慢性期になると気道に肉芽腫が形成されて閉塞性肺炎になる.

One More Navi
ピーナッツの誤嚥の場合, MRI の T1 強調画像でピーナッツの油脂が高信号で描出される.

One More Navi
救命のための心臓マッサージ中に異物が出ることもある.

One More Navi
Heimlich 法は 1974 年に米国胸部外科医 Henry Judah Heimlich が考案した.

One More Navi
小児のように逆さまにできる場合には背部叩打法が有効, それ以外の場合は, 咳で異物を喀出しようとしているときに背中を叩いてはいけない（下に落ちて完全閉塞する）.

甲高い音（stridor），増悪する呼吸困難，チアノーゼなどは気道閉塞徴候と呼ばれ，患者がこうした症状を呈する場合は緊急事態です（放置すれば致死的）.

診断 胸部 X 線検査では，異物が完全に気道を閉塞している場合には無気肺像を呈します. 一方, 不完全閉塞の場合は, チェックバルブ機構による空気とらえ込み現象（air trapping）で呼気障害がおこり, 末梢肺野の透過性亢進や気腫像がみられます（気胸になることもある）. なお, 縦隔陰影が吸気時に患側に偏位し, 呼気時に健側に移動する Holzknecht 徴候（ホルツクネヒト）も気管支異物の診断に有用です.

内視鏡検査では異物の同定と摘出が可能です.

治療 急激な呼吸困難や窒息状態を呈する場合は, 声門下腔より口側に異物がある可能性が高いため, Heimlich 法（ハイムリッヒ）や背部叩打法, 胸部圧迫法などの緊急処置で異物を喀出させます. これらの方法が無効な場合はただちに気管内挿管を行って換気を確保する必要があります.

一方, 緊急でなければ下気道異物では全身麻酔下で気管支ファイバースコープを用いて直視下に異物を摘出します.

Fig. 気道異物の胸部 X 線所見

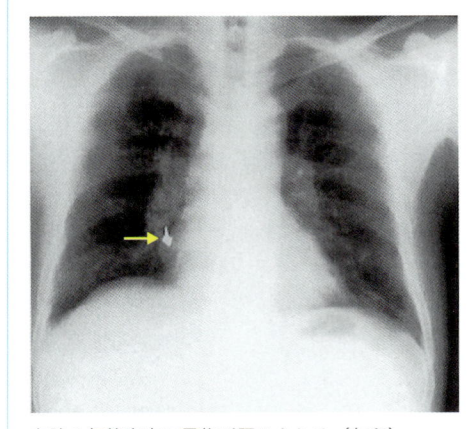

右肺の気管支内に異物が認められる（矢印）.
〔国試 102-A57〕

Fig. Heimlich 法

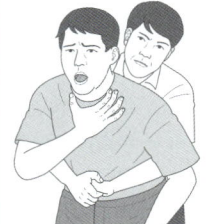

①患者の背部から治療者が両手を患者の臍部直上に回す.
②拳を組んで素早く手前上方に突き上げる（呼気をおこす）.

※患者は窒息サインをしている.

- 上気道異物では電気掃除機による吸引（IMG 吸引ノズルを用いる）も有効. ホースの先を喉に入れてからスイッチを入れる. ただし長く電源を入れ続けると吸引力が強くて自発呼吸障害になるため注意.
- Heimlich 法は 1 歳以下の乳幼児や妊婦に対しては禁忌.

国試出題症例
〔国試 101-G18〕

- 1 歳 6 か月の男児. 喘鳴を主訴に来院した. 3 時間前にピーナッツを食べていて, 急に咳込んだ. 母親が背中を叩いたところ, 小さなピーナッツの塊を吐きだして落ち着いた. 1 時間前から喘鳴が聞こえるようになった.
⇒誤嚥したピーナッツが気道内に残留し, 気道を閉塞している可能性があり, まずは胸部 X 線検査で確認する必要がある.

O-07 発育形態異常

▶レファレンス
・新臨内科⑨：p.131-133
・標準小児⑧：p.407
・標準外科⑬：p.680-682

O-08 肺分画症

病態 肺分画症(pulmonary sequestration)とは，㋐大動脈につながる異常な動脈から栄養を受けて，正常の気管支と交通がなく機能できない肺組織（分画肺）が異所性に存在する先天性疾患のことを指します．

分画肺には正常肺と共通の臓側胸膜で覆われている肺内型（肺葉内分画症）と，正常肺とは完全に分離して独自の胸膜で覆われている肺外型（肺葉外分画症）とがあり，㋐好発部位は肺内型では左下葉（S10）領域で，肺外型では左下葉と横隔膜の間が多く，後腹膜などに発生することもあります．

Fig. 肺分画症の種類と血液の流れ

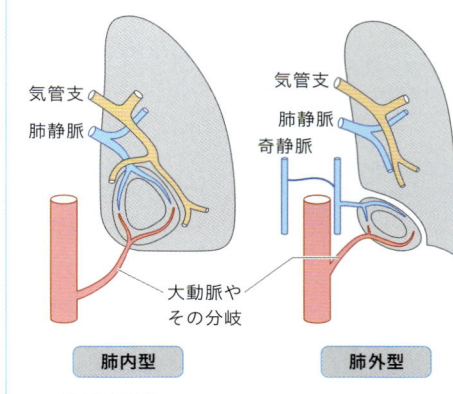

気管支／肺静脈／奇静脈／大動脈やその分岐

肺内型　肺外型

血液の流れ
肺内型：大動脈や分岐→分画肺→肺静脈
肺外型：大動脈や分岐→分画肺→奇静脈

One More Navi
発生頻度は肺葉内肺分画症が75%で肺葉外肺分画症は25%．

One More Navi
肺外型では消化管と交通することがあり，感染を合併する．

One More Navi
冠動脈から栄養血管が出ることもある．

㋐栄養血管は肺内型，肺外型ともに75%が下行大動脈から出ており，20%は腹部大動脈由来です．また，分画肺に流れた血液は，㋐肺内型では肺静脈に戻ることが多く，㋐肺外型では多くが奇静脈に戻ります．

症状 ㋐肺葉内分画症の場合，幼少時から肺炎などの感染を繰り返し，二次的に気管支と交通して肺膿瘍，気管支拡張症，肺嚢胞症などに進展して喀血をおこすこともあります．20歳までに半分が診断されますが15%は無症状で発見が遅れます．

Fig. 肺分画症の画像所見（3歳の女児）

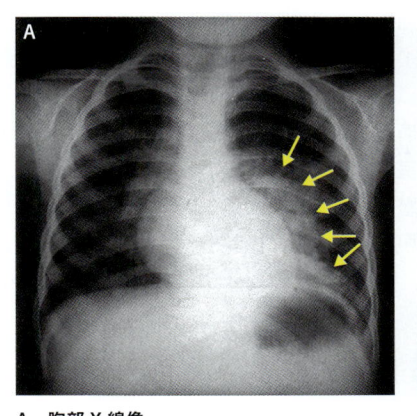

A. 胸部X線像
左下肺野に浸潤影を認める（矢印）．

B. 胸部CT像
嚢胞を伴う濃度の均一な陰影を認める（○囲み）．

C. 大動脈造影
大動脈から分枝する異常血管を認める．

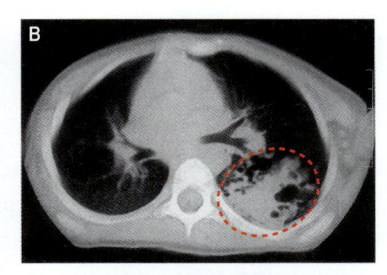

〔国試96-A14〕

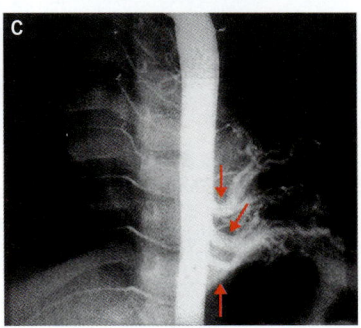

一方，肺葉外分画症の場合，感染は稀ですが肺周囲の奇形を伴いやすく，特に横隔膜ヘルニアの合併が多くみられます．このように他の先天異常を合併する場合は，多くが新生児期に発見されますが，無症状で経過し，健診などで偶然に発見されることもあります．

診断 胸部X線像では左横隔膜上の腫瘤陰影を認めることがあり，胸部CT像では腫瘤像や囊胞，均一影などさまざまな所見を呈します．超音波断層法，肺換気血流シンチグラフィなどが行われることもあります．

診断に際しては異常栄養血管を同定することが必要で，動脈造影が行われることもありますが，最近はマルチスライスCTで動脈だけではなく静脈の異常も捉えられるようになってきています．また，MRIでは放射線被曝のリスクなく血流の情報を得ることができます．

治療 感染源となっている肺分画症は切除術を行います．

肺葉内分画症の多くは肺葉切除となります（感染や肺高血圧，心不全などのリスクがあるため，症状がなくても手術を行う）．肺葉外分画症では分画肺となっている部位を切除します．

> ●手術にあたっては異常栄養動脈の起始部と走行を確実に同定して処理する必要がある．なお，あらかじめ異常栄養動脈塞栓術を行っておくと術中の出血量を減らすことができる．

One More Navi
肺葉内分画症は，感染症の合併や気管支との交通の有無によって多彩な画像所見を呈する．
肺葉外分画症は大部分が含気のない腫瘤陰影を呈する．

国試出題症例
〔国試96-A14〕

● 3歳の女児．感冒様症状を繰り返すため来院した．1歳頃から半年に1回ほど発熱と咳嗽とを伴う感冒様症状を繰り返しており，その都度，近医で治療を受けてきた．胸部X線写真，胸部CTおよび大動脈造影写真は前掲のとおり．
⇒動脈造影で異常血管が認められ，肺分画症．

O-09 肺低形成

病態 肺低形成（pulmonary hypoplasia）とは，肺の発育形成不全によって肺胞，気管支，肺葉の数や大きさが不十分であるものを指し，多くは胎生期の他臓器の異常に伴って胎児肺が圧迫されるなどして，呼吸運動が抑制されて二次的に発生します．

先天性横隔膜ヘルニア，尿路閉塞による巨大膀胱など腹腔内臓器の異常，先天性囊胞性肺疾患，胎児胸水などによる圧迫が原因となるほか，神経筋疾患による呼吸運動低下が原因となることもあります．

予後 両肺の肺低形成では生存は不可能であり，出生直後に呼吸不全のために死亡します．病変が片肺の場合は生存可能ですが，予後はよくありません．

One More Navi
高度の羊水過少では，肺胞液が流出して肺胞空が縮小し，呼吸様運動が抑制されて肺低形成がおこることがある．

O-10 胸郭変形

病態 胸郭に先天的な変形をきたしているものを胸郭変形（thoracic deformity）と呼び，漏斗胸（pectus excavatum）や鳩胸（pectus carinatum）などがあげられます．

●漏斗胸
胸の胸骨部が陥没しているもので，最もよくみられる胸郭変形です．先天性の遺伝的疾患による肋軟骨異常増殖が原因と考えられていますが，胸郭全体の変形も伴います．発生頻度は50～200人に1人程度の割合で，男子に4倍多く発生し，

One More Navi
excavateは「穴を掘る」の意（ex：外，cave：洞窟）．
carinaは船体を支える中央の骨組みや鳥類の胸部にみられる「竜骨」の意．また，気管分岐部を指すこともあり，知覚が敏感で刺激されると激しい咳をおこす．

思春期にはっきりしてきます．半分近くに家族歴があり，6%はMarfan症候群やEhlers-Danlos症候群に合併します．また，半分に脊柱側弯症を合併します．

● 鳩胸

漏斗胸とは逆に胸骨が前方に突出している胸郭変形で，発生頻度は漏斗胸の1/10程度です．ムコ多糖症や先天性心疾患に合併することがあります．

症状　漏斗胸では肺や心臓が圧迫されるために，肺活量の低下（長い時間運動ができない，息切れなど），胸痛，喘息（喘息気味）などの症状がみられることがあります．心臓の左方移動および心臓の時計軸方向回転などを伴います．

治療　胸骨翻転術や肋軟骨を切除して背中側に陥凹した胸骨を持ち上げるRavitch法が行われていましたが，1999年からステンレス製のプレートを胸腔に挿入して胸骨を持ち上げる胸腔鏡補助下胸骨挙上術（Nuss法）が行われています（急激に矯正するので胸骨壊死のリスクがある）．

One More Navi
心臓，肺の圧迫（特に右室の圧迫）を軽減させるため，患者は猫背になりやすい．

One More Navi
CTで胸郭の横径/前後径比（胸骨と椎体間の距離）が3.5以上の場合は矯正が必要（正常は2.5）．しかし，矯正で美容的な改善が得られても心肺機能や運動能力が改善するわけではない．

Fig. 胸腔鏡補助下胸骨挙上術（Nuss法）

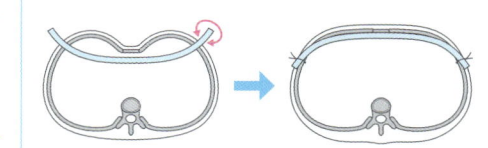

胸腔鏡で胸腔内を観察しながら，特殊な鉗子でプレートを挿入し，対側胸壁に貫通させた後で回転器で胸骨を挙上・固定する．
挿入したプレートは2年後に抜去する．

関連項目

▶ **Poland症候群**

一側の胸筋（大胸筋，小胸筋）欠損と同側の手の発育不良（合指症）を呈する先天性奇形で，肋骨の欠損や乳房欠損，肺ヘルニアを合併することもあります．胎生早期の内胸動脈分岐部より近位部での血流障害が原因とされ（遺伝疾患ではない），1841年，ロンドンの医学生であったAlfred Polandによって報告されました．

▶ **脊柱後側弯症**

脊柱後側弯症（kyphoscoliosis）は脊柱が横（側弯）や前後（後弯）に曲がり，多くの場合は脊柱自体のねじれを伴います．1/1,000の頻度で，男性に4倍多く発生します．腰痛，心理社会的問題，呼吸不全（肺活量は30%にまで低下しうる）をおこします．夜間の低換気には非侵襲的陽圧換気（NIPPV）を行います．装具や手術治療もあります．胸椎で50°以上の変形では年に1°ずつ進行するので思春期で45°以上の変形がある場合は手術の適応があります．

O-11 呼吸器の外傷

▶ **レファレンス**
- 標準救急⑤：p.391-393
- 標準外科⑬：p.328-330

外傷性胸部損傷には，鋭的外力による開放性損傷と鈍的外力による非開放性損傷とがあります．

● 開放性損傷

胸部の開放性損傷（open injury）は胸壁損傷に胸膜損傷が合併して胸腔と外気が直接交通した状態のことで，外開放性気胸による呼吸不全をきたします．骨折，肋間動脈損傷，肺損傷を伴うと血気胸になり循環不全に陥る危険もあります．また，心臓，大動静脈，食道などの縦隔損傷がおきている場合，即死することもあります．

● 非開放性損傷

非開放性損傷（closed injury）は非穿通性で，肺や気管・気管支の損傷，胸壁損傷，

縦隔部損傷などを伴います．胸部外傷の多くは非開放性損傷です．

O-12 気管・気管支損傷

病態 交通事故などによる外傷では，気管の膜様部が横に裂ける気管断裂がおこることが多く，気管分岐部や主気管支が巻き込まれる場合もあります．気管断裂がおきると縦隔内に空気が流入する縦隔気腫 (pneumomediastinum) が生じるほか，進行すると気胸や皮下気腫を生じることもあります．

症状・身体所見 胸部外傷後に胸痛，血痰，呼吸困難とともに頸部皮下気腫がみられれば気管・気管支の断裂を疑います．皮下気腫は気管・気管支の損傷により縦隔に漏れ出した空気が皮下結合組織にまで流入した状態で，痛みはありませんが触診で握雪感や捻髪音を感知することができます．

診断 確定診断には気管支鏡検査で気管・気管支の断裂部の検索を行います．縦隔気腫がある場合には，胸部X線像や胸部CT像で縦隔に空気層を認めます．

治療 気管内挿管や気管切開によって損傷部を越えて気管内チューブを挿入し，換気を確保します．気胸をきたす症例には胸腔ドレナージを行います．最終的には手術により損傷部を修復する必要があります．

75%が搬送前に死亡し，搬送されても30%の死亡率という重症外傷です．

> **One More Navi**
> 交通事故などの高エネルギー外傷では主気管支レベルでの引き抜き損傷も多い．

> **One More Navi**
> 軽度の皮下気腫は治療の必要はない．

> **One More Navi**
> 気管挿管の合併症として気管後壁に縦に裂傷が生じることがある．

国試出題症例 〔国試99-H7〕

- 27歳の男性．自転車で走行中に転倒して胸部を打撲後に胸痛が増強したため来院した．呼吸数16/分，脈拍84/分，整．血圧128/72 mmHg．血液所見：赤血球467万，Hb 14.4 g/dL，白血球7,900．胸部X線写真と胸部単純CTは前掲のとおり．

⇒画像所見で縦隔気腫が確認でき，気管・気管支損傷が疑われる．

O-13 肺挫傷

病態 肺挫傷 (lung contusion) は，交通事故，高所からの墜落，胸部挟圧，暴行などによる鈍的外力などが原因で肺胞内圧が急激に上昇し，肺胞や毛細血管が断裂，損傷が生じた状態を指します．肺胞や間質に浮腫や出血をきたし，肺出血，血腫，胸水貯留などがみられます．肋骨骨折，血胸，気胸，周囲臓器の損傷を合併していることもあります．

症状 胸部外傷に続発して，胸痛，呼吸困難，頻呼吸，血痰がみられ，動脈血酸素分圧 (PaO_2) の低下によりチアノーゼがみられます．

診断 画像検査（胸部X線・CT像）では，受傷の数時間後に肺区域に一致しないすりガラス陰影やびまん性の浸潤影が出現してきます．なお，受傷直後にはこれらの異常がみられないこともあるため，経時的に胸部画像を確かめることが大切です．

治療 酸素投与によって低酸素血症の改善を試みます．酸素投与で低酸素血症が改善しない場合は気管内挿管して人工呼吸管理を開始します．出血量が多い場合や持続的な空気の漏洩がみられる場合には開胸して肺損傷部の縫合を行います．

肺理学療法によって気道内の出血や気管支分泌物の喀出を促して無気肺や肺炎を予防することも大切です．

> **One More Navi**
> 病理学的に肺胞構造が破壊され，連続性がなくなったものは肺裂傷 (pulmonary laceration) と呼び，出血や胸腔内への空気の漏れから肺内血腫や気瘤を呈する．

> **One More Navi**
> 陰影は24時間後までは増強・癒合，48時間以降には消退傾向がみられる．しかし，肺感染や無気肺，脂肪塞栓，ARDSの合併では陰影はさらに増強する．

> **One More Navi**
> CTではほとんどの陰影は骨性胸郭（肋骨，脊椎）に隣接した部位にみられ，肋骨骨折がなくてもおこりえる．

O-14 胸壁損傷

病態 胸壁損傷には皮下軟部損傷，開放性軟部損傷，肋骨骨折，胸骨骨折などがあります．なかでも交通事故や落下などによる外傷では肋骨骨折（rib fracture）が発生することが多く，臓器損傷の多くが肋骨骨折を伴います．

肋骨骨折の多くは第5〜9肋骨の乳頭から腋窩の間におこり，上方の肋骨骨折では鎖骨下の動静脈や腕神経を損傷しやすく，下方肋骨骨折では肝臓，脾臓，横隔膜を損傷することがあります．

● 動揺胸郭（flail chest）

外傷などで連続する3本以上の肋骨・肋軟骨に，1本につき2か所以上の骨折が生じると，その部位が固定性不良の動揺区画（flail segment）となり，吸気時の陰圧で胸腔内に陥凹し，呼気時の胸腔内圧上昇で外側に膨隆する本来の胸郭の動きとは逆向きの動きを呈することがあります．この奇異性呼吸を動揺胸郭（flail chest）と呼び，重度になると努力性肺活量（FVC）の低下など換気機能の障害を引きおこす原因となります．

多発性の肋骨骨折患者ではflail chestを疑い，逆にflail chestが認められるときには広範な外傷が存在することが考えられます．

Fig. 広範の肋骨骨折で生じる奇異性呼吸

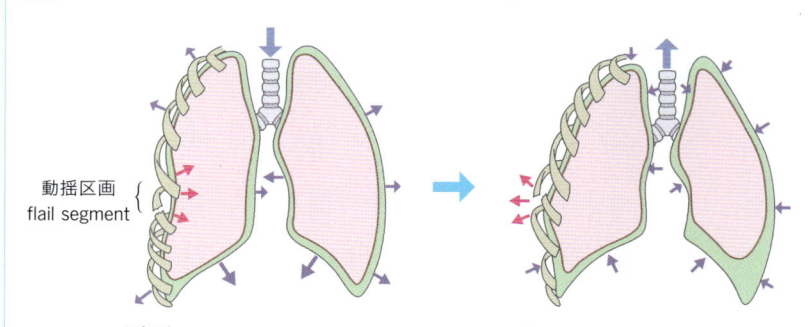

動揺区画 flail segment

吸気時
胸郭運動とは逆向きにflail segmentが陥凹する．

呼気時
flail segmentは外側に向かって膨隆する．

One More Navi
flail chestは心臓マッサージでおきることもある（特に多発性骨髄腫や肋骨癌転移例で）．

One More Navi
flail chestでは努力性肺活量（FVC）が半分以下になり，痰の喀出が不十分になる．

One More Navi
正常側の呼吸運動も患側の奇異性運動により制限を受ける．
発生部位は外側壁が最も多く，呼吸障害をおこしやすい．背側のflail chestは最も呼吸障害が少ない．

One More Navi
flail chestで呼吸不全がみられる原因として健側と患側を空気が行き来するという理論は否定されている．この場合は肺挫傷の合併を疑うべきである．

One More Navi
中世の打撃武器（柄の先に鎖などで打撃部が接合されている）であるフレイル（flail）のように肋骨が動揺することから命名された．
「もろい」ことを意味するfrail（=fragile, fragment）とは綴りが違うので注意．

One More Navi
小児では胸壁に弾力性があり，flail chestは稀．先天性肋骨奇形では新生児にみられることもある．

症状 激痛による肋間筋痙攣から呼吸障害や呼吸促迫がおこり，重症例ではflail chestによる換気障害をきたします．また，肺や胸壁の損傷によって肺挫傷や気胸，血胸を合併します．

なお，flail chestを呈する症例の60%は重症の肺損傷（肺挫傷，血胸，血気胸）を合併しており，死亡率は70%と予後不良です．

診断 触診による局所の圧痛や肋骨の異常可動性，骨折端の触知などで骨折の有無を確認できるほか，胸部X線像でも比較的容易に診断できます．胸郭の3D-CT

Fig. 肋骨骨折の3D-CT

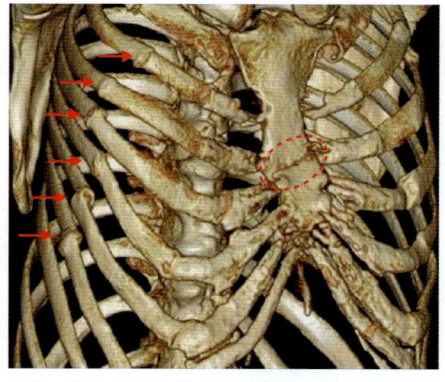

複数の肋骨の骨折（矢印）と胸骨の骨折（○囲み）を認める．

〔国試106-E51〕

> **One More Navi**
> 人工呼吸器下では flail chest の診断は困難．

> **One More Navi**
> 骨折の疼痛で十分な呼吸運動や喀痰排出ができないと無気肺や肺炎を合併しやすい．このため，NSAIDs，オピオイド，肋間神経ブロック，硬膜外麻酔で除痛を行う．

> **One More Navi**
> 厚手の布で骨折面を押さえてテープなどで体幹に固定する肋骨固定は除痛にはなるが，治療としては不十分．

も骨折の状態を把握するのに極めて有用です．

また，呼吸不全の程度を評価するには動脈血ガス分析を行います．

治療 呼吸障害が軽度であれば，疼痛管理と気道浄化，酸素投与を行います．

高度の呼吸不全を呈する場合には，持続的気道陽圧換気（CPAP）や呼吸終末陽圧換気（PEEP）を併用した人工呼吸による内固定で保存的に治療します（1～2週間で離脱可能）．なお，挿管による人工呼吸は死亡率が高いため，非侵襲的陽圧換気療法（NPPV）が勧められます．

肋骨ピンやプレートを用いた手術による外固定は，保存療法で治癒しない場合や他の胸腔内外傷を手術治療する場合に行うことがあります．

P
胸膜疾患

Preview

P-01	胸膜炎	p.310
P-02	肺炎随伴性胸膜炎	p.311
P-03	結核性胸膜炎	p.312
P-04	癌性胸膜炎	p.313
P-05	膠原病性胸膜炎	p.314
P-06	気胸	p.315
P-07	自然気胸	p.315
P-08	緊張性気胸	p.316
P-09	血胸	p.317
P-10	血気胸	p.318
P-11	乳糜胸	p.319
P-12	胸膜中皮腫	p.320

Navi 1 胸膜腔に炎症が及び，胸水貯留！

画像検査で胸水貯留がみられる場合，胸水検査を行い，胸水の性状や生化学的所見，細胞診，細胞学的所見などから原因を検索します。

▶ P-02 では，肺炎病巣が胸膜に波及した肺炎随伴性胸膜炎を取り上げます。
▶ P-03 の結核性胸膜炎は，一般的な胸水検査では検出率が低いため，これらの検査で原因不明とされた場合に疑われます。
▶ P-04 では悪性腫瘍の浸潤に伴って生じる癌性胸膜炎について取り上げます。

Navi 2 胸膜腔に空気が流入

本来空気が存在しない胸腔内に空気が流入した状態を気胸と呼び，明らかな原因が存在しない自然気胸と外傷による外傷性気胸とに分類できます。

▶ P-08 では胸腔内圧が異常に高まった緊急性の高い緊張性気胸について解説します。

Navi 3 胸膜に発生した悪性中皮腫

胸膜中皮腫は石綿（アスベスト）への曝露から25〜50年の時間を経て出現するもので，問診が診断の一助となる疾患の1つです。

P-01 胸膜炎

▶レファレンス
・ハリソン④：p.1886-1888
・新臨内科⑨：p.12
　　　　　　：p.146-148

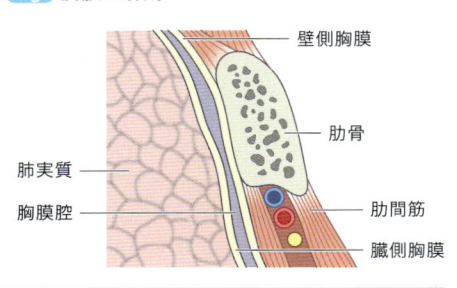

One More Navi
壁側胸膜には肋間神経と横隔神経が分布しており，関連痛として胸痛や肩痛が生じる。

病態 胸膜炎（pleuritis）とは肺の外部を覆う胸膜腔に炎症が及んだ状態のことで，体循環の毛細血管の透過性亢進による胸水の産生増加や，壁側胸膜のリンパ管閉塞による胸水の吸収低下によって，胸膜腔内に滲出液（胸水）が貯留します。

症状 貯留した胸水によって壁側胸膜が刺激され，深呼吸や咳で増悪する胸痛をきたします。また，肺拡張障害による咳，発熱，胸水貯留によ

Fig. 胸膜の解剖

壁側胸膜
肋骨
肺実質
胸膜腔
肋間筋
臓側胸膜

310

る横隔膜の機能障害で呼吸困難を呈します．

身体所見 打診では患側が濁音となり，聴診で呼吸音の減弱を呈します．

検査

● 画像検査

・胸部X線検査：肋骨横隔膜角（C-P angle）の鈍化がみられます．大量の胸水貯留になると下方に向かって凸型の透過性低下領域が出現し，縦隔が健側に偏位します．

・胸部CT検査：少量の胸水を背側に検出できるほか，肺内の病変を同時に確認するのに有用です．

・超音波検査：胸水の存在を確認するために行われ，胸水穿刺の部位を決定するのにも有用です．

Fig. 胸膜炎の検査の流れ

```
┌─────────────────┐
│  胸水の確認      │
│ ・胸部X線検査    │
│ ・胸部CT検査     │
│ ・超音波検査     │
└────────┬────────┘
         ↓
┌─────────────────────────────┐
│  胸水穿刺                    │
│ ・胸水の性状：色調，におい    │
│ ・胸水検査：胸水pH，蛋白量，  │
│   グルコース，アデノシン・    │
│   デアミナーゼ（ADA），       │
│   乳酸脱水素酵素（LDH），腫瘍 │
│   マーカー，サイトカインなど  │
│ ・細菌検査：塗抹検査，培養検査，│
│   PCR法など                  │
│ ・細胞診：悪性細胞の有無など  │
└────────┬────────────────────┘
         ↓ 診断不確定な場合
┌─────────────────────────────┐
│  胸腔鏡検査・胸膜生検         │
└─────────────────────────────┘
```

● 胸水検査

胸水が認められる場合には，超音波ガイド下に試験穿刺を行い，胸水を採取します．

採取した胸水は，まず色調やにおいを確認し，次に生化学的検査や細胞診，細胞学的検査によって原因の特定を行います．

胸水は大きく漏出性胸水と滲出性胸水とに分類することができ，両者は胸水と血清の蛋白および乳酸脱水素酵素（LDH）を測定することにより鑑別できます．胸水が漏出性の場合はそれ以上検索する必要はありませんが，滲出性胸水の場合には生化学的指標に基づいて，より詳細な検索が必要となります．

● その他の検査

上述の検査によっても診断が不確定な場合には胸腔鏡検査による病変部の観察や胸膜生検を行います．これらは癌性胸膜炎や結核性胸膜炎の鑑別に重要です．

治療 胸膜炎の原因疾患への治療を行います．

以下では，胸膜炎の原因として多い一般細菌による肺炎，結核，悪性腫瘍の3つについて，それぞれ解説していきます．

P-02 肺炎随伴性胸膜炎

病態 肺炎の病巣が胸膜に波及したものを肺炎随伴性胸膜炎（parapneumonic effusion）または細菌性胸膜炎（bacterial pleurisy）と呼びます．細菌性肺炎の入院患者の30%に胸膜炎がおこり，胸水を合併すると予後が悪くなります．

肺炎が胸膜にまで波及すると，初期には血管透過性の亢進から無菌の滲出液が胸膜腔内に貯留し（単純肺炎胸水），次いで細菌が胸腔内に入ると胸水中にフィブリンの析出や原因菌が認められる典型的な所見を呈するようになります（複雑肺炎胸水）．さらに，炎症が進展して胸腔内に膿性の滲出液が貯留した状態を膿胸（pyothorax）と呼ばれ，膿胸の60%は肺炎に続発します．

症状 胸痛とともに発熱がみられますが，胸水が貯まると臓側胸膜と壁側胸

One More Navi
側臥位正面像は少量胸水確認に用いるが，厚さ1cm以上の液面があれば穿刺可能．

One More Navi
超音波ドップラーで血流を認める場合には膿胸ではなく肺化膿症を疑う．

One More Navi
試験穿刺は細い針で行うので，凝固異常がある患者にも安全に実施できる．

One More Navi
胸水の鑑別法（Light基準）
以下のいずれかを満たせば滲出性胸水．いずれも該当しなければ漏出性胸水と考える．
①胸水蛋白/血清蛋白比>0.5
②胸水LDH/血清LDH比>0.6
③胸水LDHが血清LDHの基準値上限の2/3を超える
なお，LDHは滲出だけでなく，細胞の崩壊でも上昇する．

One More Navi
肺塞栓症の30%に胸水貯留が認められることは見逃されやすいので注意．胸水は血性が多く，滲出性・漏出性いずれの性状もありえる．また，好中球・リンパ球のいずれも優位になりえる．

One More Navi
肺膿瘍は肺内に膿が溜まるもの．膿胸は肺外（胸腔内）に膿が溜まるもので，化膿性胸膜炎とも呼ばれる．

One More Navi
肺炎後1か月以上経て膿胸になる．膿胸がおきてから3か月以内のものを急性膿胸と呼び，それ以上の時間が経過したものを慢性膿胸と呼ぶ．慢性膿胸では胸膜の癒着などがおきることもある．

膜の摩擦が減るため胸痛は軽減します．また，膿胸が遷延化して3か月以上経過すると器質化（結合組織で胸膜が覆われる）がおきて胸膜が癒着し，拘束性障害を呈することもあります．

胸水所見 抗菌薬の投与など適切な治療にもかかわらず胸水の量が減少しない場合や原因不明の胸水については試験穿刺による胸水検査を行う必要があります．胸水の性状は滲出性で，細菌が糖を代謝し乳酸と CO_2 が蓄積するため胸水 pH は低下し，胸水グルコース値も低下します．白血球が壊れると LDH はさらに上昇します．

全体の 2/3 は好気性菌感染で急性の経過で膿胸になりやすく，嫌気性菌感染は亜急性の経過をとり，胸水が卵の腐乱臭のような悪臭を呈します．

治療 早期の胸膜炎であれば，多くは抗菌薬治療によって治癒します．一方で，①胸水が膿性である，②グラム陽性菌が検出される，③胸水 pH が 7.0 以下である，④胸水グルコース値が 40 mg/dL 以下であるなどの場合は，胸腔ドレナージ（胸腔内にドレーンチューブを挿入して排液する）を行います．

また，膿胸が慢性化して器質化が生じている場合（胸水を抜いても肺が広がらない拘束性障害）には，外科的膿胸腔掻爬術が必要となることもあります．

- 胸水 pH の低下は細菌が活動している（炎症が盛んである）ことを示すので，細菌性肺炎であれば胸腔ドレナージが必要となる．
- フィブリン溶解を目的とした胸腔内への線溶薬（ストレプトキナーゼ）注入は予後を改善しなかった．
- 器質化による胸膜の癒着がみられる場合でも感染がなくなれば，肥厚胸膜が半年程度で自然に吸収されることもある．

P-03 結核性胸膜炎

病態 結核性胸膜炎（tuberculous pleurisy）は結核菌による胸膜炎のことで，胸水の細菌塗抹検査では検出率が 10%，培養検査でも 20% と検出されにくいため，一般的な胸水検査で原因不明の場合には結核性を考慮する必要があります．

症状 2/3 は急性発症して咳や発熱を伴い細菌感染に似た症状を呈します．1/3 は慢性におき，微熱，疲労感，体重減少があります．

検査

● 画像検査

胸部 X 線像では，少量から中等量の胸水を通常片側性に認め，80% 以上の症例で同側肺（特に上葉）に結核病巣がみられます．病変の精査には CT 検査が有用です．

● 胸水検査

性状は血性であることは稀で，蛋白が多く濃黄色です．前述のとおり，胸水の細菌学的検査では検出率が低く，PCR 法による証明が有用です（検出率は 75%）．また，胸水中のリンパ球増加や T リンパ球由来の酵素であるアデノシン・デアミナーゼ（ADA）の上昇がみられ，インターフェロンγ（IFN-γ）の上昇もみられます（IFN-γ のほうが ADA よりも特異度が高い）．

● 胸腔鏡検査

確定診断は，胸腔鏡下で胸膜に散在する白色結節を証明することが必要です．

● 胸膜生検

胸膜生検によって得られた組織から結核菌を検出することも診断の精度を高めるうえで重要となります（胸膜生検で 70% が診断される）．また，組織所見で類上

One More Navi
胸水には pH 緩衝物質がないので，胸腔内に細菌が入ると pH はすぐに低下する．

One More Navi
胸水中のグルコース値低下は細菌性，結核性，癌性，リウマチ性の胸膜炎，血胸，肺吸虫症などでおこる．
原因としては，①胸膜肥厚で血中から胸水への移行が減少している，②胸腔で糖が消費されている，の 2 つが考えられる．
逆に胸水グルコース値が血糖よりも高い場合は食道穿孔を疑う（アミラーゼも高値）．

One More Navi
真菌性胸膜炎（アスペルギルス，ブラストミセス，クリプトコッカス，ニューモシスチスなど）は稀だが免疫抑制状態では考慮する必要がある．

One More Navi
結核菌が胸水検査で認められにくいのは遅延型アレルギー反応として胸膜炎がおきているため．結核性胸水の蛋白は高値である（≧5 g/dL）．

One More Navi
胸水はリンパ球優位だが，フィブリンで胸膜が覆われるので中皮細胞は認めにくい．フィブリンの析出はみられる．

One More Navi
喀痰検査での塗抹・培養陽性は 50%．ツベルクリン反応でも 2/3 が陽性にすぎない．

One More Navi
ADA は膿胸，悪性リンパ腫，関節リウマチでも上昇する．

皮細胞からなる肉芽腫を確認することも診断に有用です．

治療　肺結核と同様に抗結核薬による治療を行います．治療が奏効すれば2週で解熱し，6週で胸水は消失します．

- かつて行われていた胸膜肥厚の予防を目的とするステロイド薬投与は無効であり，むしろ治癒を遅らせる．
- 抗結核薬と胸腔ドレナージの併用は，抗結核薬の単独使用に比べて呼吸困難感の軽減効果は認められるが，予後が改善することはない．

P-04　癌性胸膜炎

病態　癌性胸膜炎（pleuritis carcinomatosa）は悪性腫瘍の浸潤によって生じた胸膜炎のことで，半数は原発性肺癌が胸膜を直接浸潤して引きおこされます（組織型では腺癌が多い）．その他には，乳癌，悪性リンパ腫，卵巣癌，胃癌，食道癌なども原因になります．

発生機序　胸膜を浸潤した癌細胞から産生される炎症性サイトカインや血管内皮増殖因子（VEGF）が血管透過性を亢進させ，胸水産生が増加します．加えて，リンパのうっ滞やリンパ管の閉塞（腫瘍細胞が詰まる）が生じて胸水の吸収を妨げることも胸水貯留の原因となります．

症状　無症状のこともありますが，胸水が増加すると労作性呼吸困難，咳，胸痛（鈍く，うずくような痛み）などが出現します．

検査

● 画像検査

胸部CT像で胸膜の全周性肥厚や結節性肥厚（壁側胸膜の厚さが1cm以上）がみられる場合，腫瘍の縦隔胸膜への進展像がみられる場合は癌性胸膜炎が疑われます．

● 胸水検査

胸水の性状は滲出性（胸水の蛋白濃度が上昇）で，半数以上が血性胸水を呈します．リンパ球優位であることが多く（好酸球優位の場合もある），胸水pHとグルコース値が低下している場合は予後不良です．また，胸水中の腫瘍マーカー（CEAなど）の上昇もみられます．

細胞診によって腫瘍細胞を確認すれば確定診断できます．癌性胸膜炎の細胞診では70%が悪性（細胞診のクラス分類でクラスV）と診断されます．

治療

● 小細胞癌

化学療法を行います（30%に効果がみられる）．

● 非小細胞肺癌

抗癌薬の投与だけでは胸水が減少しないので，胸腔ドレナージを行って肺の拡張を促し，その後，胸水の再貯留を防ぐ目的で胸腔内に種々の薬剤を注入して胸膜を癒着させる胸膜癒着術を行います．

予後　原発巣に対する化学療法も行いますが，癌性胸膜炎の平均生存期間は長くても半年と予後不良です．

One More Navi

10%以上の好酸球は空気や血液の混入でもおきる（再穿刺や気胸でおきやすい）．IL-5上昇もあれば病的意義がある．

One More Navi

胸水中の腫瘍マーカーはCEAのほか，ProGRP，CYFRA，CA15-3が有用．CEA高値なら胸膜中皮腫を否定できる．

One More Navi

癌性胸水のリンパ球はT細胞だが，B細胞リンパ腫ではB細胞になるので診断価値がある．

One More Navi

胸膜癒着術

胸腔内にOK-432，フィブリノゲン，ドキシサイクリン，ドキシルビシン，ブレオマイシン，シスプラチン，タルクのいずれかの薬剤を注入し，人為的に胸膜炎を引きおこして胸膜腔を閉塞させる（胸痛を伴う）．

国試出題症例
〔国試 106-H29〕

● 61歳の女性. 息苦しさを主訴に来院した. 3年前に乳癌に対し右乳房温存乳腺部分切除術を受けて以来, 抗癌化学療法とホルモン療法とを続けている. 1週間前から息苦しさを自覚し, 徐々に増悪してきたため受診した. 体温 36.8℃. 脈拍 108/分, 整. 血圧 120/80 mmHg. 呼吸数 24/分. SpO₂ 90% (room air). 右胸部で呼吸音が減弱している. 下腿に浮腫を認めない. 血液所見:赤血球 410万, Hb 11.8 g/dL, Ht 38%, 白血球 7,200, 血小板 21万. 免疫学所見:CRP 0.3 mg/dL. CEA 9.2 ng/mL (基準 5 以下). マスクで酸素投与を開始したところ, SpO₂ は 95% になった. 胸部X線写真は上のとおり.

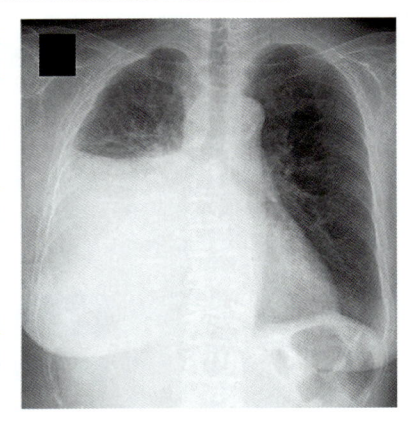

⇒おそらく乳癌から浸潤した右の癌性胸膜炎.

P-05 膠原病性胸膜炎

One More Navi
サルコイドーシスも 1% に胸水がみられる.

病態 膠原病性胸膜炎 (collagen-vascular disease associated pleuritis) は全身エリテマトーデス (SLE) の 50%, 関節リウマチ (RA) の 5% にみられる病態で, これらの疾患の初期症状が胸水貯留であることもあります.

症状 SLE では胸痛や発熱がみられます. 胸水は少量で, 50% は両側性に出現します. 一方, RA に伴う胸膜炎は 35 歳以上の男性におこりやすく (男女比 4:1),

Assist Navi 胸膜炎の鑑別

		肺炎随伴性胸膜炎	結核性胸膜炎	癌性胸膜炎	膠原病性胸膜炎
症状		胸痛, 発熱	急性発症:咳嗽, 発熱 慢性発症:微熱, 疲労感, 体重減少	発熱なし, 体重減少 胸水増加で労作性呼吸困難, 咳嗽, 胸痛	胸痛, 発熱
肺内病変		肺炎像	胸水と同側に結核病巣 (80% 以上)	原発性肺癌 (腺癌) が多い	間質性肺炎像
胸水検査	性状・特徴	大量, ときに膿性 (膿胸) 嫌気性菌では悪臭	大量, 片側性, 膿性 一般的な胸水検査で原因不明	大量, 片側性 半分以上で血性胸水	少量
	細胞成分	好中球優位	リンパ球優位	リンパ球優位 腫瘍細胞	急性期:多核白血球優位 慢性期:リンパ球優位
	その他	pH 低下, LDH 増加 グルコース値低下	ADA 上昇, IFN-γ 上昇 CRP 陽性	腫瘍マーカー上昇 (CEA, CYFRA, NSE) CRP 陰性	抗核抗体上昇 リウマチ因子上昇
診断		一般細菌の検出 (ただし単純肺炎胸水では陰性)	PCR 法陽性 白色結節の証明 乾酪性肉芽腫の証明	細胞診による腫瘍細胞の証明	血清検査で診断
治療		抗菌薬治療 胸腔ドレナージ	抗結核薬	胸腔ドレナージ 胸膜癒着術 抗癌薬	膠原病治療

80%には皮下結節がみられます．無症状であることも多く，両側性胸水が25%にみられます．

(胸水検査) 胸水の抗核抗体やリウマチ因子が血中の4倍以上になります．また，急性期では多核白血球優位で，慢性期にはリンパ球優位になります．RAではグルコース値が低下しますがSLEでは正常です．

(治療) 原疾患の治療を行います．RAとは異なり，SLEではステロイドの投与で胸水が改善します．

> **One More Navi**
> 胸水抗核抗体は癌性胸膜炎でも陽性になるが，陰性だとSLEを否定できる．RAでは胸水の性状が膿胸と類似していることもある．

P-06 気胸

▶レファレンス
・ハリソン④：p.1888-1889
・新臨内科⑨：p.145-146
・標準救急⑤：p.327-328

気胸（pneumothorax）とは，何らかの原因によって本来空気が存在しない胸膜腔に肺や胸壁から空気が流入し，貯留した状態のことを指します．

気胸は外傷などの明らかな原因がない自然気胸（spontaneous pneumothorax）と外傷性気胸（traumatic pneumothorax）とに分類することができ，後者のうち鎖骨下静脈カテーテルの挿入，気管支鏡下肺生検，CTガイド下肺生検，陽圧人工呼吸管理などの医療処置で発生した気胸を医原性気胸（iatrogenic pneumothorax）と呼ぶこともあります．

> **One More Navi**
> 医原性気胸では症状の出現が24時間以上後のこともある．

P-07 自然気胸

(病態) 自然気胸とは，胸膜破損から胸腔内に空気が貯留した状態のことで，多くは肺尖部に発生した気腫性嚢胞（ブラやブレブ）が破綻して発生します．

長身，やせ型で肺に基礎疾患がない40歳以下の若年男性（特に20歳台前半）に発生しやすい特発性自然気胸（男女比は8：1）と，慢性閉塞性肺疾患（COPD）など肺に基礎疾患がある中高年層（60～70歳台）に発生する続発性自然気胸の2種類があります．なお，特発性自然気胸は喫煙がリスクとなります．

(症状) 典型的には，突然の呼吸困難，患側の胸痛，乾性咳嗽，頻脈がみられます．軽症例では呼吸困難のみの場合もあります．

(身体所見) 打診では患側に鼓音が聴かれます．また，聴診では呼吸音の減弱，声音振盪の低下がみられます．患側では胸郭の拡大（右側病変では肝臓低下）と運動低下がみられ，触診で皮下気腫も認められます．

(画像所見) 胸部X線像では患側に虚脱した肺と臓側胸膜の線状影がみられ，その外側に無血管領域がみられます．また，吸気時に縦隔や気管の健側偏位がみられることもあります．

(治療)

● 経過観察

肺の虚脱が軽度（15%以下）であり，肺に基礎疾患がない患者の場合には安静にして経過をみます（2週程度で自然に治癒する）．しかし，30%は同側に再発し，15%は反対側に再発します（再発例の50%は再々発する）．

● 穿刺吸引，胸腔ドレナージ

中・高度の虚脱を呈する症例では，穿刺吸引して1～3日後に観察し，無効なら胸腔内にドレーンチューブを挿入して脱気（胸腔ドレナージ）を行います．これによって虚脱していた肺が再膨張して24時間以内に新たな漏れがないようであれば，チューブを抜去します（チューブをクランプして空気漏れの有無を確認すると緊張

> **One More Navi**
> 胸腔は肺胞と大気圧に対しても常に陰圧なので，どちらに孔が開いても空気が胸腔に入る．特に長身者では肺尖部の陰圧が大きいので，ブレブができやすく，破れやすい．

> **One More Navi**
> 気胸は，宮崎肺吸虫症など寄生虫による肺胸膜の穿孔や異所性子宮内膜症，リンパ脈管筋腫症（LAM）などでも引きおこされる．このほか悪性肺腫瘍やニューモシスチス肺炎でもおこる．

> **One More Navi**
> 自然気胸の発生は家族性が強い．常染色体優性遺伝のMarfan症候群やEhlers-Danlos症候群，さらにはBirt-Hogg-Dubé症候群（多発性嚢胞，反復性気胸，腎腫瘍，線維毛包腫）などが要因となる．

> **One More Navi**
> 気胸では肺活量が低下し，右→左短絡がおきて呼吸困難になる．また，縦隔偏位で交感神経節が牽引されるとHorner症候群をおこすことがある．頻脈（140/分以上）では緊張性気胸を疑う．

315

> **One More Navi**
> 脱気のための胸腔穿刺は鎖骨正中線第2肋間や腋窩腺4～5肋間の肋骨上縁で行う．

性気胸を引きおこす危険がある）．

● **胸腔鏡下手術（VATS）**
　再発を繰り返す場合，多数のブラ・ブレブがみられる場合，胸腔ドレナージを3～4日行っても十分な脱気ができない場合などでは，胸腔鏡下で空気が漏れている部位（ブラ・ブレブが多い）の切除術や縫縮術を行います（胸膜癒着術では不十分）．

- 高濃度酸素吸入は窒素が置換されて気胸の自然治癒が加速するので，脱気をしない入院患者に勧められる．
- 急速に脱気すると再膨張性肺水腫になるので，細めのチューブ（8 Fr）を挿入して24時間は水封をし，これで無効であれば持続吸引に切り替える．

関連項目

▶ **再膨張性肺水腫**
　再膨張性肺水腫（reexpansion pulmonary edema；REPE）は肺が再膨張して血流が増加し，血管透過性が亢進することによって発生するびまん性肺障害で，若年者の高度気胸で1時間以内におきやすく，2～3日後がピークで1週で改善します．
　気胸の治療中に再膨張性肺水腫がみられた場合は，ドレーンをクランプして脱気を中断しますが，ときに利尿薬やステロイドの投与が必要なこともあります．

▶ **月経随伴性気胸**
　女性では，稀に月経に伴って気胸が反復発症する場合があり，これを月経随伴性気胸（catamenial pneumothorax）と呼びます．異所性子宮内膜症や横隔膜欠損が原因と考えられており，好発年齢は30歳台で，90％が右肺に発生します．ホルモン治療が試みられます．

P-08　緊張性気胸

病態

Fig. 緊張性気胸の病態（チェックバルブ機構）

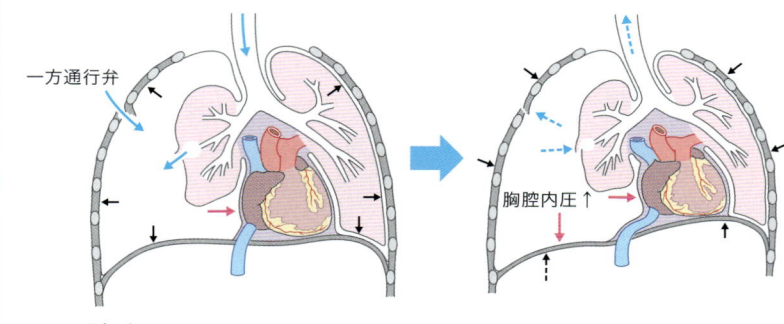

一方通行弁

吸気時
空気の入口が一方通行弁（フラップ）のようになり，吸気時に胸膜腔内に空気が露出する．

呼気時
空気の入口（フラップ）が塞がって，胸膜腔内の空気が排気されず，胸腔内圧が異常上昇する．

胸腔内圧↑

　気胸発生時に，胸膜腔内に漏れ出す空気の入り口が一方通行弁のようになり，チェックバルブ機構によって空気の漏出量が多くなって，胸腔内圧が異常に高くなった状態のことを緊張性気胸（tension pneumothorax）と呼びます．
　胸腔内圧が陽性になって，患側肺は完全に虚脱し，縦隔の健側への偏位，横隔膜

の平坦化などを生じ，右心系への静脈還流低下から低酸素血症やショック状態に陥り，死に至る危険もある緊急状態です．

症状 胸痛，乾性咳嗽，呼吸困難などの呼吸器症状に加えて，チアノーゼ，頻脈，突然の血圧低下，患側の頸静脈怒張などの循環器症状が出現します．

身体所見 聴診では患側の呼吸音が減弱し，打診での鼓音が特徴的です．

画像所見 胸部Ｘ線像では気管の偏位や虚脱肺と周囲の透過性亢進がみられます．

治療 胸腔穿刺後，ドレーンを挿入して持続吸引を行い，胸腔内圧を低下させます．人工呼吸器による呼吸管理は，胸腔内圧をさらに高める危険性があるため禁忌です．

Fig. 緊張性気胸の胸部Ｘ線像

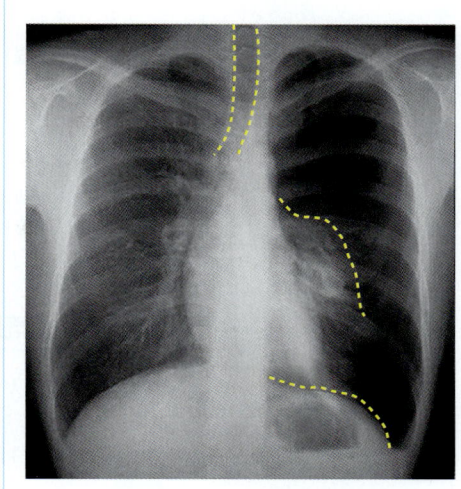

左肺が虚脱しており，その外側に透過性が亢進した領域がみられる．横隔膜は平坦化しており，気管は健側に偏位している．

〔国試106-I71〕

One More Navi
陽圧人工呼吸時の呼吸困難や血圧低下では緊張性気胸を疑う．

国試出題症例
〔国試106-I71〕

● 23歳の男性．呼吸困難のため搬入された．自宅で咳き込んだ直後に呼吸困難を自覚し，次第に増強してきたため家族が救急車を要請した．意識は清明，体温 37.0℃，心拍数 108/分，整．血圧 136/80 mmHg．呼吸数 28/分．SpO₂ 88%（8 L/分酸素投与下）．呼吸音は右の胸部では弱く，左の胸部では聴取しない．胸部Ｘ線写真は前掲のとおり．
⇒左側の緊張性気胸．胸腔ドレナージによって脱気する．

P-09 血胸

▶レファレンス
・ハリソン④：p.1888

One More Navi
大動脈瘤破裂，大動脈解離による血胸は左におきる．

One More Navi
胸腔の赤血球は間質の赤血球と同様に血管に吸収される．

病態 血胸（hemothorax）は胸腔内に血液が貯留した状態のことを指し，外傷性と非外傷性とに分けることができます．
　多くは交通事故などによって引きおこされる外傷性血胸で，胸壁損傷（肋骨骨折）や肺挫傷などを伴い，気胸を合併することもあります．胸膜腔穿刺や抗凝固療法などの医療処置に伴って生じた血胸は医原性血胸と呼ばれることもあります．
　一方，非外傷性血胸は癌性胸膜炎や子宮内膜症（月経随伴性血胸），大動脈瘤破裂，大動脈解離，膵炎，全身性の凝固異常などによって引きおこされるほか，自然気胸に合併することもあります（血気胸）．

症状 胸痛を呈し，出血量が多い場合には呼吸不全やショックをきたすこともあります．

胸水検査 試験穿刺によって採取した胸水が血性で，ヘマトクリット（Ht）値が末梢血の50%以上であれば血胸と診断します（血性胸水では必ずHt値を確認する．胸水が赤くても胸水/末梢血のHt値が50%より低ければ血胸ではなく滲出性胸

> **One More Navi**
> 胸水アミラーゼ上昇は膵炎以外に食道破裂や癌性（唾液腺腫瘍）でもみられる．

> **One More Navi**
> 合併症には胸腔内凝血，胸膜炎，胸水，稀に線維胸がある．

水）．なお，膵炎が原因の血胸では胸水アミラーゼ値が上昇します．

治療 胸腔ドレナージによって胸腔内に貯留した血液を排液します（肺が広がって胸壁を圧迫して止血しやすい）．出血量が多い場合（出血量≧200 mL/時）には開胸術を考慮します．また，血管造影で出血部が確認できれば塞栓術も可能です．

- 血胸の胸腔ドレナージは，血液が凝固してチューブが詰まりやすいため，太めのチューブを挿入する．
- チューブを留置すると感染の危険が高まるため，ドレナージが不要になったらすぐにチューブを抜去する．

P-10 血気胸

病態 血気胸（hemopneumothorax）は胸腔内に出血と空気の貯留を認める病態で，①外傷が原因のもの，②自然気胸時に胸膜癒着部が断裂して出血をきたすもの（特発性血気胸），③悪性腫瘍に伴うものなどがあります．

症状 激しい胸痛，呼吸困難を呈し，血痰がみられることもあります．出血量が多い場合にはショックをきたすこともあります．

検査
● 画像検査

> **One More Navi**
> 血気胸や感染（膿胸）の合併では胸膜が線維化する線維胸（fibrothorax）に進展しやすい．

> **One More Navi**
> 胸部CT像では凝固していない赤血球が沈殿し，血液より高吸収域の水平線がみえるヘマトクリットサインや，凝固した血液が球状に描出されることがある．

Fig. 血気胸の画像所見

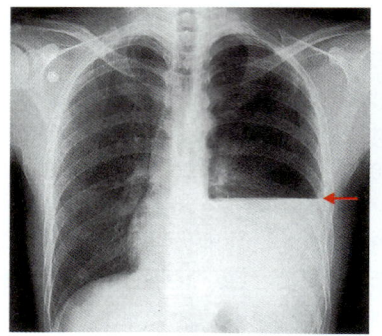

胸部X線像（立位）
左肺には液体と気体の貯留が示唆される所見がみられ，ニボー像（矢印）を呈している．縦隔は健側に偏位している．

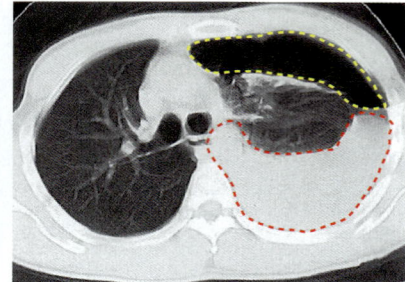

胸部CT像
背側の血胸（赤い囲み）と腹側の気胸（黄色い囲み）に挟まれて虚脱した肺が認められる．縦隔は健側に偏位．

（国試100-F19）

胸部X線像では，患側肺の虚脱とともに液体と空気の貯留が認められ，縦隔は健側に偏位します．ニボー像（鏡面形成）は，胸腔内に液体と空気が存在していることを示唆しています．

● 胸水検査
　上記の画像所見に加えて，試験穿刺やドレナージで血性胸水がみられれば血気胸と診断されます．

治療 胸腔ドレナージを行い，酸素投与や輸液・輸血によって呼吸循環管理を行います．必要に応じて開胸手術を行うこともあります．

国試出題症例
〔国試100-F19〕

- 33歳の男性．左胸痛と呼吸困難とを主訴に救急車で搬入された．昨夜出現した胸痛は明け方から増強し，呼吸困難も自覚するようになった．3年前にも胸痛があったが自然軽快した．意識は清明．身長167cm，体重53kg．体温36.9℃．呼吸数24/分．脈拍96/分，整．血圧116/78 mmHg．左下肺野で呼吸音は消失している．血液所見：380万，Hb 11.2 g/dL，Ht 38%，白血球13,300．動脈血ガス分析（自発呼吸，room air）：pH 7.40，PaO$_2$ 70 Torr，PaCO$_2$ 31 Torr．胸部X線写真と胸部単純CTは前掲のとおり．
- ⇒ 特発性血気胸．熱がないので炎症性ではなく，3年前の胸痛は自然気胸を疑う．貧血がありCT高吸収域胸水から血胸が疑われるが，診断には胸水Ht値が19%よりも高いことが必要．

P-11 乳糜胸

▶レファレンス
- ハリソン④：p.1888

One More Navi
カイロミクロン
食事によって摂取した脂肪を腸から他臓器へと輸送するリポ蛋白質の粒子．

One More Navi
ホルモン製剤のソマトスタチンやオクトレオチドの投与は，消化液分泌や内臓血流を減少させて乳糜のトリグリセリド量を減らすため，胸管内のリンパ流量も減少させる．

One More Navi
中鎖脂肪酸トリグリセリド
中鎖脂肪酸トリグリセリド（MCT）は炭素数が8〜12個と少なく，分解速度が速いため吸収も速い．小腸からリンパ管を経ずに門脈→肝臓へと直接運ばれるため，乳糜が胸腔に漏出するのを防ぐこともできる．

病態 乳糜は中性脂肪を主成分とした乳白色の体液で，小腸の腸管から吸収された脂肪が腸壁でカイロミクロンに再合成された後にリンパと混ざったものです．通常はリンパ管（乳管）を経て血管内に取り込まれますが，乳管の損傷やリンパ管の閉塞により，胸腔内に漏出，貯留することがあり，これを乳糜胸（chylothorax）と呼びます．

手術や外傷による乳管損傷，癌，鎖骨下静脈血栓，リンパ増殖性疾患によるリンパ管閉塞などが乳糜胸の原因となります．

症状 乳糜胸水が大量となれば呼吸困難などが出現します．また，この状態が長期間続くと胸膜の線維化（線維性胸膜炎）をきたし，拘束性障害をおこします．

検査 胸水穿刺で，乳白色の胸水（胸水中性脂肪が100 mg/dL以上）を認め，これにエーテルを加えると透明になります．リンパ管シンチグラフィやリピオドールによるリンパ管造影で漏出部位を同定できることもあります．

治療
- **保存療法**

  胸腔ドレナージを行いながら，中鎖脂肪酸トリグリセリド（middle chain triglyceride；MCT）を多く摂取する食事（MCT食）に切り替えて脂肪分摂取を減らします（乳児ならMCTミルクに切り替える）．

  これが無効であれば胸膜癒着術を行うこともあります．

- **外科療法**

  保存的治療が無効である場合や栄養状態の悪化，発症早期の大量胸水などがみられる場合には，開胸して胸水を取り除き，乳糜の漏出箇所を結紮する外科手術が選択されます．

関連項目

▶偽性乳糜胸

乳白色を呈する胸水でも，主成分がコレステロール（胸水中のコレステロール値が200 mg/dL以上）のものがあり，これを偽性乳糜胸（pseudochylothorax）と呼んで区別します（主成分が中性脂肪の乳糜とは異なる）．これは胸膜の慢性炎症や腫瘍による肥厚胸膜が胸水吸収を阻害し，細胞融解で細胞内にコレステロールが放出されるために引きおこされます．

偽性乳糜胸水は，エーテルを加えても透明にならないことで鑑別でき，遷延化した結核性胸膜炎や関節リウマチ (RA) に伴う胸膜炎でみられることがあります．

▶先天性乳糜胸

先天性乳糜胸は，胎児期に胸腔内にリンパ液が漏出して引きおこされる乳糜胸のことで，胸水の色調は乳白色ではなく淡黄色透明を示します．リンパ管形成不全などが原因の先天性疾患です．

P-12 胸膜中皮腫

▶レファレンス
・新臨内科⑨：p.149-150
・標準外科⑬：p.327

One More Navi
悪性中皮腫の発生頻度は肺癌の1/200と稀である．悪性中皮腫の内訳は胸膜中皮腫 (70%)，腹膜中皮腫 (20%)，心膜中皮腫 (0.5%)．

One More Navi
腹膜に発生する中皮腫には多発嚢胞性中皮腫という予後のよいものもある．

One More Navi
中皮腫にはアスベストと無関係に発生して有茎性増殖する孤在性線維性腫瘍 (多くは臓側胸膜から発生) のような良性腫瘍も存在するが，通常，中皮腫といえば悪性腫瘍のことを指す．

One More Navi
病理組織検査により上皮型 (50%)，肉腫型 (20%)，これらが混在する二相型 (30%) の組織型に分けられ，肉腫型の予後が最も悪く，上皮型はやや良好 (肺癌と鑑別困難)．

病態 中皮細胞は発生学的に中胚葉から分化した細胞で，胸膜，心膜，腹膜，精巣鞘膜などを覆っています．悪性中皮腫 (malignant mesothelioma) は，この細胞が癌化した難治性の悪性腫瘍のことで，胸膜中皮腫 (pleural mesothelioma) とは胸膜に発生した悪性中皮腫のことを指します．

原因 発生原因は石綿 (アスベスト) の吸入で，よく石綿肺に合併します．職業的な被曝が多いため男性に2倍発生しやすく，問診によって80%の患者からアスベストの曝露歴を確認することができます (20%は曝露歴不明)．なお，喫煙はアスベストによる肺癌のリスクを増加させますが，中皮腫のリスクには影響しません．

アスベストに曝露してから中皮腫が発生するまでには25〜50年 (平均40年) の時間がかかり，発症年齢の平均は60歳です．アスベストを貪食したマクロファージによる炎症と，アスベスト自体が中皮細胞の遺伝子異常を引きおこして腫瘍化を促進することが発生に関係しています．

病期 胸膜中皮腫は進展程度によって病期がⅠ〜Ⅳ期に分類されます (IMIG分類)．

Fig. 胸膜中皮腫の初期像 (Ⅰ〜Ⅱ期)

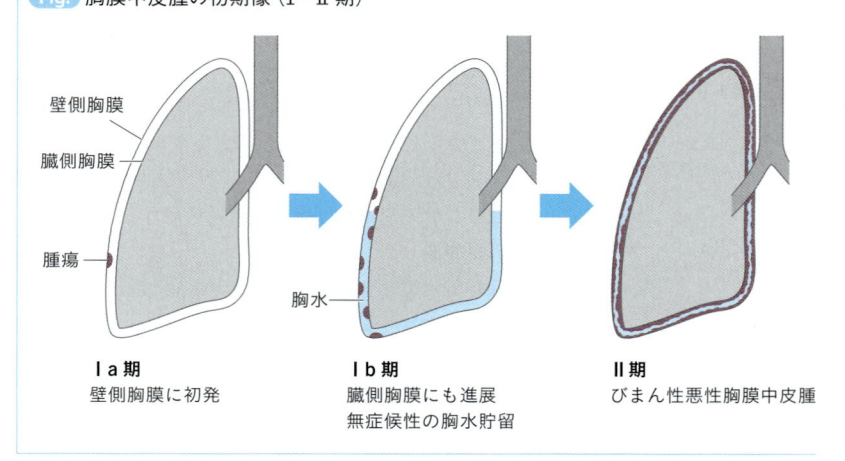

壁側胸膜
臓側胸膜
腫瘍
胸水

Ⅰa期
壁側胸膜に初発

Ⅰb期
臓側胸膜にも進展
無症候性の胸水貯留

Ⅱ期
びまん性悪性胸膜中皮腫

・Ⅰa期：片側の壁側胸膜の中皮細胞から腫瘍が発生する．
・Ⅰb期：片側の臓側胸膜に腫瘍が進展し，胸腔内に無症候性の胸水が貯留する．
・Ⅱ期：腫瘍がさらに進展して肺，肺葉間，横隔膜の胸膜面を埋め尽くし，びまん性悪性胸膜中皮腫と呼ばれる状態となる．
・Ⅲ期：縦隔の脂肪組織や対側肺の胸腔，リンパ節に切除可能な限局性病変が認め

られるようになる．
・Ⅳ期：Ⅲ期の腫瘍が切除不能となるか，遠隔転移（血行性転移）が認められるようになる．

症状 初期には無症状のこともありますが，**腫瘍細胞によって胸壁・肋骨浸潤**がおこれば胸痛が出現し，**大量の胸水貯留がおこれば呼吸困難や胸部圧迫感**などの症状が出現します．このほか，**乾性咳嗽や発熱，体重減少**がみられることもあります．

検査

●画像検査

Fig. 胸膜中皮腫の画像所見

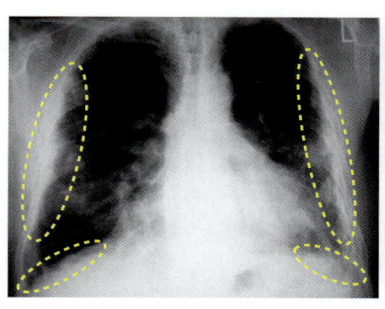

胸部X線像
両側の側胸部と横隔膜に胸膜肥厚像がみられる（○囲み）．
〔国試105-E56〕

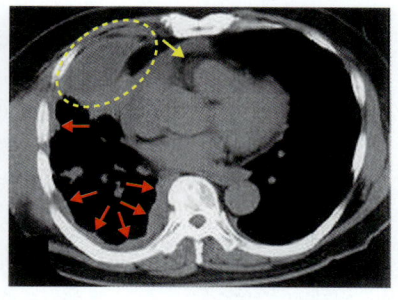

胸部CT像
右側に不整な胸膜肥厚像（赤い矢印）と胸水貯留（○囲み）を認める．また，心囊液貯留も認める（黄色い矢印）．患側胸郭は縮小している．
〔国試102-A54〕

One More Navi
胸膜中皮腫は画像診断が難しく，線維性胸膜炎や他の悪性疾患（肺癌など）と誤診しやすい．
詳しい病歴聴取からアスベストへの被曝歴の有無などをしっかりと得ることが重要．

One More Navi
通常，大量胸水では縦隔は健側に偏位するが，正中にあるなら患側の肺が虚脱しているか，縦隔が癒着している可能性がある．中皮腫では進行すると腫瘍で肺が広がらなくなるので縦隔は患側に偏位してくる．

One More Navi
中皮腫の腫瘍マーカー
中皮腫に特異的なマーカーはなく，ヒアルロン酸高値は60%にみられるので，マーカーとしては有用だが非特異的である．
このほかにCYFRA，カルレチニン，オステオポンチン，可溶性メソテリン関連ペプチド（SMRP）などが腫瘍マーカーとして用いられる〔カルレチニンはカルシウム結合蛋白（CaBP）スーパーファミリーのメンバーで神経組織に豊富〕．なお，CEAは中皮腫の陰性マーカーで，上昇がみられる場合は中皮腫を否定できる．

胸部X線像で80%の症例に片肺の中等量～大量胸水貯留を認め，**胸膜肥厚（1cm以上）や腫瘤影（結節影）**がみられる場合には胸膜中皮腫を疑います．また，**胸部CT像では胸水とともに不整な胸膜肥厚像（造影CTで強調される）**がみられます．心膜や横隔膜への浸潤があれば心囊液貯留や腹水がみられることもあります．

なお，**過去のアスベスト被曝を示す所見としては胸膜肥厚斑（胸膜プラーク）**が特異的ですが，胸部X線検査での検出率は20%以下と高くありません．

●胸水検査

胸水は50%が血性です．胸水が粘稠性でヒアルロン酸が高値を示すこともありますが，低値でも胸膜中皮腫を否定することはできません．また，稀ですが胸水中に**アスベスト小体が証明される**こともあります．

●病理組織学的検査

病理組織学的検査は，まず胸腔鏡下に肥厚した胸膜面に広がる大小不同の顆粒状腫瘤性病変を確認し，そこから3か所以上組織を採取して行います．
確定診断では肺腺癌との鑑別が

Fig. 生検組織のカルレチニン免疫組織学的染色

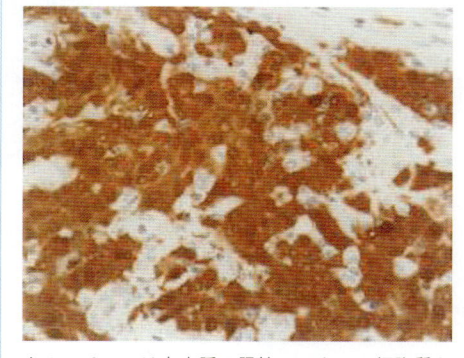

カルレチニンは中皮腫の陽性マーカーで細胞質と核が染色される．
〔国試102-A54〕

One More Navi
中皮腫は胸腔鏡挿入孔に沿って浸潤，播種しやすい．

問題になります．中皮腫が染色される中皮腫陽性マーカー（カルレチニン，サイトケラチン5/6，WT-1 など）と腺癌が染色される中皮腫陰性マーカー（CEA，BerEP4 など）を用いて，免疫組織学的染色を行って両者の鑑別を行います．

● 血液検査

腫瘍が産生するインターロイキン6（IL-6）が血液に入り，血小板増加（40万以上が40%）や CRP の上昇などが引きおこされることがあります．ただし，これらは予後不良の徴候です．

〔治療〕

● 外科療法

腫瘍が片側の胸膜面に限局していてリンパ節への転移がない症例については，胸膜，心膜，横隔膜と肺をまとめてすべて切除する胸膜肺全摘術（extrapleural pneumonectomy；EPP）が考慮されます（病期Ⅰ期への EPP でも手術関連死亡率は 7% と高い）．また，Ⅱ期以上では緩和療法として胸膜のみを切除する胸膜切除/肺剥皮術（pleurectomy/decortication；P/D）があります．いずれの手術でも局所再発率は高いため，手術後に放射線療法を併用することがあります．

One More Navi
外科手術だけでは化学療法のみと予後は同じ．

One More Navi
胸膜中皮腫では血管内皮増殖因子（VEGF）が高頻度で発現し，この場合はベバシズマブ（抗 VEGF 薬）併用が有効．

● 化学療法

化学療法は葉酸代謝酵素を阻害するペメトレキセドと白金製剤のシスプラチンの併用が第 1 選択です．

● 胸膜癒着術

大量胸水には胸膜癒着術（水酸化マグネシウムとケイ酸塩からなるタルクなど）も有効です．

〔予後〕　臓器転移をおこすことはほとんどないものの，診断時にすでに広範囲に進展し，根治手術が不可能であることが多く，1年生存率が 50%，2年生存率が 20% と予後はきわめて不良です．

One More Navi
中皮腫は公的補助対象疾患で，労災または石綿健康被害救済法で補償される．

国試出題症例
〔国試101-G16〕

● 71 歳の男性．呼吸困難を主訴に来院した．20 歳から 40 年間，ビル建設の仕事に従事した．喫煙 20 本/日を 30 年間．胸水中のヒアルロン酸は 92,300 ng/mL と著明な増加を示す．胸部 X 線写真（A）と胸腹部造影 CT（B）とを別に示す．

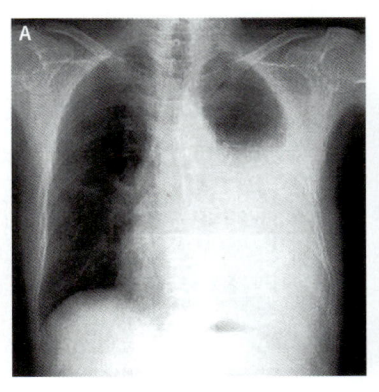

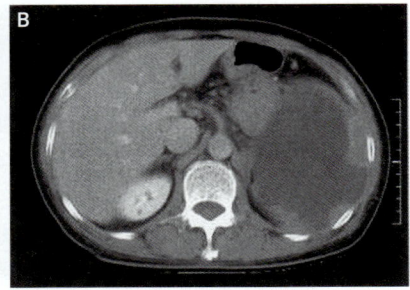

⇒画像所見では左側の大量胸水貯留がみられる．また，胸部 X 線像では心陰影と気管の健側偏位がみられ，CT 像では不整な胸膜肥厚が造影されている．職業歴からアスベストへの被曝も考えられ，胸膜中皮腫と診断できる．

〔国試105-E56〕

● 65歳の男性．健康診断のために来院した．半年前から労作時に息苦しさを感じるようになったが，加齢によるものと思いそのままにしていた．3年前の健康診断で胸部X線写真に経過観察が必要な陰影を指摘されたが，今回まで受診しなかった．喫煙は30本/日を40年間．20歳から55歳まで工場でボイラーの点検保守を行っていた．家族歴に特記すべきことはない．身長170 cm，体重64 kg．体温36.4℃．呼吸数16/分．脈拍64/分，整．血圧122/78 mmHg．心音と呼吸音とに異常を認めない．肺機能検査所見：%VC 78%，$FEV_{1.0}$% 75%．今回の胸部X線写真は前掲のとおり．

⇒職業歴と重喫煙者であることから肺癌も考えられるが，胸部X線像に胸膜肥厚がみられるため胸膜中皮腫が最も疑われる．

Q 縦隔・横隔膜疾患

Preview

Q-01	縦隔疾患	p.326
Q-02	縦隔気腫	p.327
Q-03	縦隔炎	p.329
Q-04	縦隔腫瘍	p.330
Q-05	横隔膜疾患	p.333
Q-06	横隔膜ヘルニア	p.333
Q-07	横隔膜麻痺	p.335
Q-08	横隔膜痙攣	p.336

Navi 1 縦隔に発生する病変を3つ！

▶Q-02 では縦隔内に空気が貯留する縦隔気腫について発生機序や症状・身体所見を中心に解説していきます．
▶Q-03 では食道穿孔に続発しておこりやすい急性縦隔炎と，炎症が緩徐に進行する慢性縦隔炎とを取り上げて解説していきます．
▶Q-04 の縦隔腫瘍は，腫瘍の発生部位によって種類がほぼ決定できることが特徴です．腫瘍の種類と特徴，発生部位を関連づけて覚えておくことがポイントです．

Navi 2 呼吸機能に影響する横隔膜疾患

横隔膜部に発生し，呼吸機能にも影響を与える疾患として，横隔膜ヘルニア（▶Q-06），横隔膜麻痺（▶Q-07），横隔膜痙攣（▶Q-08）を取り上げます．

Q-01 縦隔疾患

▶レファレンス
・ハリソン④：p.1889
・新臨内科⑨：p.150-153
・標準外科⑬：p.451-457

縦隔（mediastinum）は胸部の両肺に挟まれた領域のことを指し，前方は胸骨，後方は脊椎椎体，左右は縦隔胸膜，下方は横隔膜に囲まれ，上方は前頸部に開口しています．側面からみて，上部に位置する上縦隔と，下部に位置する下縦隔とに分けることができ，下縦隔はさらに前縦隔，中縦隔，後縦隔の3つのコンパートメント ▶A-15 に分けられます．

・**前縦隔**：胸骨と心大血管の前縁の間の領域．
・**中縦隔**：心臓，大血管，気管，横隔神経と迷走神経上部を含む領域．
・**後縦隔**：心・気管の後縁と後胸壁の間の領域で，食道，胸管，下行大動脈，奇静脈，交感神経節，迷走神経下部を含む．

このように縦隔にはいくつもの重要な臓器が存在していますが，胸郭に囲まれているため検査や治療が困難であることが少なくありません．

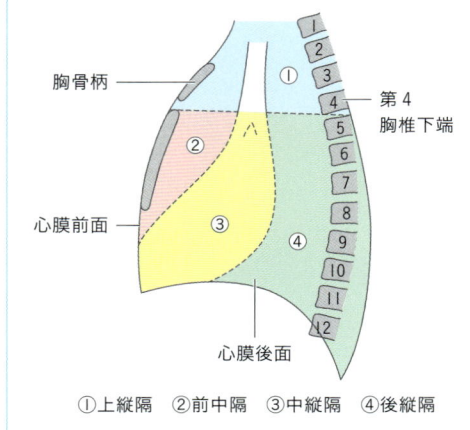

Fig. 縦隔の解剖

胸骨柄
心膜前面
心膜後面
第4胸椎下端
①上縦隔　②前中隔　③中縦隔　④後縦隔

Fig. 上縦隔と下縦隔

上縦隔: 胸骨, 上大静脈, 右横隔神経, 気管, 奇静脈, 右迷走神経, 食道, 左横隔神経, 大動脈弓, 左迷走神経, 反回神経, 胸管, 交感神経

下縦隔: 胸骨, 内胸動脈, 右肺動脈, 右気管支, 食道, 心臓, 迷走神経, 左肺動脈, 左気管支, 下行大動脈

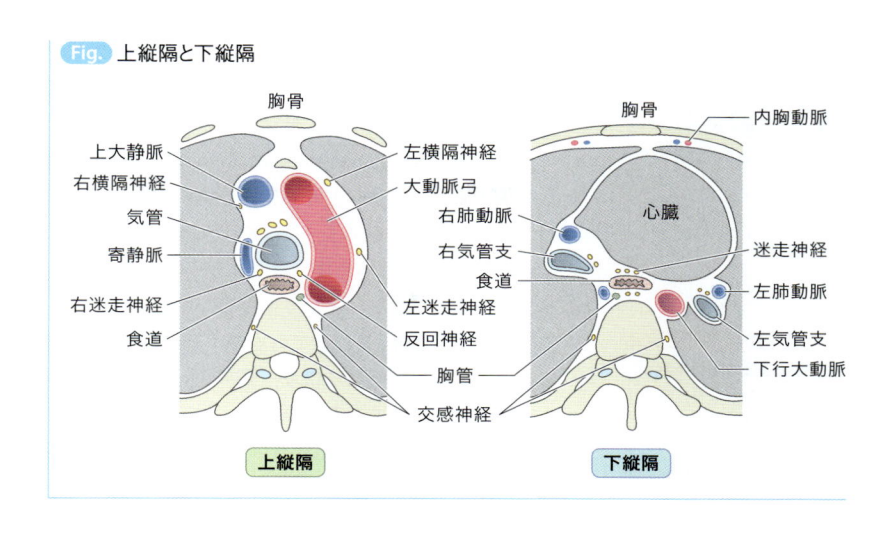

Q-02 縦隔気腫

病態 通常，縦隔内に空気は存在しませんが，何らかの原因によって縦隔内に空気が漏れ出して貯留することがあり，これを縦隔気腫（mediastinal emphysema）と呼びます（炎症は伴わない）．縦隔気腫が引きおこされる原因は外傷性，症候性，特発性に分けることができます．多くは症候性縦隔気腫です．

- **外傷性縦隔気腫**：刃物による切創や刺創，交通事故，人工呼吸器による肺胞破裂，食道内視鏡検査や気管支鏡検査での損傷など．
- **症候性縦隔気腫**：大声，怒責（分娩時など），Kussmaul 大呼吸，喘息，激しい咳，食道破裂，ガス壊疽など．
- **特発性縦隔気腫**：原因不明の稀な縦隔気腫で，新生児期や20〜30歳台のやせ型の男性に好発する．

発生機序 縦隔気腫を引きおこす空気の発生源には以下のようなものがあります．

●肺胞の破裂
肺胞が破裂して間質に漏出した空気が結合組織の疎な血管周囲から肺門部に至り，縦隔内に侵入して縦隔気腫を引きおこします．人工呼吸器関連で引きおこされる縦隔気腫は気道内圧の上昇に伴う肺胞損傷が原因です．

●気管・気管支の損傷
気管・気管支が外傷などで損傷し，そこから縦隔内，胸腔内，さらには皮下組織に空気が漏出して縦隔気腫，気胸，皮下気腫を合併します．胸部外傷後の縦隔気腫は気管・気管支の損傷を疑います．

●食道の損傷
激しい嘔吐に伴う食道破裂や食道腫瘍で発生した瘻孔，外傷による食道の損傷部などから空気が漏出し，縦隔内に侵入することがあります．内視鏡検査などで医原性に引きおこされることもあります．

●頸部・腹部からの流入
頸部外傷や抜歯後の孔から入った空気が，皮下組織から縦隔内に流入することがあります．また，腹腔内臓器の穿孔に伴って横隔膜下から縦隔に空気が入ることもあります．

症状・身体所見 漏出した空気量が少なければ無症状のこともありますが，多け

One More Navi
気管挿管後に陽圧呼吸で肺胞が破れ縦隔気腫がおきることもある．

One More Navi
気管切開の13%に皮下気腫が合併する．

One More Navi

縦隔に貯留した空気で大静脈が圧排されて，静脈血の還流障害がおこるとチアノーゼなどの循環器症状が出現する．

れば突然の胸痛や呼吸困難，チアノーゼ，皮下気腫，血痰などの症状が引きおこされます．聴診では，心臓によって縦隔の空気が圧迫されるため，心拍動に一致して前胸部で収縮期中期に低調な捻髪音が聴かれます（Hamman徴候）．

皮下気腫（subcutaneous emphysema）は，肋骨・胸骨骨折や胸部打撲などで損傷した肺，気管，食道などから空気が漏れ出し，胸や首などの皮下結合組織内に貯留した状態のことを指します．皮下気腫は疼痛を伴うことがあり（無痛の場合もある），触診で雪を握ったようなサクサクした感触（握雪感）や，皮下を空気が移動する際に生じるプツプツという捻髪音が触知されます．

画像所見 胸部X線像では心臓の辺縁（特に左縁）に並走する毛髪のように細い線状の透亮像がみられるほか，頸部から鎖骨周辺に皮下気腫を示す透過性が亢進した空気像を認めることがあります．

また，胸部CT像では気管周辺に肺よりも黒い（透過性の高い）空気像がみられ，皮下にも黒い線状ないし斑点状の空気像を認めることがあります．

One More Navi

縦隔気腫では心臓の下縁が空気で認識可能となり，左右の横隔膜が連続してみえるようになることがあり，これを横隔膜連続徴候（continuous diaphragm sign）と呼ぶ．

Fig. 縦隔気腫の画像所見

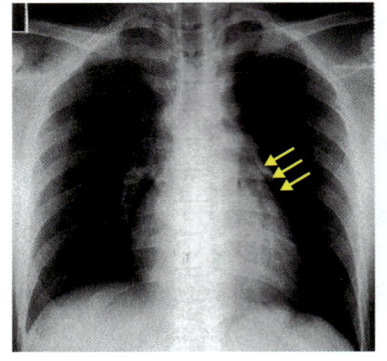

胸部X線像
縦隔辺縁に沿った空気層と心臓左縁に並走する線状の透亮像がみられる（矢印）．

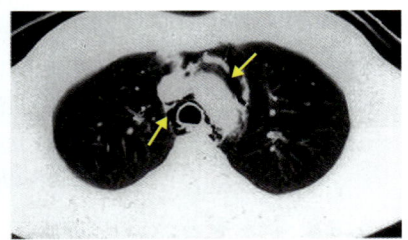

胸部CT像
肺野は正常だが，縦隔内に空気濃度の透過性亢進（矢印）がみられる．

〔国試99-H7〕

治療 空気の貯留が少量で，患者の脈拍や呼吸状態が安定しており，縦隔気腫が増悪していなければ，経過観察で軽快します．一方，患者がチアノーゼなどの症状を呈する場合には頸部縦隔切開による減圧や縦隔ドレナージを行い，それでも効果が認められなければ開胸によって損傷部位の修復を行う必要があります．

また，高度で進行性の皮下気腫が認められ，患者に苦悶様の表情がみられる場合には，頸部の循環障害や胸郭の拡張障害がおこる危険性が高いため，頸部や前胸部の皮膚を穿刺，または小切開（乱切）して脱気を行います．

国試出題症例 〔国試99-H7〕

● 27歳の男性．自転車で走行中に転倒して胸部を打撲後に胸痛が増強したため来院した．呼吸数16/分，脈拍84/分，整．血圧128/72 mmHg．血液所見：赤血球467万，Hb 14.4 g/dL，白血球7,900．胸部X線写真と胸部単純CTは前掲のとおり．

⇒気管・気管支損傷に伴う縦隔気腫．気管支鏡検査で損傷部位を確認する．

Q-03 縦隔炎

One More Navi
Boerhaave症候群
特発性食道破裂とも呼ばれ、嘔吐などによる食道内圧の急激な上昇で下部食道が破裂する。食道下部の左側壁には周囲組織がないためここに多発し、大酒家の中年男性に好発する（食道には漿膜もない）。

One More Navi
慢性経過の特発性線維性縦隔炎はIgG関連疾患の一部.

病態 縦隔炎（mediastinitis）は縦隔におきた急性または慢性の炎症のことを指しますが、ほとんどが食道穿孔に続発する急性炎症（急性縦隔炎）で、内視鏡検査やチューブの挿管、義歯や魚の骨など異物の誤嚥による食道の損傷・穿孔が原因となります（縦隔気腫の有無は問わない）。また、食道癌やBoerhaave症候群による食道穿孔も原因となるほか、咽後膿瘍、肺化膿症、膿胸、横隔膜下膿瘍、肺門リンパ節炎が波及してきておきることもあります。

一方、慢性縦隔炎とは肉芽腫を中心とした増殖性炎症と線維化、膿瘍形成など炎症が緩徐に進行する縦隔病変のことを指します。結核菌、放線菌、真菌、梅毒、放射線治療などが原因となりますが、多くは結核によるものです。

症状 急性縦隔炎は突然発症が特徴です。嚥下時の胸痛、嚥下困難、呼吸困難、発熱などの症状が出現し、敗血症がおきると重篤化します（死亡率20%）。

慢性縦隔炎は多くが無症状で経過しますが、炎症性瘢痕から広範にわたる線維化がみられると上大静脈症候群や呼吸困難などの圧迫症状をきたすことがあり、このように線維化による縦隔内臓器の狭窄、圧排が主な症状となるものを線維性縦隔炎と呼ぶことがあります。

画像所見

Fig. 急性縦隔炎の画像所見

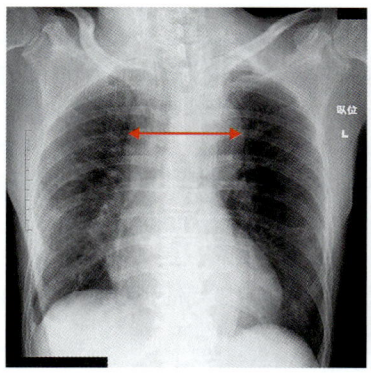

胸部X線像
縦隔陰影の著明な拡大がみられる．

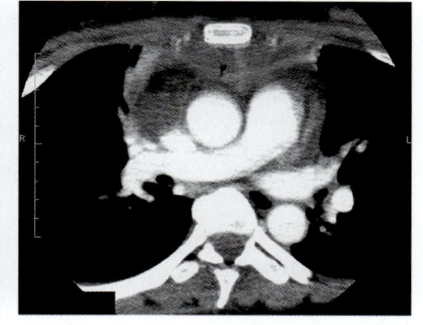

胸部造影CT像
前縦隔に軟部組織濃度の浸潤影と膿瘍形成が疑われる低濃度領域が認められる．

〔国試107-B48〕

胸部X線像では縦隔陰影の拡大を呈し、縦隔気腫を併発することもあります。また、胸部CT像では炎症によって縦隔組織内の脂肪組織のCT値が上昇するために軟部組織濃度の浸潤影が広範にみられるようになり、限局性に低濃度の膿瘍形成がみられることもあります。

治療 抗菌薬や穿孔閉鎖術とともに縦隔ドレナージによる排膿が必要なこともあります。また、食道ステントによる内視鏡的閉鎖術も考慮します。

関連項目

▶**降下性壊死性縦隔炎**

降下性壊死性縦隔炎（descending necrotizing mediastinitis；DNM）は、歯科または頸部の化膿性病巣や咽後膿瘍が深頸筋膜に沿って下降して縦隔に波及したもの

329

で，壊死，膿瘍，敗血症などが引きおこされます．致死率が高いため，病巣が頸部に限局されている時点での診断と治療が重要で，炎症が縦隔に及んだ場合も早期に縦隔ドレナージを行う必要があるなど緊急性の高い疾患です．

国試出題症例
〔国試107-B48〕

- 63歳の男性．胸痛と呼吸困難とを主訴に来院した．1か月前から歯痛があったが，そのままにしていた．4日前から頸部の腫れを自覚していた．本日夜間に発熱と胸痛とを自覚し，呼吸困難が次第に増強したため救急外来を受診した．既往歴に特記すべきことはない．身長165 cm，体重67 kg．体温39.5℃．脈拍112/分，整．血圧100/70 mmHg．呼吸数18/分．SpO$_2$ 93%（room air）．頸部に発赤腫脹を認め，呼吸は促迫している．血液所見：赤血球420万，Hb 14.1 g/dL，Ht 43%，白血球17,000（桿状核好中球8%，分葉核好中球72%，好酸球1%，好塩基球1%，単球2%，リンパ球16%），血小板28万．CRP 30 mg/dL．胸部X線写真と胸部造影CTは前掲のとおり．気道確保を行い抗菌薬を投与し，集中治療室に入院させた．
- ⇒急性縦隔炎（降下性壊死性縦隔炎）．頸部切開による排膿と縦隔ドレナージを早急に行う必要がある．

Q-04 縦隔腫瘍

病態 縦隔内に発生した腫瘍と囊腫を総称して縦隔腫瘍（mediastinal tumor）と呼びます．稀な疾患であり，発症年齢は20〜50歳台で，加齢とともに減少します．

縦隔腫瘍の種類には発生頻度が高いものから，胸腺腫（30%），神経原性腫瘍（20%），胚細胞性腫瘍（15%），先天性囊腫（10%），リンパ性腫瘍（10%）などがあげられます．縦隔内の発生部位によって種類がほぼ決まっていることが特徴です．

● 胸腺腫

最も頻度が高い縦隔腫瘍で臨床的には悪性腫瘍に分類されますが，ゆっくりと増殖し，遠隔転移は稀です．腫瘍随伴症状として20%に重症筋無力症がみられ，そのほか稀に赤芽球癆や低γグロブリン血症を合併することもあります．ほとんどが前縦隔に発生します．

なお，胸腺腫の10%は胸腺癌で，中年以降の男性に多く，自己免疫性疾患は合併しません．

Fig. 縦隔腫瘍の好発部位

- 縦隔内甲状腺腫
- リンパ性腫瘍
- 胸腺腫
- 気管支囊胞
- 奇形腫
- 神経原性腫瘍
- 心膜囊腫
- 食道囊胞

● 神経原性腫瘍

神経鞘腫，神経線維腫，神経芽細胞腫など，末梢神経由来の腫瘍を指し，最も多いのは神経線維腫です．多くは良性ですが悪性の場合もあります．好発部位は後縦隔です．

● 胚細胞性腫瘍

胚細胞から発生する腫瘍で80%は良性の奇形腫で20〜30歳台の女性に好発しま

One More Navi
気管，食道，心臓に発生する腫瘍は各臓器の腫瘍として分類され縦隔腫瘍から除外される．

One More Navi
胸腺癌の大部分は扁平上皮癌であり，早期から転移して予後不良．

One More Navi
赤芽球癆
赤芽球系の造血障害により網赤血球減少と貧血をきたす血液疾患．赤芽球癆の10〜30%は胸腺腫に続発したものである．

低γグロブリン血症
胸腺腫に合併し，多彩な免疫不全状態を呈します（Good症候群）．

One More Navi
神経原性腫瘍は肋間神経や交感神経根部から発生し，5%で悪性のことがある（小児では悪性疾患の割合が高くなる）．褐色細胞腫では高血圧が，VIP産生腫瘍では下痢がある．

す．奇形腫は囊胞性で高率に石灰化を呈し，穿孔すると 毛髪，歯牙の喀出や咳，発熱がみられ，心囊に穿孔すると心タンポナーデを引きおこします．

残りの20%は悪性で，精上皮腫（セミノーマ）と非精上皮腫（非セミノーマ）とに分類され，後者はさらに胎児性癌，絨毛癌，卵黄囊癌，混合型胚細胞腫瘍に分けられます．圧倒的に男性に多く発生し，好発年齢は20歳前後です．60%に遠隔転移がみられます．

胚細胞性腫瘍はほとんどが性腺（精巣＞卵巣）に発生しますが，稀に性腺外に発生することもあり，縦隔では多くが前縦隔に発生します．

● 先天性囊腫（囊胞）

気管支囊胞，食道囊胞，心膜囊胞などが含まれ，いずれの縦隔区分にも発生することがあります．

● リンパ性腫瘍

縦隔内に発生する悪性リンパ腫は多くが転移性（90%）のものですが，縦隔に原発する場合もあります（10%）．前縦隔，中縦隔に多く発生します．

Tab. 縦隔腫瘍の種類と好発部位

好発部位		腫瘍の種類	特徴
上縦隔		縦隔内甲状腺腫瘍	甲状腺組織の迷入が原因で良性が多い
		迷入上皮小体腺腫	副甲状腺ホルモン（PTH）過剰分泌により高Ca血症
下縦隔	前縦隔	胸腺腫	腫瘍随伴症状あり（重症筋無力症，赤芽球癆，低γグロブリン血症）
		胚細胞性腫瘍	奇形腫（多くが良性） 悪性は精上皮腫（セミノーマ），卵黄囊腫，絨毛癌，胎児性癌など
	中縦隔	気管支囊胞，心膜囊腫，リンパ性腫瘍，食道囊胞	
	後縦隔	神経原性腫瘍〔神経鞘腫（schwannoma）が多く，神経線維腫，神経節細胞腫もみられる〕，消化管囊腫	

症状　半数は無症状で経過しますが，胸痛や圧迫感が自覚されることもあり，倦怠感や発熱，貧血などの全身症状を呈することもあります．また，腫瘍の発生部位によって局所への圧迫・浸潤が生じ，以下のような症状が出現することがあります．

- 気道の圧迫・浸潤：咳，喘鳴，呼吸困難などの呼吸器症状を呈し，ときに肺炎による発熱を認めます．
- 上大静脈症候群：腫瘍が上大静脈を圧迫し，上半身のチアノーゼ，浮腫，呼吸困難，頭痛などの症状をきたします．
- 末梢神経の圧迫・浸潤：反回神経麻痺による嗄声，横隔神経麻痺，交感神経障害によるHorner症候群（眼裂狭小，瞳孔縮小，眼球陥没など）の症状が出現します．
- 脊髄の圧迫：手足の麻痺や感覚異常をきたします．
- 食道の圧迫：食物が胸でつかえるなどの嚥下困難感が出現します．

縦隔臓器の圧迫症状があれば悪性腫瘍を疑います．ただし，良性腫瘍でも圧迫，出血，感染，破裂がおこれば上記のような症状が出現することがあります．

検査
● 画像検査

胸部X線像は正面像と側面像の2方向から撮影を行い，腫瘍が縦隔のどの部位に存在するかを確認します．胸部CT像は縦隔腫瘍の発見，診断に有用で，腫瘍の内部構造や他臓器との関係を観察するのに役立ちます．

One More Navi
小児では胸腺腫はなく，神経原性腫瘍が40%を占める．

One More Navi
セミノーマは分葉結節の充実性で非浸潤性だが，非セミノーマは辺縁不整で壊死や出血があり浸潤性．

One More Navi
先天性囊腫（囊胞）は良性で，気管支囊胞と心膜囊胞（心横隔膜角に好発）が多い．心膜囊胞は心室と隣接していてもX線の透過度が違うため，心陰影の境界がみえる（シルエットサイン陰性）．

One More Navi
迷走神経や横隔膜神経由来の神経原性腫瘍は前・中縦隔にできる．
神経鞘腫はSchwann細胞の増殖，神経線維腫はSchwann細胞だけでなく神経周囲膜細胞や線維芽細胞が入り混じった腫瘍．
von Recklinghausen病は皮膚の色素斑と多発性神経線維腫を特徴とする常染色体優性遺伝性疾患．

- ●細胞診・組織学的検査

確定診断は生検による細胞診や組織学的検査によって行いますが，縦隔は検体採取が難しい領域であり，超音波やCTガイド下での穿刺生検や，縦隔鏡や胸腔鏡を用いた生検のほか，最終的には開胸による生検が選択されることもあります．

- ●血液生化学検査・その他
- ・胸腺腫：合併症として重症筋無力症がみられる場合には，血清抗アセチルコリン受容体抗体価の上昇がみられ，筋電図やテンシロンテストでも異常所見を呈します．
- ・胚細胞性腫瘍：非精上皮腫（非セミノーマ）では血中の腫瘍マーカー〔αフェトプロテイン（AFP）またはヒト絨毛性ゴナドトロピン（hCG）〕が高値となり，LDHも上昇します．
- ・リンパ性腫瘍：マーカーとして可溶性インターロイキン-2（IL-2）受容体の上昇があります（ウイルス感染症などでも上昇）．

治療　良性，悪性にかかわらず手術が可能であれば無症状でも切除します（胸腔鏡下手術）．切除不能例に対しては放射線や抗癌薬を合わせた集学的治療を行います．

> - ●奇形腫は成熟奇形腫と未熟奇形腫とに分けられ，前者は手術で完治するが，後者は術後化学療法が必要．
> - ●精上皮腫（セミノーマ）は放射線療法後に手術すれば予後はよい．また化学療法もよく効く．一方，非精上皮腫性腫瘍（非セミノーマ）はプラチナ製剤を中心とした化学療法でも予後不良なので，腫瘍マーカー高値なら直ちに治療を開始する（青年男子に多い）．
> - ●悪性リンパ腫は放射線と化学療法で治療する．

One More Navi
hCGを分泌する絨毛癌では女性化乳房がみられる．

国試出題症例
〔国試105-A58〕

- 52歳の男性．胸部圧迫感を主訴に来院した．1か月前から仰向けに寝ると前胸部に違和感を自覚していた．心音と呼吸音とに異常を認めない．初診時の胸部造影CTを右に示す．
⇒前縦隔に造影剤で増強される充実性腫瘤陰影がみられ，縦隔腫瘍が疑われる．前縦隔には胸腺腫，胚細胞性腫瘍，リンパ性腫瘍が好発することから，腫瘍マーカーとして血清抗アセチルコリン受容体抗体（重症筋無力症を合併する胸腺腫で高値），AFPまたはhCG（胚細胞性腫瘍の非精上皮腫で上昇），可溶性IL-2受容体（悪性リンパ腫で上昇）を用いて診断を行う．

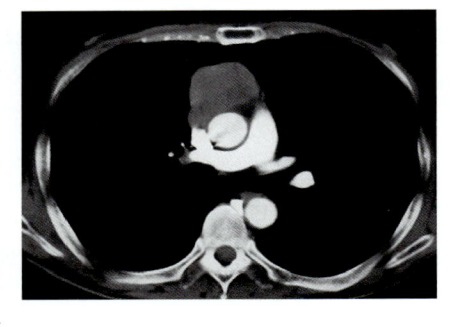

Q-05 横隔膜疾患

▶レファレンス
- 新臨内科⑨：p.153-155
- 標準外科⑬：p.457-460

One More Navi

横隔膜ヘルニアの原因別分類
1) 外傷性
2) 非外傷性
　①先天性
　　・Bochdalek 孔ヘルニア
　　・胸骨後ヘルニア
　　　・Morgagni 孔ヘルニア
　　　・Larrey 孔ヘルニア
　②後天性
　　・食道裂孔ヘルニア

One More Navi

重症例では胎児が羊水を飲むことができないため羊水過多になる．

One More Navi

横隔膜弛緩症

筋萎縮をきたした横隔膜が腹腔内臓器に押されて胸腔側に異常挙上し，胸腔を圧排するもので，横隔膜ヘルニアと似た呼吸・循環器症状を呈する．ただし，腹腔内臓器が胸腔に直接脱出していない点で，横隔膜ヘルニアとは異なる病態．横隔膜筋部の発達不全で左側に多い．

One More Navi

新生児遷延性肺高血圧症 (PPHN)

Bochdalek 孔ヘルニアで肺低形成を生じた児に，出生後24時間以内におこりやすい重篤な病態で，肺血管収縮から高血圧症となり，右→左短絡から低酸素血症に至る．

Q-06 横隔膜ヘルニア

横隔膜ヘルニア（diaphragmatic hernia）とは，横隔膜の部分的な欠損や脆弱部に裂孔が生じ，そこから腹腔内臓器が胸腔内に脱出した状態を指します．

原因は大きく外傷性と非外傷性とに分けることができ，非外傷性のものはさらに先天性と後天性とに分類することができます．

Fig. 横隔膜ヘルニアの好発部位

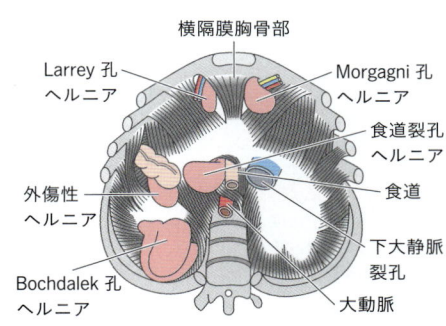

（横隔膜胸骨部／Larrey 孔ヘルニア／Morgagni 孔ヘルニア／食道裂孔ヘルニア／外傷性ヘルニア／食道／Bochdalek 孔ヘルニア／下大静脈裂孔／大動脈）
※腹腔側から横隔膜をみた断面図

▶外傷性ヘルニア

病態 胸部の強い打撲などによって横隔膜ヘルニアが生じるもので，①受傷直後に横隔膜が破裂しておこるもの（急性型），②受傷直後には腹部内臓器の脱出がおこらず，受傷後数日してから腹圧上昇時に発生するもの（遅発型），③受傷時にはヘルニアを生じなかったものの横隔膜の瘢痕治癒部が脆弱部となり，数年～数十年後にヘルニアが引きおこされるもの（再発型）の3つのタイプがあります．

症状 急性型は呼吸困難やショックを伴うことがあります．遅発型や再発型は腹部不快感や腹痛，悪心・嘔吐などが出現し，ヘルニアが高度な場合は呼吸困難をきたすこともあります．

検査 胸部X線やCT像で脱出した腹部内臓器が描出されます．

治療 脱出した臓器を外科的に還納し，脱出口の閉鎖を行います．

▶Bochdalek 孔ヘルニア

病態 横隔膜の後側方部におこる先天性ヘルニアで，肝臓がない左側に多く発生します（発生頻度は3,000に1人）．横隔膜の後外側孔（Bochdalek 孔）は通常胎生8～9週頃までに形成されてその後閉鎖しますが，これが閉鎖不全となって欠損孔を生じ，小腸，大腸，胃，脾臓，肝臓などが胸腔内に脱出して発症します．脱出した腹腔内臓器により肺が圧迫されるため，肺低形成がおき，胸部は樽状に膨隆して出生直後から重症の呼吸不全がおこります．また，腹部は逆に陥凹して嘔吐などの消化器症状がおこる原因となります．ほとんどが新生児期，乳児期に発症しますが，年長になってから強い咳や腹部打撲に伴って発症する遅発型もあります．

症状 新生児や乳児では呼吸困難やチアノーゼが出現します．

検査 胸部X線像で左肺野に腹腔内と連続して消化管のガス像を含んだ陰影がみられます．また，胸部CT像では腹部臓器の脱出が確認できます．

治療 呼吸循環動態を安定させてから横隔膜形成術を行いますが，出生後24時間以内に発症した場合の救命率は50%と極めて重篤です．小児期に発見された場合でも嵌頓しやすいので手術を行います．

● 胎児の横隔膜ヘルニアを直接修復することは，早産などの合併症のリスクを高めるので有効ではない．一方で，肺低形成の程度が予後に大きく影響することから，胎児鏡を用いて気管を結紮し，肺容量を増やす胎児治療が試みられている．

333

One More Navi
縦隔は腹腔よりも圧が低いため，横隔膜に脆弱性があると腹圧によって腹腔内臓器が胸骨後部に脱出してしまう．

▶胸骨後ヘルニア

病態 胸骨後面の横隔膜筋束の発育不全から先天的に欠損孔を生じ，ここから横行結腸や大網などが胸腔内に脱出します．右側からの脱出が多く Morgagni 孔ヘルニア（モルガーニ）と呼ばれますが，稀に左から脱出することもあり，これを Larrey 孔ヘルニア（ラレー）と呼びます．

症状 多くは無症状で経過します．

検査 胸部 X 線像で胸腔内に結腸ガス像がみられます．

治療 手術によって横隔膜の欠損孔を閉鎖します（腹腔鏡手術も行われる）．

▶食道裂孔ヘルニア

One More Navi
食道裂孔ヘルニアは成人横隔膜ヘルニアの 80〜90% を占めるが，全年齢で発症する可能性がある．

病態 非外傷性の後天性横隔膜ヘルニアで，胃が横隔膜の食道裂孔から胸腔内に脱出します．横隔膜ヘルニアのうちで最も頻度が高く，食道を取り囲む横隔膜組織が脆弱である場合に，肥満や妊娠によって腹腔内圧が上昇すると横隔膜が後縦隔方向に陥凹して胃の上部が胸腔に脱出し発症します（高齢者に多い）．

分類

Fig. 食道裂孔ヘルニア

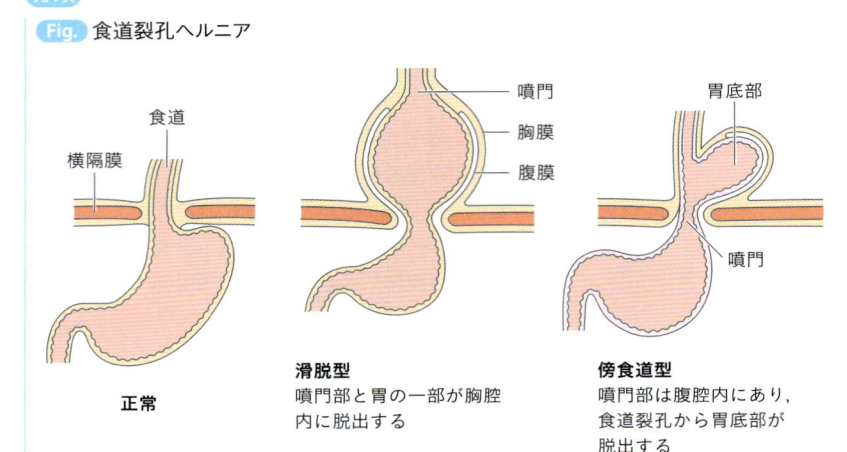

正常 ／ 滑脱型：噴門部と胃の一部が胸腔内に脱出する ／ 傍食道型：噴門部は腹腔内にあり，食道裂孔から胃底部が脱出する

食道裂孔ヘルニアは①滑脱型，②傍食道型，③両者の混合型などの病型に分類されることがあり，最も多くみられる滑脱型では逆流性食道炎が出現しやすく，傍食道型では嚥下困難や腹部膨満感，嘔吐などの症状を呈しやすい傾向があります．

症状 無症状のこともありますが，逆流性食道炎による心窩部痛，胸やけ，嚥下困難，嘔吐，吐血などの症状を呈することがあります．

検査 上部消化管造影や内視鏡検査によって診断されます．

治療 無症状であれば経過観察としますが，逆流性食道炎の症状がみられる場合はプロトンポンプ阻害薬などで内科的に治療します．重症例に対しては外科的に裂孔部の修復術を行うこともあります．

Q-07 横隔膜麻痺

One More Navi
横隔神経障害の原因
・腫瘍性疾患(肺癌や縦隔腫瘍,脊髄腫瘍)
・機械的侵襲(特に心手術)
・循環器疾患(胸部大動脈瘤)
・神経疾患(多発性硬化症,筋萎縮性側索硬化症)
・感染症(脳脊髄炎,帯状疱疹)
・内分泌・代謝疾患(糖尿病,ポルフィリン症)
・その他:結合組織病(SLE),毒物,原因不明(特発性)

One More Navi
横隔膜機能不全は神経筋接合部疾患や筋疾患でもおきる.また,肺が過膨張した状態でも横隔膜の動きは制限される.

病態 横隔膜麻痺(paralysis of the diaphragm)とは,横隔膜の運動をつかさどる横隔神経の麻痺によって,横隔膜の機能不全が生じたものを指します.片側性と両側性があり,ほとんどが片側性ですが,稀に横隔膜が両側性に麻痺することもあります.また,横隔神経の損傷部位によって頸髄損傷などによる中枢性と横隔神経障害による末梢性とに分類されることもあります.

Fig. 横隔神経の走行と分布
- 横隔神経
- 心膜枝
- 横隔膜に分布する枝

原因 片側性横隔膜麻痺では,肺や縦隔の悪性腫瘍の浸潤,胸部・頸部手術時の損傷などが原因となることが多く,原因不明(特発性)のことも少なくありません(右側に多い).

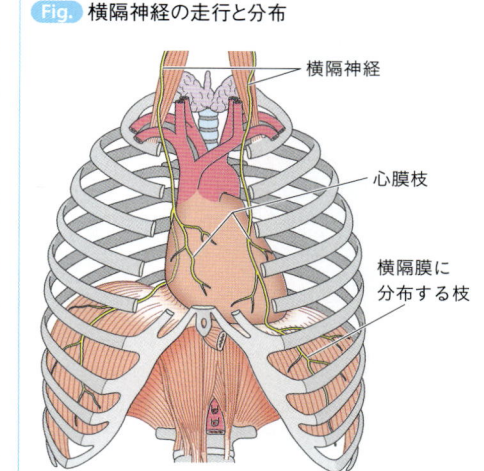

一方,両側性横隔膜麻痺は頸髄損傷で発生することが多く,神経筋疾患が原因となることもあります.

症状 片側性では無症状のことが多く,肺活量の低下もあまりみられません.

一方,両側性では肺活量が50%以下に低下するため安静時でも呼吸困難が出現し,仰臥位では呼吸困難がさらに悪化します(仰臥位では肺活量が20%以上低下する).また,吸気時に腹部が陥没し胸壁が外へ動く奇異性呼吸もみられます.

画像所見 胸部X線像で麻痺側の横隔膜挙上がみられ,深吸気時と深呼気時で横隔膜の位置に差がない場合に診断されます.

治療 片側性は治療の必要がありません.両側性横隔膜麻痺では換気障害に対して人工呼吸(非侵襲的陽圧呼吸療法)が必要です.

- 呼吸困難が強い場合には横隔膜縫縮術によって呼吸機能の改善を図る(ただし,肺活量は低下する).
- 横隔膜に異常がなく,かつ横隔神経が維持されている場合には横隔神経を電気刺激する横隔神経ペーシングを行う.また,横隔神経に障害がある場合には横隔膜を直接電気刺激して収縮させる横隔膜ペーシングが行われる.

関連項目

▶**横隔神経の走行と分布**

横隔神経は頸神経C4からおこり,C3とC5からの補助枝と一緒になって,鎖骨下動脈の前,鎖骨下静脈の後ろを走行して胸腔に入って左右に分かれます.

右横隔神経は上大静脈,右心房の右側を走り,肺門の前を通り,心膜と縦隔胸膜との間を下行して横隔膜に達し,一部は大静脈孔を通って横隔膜の下面に分布します.左横隔神経は左鎖骨下動脈と総頸動脈との間を走り,肺門の前を下行して横隔膜に至り,一部は食道裂孔を通って横隔膜の下面にも達します.

このため,感覚神経線維が刺激されるとC4(C3,C5)の皮膚領域(頸部の下部から肩部)に連関痛や放散痛を生じることがあります.

Q-08 横隔膜痙攣

病態 横隔膜痙攣（diaphragm spasm）とは，横隔膜が不随意的に間代性に痙攣する反射運動のことで，一般的にはしゃっくり（吃逆）と呼ばれます．横隔膜が収縮すると胸腔内圧が低下して空気が急速に吸い込まれますが，同時に声門がすばやく閉じるため「ヒック」という吃音が出ます．

延髄に障害がおきる中枢性と，横隔神経刺激や迷走神経求心線維刺激による末梢性とがあります．

原因 多くは急な温度変化や飲みすぎ・食べすぎ，ストレスなどが原因で発生しますが，2日間以上持続するのを難治性吃逆といい，アルコール中毒，心疾患，尿毒症，脳腫瘍，腹腔の炎症，横隔膜ヘルニアなどが原因になります．

また，ステロイド薬，モルヒネ，睡眠薬，抗癌薬などの副作用でおきることもあり，制吐薬のアプレピタントでは10%に吃逆の副作用が出現します．

治療 息こらえや上気道の機械的刺激（鼻から入れたカテーテルで咽頭を刺激）によって迷走神経刺激をブロックすることが試みられます．また，薬物療法としてクロルプロマジン，メトクロプラミド，ガバペンチン，バクロフェンを用いることもあります．

> ●吃逆には柿の蒂（へた）を煎じたものが効く．漢方薬には吃逆への効能があるものとして柿蒂湯（していとう）や丁香散（ちょうこうさん），丁香柿蒂湯（ちょうこうしていとう）などがある．

One More Navi
強直性横隔膜痙攣は破傷風でみられ，横隔膜麻痺と同様，危険な病態であるため注意が必要．

One More Navi
吃逆は乳児に多いことから，胃に溜まった空気を逃がす目的でおきるようになったという説がある．

One More Navi
理論的には抗コリン薬も有効と思われるが適応はない．

▶レファレンス 呼吸器疾患 文献一覧

＜医学書院刊＞
- プロメ胸　　　　プロメテウス解剖学アトラス　胸部/腹部・骨盤部
- 標準生理　　　　標準生理学
- 内科診断　　　　内科診断学
- 標準臨検　　　　標準臨床検査医学
- 標準放射　　　　標準放射線医学
- 新臨内科　　　　新臨床内科学
- 標準病理　　　　標準病理学
- 標準小児　　　　標準小児科学
- 標準外科　　　　標準外科学

＜メディカル・サイエンス・インターナショナル刊＞
- ハリソン　　　　ハリソン内科学

※文献の次に表記されている丸数字は，当該書籍の版数を表します．　例：③・・・第3版

● Navigate 呼吸器疾患 引用文献一覧

1) 越久仁敬：肺におけるガス交換．小澤瀞司ほか，監：標準生理学，第8版．p.692，医学書院，2014．
2) 村田喜代史：胸部（呼吸器・縦隔）．西谷弘ほか，編：標準放射線医学，第7版．p.154，医学書院，2011．
3) 吉田和浩，阿部庄作：呼吸器疾患の主要症候・検査所見―画像所見．泉孝英，編：標準呼吸器病学．p.96，医学書院，2000．
4) 吉田和浩，阿部庄作：呼吸器疾患の主要症候・検査所見―画像所見．泉孝英，編：標準呼吸器病学．p.95，医学書院，2000．
5) 村田喜代史：胸部（呼吸器・縦隔）．西谷弘ほか，編：標準放射線医学，第7版．p.160-162，医学書院，2011．
6) 村田喜代史：胸部（呼吸器・縦隔）．西谷弘ほか，編：標準放射線医学，第7版．p.165，医学書院，2011．
7) 川村雅文：陽電子放出断層撮影（PET）．浅野浩一郎ほか：系統看護学講座　専門分野Ⅱ　成人看護②　呼吸器，第13版．p.90，医学書院，2011．
8) 羽場礼次：呼吸器．坂本穆彦，監：標準病理学，第5版．p.411，医学書院，2015．
9) 羽場礼次：呼吸器．坂本穆彦，監：標準病理学，第5版．p.414，医学書院，2015．
10) 羽場礼次：呼吸器．坂本穆彦，監：標準病理学，第5版．p.419，医学書院，2015．
11) 加地正郎：かぜとインフルエンザの違い．臨牀と研究，79（12）：p.2049，2002．
12) 浜崎雄平：呼吸器疾患．内山聖，監：標準小児科学，第8版．p.392，医学書院，2013．
13) 那須勝：細菌性肺炎．泉孝英，編：標準呼吸器病学．p.156，医学書院，2000．
14) 河野茂，柳原克紀：肺炎．高久史麿ほか，監：新臨床内科学　第9版．p.7，医学書院，2009．
15) 坂本晋，中田紘一郎：肺膿瘍．Medicina，40（13）：p.2060，2003．
16) 横山繁生：感染症．坂本穆彦，監：標準病理学，第5版．p.77，医学書院，2015．
17) 村田喜代史：胸部（呼吸器・縦隔）．西谷弘ほか，編：標準放射線医学，第7版．p.196，医学書院，2011．
18) 村田喜代史：胸部（呼吸器・縦隔）．西谷弘ほか，編：標準放射線医学，第7版．p.201，医学書院，2011．
19) 羽場礼次：呼吸器．坂本穆彦，監：標準病理学，第5版．p.411，医学書院，2015．
20) 村田喜代史：胸部（呼吸器・縦隔）．西谷弘ほか，編：標準放射線医学，第7版．p.215，医学書院，2011．

INDEX

※複数のページに掲載されている用語は，主要な解説がある箇所を**太字**にして示しています．

和文

▼あ

アシデミア　47
アシドーシス　46
アシネトバクター属菌　193
アスピリン　54
アスピリン喘息　230
アスベスト小体　168
アスベスト肺　168
アセトアミノフェン　54
アデノウイルス感染　178
アトピー型喘息　228, **230**
アトピー素因　90, **228**
アマンタジン　180
アミオダロン　163
アミノ配糖体系抗菌薬　187
アミロイドーシス　250
アラキドン酸カスケード　49
アルカリ血症　47
アルカレミア　47
アルカローシス　46
アレルギー検査　90
アレルギー性気管支肺アスペルギルス
　症　238
アレルギー性気管支肺真菌症　239
アレルギー反応の慢性化　229
アンジオテンシンⅡ　49
アンジオテンシン変換酵素(ACE)　15, **49**
アンジオテンシン変換酵素活性　89
アンジオテンシン変換酵素阻害薬　59
亜急性小脳変性症　283
悪性中皮腫　320
悪性肺腫瘍　276
握雪音　75
圧迫性無気肺　300
圧補助換気　125
安静呼気位　25

▼い

イソニアジド　212
インターフェロンγ遊離試験　210
インフルエンザ　178
インフルエンザ菌　190
いびき　258
いびき音　64, **80**
医原性気胸　109, **315**
医原性血胸　317
医原性肺炎　162
移植片対宿主病　149
異型細胞　87
異型肺炎　197
異常陰影　93
異常呼吸　61

意識下挿管　123
意識障害　69
遺伝子診断法　87
　──, 結核の　212
遺伝性出血性毛細血管拡張症　274
遺伝性肺動脈性肺高血圧(HPAH)　268
遺伝的素因，気管支喘息発症の　228
一次結核症　208
一次肺小葉　8
一酸化炭素拡散能　38
咽頭　4
咽頭結膜熱　178
院内肺炎　184
　──の治療　187
陰影　93

▼う

ウィーニング　125
ウインドウ幅　103
ウインドウレベル　103
ウェステルマン肺吸虫　223
右方偏位，酸素解離曲線の　42
運動誘発喘息　230
運動療法　**123**, 145
運搬，二酸化炭素(CO_2)の　43
運搬能，酸素(O_2)の　40

▼え

エアブロンコグラム　95
エタンブトール　212
エンピリック治療　187
栄養血管　14
衛生仮説　228
円形無気肺　300
炎症細胞　88

▼お

オウム病　199
オウム病クラミジア　199
オキシダント　140
オンディーヌの呪い　255
小川培地　87, **211**
黄色ブドウ球菌　191
横隔神経麻痺　73
横隔膜　11, 93
横隔膜痙攣　336
横隔膜弛緩症　333
横隔膜ヘルニア　333
横隔膜麻痺　335

▼か

カイロミクロン　319

カルチノイド症候群　284
カルバミノ化合物　44
ガス交換　21, **34**
ガス交換機能検査　114
ガス交換障害　166
ガストリン放出ペプチド前駆体　281
かぜ症候群　176
下咽頭　4
下顎呼吸　63
下気道　3
下気道異物　301
下気道閉塞性疾患　182
下縦隔　326
下大静脈フィルター　267
下葉　10
化学受容体　23
化学的調節　254
　──, 呼吸の　23
仮性クループ　176
荷重部無気肺　300
過換気症候群　252
過換気誘発試験　253
過呼吸　**61**, 252
過誤腫　291
過敏性肺炎　240
顆粒球マクロファージコロニー刺激因
　子　249
開放性損傷　305
解剖学的シャント　16, **37**
解剖学的死腔　35
解離性チアノーゼ　69
外因性アレルギー性肺胞炎　241
外傷性気胸　315
外傷性血胸　317
外傷性縦隔気腫　327
外傷性ヘルニア　333
外鼻　3
咳嗽　57
　──の種類　58
角化　279
拡散　21, **37**
拡散距離　38
拡散係数　39
拡散能　38
拡散面積　38
核/細胞質比(N/C比)　281
核内封入体　204
喀痰　55
喀痰検査　86
肩呼吸　63
喀血　56
硝子膜形成　161
陥没呼吸　**63**, 182
乾性咳嗽　58
乾酪壊死　207
桿状核好中球　88

339

寒冷凝集反応検査　198
換気／血流比　21, **39**
換気運動　21, **25**
換気機能検査　114
換気障害型肺性心　271
換気装置肺炎　241
換気モード　124
間欠的陽圧換気法　123
間欠熱　54
間質　8
間質性陰影　96
間質性肺炎　156
間質性肺疾患　154
寛解導入療法　246
感染経路
　　──，インフルエンザの　179
　　──，結核の　205
感染後咳嗽　59
感染対策，結核の　215
関節リウマチ（RA）　314
緩衝塩基　45
環境因子，気管支喘息発症の　227
簡易ポリソムノグラフィ検査　258
癌化学療法　287
癌真珠　279
癌性胸膜炎　278, **313**
癌胎児性抗原　278

▼き

キサンチン系薬（テオフィリン）　144, 233
キサンチン製剤　118
キュレット　109
気管　5
気管・気管支損傷　306
気管呼吸音　79
気管支　6
気管支拡張症　56, 58, **294**
気管支拡張薬　56, 59, **117**, 144
気管支鏡　57, **109**
　　──による治療　111
気管支呼吸音　78
気管支静脈　15
気管支性肺嚢胞　299
気管支洗浄　110
気管支腺　6
気管支喘息　58, **226**
　　──の急性発作時の治療　234
　　──の治療ステップ　234
　　──の長期管理療法　233
　　──の病態　227
気管支喘息症状の特徴　231
気管支透亮像　95
気管支動脈　15
気管支動脈造影　108
気管支嚢胞　331

気管支肺炎　184
気管支肺胞呼吸音　78
気管支肺胞呼吸音化　79
気管支肺胞洗浄　110
気管支肺胞洗浄液　110
気管支肺リンパ節　10
気管切開　123
気管挿管　123
気管内の酸素分圧　34
気管軟骨　5
気胸　101, 298, **315**
気腫性嚢胞　297
気道　3
気道異物　301
気道可逆性検査　232
気道過敏性検査　232
気道過敏性亢進　227
気道クリアランス機能　294
気道抵抗　26
気道閉塞徴候　302
気道リモデリング　**227**, 229
奇異性運動　257
奇異性呼吸　**64**, 74
奇異性脳血栓症　272
奇脈　231
起座呼吸　64, 131
基底細胞　7
基本小体　200
揮発性酸　46
器質化肺炎　160
機能血管　14
機能的残気量　**28**, 29
偽性乳糜胸　319
偽膜　177
吃逆　336
喫煙指数　277
逆流性食道炎　58
吸気筋　11
吸気性喘鳴　64
吸気フローボリューム曲線　32
吸収性無気肺　299
吸入ステロイド薬（ICS）　144, 233
吸入用抗コリン薬　118
急性咽頭炎　176
急性右心不全　263
急性咳嗽　58
急性間質性肺炎　160
急性気管支炎　181
急性呼吸困難　67
急性呼吸促迫症候群（ARDS）　165
　　──による肺水腫　262
急性呼吸不全　132
急性好酸球性肺炎　236
急性高山病　262
急性喉頭炎　176
急性喉頭蓋炎　64, **177**

急性細気管支炎　182
急性縦隔炎　329
急性上気道炎　176
急性膵炎　61
急性増悪　131
急性肺性心　270
急性肺損傷　165
急性扁桃炎　176
嗅細胞　3
去痰薬　59, **117**
巨大嚢胞　100
巨大肺嚢胞　101, **297**
巨大ブラ　101
胸郭　11
　　──の運動制限　73
　　──の伸展性検査　75
　　──の変形　72
胸郭変形　304
胸腔鏡下手術（VATS）　316
胸腔鏡下肺生検　157
胸腔鏡検査　111
胸腔鏡補助下胸骨挙上術　305
胸腔穿刺　112
胸骨後ヘルニア　334
胸式呼吸　11
胸水　13
　　──の鑑別法　311
　　──の検査　113
胸水貯留　101
胸腺腫　330
胸痛　59
胸部 CT の正常像　104
胸部圧迫法　302
胸部単純 X 線写真　91
胸壁損傷　307
胸壁動揺　64
胸膜　13
胸膜炎　310
　　──の鑑別　314
胸膜外徴候　102
胸膜陥入像　278
胸膜腔　**13**, 25
胸膜生検　111
胸膜切除／肺剥皮術　322
胸膜中皮腫　320
胸膜痛　60
胸膜肺全摘術　322
胸膜肥厚斑（胸膜プラーク）　**168**, 321
胸膜摩擦音　81
胸膜癒着術　313
鏡面形成　195
局所麻酔下胸腔鏡検査　111
棘状突起　278
菌球　217
筋萎縮性側索硬化症（ALS）　256
筋無力症性クリーゼ　256

禁煙治療　143
緊張性気胸　101, **316**

▼く

クーリング　54
クラミジアの増殖サイクル　200
クラミジア肺炎　199
クリーゼ　256
クループ　64, **176**
クレブシエラ属菌　193
クロージングキャパシティー　34
クロージングボリューム　33
クロライドシフト　44
グラム陰性菌　86
グラム陽性菌　86
区域気管支　6
区域性陰影　184
空気とらえこみ現象　**63**, 146
空洞　**100**, 195, 210
口すぼめ呼吸　**63**, 123, 141

▼け

ゲフィチニブ　163
解熱薬　54
珪肺　169
珪肺結核　170
珪肺結節　169
経気管支肺生検　109
経験的治療　187
経口挿管　123
経皮的動脈血酸素飽和度　41
経鼻挿管　123
経鼻的持続的気道陽圧法　258
蛍光染色　87
稽留熱　53
頸胸部徴候　94
頸静脈怒張　74
頸動脈小体　23
頸部縦隔切開　328
血管・気管支の収束像　278
血管造影　108
血気胸　318
血胸　317
血行動態型肺水腫　262
血小板活性化因子　228
血清成分　89
血栓吸引術　267
血栓除去術　267
血痰　55
結核　205
結核医療基準　212
結核菌 DNA 検出キット　212
結核性胸膜炎　208, **312**
結節影　98

結節性紅斑　74
結節性硬化症　150
血液ガスの運搬　40
血液検査　88
血性胸水　113
結合組織性中隔　11
月経随伴性喀血　57
月経随伴性気胸　316
牽引性気管支拡張像　158
嫌気性菌　193
顕微鏡的血尿　247
限局型小細胞癌（LD-SCLC）　281
　──の治療　288
原発性悪性肺腫瘍　277
原発性線毛機能不全症　148
原発性線毛ジスキネジー　295
原発性肺アミロイドーシス　250
原発性肺クリプトコッカス症　220
原発性肺胞低換気症候群　254

▼こ

コリン作動性クリーゼ　256
コリン作動性副交感神経　17
コロナウイルス感染　177
コンピューター断層撮影法　103
コンプライアンス　26
呼気筋　11
呼気性喘鳴　64
呼気フローボリューム曲線　32
呼吸域　8
呼吸運動　25
呼吸音　78
呼吸器疾患の特徴　3
呼吸器の外傷　305
呼吸機能検査　232
呼吸筋　11
呼吸困難　66
呼吸細気管支　7
呼吸細気管支炎関連性間質性肺
　炎　161
呼吸終末陽圧換気　126
呼吸商　35
呼吸性アシドーシス　**46**, 254
呼吸性アルカローシス　**46**, 252
呼吸中枢　22
呼吸調節系　21
呼吸
　──の異常　61
　──の調節　22
呼吸反射　23
呼吸不全　130
呼吸不全型肺性心　271
呼吸法訓練　123
呼吸理学療法　122
個室隔離　215

鼓音　76
誤嚥性肺炎　193
誤嚥性肺臓炎　195
口蓋垂軟口蓋咽頭形成術　259
広範囲耐性菌　214
甲状軟骨　5
好酸球性気管支炎　58
好酸球性肉芽腫性多発血管炎　246
好酸球性肺炎　236
好酸球の増加　88
好中球
　──の核左方移動　88
　──の増加　88
行動性呼吸調節　255
行動性調節　23
抗 GBM 抗体　247
抗 GM-CSF 抗体　249
抗インフルエンザウイルス薬　180
抗オキシダント　140
抗基底膜抗体　247
抗菌薬選択の流れ　188
抗結核薬　212
抗原誘発試験　91
抗コリン薬　118
抗好中球細胞質抗体　245
抗体価　91
拘束性障害　**30**, 155
後縦隔　326
後前像　92
後天性気管支拡張症　294
後鼻漏　59
降下性壊死性縦隔炎　329
高山病　135
高地肺水腫　262
高二酸化炭素血症　132
高濃度酸素投与　119
高頻度振動換気法　127
高分解能 CT　105
喉頭　4
喉頭蓋　4
硬化性血管腫　291
膠原線維　25
膠原病　164
膠原病性胸膜炎　314
膠原病肺　164
混合型睡眠時無呼吸症候群　257
混合静脈血酸素分圧　35
混合性障害　**31**, 143
棍棒状細胞　7

▼さ

サージカルマスク　215
サーファクタント　8, 9, **27**
サイトカイン　228
サイトケラチン 19 フラグメント　280

サイトメガロウイルス肺炎　203
サッカリンテスト　296
サブスタンスP　194
サルコイドーシス　243
左方偏位，酸素解離曲線の　43
嗄声　5, 65
再膨張性肺水腫　263, **316**
細気管支　7
細気管支肺胞上皮型腺癌　278
細菌性胸膜炎　311
細菌学的検査　87
細胞間橋　279
細胞傷害性蛋白　229
細胞診　87
細胞診ブラシ　109
細胞内寄生性　201
細葉陰影　95
細葉結節影　95
最大吸気量　29
在郷軍人病　201
在宅酸素療法　121, 145
杯細胞　6
刷子細胞　7
擦過細胞診　109
錆色痰　55
酸塩基平衡障害，呼吸性の　46
酸血症　47
酸素運搬量　41
酸素カスケード　34
酸素解離曲線　42
　──の偏位　42
酸素含量　41
酸素消費量　41
酸素中毒症　120
酸素飽和度　41
酸素マスク　120
酸素容量　41
酸素療法　119
残気量　**28**, 29

▼し

シーソー呼吸　64
シアリル Lewis-X 抗原　278
シアル化糖鎖抗原 KL-6　89
シャント　37
シルエットサイン　94
シンチグラフィ　108
ジフテリア　177
じん肺　167
市中肺炎　184
　──の治療　187
死腔　35
死腔効果　40
自然気胸　315
弛張熱　53

視診　72
篩骨洞　4
自律性調節　23
持続性残菌　207
持続的気道陽圧法　**127**, 258
持続的強制換気　124
持続的陽圧換気　127
磁気共鳴画像法　106
湿性咳嗽　58
斜裂　10
腫瘍随伴症候群　283
腫瘍マーカー　90
腫瘤影　98
周期熱　54
終末細気管支　7
重症感染症肺水腫　263
重症筋無力症　256
従圧式換気　125
従量式換気　124
絨毛癌　331
縦隔　13, 326
縦隔炎　329
縦隔気管支性嚢胞　299
縦隔気腫　306, **327**
縦隔鏡検査　112
縦隔腫瘍　330
　──の種類と好発部位　331
縦隔線　93
縦隔ドレナージ　328
初回標準治療，結核の　213
初感染原発巣　206
初期変化群　206
初期リンパ節病変　206
徐呼吸　61
小細胞癌　280
　──の治療　288
小細胞肺癌　277
小変異　179
小葉性肺炎　184
小葉中心性肺気腫　140
少呼吸　62
消化性潰瘍　61
症候性縦隔気腫　327
漿液性痰　55
上咽頭　4
上顎洞　4
上気道　3
上気道異物　301
上縦隔　326
上大静脈症候群　281, **282**, 283
上皮成長因子受容体チロシンキナーゼ
　阻害薬 (EGFR-TKI)　287
上葉　10
娘病巣　210
静脈血栓　263
静脈血栓塞栓症　264

職業性喘息　231
食道嚢胞　331
食道裂孔　12
食道裂孔ヘルニア　334
触診　75
心陰影　93
心原性肺水腫　165, **262**
心膜嚢胞　331
伸展受容器　17
侵害受容体　17
侵襲性肺アスペルギルス症　218
神経原性腫瘍　330
神経原性肺水腫　263
神経性呼吸調節，呼吸の　22
神経特異的エノラーゼ　281
浸潤影　97
真菌　217
真性クループ　176
深吸気量　29
深在性リンパ管　16
深部静脈血栓　263
深部静脈血栓症　264
進展型小細胞癌 (ED-SCLC)　281
　──の治療　288
新生児クラミジア肺炎　199
新生児遷延性肺高血圧症 (PPHN)　333
滲出性胸水　113, **311**
人工呼吸器関連肺炎　184
人工呼吸療法　123
　──の適応　124

▼す

スクラッチテスト　90
ステロイドパルス療法　118
ストレプトマイシン　212
スパイラル CT　105
スパイロメーター　28
スパイロメトリー　**28**, 143
すりガラス陰影　98
水平裂　10
水泡音　80
水和反応　44
睡眠時無呼吸症候群　257
髄鞘　256

▼せ

セミノーマ　331
生理学的死腔　35
声音振盪検査　75
声帯ヒダ　5
声門　5
清音　76
精上皮腫　331
石綿関連疾患　168

石綿肺　**168**, 320
赤芽球癆　330
咳喘息　58, **232**
脊柱後側弯症　305
脊柱の変形　73
赤血球沈降速度　89
赤血球の増加　89
絶対濁音　76
先天性気管支拡張症　295
先天性乳糜胸　320
先天性嚢腫　331
先天的 $α_1$ アンチトリプシン欠損症　140
浅在性リンパ系　16
浅速呼吸　62
腺癌　278
腺腔構造　278
潜水病　135
線維芽細胞巣　157
線維性縦隔炎　329
線状影　96
線毛運動　7
線毛機能不全症候群　295
全身エリテマトーデス（SLE）　314
全肺気量　**28**, 29
前後像　92
前縦隔　326
前頭洞　4
喘音　**64**, 81
喘息　226
──の急性発作時の治療　234
──の重症度分類　233
──の治療ステップ　234
──の長期管理療法　233
喘息症状の特徴　231
喘息発作の程度　234
喘鳴　**64**, 80

▼そ

組織型プラスミノーゲンアクチベータ
　　（t-PA）　267
相対濁音　76
巣状肺炎　184
造影 CT　105
造影 MRI　107
臓側胸膜　13
即時型アレルギー反応検査　90
即時型喘息反応　227, **228**
側臥位呼吸　64
側臥位像　92
粟粒結核　208
続発性自然気胸　315
続発性肺クリプトコッカス症　220

▼た

ダナポイント分類　268
多血症　89
多呼吸　62
多剤耐性結核菌　214
多発血管炎性肉芽腫症　245
多列線毛上皮　6
打診　76
大気の酸素分圧　34
体位排痰法　122
胎児性癌　331
帯状疱疹　60
大喀血　56
大細胞癌　280
大静脈孔　12
大動脈解離　61
大動脈小体　24
大動脈造影　108
大動脈裂孔　12
大変異　179
大葉性肺炎　184
第 3 世代抗癌薬　287
濁音　76
楯状胸　73
樽状胸　**72**, 141
担鉄細胞　247
単純性好酸球性肺炎　236
単純肺炎像　311
炭酸・重炭酸緩衝系　45
炭酸脱水酵素　44
短期作動型 $β_2$ 刺激薬（SABA）　234
断層撮影　92
断続性ラ音　79, **80**
弾性線維　25

▼ち

チアノーゼ　**68**, 74, 131
遅延型アレルギー反応検査　90
遅発型喘息反応　227, **229**
蓄痰　56
窒息サイン　301
中咽頭　4
中鎖脂肪酸トリグリセリド　319
中縦隔　326
中心性気管支拡張所見　239
中枢化学受容体　23
中枢型睡眠時無呼吸症候群　257
中枢性チアノーゼ　68
中枢性鎮咳薬　116
中皮細胞　320
中皮腫の腫瘍マーカー　321
中葉　10
中葉舌区症候群　**99**, 299

長期作動型抗コリン薬　144
長期作動型 $β_2$ 刺激薬（LABA）144, 233
超硬合金肺　170
超多剤耐性結核菌　214
蝶形陰影　**95**, 249
蝶形洞　4
調節換気　124
聴診　77
直接服用確認療法　214
沈降反応　90
鎮咳薬　59, **116**
鎮静薬　59

▼つ

ツベルクリン反応　91
ツベルクリン反応検査　210
通常型間質性肺炎　157

▼て

テタニー様筋痙攣　253
低圧系　47
低換気性呼吸不全　133
低呼吸　62
低酸素血症　74
低酸素性呼吸不全　132
低酸素性肺血管収縮　48
低酸素性肺血管収縮反応　**15**, 270
笛音　64, **80**
滴状心　73, **142**
点突然変異　179
転移性肺腫瘍　290

▼と

トラコーマクラミジア　199
吐血　56
塗抹検査　86
努力呼出曲線　30
努力性呼吸　**63**, 130, 141
努力肺活量　30
努力非依存領域　31
透過性亢進型肺水腫　262
盗汗　209
糖質コルチコイド　54
同期型間欠的強制換気　125
動脈血酸素分圧　35
動脈血酸素飽和度　41
動揺胸郭　307
動揺区画　307
特発性間質性肺炎　156
特発性器質化肺炎　160
特発性胸膜炎　208
特発性自然気胸　315
特発性縦隔気腫　327

343

特発性肺線維症　157
特発性肺動脈性肺高血圧（IPAH）　268
鳥飼病　241

▼な

ナイアシンテスト　211
内因性再燃，結核の　209
内科的胸腔鏡検査　111
内視鏡検査　109
夏型過敏性肺炎　241
難治性吃逆　336

▼に

ニボー　195
ニューマトセル　298
ニューモシスチス肺炎　221
二酸化炭素解離曲線　44
二次結核症　209
二次性多血症　41
二次肺小葉　**8**, 154
肉眼的血尿　247
日中過眠　258
乳児呼吸窮迫症候群　9
乳糜　319
乳糜胸　319
乳糜胸水　113

▼ね

熱型　53
熱帯性好酸球性肺炎　236
捻髪音　**80**, 157
粘液栓　230
粘性痰　55
粘着性無気肺　300
粘稠痰，褐色の　56

▼の

ノイラミニダーゼ阻害薬　181
農夫肺　241
膿胸　113, **195**
膿胸水　311
膿性痰　**55**, 195
囊胞　**100**, 297
囊胞性線維症　295

▼は

ハフィング　122
ハプテン作用　162
パッチテスト　90
パルスオキシメーター　41
ばち指　**74**, 131, 157

波状熱　54
背部叩打法　302
肺　3, **10**
　── の支配神経　17
　── の発生　11
肺 MAC 症　216
肺アスペルギルス症　217
肺アスペルギローマ　217
肺アミロイドーシス　250
肺うっ血　262
肺炎　57, **183**
肺炎桿菌　193
肺炎球菌　189
肺炎球菌ワクチン　190
肺炎クラミジア　199
肺炎随伴性胸膜炎　311
肺カンジダ症　219
肺下胸水　102
肺化膿症　195
肺外結核　209
肺拡散能検査　38
肺拡散能測定　143
肺拡張不全　299
肺活量　29
肺肝境界　76
肺換気シンチグラフィ　108
肺間質　8
肺癌　276
　── の診断　284
　── の発生部位による分類　277
　── の病期診断　285
　── の病理組織による分類　277
肺気腫　28, **139**
肺気量　28
肺気量分画　28
肺機能検査　114
肺吸虫症　223
肺虚脱　299
肺クリプトコッカス症　220
肺区域　11
肺血管収縮反応　140
肺血管障害型肺性心　271
肺血管性雑音　81
肺血栓塞栓症　263
肺血栓内膜摘除術　267
肺結核　57
肺血流シンチグラフィ　108
肺血流分布の不均等　47
肺コンプライアンス　**26**, 155
肺高血圧　268
肺高血圧症　166
肺梗塞　16
肺サーファクタント　27
肺挫傷　306
肺細葉　8
肺腫瘍　276

肺循環　47
　── の調節　48
肺小葉　**8**, 154
肺静脈　**8**, 14
肺真菌症　217
肺水腫　48, 165, **262**
肺生検　111
肺性 P 波　265
肺性心　132, **270**
肺性脳症　69
肺接合菌症　221
肺尖撮影　92
肺尖部　10
肺線維症　28, 31, **157**
肺塞栓　16
肺代謝　49
肺弾性収縮力　11, **25**
肺低形成　304
肺底部　10
肺動静脈瘻　272
肺動脈　**8**, 14
肺動脈性肺高血圧　268
肺動脈楔入圧　**47**, 263
肺動脈造影　108
肺内気管支性囊胞　299
肺膿瘍　195
肺囊胞症　297
肺囊胞ブラ　101
肺分画症　109, **303**
肺胞　7
　── の虚脱　27
肺胞換気量　35
肺胞管　7
肺胞気-動脈血酸素分圧較差　36
肺胞気酸素分圧　34
肺胞気式　35
肺胞呼吸音　78
肺胞孔　8
肺胞死腔　35
肺胞性陰影　95
肺胞性囊胞　101
肺胞性肺炎　183
肺胞蛋白症　9, 28, **248**
肺胞中隔　8
肺胞低換気，神経疾患に伴う　256
肺胞低換気症候群　254
肺胞囊　8
肺胞破壊　138
肺胞マクロファージ　8
肺胞毛細血管　14
肺ムコール症　221
肺迷走神経反射　17
肺毛細血管通過時間　38
肺門　10
肺門・縦隔リンパ節郭清　286
肺門重畳徴候　103

肺門リンパ節結核　208
肺紋理　92
肺容量減少術　145
肺葉　10
肺葉外分画症　303
肺葉切除　286
肺葉内分画症　303
胚細胞性腫瘍　330
排痰　56
排痰法　122
培養検査　87
剥離性間質性肺炎　161
白血球分画　88
発熱の種類　53
鳩胸　**73**, 305
鼻　3
汎小葉性肺気腫　140
瘢痕性無気肺　300
板状無気肺　99, **300**

▼ひ

ヒスタミン受容体　49
ヒト絨毛性ゴナドトロピン (hCG)　284
ビール樽状胸　72
ビデオ胸腔鏡下手術　111
ピラジナミド　212
ピラミッド胸　73
びまん性悪性胸膜中皮腫　320
びまん性肉芽腫性間質性肺炎　240
びまん性汎疾患　155
びまん性汎細胞障害　**161**, 166
びまん性汎細気管支炎　146
皮下気腫　306, **328**
皮内反応法　90
皮膚反応検査　90
披裂軟骨　5
肥満細胞　228
肥満低換気症候群　255
非アトピー型喘息　230
非開放性損傷　305
非外傷性血胸　317
非結核性抗酸菌　215
非コリン作動性副交感神経　17
非小細胞癌の治療　286
非小細胞肺癌　277
非侵襲的陽圧換気法 (NPPV)　**123**, 255
非ステロイド性抗炎症薬　54
非定型抗酸菌　215
非定型抗酸菌症　215
非定型肺炎　197
非特異性間質性肺炎　159
非閉塞性無気肺　300
飛沫核　205
微生物学的検査　86
鼻腔　3

鼻腔カニューレ　119
鼻中隔　3
鼻翼呼吸　63
左側面像　92
表面活性物質　8, **27**
頻呼吸　61

▼ふ

フェイスマスク　120
フクロウの目　204
フルオロ-2-デオキシグルコース　107
フローボリューム曲線　**31**, 143
ブラ　297
ブラジキニン　49
ブレブ　298
プール熱　178
プラチナ製剤　287
プリックテスト　90
プロカルシトニン　89
プロテアーゼ　140
不活化ワクチン, インフルエンザの　180
不揮発性酸　46
不顕性誤嚥　193
不連続抗原変異　179
普通感冒　177
腐敗臭痰　195
副甲状腺ホルモン関連ペプチド (PTHrP)　284
副雑音　79
副腎皮質刺激ホルモン (ACTH)　284
副腎皮質ステロイド薬　118
副鼻腔　4
副鼻腔炎　295
副鼻腔気管支症候群　146, **148**
腹式呼吸　11, 123
複雑肺炎胸水　311
物理的溶解　40
分時肺胞換気量　36
分圧　34
分画肺　303
分子標的治療　287
分泌抑制薬　59
分葉核好中球　88

▼へ

ヘモグロビン　40
ヘリカル CT　105
ベリリウム肺　171
ベンチュリーマスク　120
ペースメーカーニューロン　23
ペーパーバッグ法　253
ペア血清　91
ペニシリン耐性黄色ブドウ球菌　191
閉塞型睡眠時無呼吸症候群　257

閉塞性細気管支炎　149
閉塞性障害　**31**, 143
閉塞性肺炎　283
閉塞性無気肺　299
壁側胸膜　13
扁平胸　73
扁平上皮癌　56, **279**
扁平上皮癌関連抗原　280

▼ほ

ポリソムノグラフィ検査　255, **258**
ポリメラーゼ連鎖反応法　87
ポンティアック熱　202
補助換気　124
放射線肺炎　163
放射線療法　287
泡沫性痰, ピンク色の　55
胞隔炎　156
蜂巣状影　158
蜂巣肺　**97**, 157, 158

▼ま

マイコプラズマ肺炎　197
マルチスライス CT　106
麻酔下挿管　123
膜性壁　6
末梢化学受容体　23
末梢性チアノーゼ　69
末梢性鎮咳薬　117
慢性壊死性肺アスペルギルス症　218
慢性咳嗽　58
慢性気管支炎　58, **139**, 182
慢性呼吸困難　67
慢性呼吸不全　131
慢性好酸球性肺炎　237
慢性縦隔炎　329
慢性肺血栓塞栓症　264
慢性肺性心　270
慢性副鼻腔炎　146
慢性閉塞性肺疾患　138

▼み

ミエリン　256
未分化リンパ腫キナーゼ阻害薬 (ALK 阻害薬)　287
宮崎肺吸虫　223

▼む

無気肺　98, **299**
無呼吸指数　258
無呼吸低呼吸指数　255, **258**

345

▼め

メチシリン耐性黄色ブドウ球菌　191
メトトレキサート　163
メトヘモグロビン　68
免疫学的検査　90
免疫血清検査，感染症の　91
免疫複合体　241

▼も

毛細血管シャント　37
網状影　97
網様体　200

▼や

薬剤感受性検査　87
薬剤性肺炎　162
薬剤性肺水腫　263

▼ゆ

誘発喀痰　86
融合陰影　95

▼よ

予測肺活量　29
予備吸気量　29
予備呼気量　29
予防的全脳照射　288
葉間胸水　102
葉間線　93
陽電子放出断層撮影　107
溶接工肺　170

▼ら

ライノウイルス感染　177
卵黄嚢癌　331
卵殻状陰影　170

▼り

リザーバー付きマスク　120
リファンピシン　212
リモデリング　139
リンパ管網　16
リンパ球間質性肺炎　162
リンパ球の減少　88
リンパ腫大　208
リンパ性腫瘍　331
リンパ節腫脹　75
リンパ浮腫　16

リンパ脈管筋腫症　150
粒状影　**97**, 98
両側肺門リンパ節腫脹　244
良性肺腫瘍　276, **291**
緑膿菌　192
輪状軟骨　5

▼れ

レジオネラ肺炎　201
連続抗原変異　179
連続性ラ音　80

▼ろ

ロイコトリエン　229
ロイコトリエン受容体拮抗薬（LTRA）
　　　　　　　　　　　　　233
漏出性胸水　113, **311**
漏斗胸　**73**, 304
肋骨横隔膜角　101
肋骨骨折　307

欧文

▼数字

Ⅰ型アレルギー反応　**90**, 228
Ⅰ型呼吸不全　132
Ⅰ型肺胞上皮細胞　8
Ⅱ型アレルギー反応　247
Ⅱ型呼吸不全　133
Ⅱ型肺胞上皮細胞　8
Ⅲ型アレルギー反応　**229**, 241
Ⅳ型アレルギー反応　**90**, 241
1回換気量　29
1秒率　**30**, 143
1秒量　30
2,3-DPG　43
2,3-ジホスホグリセリン酸　43
6分間歩行テスト　67
^{18}F-fluoro-2-deoxyglucose（FDG）　107

▼ギリシャ

α_1 アンチトリプシン　140
β-D-グルカン　219
β_2 選択性刺激薬　117
β ラクタム抗生物質　183

▼A

A-aDO$_2$　36
A-DROP システム　186
abnormal breathing　61
acute bronchiolitis　182

acute bronchitis　181
acute epiglottitis　64, **177**
acute laryngitis　176
acute lung injury（ALI）　165
acute pharyngitis　176
acute respiratory distress syndrome
　（ARDS）　165
acute respiratory failure　132
acute tonsillitis　176
adenocarcinoma　278
adhesive atelectasis　300
adventitious sounds　79
air bronchogram　95
air trapping　63, **146**
airway resistance　26
ALK 阻害薬　288
allergic bronchopulmonary aspergillosis
　（ABPA）　238
alveolar ducts　7
alveolar hypoventilation syndrome　254
alveolar sacs　8
alveoli　7
anaerobic bacterium　193
ANCA 関連血管炎　245
antero-posterior view（AP 像）　92
anti-neutrophil cytoplasmic antibody
　（ANCA）　245
antigenic drift　179
antigenic shift　179
aortic body　24
apnea hypopnea index（AHI）　255, **258**
apnea index（AI）　258
artificial respiration/ventilation　123
asbestos body　168
asbestosis　168
Aspergillus fumigatus　**217**, 239
aspiration pneumonia　193
assist-controlled mechanical ventilation
　（AMV）　124
atelectasis　299
atypical *Mycobacterium*　215

▼B

bacterial pleurisy　311
BALF　110
BALF 細胞所見の基準値　110
BCG の予防接種　211
BCYE-α 培地　202
benign lung tumor　291
bilateral hilar lymphadenopathy（BHL）
　　　　　　　　　　　　　244
Biot 呼吸　63
Birt-Hogg-Dube（BHD）症候群　297
bleb　298
Bochdalek 孔ヘルニア　333

346

Bohr 効果　43
bradypnea　61
breath sounds　78
bronchi　6
bronchial asthma　226
bronchial breath sounds　78
bronchiectasis (BE)　294
bronchioles　7
bronchiolitis obliterans (BO)　149
bronchiolitis obliterans organizing pneumonia (BOOP)　160
bronchoalveolar lavage (BAL)　110
bronchogenic cysts　299
bronchopneumonia　184
bronchoscope　109
bronchovesicular breath sounds　78
bulla　101, **297**
butterfly shadow　**95**, 249

▼C

c-ANCA　245
C-P angle　101
cancer pearl　279
Candida albicans　219
carotid body　23
catamenial pneumothorax　316
cavity　**100**, 195, 210
CEA　278
central cyanosis　68
central sleep apnea syndrome (CSAS)　257
cervicothoracic sign　94
Charcot-Leyden 結晶　88
chest pain　59
Cheyne-Stokes 呼吸　24, **62**
Chlamydia pneumoniae 肺炎　199
Chlamydia psittaci　199
Chlamydia psittaci 肺炎　199
Chlamydia trachomatis 肺炎　199
chlamydial pneumonia　199
choking sign　301
chronic bronchitis　182
chronic necrotizing pulmonary aspergillosis (CNPA)　218
chronic obstructive pulmonary disease (COPD)　138
chronic respiratory failure　131
Churg-Strauss 症候群　246
chylothorax　319
cicatrization atelectasis　300
Clara 細胞　7
closed injury　305
closing capacity　34
closing volume　33
clubbed finger　157

CMV 抗原血症検査　204
CO_2 ナルコーシス　69, 119, **134**
CO_2 の運搬形態　43
coarse crackles　80
collagen-vascular disease associated pleuritis　314
collagen disease　164
comet tail sign　300
community acquired pneumonia (CAP)　184
compliance　26
compression atelectasis　300
computed tomography (CT)　103
consolidation　95
continuous fever　53
continuous mandatory ventilation　124
continuous positive airway pressure (CPAP)　127, **258**
continuous positive pressure ventilation (CPPV)　127
continuous sounds　80
controlled mechanical ventilation (CMV)　124
COPD
　── の急性増悪　145
　── の重症度分類　143
cor pulmonale (CP)　270
Corynebacterium diphtheriae　177
cough　57
cough variant asthma　232
croup　64, **176**
CRP　89
Cryptococcus neoformans　220
CT 値　103
CURB-65　186
Curschmann 螺旋体　88
Cushing 症候群　284
cyanosis　68
CYFRA　280
cyst　**100**, 297
cystic fibrosis　295
cytomegalo inclusion body　204
cytomegalo virus (CMV)　203

▼D

D-アラビニトール　219
D-ダイマー　90
dead space　35
deep vein thrombosis (DVT)　264
descending necrotizing mediastinitis (DNM)　329
diaphragm　11
diaphragm spasm　336
diaphragmatic hernia　333
diffuse alveolar damage (DAD)　161

diffuse lung disease　155
diffuse panbronchiolitis (DPB)　146
diffusion　37
diffusion coefficient　39
directly observed treatment (DOT)　214
discontinuous sounds　80
D_LCO　38
DO_2　41
drop heart　73, **142**
drug induced pneumonitis　162
dry cough　58
dyspnea　66

▼E

EGFR-TKI　288
egg shell sign　170
elementary body (EB)　200
Ellis-Damoiseau 線　77
emphysematous bullae and blebs　297
empiric therapy　187
empyema　195
eosinophilic granulomatosis with polyangiitis (EGPA)　246
eosinophilic pneumonia　236
epiglottis　4
erythema nodosum　74
expiratory reserve volume　29
extensive disease (ED)　281
extrapleural pneumonectomy (EPP)　322
extrapleural sign　102

▼F

$FEV_{1.0}\%$　143
Fick の法則　39
fine crackles　**80**, 157
flail chest　64, **307**
flail segment　307
forced expiratory curve　30
forced expiratory volume 1.0 sec　30
forced expiratory volume 1.0 sec%　30
forced vital capacity　30
friction rub　81
functional residual capacity　28, 29
fungus　217
fungus ball　217

▼G

Gaffky 号数　205
gas exchange　34
giant bulla　297
Gimenez 染色　202
GM-CSF　249
Goodpasture 症候群　247

347

graft versus host disease (GVHD) 149
Graham Steell 雑音 269
Gram 染色 86
granulomatosis with polyangiitis (GPA) 245
gravity-dependent atelectasis 300
Grocott 染色 222
ground-glass opacity 98
Guillain-Barré 症候群 256

▼H

Haemophilus influenzae 190
hamartoma 291
Hamman's sign 81
Hamman-Rich 症候群 160
Hamman 徴候 328
Hampton hump 265
Heimlich 法 302
helical CT 105
hemopneumothorax 318
hemoptysis 56
hemothorax 317
Henderson-Hasselbalch の式 45
Hering-Breuer 反射 23
Hib ワクチン 191
high frequency oscillatory ventilation (HFOV) 127
hilum of lung 10
hoarseness 65
Holzknecht 徴候 302
Homans' sign 264
Homans 徴候 264
home oxygen therapy (HOT) **121**, 145
honeycomb lung **97**, 157
Hoover 徴候 141
Horner 症候群 **74**, 280
hospital acquired pneumonia (HAP) 184
HR-CT 105
huffing 122
Hugh-Jones の分類 67
hyperpnea 61
hypersensitivity pneumonitis 240
hyperventilation syndrome 252
hypopnea 62
hypoxic pulmonary vasoconstriction 15

▼I

iatrogenic pneumothorax 315
idiopathic interstitial pneumonias (IIPs) 156
IMIG 分類 320
immotile cilia syndrome (ICS) 295
immune complex 241
infiltrate 97

influenza 178
inspiratory capacity 29
inspiratory reserve volume 29
inspiratory retraction 63
intercellular bridge 279
intermittent fever 54
intermittent positive pressure ventilation (IPPV) 123
interstitial lung disease 154
interstitial pneumonia 156
invasive pulmonary aspergillosis (IPA) 218

▼J

J 受容体 17

▼K

Kartagener 症候群 148, **295**
keratinization 279
Kerley line 96
Kiesselbach 部位 3
KL-6 89
Klebsiella pneumoniae 193
Kohn 小孔 8
Kussmaul 呼吸 62
kyphoscoliosis 305

▼L

labored breathing 63
LAM 細胞 150
Lambert-Eaton 症候群 (LEMS) 283
Langerhans 細胞組織球症 (LCH) 248
Langhans 多核巨細胞 207
large cell carcinoma 280
Larrey 孔ヘルニア 334
larynx 4
legionella pneumonia 201
Light 基準 311
limited disease (LD) 281
linear opacity 96
lobar pneumonia 184
Löffler 症候群 236
lower lobe 10
lung 10
lung abscess 195
lung contusion 306
lung perfusion scintigraphy 108
lung tumor 276
lung ventilation scintigraphy 108
lung volume 28
lymphangioleiomyomatosis (LAM) 150

▼M

MAC 症 216
magnetic resonance angiography 107
magnetic resonance imaging (MRI) 106
major fissure 10
malignant mesothelioma 320
Masson 体 243
mast cell 228
MCT 食 319
mediastinal emphysema 327
mediastinal tumor 330
mediastinitis 329
mediastinum **13**, 326
Meigs 症候群 114
Mendelson 症候群 195
metastatic pulmonary tumor 290
MGIT (mycobacteria growth indicator tube) 法 211
micronodular opacity 98
middle chain triglyceride (MCT) 319
middle lobe 10
minor fissure 10
mixed sleep apnea syndrome (MSAS) 257
Moraxella catarrhalis 191
Morgagni 孔ヘルニア 334
motor command 説 67
MPO-ANCA 245
MRA 107
MRSA 191
multidetector CT 106
Mycobacterium kansasii 症 216
Mycobacterium tuberculosis 205
mycoplasma pneumonia 197
Mycoplasma pneumoniae 197

▼N

N95 マスク 215
nasal CPAP 258
nidus 274
nodular shadow 98
non-invasive positive pressure ventilation (NPPV) 123
non-small-cell lung cancer (NSCLC) 277
non-tuberculous *Mycobacterium* (NTM) 215
NSAIDs 54
NSE 281
Nuss 法 305

O

O₂ content 41
obesity hypoventilation syndrome 255
obstructive atelectasis 299
obstructive sleep apnea syndrome (OSAS) 257
olygoypnea 62
Ondine's curse 255
open injury 305
orthopnea 64
owl's eye 204
oxygen dissociation curve 42
oxygen poisoning 120
oxygen therapy 119

P

p-ANCA 245
Pancoast 腫瘍 280
Pancoast 症候群 74, 279, **280**, 283
Papanicolaou 染色 87
paradoxical breathing 64
paragonimiasis 223
Paragonimus miyazakii 223
Paragonimus westermani 223
paralysis of the diaphragm 335
paranasal sinus 4
paraneoplastic syndrome 283
parapneumonic effusion 311
parietal pleura 13
PCR 法 87
pectus carinatum 305
pectus excavatum 304
peripheral cyanosis 69
persister 207
pharynx 4
Pickwick 症候群 255
PIE 症候群 236
plate-like atelectasis 99, **300**
platelet activation factor (PAF) 228
pleura 13
pleural cavity 13
pleural effusion 13
pleural indentation 278
pleural mesothelioma 320
pleurectomy/decortication (P/D) 322
pleuritis 310
pleuritis carcinomatosa 313
pleurodynia 60
pneumatocele 298
pneumoconiosis 167
Pneumocystis jiroveci 221
Pneumocystis pneumonia 221
pneumomediastinum 306
pneumonia 183
pneumothorax 101, **315**
Poland 症候群 305
polymerase chain reaction 87
polypnea 62
polysomnograph (PSG) 258
polysomnography (PSG) 255
Pontiac fever 202
positive end-expiratory pressure (PEEP) 126
positron emission tomography (PET) 107
postero-anterior view (PA 像) 92
PR3-ANCA 245
pressure controlled ventilation (PCV) 125
pressure support ventilation (PSV) 125
primary alveolar hypoventilation syndrome (PAHS) 254
primary ciliary dyskinesia (PCD) 295
primary complex 206
primary malignant tumor of the lung 277
primary tuberculosis 208
Pringle 病 150
ProGRP 281
pseudochylothorax 319
Pseudomonas aeruginosa 192
pulmonary alveolar proteinosis (PAP) 248
pulmonary amyloidosis 250
pulmonary arterial hypertension (PAH) 268
pulmonary arteriovenous fistula (PAVF) 272
pulmonary artery 14
pulmonary aspergilloma 217
pulmonary candidiasis 219
pulmonary congestion 262
pulmonary cryptococcosis 220
pulmonary cysts and bullae 297
pulmonary diffusing capacity 38
pulmonary edema 262
pulmonary emphysema (PE) 139
pulmonary encephalpathy 69
pulmonary function test 114
pulmonary heart disease 132, **270**
pulmonary hypertension (PH) 268
pulmonary hypoplasia 304
pulmonary infiltration with eosinophilia syndrome 236
pulmonary mucormycosis 221
pulmonary mycosis 217
pulmonary sequestration 303
pulmonary suppuration 195
pulmonary thromboembolism (PTE) 263
pulmonary vascular murmur 81
pulmonary vein 14
pulmonary zygomycosis 221
pursed lips breathing 63
pyothorax **195**, 311

R

radiation pneumonitis 163
rapid shallow breathing 62
Raynaud 症状 269
reexpansion pulmonary edema (REPE) 316
remittent fever 53
Rendu-Osler-Weber 症候群 272, **274**
residual volume **28**, 29
respiratory bronchioles 7
respiratory physical therapy 122
respiratory zone 8
reticular opacity 97
reticulate body (RB) 200
Reye 症候群 181
rhonchi **64**, 80
rib fracture 307
Rivalta 反応 113
Rivero-Carvallo 徴候 269
round atelectasis 300
RS ウイルス 182
RS ウイルス感染 178

S

SaO₂ 41
sarcoidosis 243
SCC 280
sclerosing hemangioma 291
secondary tuberculosis 209
segmental bronchi 6
segments 11
silicosis 169
silicotic nodule 169
simple pulmonary eosinophilia 236
sinobronchial syndrome (SBS) 148
Skoda 鼓音 77
sleep apnea syndrome (SAS) 257
SLX 278
small-cell lung cancer (SCLC) 277
small cell carcinoma 280
spiculation 278
spiral CT 105
SpO₂ 41
spontaneous pneumothorax 315
sputum 55
sputum examination 86
squamous cell carcinoma 279
squawk 81

Staphylococcus aureus　191
Streptococcus pneumoniae　189
stridor　**64**, 81
subcutaneous emphysema　328
surfactant　27
synchronized intermittent mandatory ventilation (SIMV)　125

▼T

T₁強調画像　106
T₂強調画像　106
tachypnea　61
tension pneumothorax　316
terminal bronchioles　7
Th1細胞　228
Th2細胞　228
thoracentesis　112
thoracic deformity　304
thoracoscope　111
thorax　11
thorn sign　102
tidal volume　29
TNM分類　285
total lung capacity　**28**, 29
trachea　5
tracheal breath sounds　79
tram line　295
transbronchial lung biopsy (TBLB)　109

traumatic pneumothorax　315
tree-in-bud appearance　147, 209
trepopnea　64
Trousseau徴候　253
tuberculosis (TB)　205
tuberculous pleurisy　312

▼U

upper lobe　10
usual interstitial pneumonia (UIP)　157
uvulopalatopharyngoplasty (UPPP)　259

▼V

V_A/Q比不均等の拡大　40
vanishing lung　**100**, 298
vanishing tumor　102
V_A/Q比　39
Velcroラ音　80
venous thromboembolism (VTE)　264
ventilation perfusion ratio　39
ventilator associated pneumonia (VAP)　184
Venturi効果　120
vesicular breath sounds　78
video-assisted thoracic surgery (VATS)　111
Virchow結節　75

Virchowの3因説　264
visceral pleura　13
vital capacity　29
VO₂　41
vocal fremitus　75
volume controlled ventilation (VCV)　124

▼W

Waldeyer咽頭輪　4
weaning　125
Wegener肉芽腫　245
Wellsスコア　266
wet cough　58
wheezing　**64**, 80
Williams-Campbell症候群　295
window level (WL)　103
window width (WW)　103

▼Y

Young症候群　148

▼Z

Ziehl-Neelsen染色　87
Ziehl-Neelsen法　211